U0213434

名誉总主编　钟世镇

总　主　编　丁自海　王增涛

钟世镇现代临床解剖学全集（第2版）

普通外科临床解剖学

（第2版）

Clinical Anatomy of General Surgery

(2nd Edition)

主　编　李国新　邓雪飞　杨晓飞

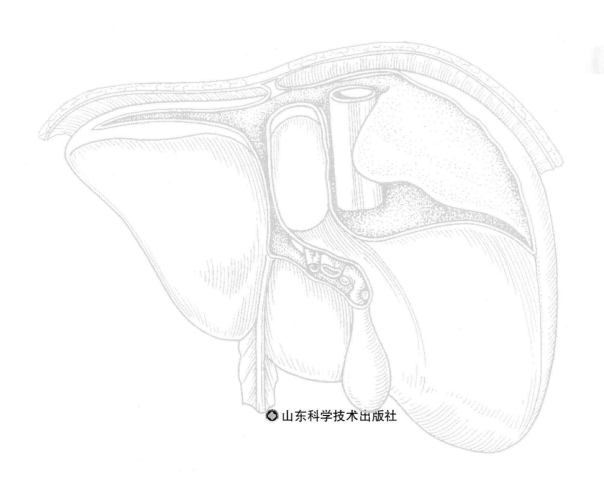

山东科学技术出版社

图书在版编目（CIP）数据

普通外科临床解剖学 / 李国新，邓雪飞，杨晓飞
主编 . —2 版 . —济南：山东科学技术出版社，2021.2
ISBN 978-7-5723-0786-7

Ⅰ . ①普… Ⅱ . ①李… ②邓… ③杨 … Ⅲ . ①人
体解剖学 Ⅳ . ① R322

中国版本图书馆 CIP 数据核字 (2021) 第 011267 号

普通外科临床解剖学（第 2 版）

PUTONG WAIKE LINCHUANG JIEPOUXUE（DI 2 BAN）

责任编辑：马　祥
装帧设计：魏　然

主管单位：山东出版传媒股份有限公司
出 版 者：山东科学技术出版社
　　　　　　地址：济南市市中区英雄山路 189 号
　　　　　　邮编：250002　电话：（0531）82098088
　　　　　　网址：www.lkj.com.cn
　　　　　　电子邮件：sdkj@sdcbcm.com
发 行 者：山东科学技术出版社
　　　　　　地址：济南市市中区英雄山路 189 号
　　　　　　邮编：250002　电话：（0531）82098071
印 刷 者：山东临沂新华印刷物流集团有限责任公司
　　　　　　地址：山东省临沂市高新技术产业开发区新华路东段
　　　　　　邮编：276017　电话：（0539）2925659

规格：16 开（210mm×285mm）
印张：29　字数：580 千　印数：1～2000
版次：2021 年 2 月第 1 版　　2021 年 2 月第 1 次印刷
定价：280.00 元

总主编简介

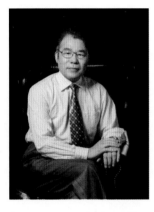

丁自海，1952年生，河南南阳人。南方医科大学教授，博士生导师，微创外科解剖学研究所所长，临床解剖学家。在临床解剖学研究领域中，特别在皮瓣外科解剖学、脊柱微创外科解剖学、腔镜外科解剖学、颅底锁孔入路解剖学及实验形态学等领域取得了一系列成果。在引进、消化和吸收国外先进临床解剖学方面做出贡献。发表论文150余篇，其中SCI论文30余篇。培养硕士、博士研究生及博士后和访问学者60余名。享受国务院政府特殊津贴。现任中国解剖学会理事、中国解剖学会护理解剖学分会主任委员、国家自然科学基金项目评审专家。任《解剖学杂志》《中国临床解剖学杂志》《中华显微外科杂志》《解剖学研究》等杂志编委。曾获军队科技先进个人称号，军队、省部级科技进步奖6项。主持国家自然科学基金和军队、省部级重大科技计划项目6项。总主编《钟世镇现代临床解剖学全集》《临床解剖学丛书》，主编《手外科解剖与临床》《显微外科临床解剖学》等专著10部，主编国家规划教材3部，主译专著8部。

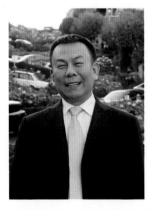

王增涛，山东大学附属山东省立医院手足外科主任，山东大学教授。2002年成功完成深低温保存断指再植手术；2007年起提出"手指全形再造"的理念，并陆续报道了手指全形再造系列新技术；在手外科与显微外科领域有多项创新与发现。2002年起在南方医科大学丁自海教授的帮助与指导下于山东省立医院建立临床解剖学研究室，并在钟世镇院士的进一步指导下，做了大量的显微外科、手外科与足踝外科的临床解剖工作，累积拍摄超过200万张解剖照片和2 000多小时的解剖学视频。自2006年开始，根据国内外同行的需求，连续14年举办"显微外科解剖与临床高级研修班"，培训了大量显微外科医师。

主编简介

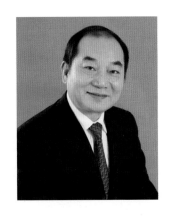

李国新，1966年生，教授，主任医师，博士生导师。英国皇家外科医师学会会员（FRCS）、国家重点研发计划项目首席科学家、国家临床重点专科学术带头人、广东省特支计划杰出人才（南粤百杰）、广东省医学领军人才。现任广东省胃肠肿瘤精准微创诊疗重点实验室主任、广东省微创外科工程技术研究中心主任、《中华胃肠外科杂志》副总编辑。国家卫生健康委员会能力建设和继续教育外科专家委员会上消化道专家委员会主任委员、中华医学会外科学分会全国委员兼腔镜外科学组胃癌专业负责人、中国医师协会外科医师分会微创外科医师委员会副主任委员、广东省医学会微创外科分会主任委员。

牵头成立中国腹腔镜胃肠外科研究组，完成了国际首个腹腔镜治疗局部进展期胃癌的前瞻性、多中心、随机对照临床研究，成果发表在国际著名医学期刊JAMA和JCO，被NEJM Journal Watch专题述评推荐为"改变胃癌外科临床实践的研究成果"，并写入美国《NCCN胃癌临床实践指南（2019）》，贡献了进展期胃癌微创治疗的"中国方案"。创建了国际认证的胃肠肿瘤腹腔镜微创外科培训中心，培训国内外医师1.5万人次；开发了互联网直播教学平台，总访问量达218万人次。主编专著2部，发表国际期刊论文114篇；主持国家重点研发计划专项、国家自然科学基金面上项目等国家及省部级基金课题14项；获国家发明及实用新型专利授权12项、软件著作权10项。获中华医学科技奖一等奖1项（2019）、广东省科技进步奖一等奖2项（2019、2013）。获全国卫生计生系统先进工作者（2017）、首届广东省医师奖（2018）、广东省丁颖科技奖（2016）、美国腹腔镜内镜外科医师协会荣誉勋章（2014）等多项殊荣。

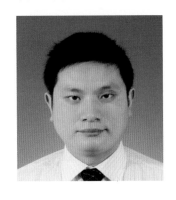

邓雪飞，1983年生，医学博士，副教授。2005年7月毕业于安徽医科大学临床医学专业，同年攻读该校人体解剖与组织胚胎学专业硕士学位，2008年7月留校从事人体解剖学教学与科研工作；2012年9月进入南方医科大学攻读博士学位，师从丁自海教授，从事临床应用解剖和断层影像解剖研究。主持国家自然科学基金青年基金、安徽省高校优秀拔尖人才培育资助重点项目、安徽省高等学校省级优秀青年人才基金重点项目、安徽省教育厅自然科学基金重点项目等课题7项，参加国家自然科学基金和安徽省自然科学基金等多个项目。

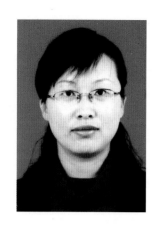

杨晓飞，1974年生，医学博士，主任医师。1997年毕业于华西医科大学，同年进入贵州省人民医院从事普通外科临床工作。2003年获贵州医科大学外科学硕士学位。2007年获武田奖学金，赴日本昭和大学横滨市北部病院消化中心学习，主攻腹腔镜技术在胃肠外科中的应用。2011年进入南方医科大学攻读博士学位，师从著名临床解剖学家钟世镇院士和丁自海教授，从事腹腔镜胃肠手术相关临床应用解剖学研究。2015年梅奥医学中心访问学者。目前主持国家自然科学基金项目1项，完成贵州省卫生健康委员会基金项目2项，贵州省科学技术厅基金项目1项。

《钟世镇现代临床解剖学全集》（第2版）

序

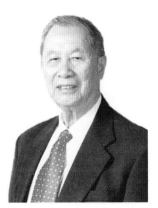

2008年，首版《钟世镇现代临床解剖学全集》出版时，我曾写过一个总序，着重在践行"认识新时代，把握新特点，明确新任务，落实新要求"中，对时任主编和编者们，寄予期望，希望他们能够发现本身存在的不足，努力寻找改进的措施。"光阴似箭，白驹过隙"，经过10年艰苦奋斗的创新，今天迎来了收获丰硕的《钟世镇现代临床解剖学全集》（第2版）。

"近水楼台先得月"，我欣喜地收到新版书稿的定稿，经过对新版书稿"跑马观花"式地浏览后，我最突出的感受是：新版本继往开来，标新立异，革故鼎新，独树一帜，别具匠心。例如：在临床前沿的微创外科解剖学领域，增添了腹膜后间隙形态结构有关规律性内容；在骨科临床方面增加了脊柱椎间孔镜应用解剖学；在临床五官科部分增加了耳、鼻、咽、喉腔镜解剖学相结合的资料；特别是在精密仪器密集、诊疗康复精准度高超的临床影像学领域，增补了许多贴近临床的应用解剖学资料。

"涓涓细流，归为江海。纤纤白云，终成蓝图。"老一辈专家不务虚名、讲求质量的清风高节，淋漓尽致地体现在人才辈出、后生可敬的新版本编者身上。吴阶平院士"结合手术要求探讨解剖学重点，通过解剖学进展提高手术水平"的嘱托，已由新版本的编著者们，通过"天道酬勤"的努力，实现了"万点落花舟一叶，载将春色到江南"。

在新版本即将付梓，嘱我写序之际，谨录三个诗句为贺："活水源流随处满，东风花柳逐时新""不是一番寒彻骨，怎得梅花扑鼻香""江山代有才人出，各领风骚数百年"。

中国工程院资深院士 钟世镇

2019年夏于广州

《钟世镇现代临床解剖学全集》（第2版）

前 言

首版《钟世镇现代临床解剖学全集》（以下简称"全集"）出版已越10年，由于"全集"各卷紧跟学科的发展趋势，针对性和实用性强，深受广大读者的欢迎。在这10年中，"全集"各相关学科的临床解剖学又有了新进展。在整形外科（包括创伤外科、显微外科、手外科等），对皮瓣小型化的要求越来越高，因此，皮支链皮瓣的解剖学研究，特别是采用改进的血管铸型技术和造影技术后，又涌现出一批新成果。涉及胃肠外科、肝胆外科、泌尿外科、妇科的腹膜后筋膜和筋膜间隙的解剖操作更加规范，总结出更加实用的经验。运用骨科数字医学、智能骨科的理念，从临床解剖学研究入手，产生了一大批临床解剖学成果。南方医科大学微创外科解剖学研究所对椎管镜、椎间孔镜相关的解剖学研究，发表了一批高质量的论文。胸心外科中腔镜解剖学和手术解剖学也取得新的进展。颅脑外科新改良的颅底手术入路解剖学又有更清晰地描述。耳鼻咽喉头颈外科融入内镜检查和显微外科信息技术，对鼻颅底外科入路解剖学的研究推动了内镜鼻颅底外科的发展，对内镜入路解剖学的描述更加具体、细腻和实用。血管外科在我国起步较晚，但涉及重要血管手术操作的解剖学要点的描述有了长足进步。近几年眼科出现了眼内镜检查睫状体结构等最新成果。上述各学科的最新进展被纳入新版中，影像技术的进步也为"全集"第2版增加了许多新的影像解剖学资料，更换和增加了一大批手绘图，使新版的质量进一步提高。

钟世镇院士是我国现代临床解剖学的奠基人和开拓者，他创立的以解决临床学科发展需要为目的的现代临床解剖学研究体系及所取得的辉煌成就已载入史册。如今，已步入耄耋之年的他，仍十分关心临床解剖学的发展，对第2版修订提出了新的希望，我们一定会认真落实。

首版分卷的几位主编退休或其他原因，不再担任第2版的主编。他们的宝贵知识已通过著书立说传诸后世，总主编向他们致以崇高的敬意。

在第2版撰稿中，我们仍然坚持站在临床医师的角度，用临床思维方法审视解剖学内容；坚持以应用解剖学为主线，以临床为依托，阐明器官的位置、形态、结构和毗邻；提供手术操作的解剖学要点，正常与异常结构的辨认及重要结构的保护和挽救，对手术中的难点从解剖学角度给予解释和提供对策；为开展新技术、新术式提供解剖学依据和量化标准。

希望《钟世镇现代临床解剖学全集》（第2版）能为我国临床相关学科的发展有所促进，为青年医师专业能力的提升和新业务的开展有所帮助。

总主编 丁自海 王增涛

2019年夏

前　言

　　"问渠那得清如许，为有源头活水来。"庖丁解牛游刃有余、行云流水，这些对外科技术的溢美之词，无不折射出古老解剖学的光辉与魅力。在微创外科技术革命的今天，对解剖学的再认识，赋予了普通外科这个基础学科源头活水、勃勃生机。在钟世镇院士的鼓励和丁自海教授的指导下，我们一群外科医师和解剖学老师合作，编撰了《普通外科临床解剖学》（第2版）一书，分享"基于解剖的外科艺术"，冀望对当今普通外科医师和解剖学教师的培养有所裨益。

　　普通外科疾病几乎占据了外科疾病的半壁江山，涉及的解剖脏器近20种。随着临床医学分科越来越精细，普通外科在大部分医院已经分为多个科室，如胃肠外科、肝胆外科、乳腺外科，还有甲状腺外科。本书共18章，第1章介绍了普通外科解剖学简史，第2~4章介绍了腹壁、膈肌、腹膜和腹膜腔的解剖知识，第5~10章为胃肠外科相关内容，第11~14章涉及肝胆胰脾内容，第15章对与临床手术有关的腹膜后筋膜和筋膜间隙予以总结，第16~18章介绍了甲状腺、乳腺外科相关内容。

　　我们力求将解剖知识写活、好用，本书不仅描述了传统意义上的解剖形态、位置和毗邻，还增加了发生学、腔镜微创解剖和影像解剖的有关内容。在编写过程中，我们着力突出如下特色：①突出腔镜微创解剖内容，各类腔镜手术的开展需要临床医师对筋膜有更深入的认识，本书不仅在各部分章节描述了筋膜的解剖知识，还专列一章进行总结；②强调胚胎发生与手术间隙的关系，理解腹膜和脏器的发生以及二者在胚胎学上的联系，加深临床医师对疾病形成机制及手术入路的理解；③考虑到尸体解剖测量数据可能与活体存在一定的差异，我们补充了活体影像学观测内容，包括各种腔镜下解剖、影像三维重建的图像和数据等，使得本书更加具有临床参考价值。在本书的撰写过程中，编者参考了大量的国内外最新文献，并将较新、较为重要的文献列于各章之后，供读者参考，以求起到抛砖引玉的作用。

　　本书撰稿汇集了解剖学科和临床各相关科室专家共21名，来自全国各地13家知名院校和医院，他们都是从事普通外科临床或科研工作的一线医生或学者。值得一提的是，本书编委中有多位既是主任医师又是解剖学博士，兼具解剖学与临床医学的工作背景，并在两方面都取得了可喜的成绩，是解剖学与临床医学有机结合的典范。

书稿中的部分插图引用了《临床解剖学丛书》"腹盆部分册"和"头颈部分册"及其他论文或论著中的一些精美图片，一些青年医师和研究生也为本书的编写做出了贡献，在此一并表示衷心的感谢。

普通外科涉及内容甚多，尽管各位编委做出了巨大努力，但是书中难免有不足之处，恳请各位同仁不吝赐教。

李国新　邓雪飞　杨晓飞

2020年冬

CONTRIBUTORS

《普通外科临床解剖学》（第2版）

作　者

名誉总主编　钟世镇

总　主　编　丁自海　王增涛

主　　　编　李国新　邓雪飞　杨晓飞

副　主　编　唐　春　陈智勇

编　　　委（以姓氏笔画为序）

丁自海　南方医科大学

王麦建　遵义医科大学附属医院

邓雪飞　安徽医科大学

乔　庆　空军军医大学唐都医院

刘　延　贵州省人民医院

李国新　南方医科大学南方医院

杨晓飞　贵州省人民医院

杨雪峰　遵义医科大学第二附属医院

邱剑光　中山大学附属第六医院

张　波　空军军医大学唐都医院

张　禹　中国人民解放军联勤保障部队第901医院

张　莹　贵州省人民医院

陈　韬　南方医科大学南方医院

陈智勇　安徽医科大学第一附属医院

庞　刚　安徽医科大学

郑雪峰　暨南大学

徐晓军　安徽医科大学第一附属医院

唐　春　陆军军医大学 大坪医院

龚　昭　武汉市第一医院

廖　华　南方医科大学

魏　猛　安徽医科大学第一附属医院

本书为安徽省高校优秀拔尖人才培育重点项目（gxyqZD2018022）成果之一。

CONTENTS

目 录

普通外科解剖学简史

解剖学发展简史

解剖学是现代医学的一门重要学科，是任何医师尤其是外科医师必须掌握的基础学科。

解剖学最早出现于6 300年前的古埃及，通过制作木乃伊，古埃及人掌握了一些解剖操作的知识和技巧。

近代解剖学诞生于欧洲，西方医学最早关于解剖学的记载是从西欧医学之父希波克拉底（公元前460—前377）开始的。古希腊医生盖仑（130—201）的《医经》一书则是西方较完整地描述人体结构的论著。

欧洲文艺复兴时期（15—16世纪），解剖学有了很大发展。意大利著名画家达·芬奇（1452—1519）绘制了精确细致的解剖学图谱，堪称伟大的科学艺术家。比利时解剖学家安德烈·维萨里（1514—1564）曾冒着被宗教迫害的危险，亲自从事人体解剖，并于1543年完成了巨著《人体的构造》，奠定了现代人体解剖学的基础。

17世纪英国科学家哈维（1578—1657）用动物实验证明了血液循环的原理，首先提出心脏血管是一个封闭的管道系统。1661年意大利马尔庇基发现了毛细血管，从而完善了血液循环理论。

20世纪30年代，随着电子显微镜的发明并广泛应用于细胞超微结构的研究，解剖学的发展进入了分子生物学水平。

宋代法医学家宋慈（1186—1249）所著《洗冤集录》绘制了精美的检骨图，成为世界上最早的法医学专著。清代道光年间，医学家王清任（1768—1831）在《医林改错》中对古医书中的错误予以订正，亲自解剖观察人体结构，绘制了25幅人体脏腑图，对我国医学的发展做出了贡献。

19—20世纪，随着西方医学的快速发展，大量西方解剖学译著不断传入我国，为我国现代解剖学的形成与发展起到了良好的推动作用。在这一时期，我国解剖学界充分利用先进的科学技术手段，结合临床实践，相继在临床解剖学、显微外科解剖学、组织工程学、解剖生物力学、影像解剖学、数字医学等领域，取得一系列成就。

2005年，"中国虚拟人男1号"在南方医科大学构建完成，是当时世界上数据量最大、条件最好、分辨率最高的"虚拟人"。

胃肠外科解剖学

15世纪，文艺复兴时期，达·芬奇最早绘出阑尾解剖图。

1521年，意大利医生卡尔皮（Berengario Da Carpi，1460—1530）最早描述了阑尾。

1735年，英国医生克劳狄斯（Claudius Amyand，1681—1740）在为一位11岁的男孩做疝气手术时，发现疝内容物是已经穿孔的阑尾，他为这位患者切除了阑尾，并修补了疝。

18世纪，意大利医生莫尔加尼（G.B. Morgagni，1682—1771）首次提到直肠癌手术。

1739年，Fajet（1682—1773）完成首例经骶

尾部直肠癌切除术。

1793年，Duret完成首例结肠造口术。

1835年，法国解剖学家克鲁韦利耶（J. Cruveilhier）在著作中描述了胃溃疡。

1839年，罗伯特·贝勒（Robert Bayle）在论文中详细描述了胃癌的病理学。

1868年，德国医生阿道夫·库斯毛尔（Adolf Kussmaul）用胃镜观察胃内结构。

1879年，Toldt描述了结肠系膜与后腹膜之间的独特平面，即Toldt间隙。其后由Congdon等和Dodds等证实，由此成为现代结直肠外科的解剖学基础。

1879年，法国医生朱尔斯·皮恩（Jules Pean）尝试首例胃切除手术，但患者在几天后去世。

1881年，维也纳外科医生西奥多·比罗斯（Theodor Billroth，1829—1894）完成了世界上首例胃部分切除术，并行胃十二指肠吻合——毕Ⅰ式吻合。1885年，他又成功地将另一名患者的部分切除的胃连接到空肠上，即胃空肠吻合术——毕Ⅱ式吻合。

1886年，美国医生雷金纳德·希伯·菲茨（Reginald Heber Fitz，1843—1913）首次提出了阑尾炎（appendicitis）这一术语。

1894年，美国外科医生Charles Heber McBurney（1845—1913）提出了标准麦氏切口。

1897年，瑞士外科医生卡尔·施莱特（Karl Schlatt）首次为弥漫性胃癌患者进行全胃切除术。

1907年，Miles根据直肠癌淋巴引流上、中、下三路的观点，实行了首例根治性腹会阴联合直肠癌切除术。

1983年，Mouret完成首例腹腔镜阑尾切除术，术中先用腹腔镜找到阑尾，然后将其提出体外，完成切除。同年，Semm完成了第一例真正意义上的腹腔镜阑尾切除术。

1984年，德国Buess首次行经肛门内镜微手术（TEM），是治疗直肠肿瘤的一种微创新技术。

1988年，英国Heald描述了直肠手术中的神圣平面，报道了全直肠系膜切除术（TME）。

1991年，美国Jacob报道首例腹腔镜结肠切除术。

1993年，郑民华完成中国首例腹腔镜乙状结肠癌根治术。

1994年，Kitano等报道了首例腹腔镜辅助远端胃切除术。

1994年，日本学者篠原尚出版了《图解外科手术：从膜的解剖解读术式要点》。该书开创性地利用膜解剖的理念解读了传统的胃癌手术，在学术界引起了较大的反响。

1999年，Uyama报道了进展期胃癌的腹腔镜下D2根治术。

2001年，Philip A Weber首次报道将达·芬奇机器人手术系统用于结直肠外科。

2002年，日本Hashizume首次报告利用达·芬奇机器人手术系统实施胃癌根治术。

2003年，李国新团队和钟世镇团队组建南方医科大学微创外科解剖学研究所。

2007年，李国新团队和钟世镇团队通过观察胃系膜及系膜间隙的腹腔镜下解剖学特点，对腹腔镜胃癌手术的膜解剖进行了早期研究，为腹腔镜下解剖定位和操作入路提供了解剖学依据。同年，李国新团队提出腹腔镜下胃癌根治性手术关键解剖的3个重要认识：①胰腺的中心标志作用；②胃癌根治性手术的外科平面，分别为宏观外科平面（即位于胰周间隙及其在横结肠系膜两叶之间的自然延伸）和微观外科平面（即另一个较小但同样重要的外科平面位于血管鞘内的微小间隙中）；③血管解剖技巧，沿着血管干追溯，依靠邻近血管分叉之间的相互标志作用。

2009年，德国Hohenberger等进一步提出了完整结肠系膜切除（CME）的概念。TME和CME可视为现代膜解剖学的两个里程碑式的事件，并逐渐成为结直肠癌手术的标准术式。

2010年，杜晓辉于中国首次报道应用达·芬奇机器人手术系统完成直肠癌手术1例。

2014年，胃癌领域的国际权威指南《日本胃癌治疗指南》明确规定对Ⅰ期的远端胃癌，腹腔镜被推荐为常规诊疗选项。随后全球三大评价腹腔镜进展期胃癌手术安全性和肿瘤学疗效的临床研究也相继被发起：韩国的KLASS-02、日本的JLSSG0901和中国的CLASS01。

2016年，李国新团队提出腹腔镜胃癌D2淋巴结清扫的策略：展开3个外科平面，包括横结肠系膜前后两叶间隙、胰周间隙、血管鞘外层面；辨别两个标志：胰腺和血管分叉；小心提防100种变异。进一步凝练了腹腔镜胃癌根治术中的解剖学思路。

2019年，CLASS01研究成果发表在《美国医学会会刊（JAMA）》上，提供了全球首个局部进展期腹腔镜胃癌手术安全性和疗效的最高级别证据，贡献了该领域Ⅰ级循证医学证据。

2020年，李国新团队出版了《腹腔镜胃癌手术应用解剖学》。同年，构建了胚胎时期不同阶段的肠旋转三维动画模型。

■ 肝胆外科解剖学

1654年，Glisson研究肝脏的结构，提出了Glisson鞘及肝段的解剖学概念。

1867年，美国医生Bobbs完成首例胆囊切开取石术。

1878年，美国外科医生詹姆斯·马里恩·西姆斯（James Marion Sims，1813—1883），完成首例择期胆囊造瘘术。

1880年，亚历山大·冯·温尼沃特（Alexander von Winiwarter，1848—1917）完成首例胆囊结肠吻合术。

1882年，德国医师Langenbuch完成首例开腹胆囊切除术。

1888年，德国医生Langenbuch完成首例择期肝脏切除术，标志着肝脏外科的诞生。

1908年，Pringle创用暂时性阻断肝蒂的止血手法，极大地降低了术中大出血的问题。

1951年，Hjortsju首次建立了肝脏管道铸型标本和胆管造影的研究方法，提出肝动脉和肝胆管呈节段性分布，并将肝脏分成内、外、后、前和尾段。同年，Healey、Schroy建立了现代肝脏外科分段的基本概念：左外区、内区、前区和后区；其后进一步将每个区分成两个部分，提出了肝动脉和胆管分段法，从三维空间弄清了肝内脉管的分布、走向及相互关系，证明了肝动脉、门静脉及胆管在肝内的Glisson鞘内并行，为术中止血提供了依据。

1954年，Couinaud依据肝内脉管系统的分布，提出肝脏的功能性分段，即把肝脏分成8个相对独立、相互联系的肝段：Ⅰ段为肝尾叶，Ⅱ段为左外叶上段，Ⅲ段为左外叶下段，Ⅳ段为肝左内叶，Ⅴ段为右前叶前段，Ⅵ段为右后叶下段，Ⅶ段为右后叶上段，Ⅷ段为右前叶后段。这是目前应用最广泛的肝脏分段法，是指导临床肝切除的基本原则。

1957年，Couinaud提出了以门静脉走行为基础、以3个肝静脉为分区界线的基于门静脉和肝静脉的"Couinaud肝脏分段"。

1958年，黄志强报道"肝部分切除术治疗肝内胆管结石"病例。

1959年，吴孟超制作出中国第一个肝脏灌注标本，提出肝脏解剖的"五叶四段说"。

1960年，吴孟超完成肝癌切除术，其后又完成首例肝中叶切除手术。

1963年，黄志强首次实施脾-下腔静脉端侧吻合术、肠系膜-下腔静脉侧侧吻合术。提出"肝内胆管结石时胆管阻塞所致的'肝脏增大-萎缩复合征'现象"。

1982年，Bismuth结合Goldsmith和Woodburne分段法与Couinaud分段法，提出目前临床广泛使用的八段法，纠正了Couinaud对于活体右肝两个扇区相对位置关系的错误命名。

1986年，日本Takasaki从临床手术的角度，根据肝脏血供来源于Glisson系统的3个二级分支，提出高崎健分段法。

1987年，法国医生Philip Mouret完成首例腹腔镜胆囊切除术。

1991年，美国医生Reich完成首例腹腔镜肝切除术。

1999年，Cho以门静脉走行、肝静脉回流为基础，结合影像学、胚胎学提出了前裂的概念，在这个前裂内有1支前裂静脉，与肝右静脉将右肝分为前腹段、前背段和后段，左肝则分为左肝外上段、外下段和内侧段，联合尾叶，共7段的分段法。

2002年，张宝善开展新式保胆取石方法——"内镜微创保胆取石术"。

2004年，周伟平发明了"不阻断下腔静脉全肝血流阻断切肝法"。

2005年，温浩和黄洁夫采用体外静脉转流低温灌注和肝移植技术，成功开展了体外肝切除并自体肝移植术。

2006年，杨甲梅发明了"半肝完全血流阻断下的无血切肝术"。

2010年，黄志强最早提出将三维技术应用于肝胆外科疾病的诊疗。

2013年，Bismuth结合Takasaki K分段法与Couinaud分段法，提出新的肝段7段法。

■ 胰腺外科解剖学

希腊解剖学家兼外科医生希罗菲洛斯（Herophilus，公元前335—280）首先发现胰腺。

1642年，约翰·乔治·魏尔斯（Johann Georg Wirsung，1589—1643）发现了主胰管，故又称魏氏管。

1742年，乔瓦尼·多梅尼科·桑托里尼（Giovanni Domenico Santorini，1681—1727）发现副胰管，故又称为桑氏管。

1761年，意大利解剖学家乔瓦尼·巴蒂斯塔·莫加尼（Giovanni Battista Morgagni，1682—1771）首次描述胰腺癌，这是关于胰腺癌的最早文字记录。

1869年，保罗·朗格汉斯（Paul Langerhans，1847—1888）首次描述了胰岛，故又称朗格汉斯胰岛。

1882年，德国外科医生弗里德里希·特伦德伦堡（Friedrich Trendelenburg，1844—1924）对胰腺实体瘤进行完整手术切除。尽管患者术后几周内死亡，但该手术还是成功地证明了胰腺手术切除的技术可行性，并标志着胰腺癌手术的诞生。

1889年，德国医生Oskar Minkowski（1858—1931）和Joseph von Mering（1849—1908）证明了犬的全胰腺切除会导致糖尿病。

1898年，意大利外科医生亚历山德罗·科迪维拉（Alessandro Codivila，1861—1912）完成世界首例胰十二指肠切除术。同年，美国医生威廉·斯图尔特·霍尔斯特德（William Stewart Halsted，1852—1922）在约翰·霍普金斯医院完成了首例壶腹部癌切除术。

1903年，瑞士外科医生埃米尔·西奥多·科彻（Emil Theodor Kocher，1841—1917）发明了暴露胰头和十二指肠的十二指肠松解术（Kocher手法）。

1906年，皮埃尔·杜瓦尔（Pierre Duval）将十二指肠松解术成功应用于胰腺手术。

1909年，德国外科医生瓦尔特·考施（Walther Kausch，1867—1928）为一名壶腹癌患者完成部分胰十二指肠切除术。由于患者严重营养不良和梗阻性黄疸，手术分两个阶段进行，第一阶段，行胆囊空肠吻合术减轻黄疸。2个月后，完整地切除了远端胃、近端十二指肠和部分胰头，然后进行胃空肠吻合术和胰肠吻合术，患者术后存活9个月。考施的手术为后来的胰头癌定型手术——Whipple术奠定了坚固的基础，故也称为"Kausch-Whipple术"。

1935年，被誉为"胰腺外科之父"的艾伦·惠普尔（Allen Whipple，1881—1963）的手稿"壶腹部癌的治疗"中提出了一种根治性切除壶腹周围癌的两阶段手术，包括胆囊胃吻合术和胃空肠吻合术，然后是十二指肠部分切除、胰头部分切除和胰腺残端缝合闭塞。此后不久，在发现酸性胃内容物通过胆囊胃吻合术反流导致胆管炎和吻合口狭窄后，惠普尔将第一阶段修改为胆囊空肠Roux-en-Y吻合术（以及后来的胆总管空肠吻合术）。在惠普尔关于壶腹癌的报告之后，Alexander Brunschig于1937年首次成功地将该手术应用于胰头癌。此后，"惠普尔手术"成为累及胰头癌症的标准术式，并沿用至今。

1966年，Richard C. Lillehei（1927—1981）完成首例胰腺移植治疗1型糖尿病。

1978年，Travcrso和Longmirc发明保留幽门的胰十二指肠切除术，以减少胃切除术后综合征和吻合口溃疡的发生率。

1994年，加拿大外科医生M.Gagne为慢性胰腺炎患者实施世界首例腹腔镜胰十二指肠切除术，从此胰腺外科进入微创时代。

2003年，美国外科医生Melvin为胰腺神经内分泌肿瘤患者实施首例机器人胰体尾切除术，同年，意大利医生Giulianotti首次报道实施8例机器人胰十二指肠切除术。

疝外科解剖学

公元前1552年，*Egyptian Papyrus of Ebers* 最早出现有关疝的论述。公元129—199年，古罗马医生Galen提出疝的概念。公元131—201年，Celsus最早描述疝手术。

1804—1807年，Astley Cooper描述了Cooper韧带，并认识到腹横筋膜是防止疝形成的最后一道屏障。

1814年，Hesselbach发现并命名了直疝三角（Hesselbach三角）。

1823年，法国医生Bogros提出"腹膜前间隙"，后称"Bogros间隙"。

1858年，瑞典解剖学家Retzius提出"Retzius间隙"。

1876年，英国医生Thomas Annandale提出了疝腹膜外修补的概念。

1887年，意大利医生Edoardo Bassini描述了"Bassini手术"。

1944年，加拿大医生Edward Earle Shouldice提出"Shouldice手术"，该术式于1952年定型，并沿用至今。

1957年，法国医生Henri Fruchaud（1894—1960）提出耻骨肌孔概念（Myopectineal orifice）。

1957—1960年，Nyhus医生使用合成海绵进行腹膜外疝修补术。

1975年，法国医生Stoppa使用涤纶布行巨大网片加强内脏囊手术（giant prosthetic reinforce of the visceral sac），即"Stoppa手术"。

1982年，Ger医生报道腹腔镜内环口关闭术，即腹股沟疝囊高位截扎术，开创了腹腔镜疝修补术的先河。

1984年，Lichtenstein创造"无张力疝成形术"的新概念。

1991年，Arregui报道经腹膜前修补术。同年，Dallemagne介绍食管裂孔疝修补术、胃底折叠术。

1992年，Fitzgibbongs实施腹腔内补片植入术。

1993年，Phillips、Mckernan及Law各自实施了全腹膜外腹股沟疝修补术。

1999年，美国医生Kugel在Stoppa手术的基础上加以改进，描述了Kugel术式。同年，Gilbert描述了PHS手术。

微创外科技术进展

Bozzini P（1773—1809）用金属管在蜡烛的反光下观察人体前尿道。

1877年，Max Nitze（1848—1906）将光学透视系统引入。

1901年，G.Kelling用空气造气腹，通过Nitze膀胱镜观察犬的腹腔。

1910年，Hans Jacobeus首次临床应用观察腹水患者的腹腔。

1924年，Zollikoffer 用二氧化碳气腹取代空气/氮气气腹，安全性明显提高。

1929年，Kalk Heinz首次运用双套管穿刺技术，并设计了135°视角的前视镜头。

1934年，John Ruddock设计带有活检钳及单极电凝的腹腔镜系统。

1938年，Veress Janos发明了沿用至今的气腹针和人工气腹装置，安全性明显提高。

1952年，Fourestier制造出"冷光源"玻璃纤维照明装置。

1966年，Kurt Semm发明自动气腹机、腔内电凝器等，倡导将腹腔镜从诊断向治疗转变。

1985年，Muhe利用自己发明的Galloscope首次在人体完成腹腔镜胆囊切除手术。

1994年机器人手臂用于腹腔镜手术。1996年第一代Da Vinci机器人诞生，2001年9月通过互联网远程控制首次实现跨大西洋机器人腹腔镜胆囊切除术。2006年，推出了机械手臂活动范围更大的第二代机器人。2009年，推出了第三代机器人，增加了双控制台、模拟控制器、术中荧光显影技术等功能。2014年，推出第四代机器人，在灵活度、精准度、成像清晰度等方面有了质的提高；同年还开发了远程观察和指导系统。作为光电领域最新科技与现代外科学结合的产物，机器人的出现使微创外科发生了巨大变革。

微创外科的诞生，为外科学发展历史树立起新的里程碑，因为开放的外科手术存在较大的、人为的手术创伤。微创外科采用精密器械，通过外科医生灵巧的操作技术，可以减轻手术创伤，缩短康复周期。但相比传统开放手术，腹腔镜手术的不足是，一方面丧失了手的触觉优势，另一方面其"管状"视野使术者容易失去对手术场面的全局把控，这对解剖学提出了新的要求。腹腔镜依靠定位来辨识正确的操作路径和层面，其手术的安全性和彻底性有赖于术者对镜下解剖间隙、解剖标志和血管特点的深刻认识。因此，大力开展以腹腔镜视野为基础的解剖学研究，将能把"管中窥豹"转变为"窥斑知豹"，使操作者窥一斑而知全豹，见微知著，既见独木，也识森林，胸有成竹地掌握整体结构的毗邻知识，从而减少手术操作的失误。

（李国新　陈　韬）

主要参考文献

1. Kitano S, Iso Y, Moriyama M, et al. Laparoscopy-assisted Billroth I gastrectomy. Surg Laparosc Endosc, 1994, 4(2): 146-148.

2. Toldt C. Splanchology-general considerations. In: Toldt C, Della Rossa A, eds. An Atlas of Human Anatomy for Students and Physicians. New York: Rebman Company, 1919.

3. Congdon ED, Blumberg R, Henry W. Fasciae of fusion and elements of the fused enteric mesenteries in the human adult. Am J Anat, 1942, 70: 251-279.

4. 龚建平. 膜解剖的兴起与混淆. 中华胃肠外科杂志, 2019, 22(5): 401-405.

5. 陈孝平, 张占国. 层次解剖: 再谈腹部外科这一古老的解剖概念. 中华消化外科杂志, 2016, 15(1): 12-15.

6. 篠原尚, 水野惠文, 牧野尚彦. 图解外科手术: 从膜的解剖解读术式要点. 3版. 刘金钢, 译. 沈阳: 辽宁科学技术出版社, 2013.

7. Hashizume M, Shimada M, Tomikawa M, et al. Early experiences of endoscopic procedures in general surgery assisted by a computer-enhanced surgical system. surgical endoscopy & other interventional techniques, 2002, 16(8): 1187-1191.

8. 吴涛, 李国新, 丁自海, 等. 腹腔镜下远端胃癌根治术中胃背系膜及系膜间隙的解剖形态特点. 中国临床解剖学杂志, 2007(3): 25-28.

9. 李国新, 张策, 余江. 腹腔镜辅助远端胃癌D2根治术: 基于解剖的艺术. 外科理论与实践, 2007(6): 533-538.

10. 李国新. 腹腔镜远端胃癌D2淋巴廓清的解剖学思路. 中华胃肠外科杂志, 2010, 13(6): 400-402.

11. 陈韬, 余江. 腹腔镜胃癌D2淋巴结清扫策略. 中国医刊, 2016, 51(2): 6-8.

12. 徐大华. 腹腔镜胆囊切除术的演变与思考. 临床肝胆病

杂志, 2013, 29(3): 166−168.

13. Sims J.M. Remarks on cholecystotomy in dropsy of the gall−bladder. Br Med J, 1878, 1(910): 811−815.

14. Kogure K, Kuwano H, Fujimaki N, *et al*. Reproposal for Hjortsjo's segmental anatomy on the anterior segment in human liver. Arch Surg, 2002, 137(10): 1118−1124.

15. Healey JE Jr, Schroy PC.Anatomy of the biliary ducts within the human liver: Analysis of the prevailing pattern of branchings and the major variations of the biliary ducts. Arch Surg, 1953, 66: 599−616.

16. Couinaud C.Liver anatomy: portal (and suprahepatic) or biliary segmentation. Dig Surg, 1999, 16(6): 459−467.

17. Reich H, mcGlynn F, DeCaprio J, *et al*. Laparoscopic exci−sion of benign liver lesions.Obstet Gynecol, 1991, 78(5 Pt 2): 956−958.

18. 郑民华, 马君俊.微创外科理念对传统外科学的启示与展望.肝胆外科杂志, 2010, 18(6): 401−403.

19. 黄志强, 马霄.肝部分切除术治疗肝内胆管结石: 病例报告.中华外科杂志, 1958, 6(11): 1221−1224.

20. Bay NS, Bay BH.Greek anatomist herophilus: The father of anatomy.Anat Cell Biol, 2010, 43(4): 280−283.

21. Howard JM, Hess W, Traverso W. Johann georg wirsung （1589−1643） and the pancreatic duct: The prosector of padua, Italy.J Am Coll Surg, 1998, 187(2): 201−211.

22. Stern CD. A historical perspective on the discovery of the accessory duct of the pancreas, the ampulla of vater and pancreas divisum.Gu, 1986, 27(2): 203−212.

23. Ghosh SK.Giovanni battista morgagni(1682−1771): Father of pathologic anatomy and pioneer of modern medicine. Anat Sci Int, 2017, 92(3): 305−312.

24. DeBakey M.E.A surgical perspective. Ann Surg, 1991, 213(6): 499−531.

25. Schnelldorfer T, Sarr MG.Alessandro codivilla and the first pancreatoduodenectomy.Arch Surg, 2009, 144(12): 1179−1184.

26. Osborne MP.William stewart halsted: His life and contributions to surgery.Lancet Oncol, 2007, 8(3): 256−265.

27. Von MRI.Surgery of the pancreas with especial consideration of trauma and inflammatory processes.Ann Surg, 1903, 38(1): 1−29.

28. Specht G, Stinshoff K.walther kausch(1867−1928) and his significance in pancreatic surgery.Zentralbl Chir, 2001, 126(6): 479−481.

29. Whipple AO.The rationale of radical surgery for cancer of the pancreas and ampullary region.Ann Surg, 1941, 114(4): 612−615.

30. Gawande A. Two hundred years of surgery.N Engl J Med, 2012, 366(18): 1716−1723.

31. Gagner M, Pomp A.Laparoscopic pylorus−preserving pancreatoduodenectomy. Surgical Endoscopy, 1994, 8(5): 408−410.

32. Melvin WS, Needleman BJ, Krause KR, *et al*. Robotic resection of pancreatic neuroendocrine tumor.J Laparoendosc Adv Surg Tech A, 2003, 13(1): 33−36.

33. 丁自海, 钟世镇.腹腔镜胰腺外科的应用解剖.腹腔镜外科杂志, 2010, 15(5): 321−323.

34. 胡友主.腹腔镜疝修补手术.中国医师进修杂志（外科版）, 2007, 30(9): 8−10.

35. Cassar K, Munro A.Surgical treatment of incisional hernia. British Journal of Surgery, 2002, 89(5): 534−545.

36. Mccormack K, Wake B L, Fraser C, *et al*. Transabdominal pre−peritoneal（TAPP） versus totally extraperitoneal （TEP）laparoscopic techniques for inguinal hernia repair: a systematic review.Hernia, 2005, 9(2): 109−114.

37. Yu J, Huang C, Sun Y, *et al*. Effect of Laparoscopic vs Open Distal Gastrectomy on 3−Year Disease−Free Survival in Patients With Locally Advanced Gastric Cancer: The CLASS−01 Randomized Clinical Trial. JAMA, 2019, 321(20): 1983−1992.

38. 余佩武, 郝迎学.我国机器人胃肠外科发展现状与展望.中华外科杂志, 2018(8): 564−568.

39. 钟世镇. "微创外科学" 将成为现代外科学的新兴分支学科.中国微创外科杂志, 2001, 1(5): 261−262.

40. 钟世镇, 丁自海.发展微创外科解剖学基础研究.中国微创外科杂志, 2004, 4(3): 181.

41. 《手术两百年》主创团队.手术两百年.北京: 科学技术文献出版社, 2020.

2

腹　壁

腹壁的胚胎学发育

在胚胎早期，腹壁由4个胚层皱襞形成。①头襞：它的体层将形成胸壁、上腹壁和膈肌。②尾襞：其体层包括尿囊将形成下腹壁和膀胱。③两个侧襞：形成两侧腹壁。4个皱襞同时发展，最后在中央会合形成脐环。

随着中胚层的分布，侧中胚层分裂为靠近外胚层的体壁中胚层和靠近内胚层的脏壁中胚层。腹前壁的肌肉由体壁中胚层分化而来，并保留了脊神经前支的节段性支配。与胸廓不同，由于缺少肋骨，这种节段性分布消失，间充质融合形成大面积的多层肌肉，但从腹直肌仍可看出这种节段性起源，腱划即是有力的证据。胚胎第7周时，体壁中胚层分裂成相互独立的3层，分别分化为腹外斜肌、腹内斜肌和腹横肌（图2-1）。胚胎发育至第3个月时，左、右两侧的体壁在中线处融合，体前壁闭合，间充质的融合线即腹白线。

腹壁在上述胚胎发育过程中受到某些因素的影响，由于4个襞中发育受抑制的不同，就会产生相应的内脏膨出畸形。①头襞发育缺陷：脐膨出、膈疝、胸骨缺损及异位心等。②尾襞发育缺陷：脐膨出、膀胱外翻、小肠膀胱裂、肛门直肠闭锁等。③侧襞的发育缺陷：脐膨出、腹裂等。单块肌肉或其中一部分、整组肌肉缺如发育障碍时，可导致先天性腹壁肌肉发育不良。

常见腹壁的先天性畸形如下。

1. 脐膨出　又称脐疝，是由于胚胎在第6~10周时腹中部脐周腹壁发育缺陷，皮肤、肌肉和筋膜缺损，致使胎儿生理性中肠疝延迟消失甚至不消失，腹腔内容物突出于脐带内腹壁外，表面覆盖腹膜和羊膜。

2. 腹裂　又称内脏外翻，指胚胎发育过程中脐旁腹壁真正缺损，伴腹腔内脏脱出，完全无皮肤及腹膜覆盖。多数学者认为腹裂是胚胎早期形成腹壁的两个侧襞（右侧襞多见）发育不全所致，如果在腹壁形成过程中，由于某种因素的影响，头、尾两襞已于中央会合，而两侧皱襞之一发育不全，致使腹裂在该侧脐旁发生。

3. 膀胱外翻　指下腹壁和膀胱前壁缺如，膀胱后壁暴露在腹壁外。中胚层在泄殖腔部位的内、外胚层间向内生长，最终形成下腹部肌肉和盆骨结构，由于中胚层未能向内生长而起到加固泄殖腔膜的作用，导致泄殖腔膜容易发生早期破裂，引起膀胱外翻、泄殖腔外翻和尿道上裂。

4. 梅干腹综合征　又称腹壁肌肉缺如综合征，是一种罕见的先天性畸形，由腹壁肌肉缺损、尿路异常、双侧隐睾构成三联征。由于腹壁肌肉缺如或发育不良，腹壁松弛，皮肤皱褶，外形像"梅脯"，故有"梅干腹"之称。

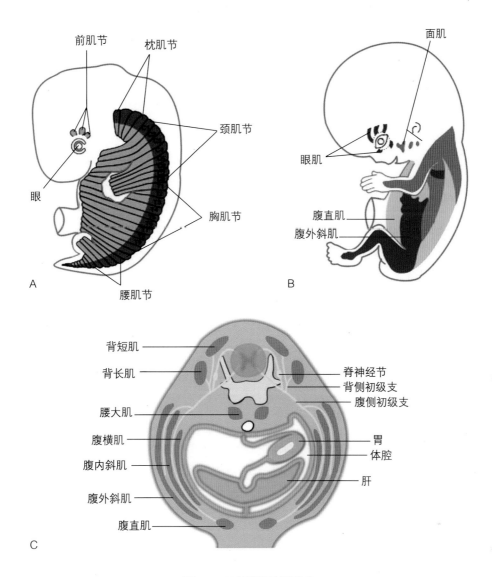

图2-1 胚胎期腹壁肌形成

A.胚胎第6周，显示产生骨骼肌体节的肌节；B.胚胎第8周，显示发育中的躯干和四肢肌；
C.胚胎第7周，经腹部的横断面，显示由肌节形成的肌肉层

腹前外侧壁

腹前外侧壁主要由肌和腱性结构等软组织构成，这种结构特点有利于腹腔器官适应生理乃至病理状态的变化。该壁有自身的薄弱区，好发腹壁病，同时又是临床腹部器官的触诊、超声检查、手术切口、腹腔镜插入等的主要操作部位。

■ 境界及体表投影

境界及体表标志

腹前外侧壁的上界自内侧向外侧依次为胸骨剑突和左、右肋弓，下界自内侧向外侧依次为耻骨联合、耻骨棘、腹股沟韧带和髂嵴，两侧界是

自髂结节向上至肋弓的垂直线。常见的骨性和软组织标志如下（图2-2）。

1. 剑突（xiphoid process） 为胸骨的下端，向上与胸骨体结合处称剑胸结合，平对第9胸椎。剑突上端两侧与第7肋软骨相连，下端游离伸至腹前壁上部。

2. 肋弓（costal arch） 剑突两侧向外下可触及肋弓，其由第7~10肋软骨相连而成，是肝和脾的触诊标志。两侧肋弓与剑胸结合共同围成胸骨下角（infrasternal angle），角内有剑突。肋弓与剑突之间的夹角为剑肋角。肋弓的最低部位是第10肋，平对第2、3腰椎椎体之间。

3. 髂嵴（iliac crest） 髂嵴全长均可扪及，距第10肋最低点3~4 cm，向前止于髂前上棘，向后终于髂后上棘。髂结节在髂前上棘后上方5~7 cm处，与第5腰椎体近上缘处或第5腰椎棘突处于同一平面。

4. 耻骨联合（pubic symphysis）和耻骨嵴（pubic crest） 耻骨联合位于腹前壁下份中点，易于扪及，其上缘为骨盆入口的标志之一。耻骨联合上缘向外延伸的横向骨嵴为耻骨嵴，长2~3 cm，终于耻骨结节，后者有腹股沟韧带附着。耻骨结节正上方为腹股沟管浅环的中心点。

5. 脐（umbilicus） 位于腹前正中线上，一般平第3、4腰椎间隙，但其位置随年龄、性别、胖瘦、腹部张力和腹部隆起等而变化，故不能作为定位标志。脐平面上方约2.5 cm处平对肠系膜下动脉发起处。

6. 白线（white line） 位于腹前正中线深面，为腹壁3层阔肌的腱膜在此与对侧的腱膜相互交织愈合而成，附着于剑突与耻骨联合之间，其两侧为腹直肌。

7. 半月线（linea semilunaris） 又称腹直肌线，是腹前正中线两侧方的纵向皮肤浅沟，大致与腹直肌的外侧缘相当。左、右侧半月线与左、右侧肋缘的夹角为前肾点，是肾盂的前方投影所在。半月线平脐处为上输尿管点，平髂前上棘处为中输尿管点。

8. 腹股沟（inguen） 位于髂前上棘与耻骨结节之间，其深面有腹股沟韧带，是腹部和股部的分界线。

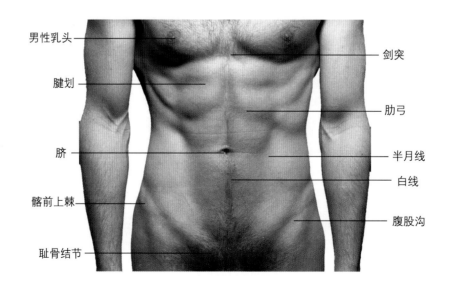

图2-2 腹前外侧壁体表标志

腹部分区及体表投影

为了描述和确定腹腔器官的位置，常通过体表画线将腹部分为四区（四分法）或九区（九分法）（图2-3）。四分法通过脐的垂直线和水平线将腹部分为左、右上腹和左、右下腹4个区。九分法通过两条水平线和两条垂直线将腹部分为9个区。上水平线为通过两侧肋弓下缘最低点（相当于第10肋）的连线，下水平线为经过两侧髂结节（或两侧髂前上棘）的连线，两条垂直线则是分别通过左、右腹股沟韧带中点（或两侧腹直肌外侧缘）的垂直线。9个区分别是：上部的腹上区和左、右季肋区，中部的脐区和左、右外侧区（腰区），下部的腹下区和左、右髂区（腹股沟区）。

了解腹腔器官在腹前壁的体表投影，有助于确定腹部创伤或病变器官的部位（图2-3）。但是这种投影随年龄、体型、体位、器官的充盈状态和腹部肌肉的紧张度等因素的差异而变化。临床医生除需要掌握一般规律外，还需了解个体差异，以正确处理腹腔内器官的疾患。

1. 上腹部器官

（1）投影于腹上区：胃贲门部、胃体一部分、胃幽门部，十二指肠上部和十二指肠空肠曲，肝右叶的左侧端、肝左叶大部分，胆囊和胆总管一部分，胰大部分，两肾各一部分，肾上腺。

（2）投影于右季肋区：肝右叶大部分，胆囊一部分，结肠右曲，右肾外侧部。

（3）投影于左季肋区：胃底、胃体一部分，脾，胰尾，结肠左曲，左肾一部分。

2. 中腹部器官

（1）投影于脐区：胃大弯（胃充盈时），大网膜，横结肠，肾脏下端，输尿管一部分，十二指肠一部分，空肠、回肠一部分。

（2）投影于右腰区：升结肠，回肠一部分、大网膜、右肾下端。

（3）投影于左腰区：降结肠，空肠一部分，大网膜，左肾下端。

3. 下腹部器官

（1）投影于腹下区：回肠一部分，充盈的膀胱，怀孕的子宫，乙状结肠一部分，输尿管一部分。

（2）投影于右髂区：盲肠，阑尾，回肠末段，右卵巢和输卵管一部分。

（3）投影于左髂区：回肠一部分，乙状结肠一部分，左卵巢和输卵管一部分。

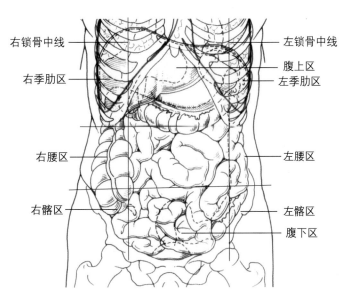

图2-3　腹部分区

■ 腹前外侧壁的层次结构

腹前外侧壁的全层由软组织组成，软组织中，与腹前外侧壁强度关系最大的是肌结构，其次为筋膜。只要腹前外侧壁肌的结构与功能完整正常，此壁的正常强度便有了保证。因此，凡涉及腹前外侧壁的手术方案，都应最大限度地保持肌层有完整的结构和功能，以使腹前外侧壁的正常屏障作用和功能得以存在。以腹壁肌为中心，在它们的内面附加深筋膜层，外面附加脂肪结缔组织层和具有上皮的表面层，就组成了腹前外侧壁的全部层次，从浅入深依次为皮肤、浅筋膜、深筋膜、肌、腹横筋膜、腹膜外筋膜和壁腹膜（图2-4）。腹前外侧壁不同部位的层次结构有较大的差别，这就造成了不同部位手术切口层次也不尽相同。

皮肤

腹前外侧壁的皮肤薄而柔软，血供丰富，借浅筋膜层疏松连于深筋膜层，有很大的可移动性，因而少量皮肤缺损无碍于创口的缝合，故在临床上用来切取皮瓣修复缺损。该部分的皮肤富有弹性，当腹腔内容物增大时（如妊娠、肿瘤或腹水等），腹前外侧壁因适应可变得膨隆。在腹股沟区，皮肤与深部层次联结较紧，故移动性也较小。脐部皮肤皱褶内陷，同深部层次借瘢痕组织紧连，因而无移动性。

皮肤真皮层中胶原纤维按张力方向排列形成的平行束，为皮肤张力线，亦称Langer线，腹前外侧壁的皮肤张力线多为横行。皮肤切口时，若切口方向同皮肤张力线行向一致，切开后皮肤不致裂开，缝合中可准确对合，愈合后瘢痕也较纤细。反之，与皮肤张力线行向相交叉的切口，因切断了甚多的结缔组织束，既不利于对齐缝合，愈合后的瘢痕也将粗厚显眼，有碍美观。随着年龄的增长，真皮内弹性纤维萎缩，皮肤失去了弹性，并形成许多皱纹。腹部高度膨隆时，腹前外侧壁皮肤出现浅红色斜向条纹，称红纹，红纹为瘢痕所取代后，变为白色条纹。此种现象常见于经产妇下腹部皮肤，故称妊娠纹，肥胖者腹部有时也能见到。

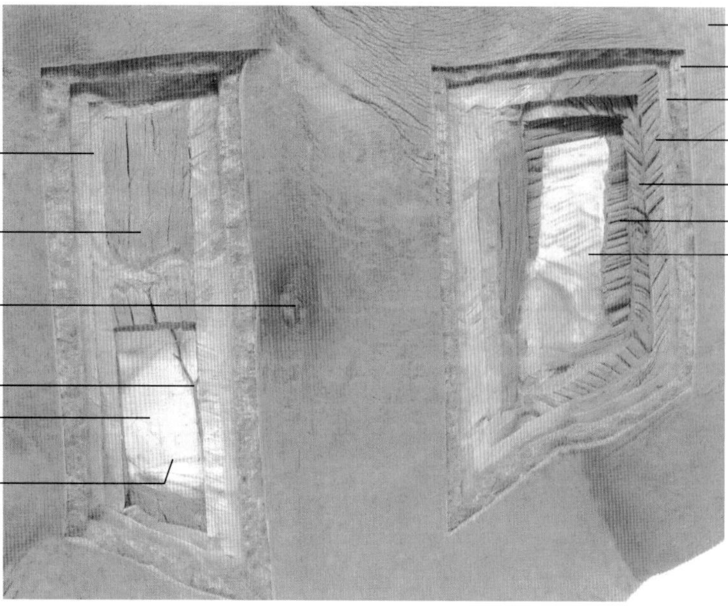
腹直肌鞘前层
腹直肌
脐
腹壁下动脉
腹直肌鞘后层
弓状线
皮肤
浅筋膜
深筋膜
腹外斜肌
腹内斜肌
腹横肌
腹横筋膜

图2-4　腹前外侧壁的层次

浅筋膜

腹前外侧壁的浅筋膜即皮下组织，在脐平面以上和以下各有不同。脐平面以上的浅筋膜层结构单一，与胸部浅筋膜层连续。脐平面以下的浅筋膜层分浅、深层，肥胖者尤其明显；两层间有浅组血管、神经和淋巴管通行，腹股沟浅淋巴结的上群也在此两层之间。

浅筋膜的浅层是脂肪层，又名Camper筋膜，厚而疏松，含大量脂肪（皮下脂肪），是人体仅次于臀区和躯干侧部的第三大脂肪储库，肥胖者可厚达数厘米。脂肪量在男性以脐上区较多，在女性主要在脐周和腹下部；中线处脂肪量略少，脐处则全无脂肪。脂肪层同深层组织疏松相连，与之易于分离；用手指捏持腹前外侧壁时，脂肪层可随同皮肤被捏在手指之间，由此可估计皮下脂肪的厚度。脂肪层向上方、向两侧与胸部和腹后壁的浅筋膜层移行，向下与股部和会阴部的浅筋膜层及坐骨肛门窝脂体相延续。

浅筋膜的深层呈膜状，称膜性层，又名

Scarpa筋膜，薄而含弹性纤维，借疏松组织连于深筋膜层，有支持腹内脏器的作用。膜性层在腹壁正中线紧附于腹白线和耻骨联合，并且延伸至阴茎背，参与形成阴茎袢状韧带；膜性层的两侧部附于髂嵴；腹股沟区的膜性层越腹股沟韧带浅方向下，在韧带下约1横指止于阔筋膜，附着线与腹股沟韧带平行；腹下区的膜性层在耻骨结节之间不附着，而是越过耻骨联合继续向下移行为会阴浅筋膜（Colles筋膜），在男性移行于阴囊肉膜和阴茎浅筋膜。因此，膜性层深面向下，可循阴茎浅筋膜和会阴浅筋膜的深面通向会阴浅隙。当会阴浅隙内的尿道海绵体段破裂时（见于骑跨伤或金属导尿管使用意外等），外溢的尿液可向上蔓延至腹前外侧壁浅筋膜膜性层与深筋膜之间（图2-5），但不致越过中线向对侧发展，也不能渗达腹股沟韧带下1横指以下的股部范围。

浅筋膜膜性层能支持缝扎，脂肪层则不能承受。缝合浅筋膜时，只要缝线贯穿了膜性层，就能获得浅筋膜层的稳妥闭合。

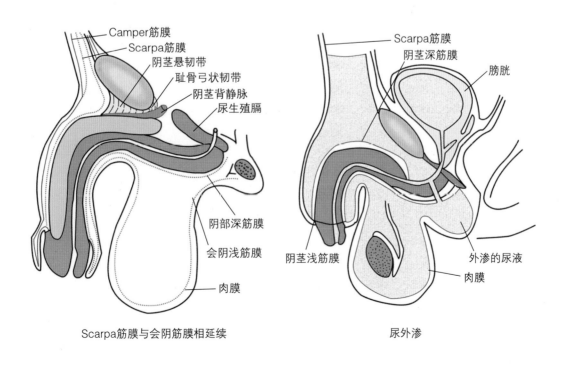

Scarpa筋膜与会阴筋膜相延续

尿外渗

图2-5　Scarpa筋膜与会阴筋膜

深筋膜

与其他部位的深筋膜不同，腹前外侧壁的深筋膜是一层结缔组织薄膜，相当疏松，且不完整，紧附于腹外斜肌、腹直肌鞘前壁和腹白线的浅面。腹股沟区的深筋膜大部分越腹股沟韧带向下约1横指，与阔筋膜移行；小部分自腹股沟管浅环起，与腹外斜肌深面的筋膜共同构成精索和睾丸的外层被膜，即精索外筋膜。

肌

腹前外侧壁的肌由3对阔肌和1对直肌构成。肌层是腹壁的基础，除参与运动脊柱、呼吸功能外，腹壁肌层的正常张力和收缩，对形成和维持正常腹压有重要作用，协助完成呕吐、排便、分娩等生理活动。腹壁肌层变薄弱松弛，或有缺陷，将有可能导致腹腔内某些器官脱出而形成疝。

1. 腹外斜肌（oblique externus abdominis） 在3层扁肌中最为浅表，也最宽阔，由肌性部和腱膜部两部构成（图2-6）。

肌性部：以8个肌齿起始于第5~12肋的外表面和下缘。上位4~5个肌齿位置居前，附着处接近肋软骨，与前锯肌肌齿交错；下位肌齿的肋附着部位逐渐后移，同背阔肌的肌齿交错；最下位肌齿附着在第12肋软骨尖。各肌齿发起后，肌纤维束立即联合，构成薄板状的腹外斜肌。腹外斜肌的肌纤维绝大部分斜行向前下方，约在半月线和脐-髂前上棘线处，或髂前上棘平面处移行为腱膜，移行线低于脐-髂前上棘线者少见。起始于第11、12肋的下份腹外斜肌较厚，肌纤维几乎垂直下行，形成肌的游离后缘，向下止于髂嵴外唇的前1/2~2/3段；下份纤维的上部为背阔肌所覆盖。

腱膜部：约自半月线和脐-髂前上棘线起始，腱膜纤维行向下内侧方，达腹白线和髂前上棘与耻骨结节之间。在腹前壁（左、右半月线之

间），左、右侧腹外斜肌腱膜经过腹直肌的前方，最后都编织入腹白线，并同对侧的腱膜纤维连续。脐平面以上的腱膜与腹内斜肌腱膜前叶合并，构成腹直肌鞘前层，脐平面以下的腱膜与腹内斜肌腱膜前叶之间常有疏松结缔组织分隔，只是当接近腹白线时两者才开始融合。

腹外斜肌腱膜除构成腹直肌鞘外，在腹下部还形成如下重要结构。

（1）腹股沟韧带（inguinal ligament）：腹外斜肌腱膜的下缘卷曲增厚，张于髂前上棘和耻骨结节之间，并附着于阔筋膜，成为腹股沟韧带（图2-7）。在成人此韧带长12~14 cm，与水平面成35°~40°角。腹股沟韧带的外侧半较斜，其后面与髂腰筋膜附着；内侧半逐渐加宽并趋于水平位，同时形成向上开放的凹槽，构成腹股沟管下壁，承托着精索及其中、内层被膜。腹股沟韧带内侧端的一小部分纤维向后下方，并向外侧反转，形成腔隙韧带或陷窝韧带。腔隙韧带向外侧延续附于耻骨梳的部分，称耻骨梳韧带。

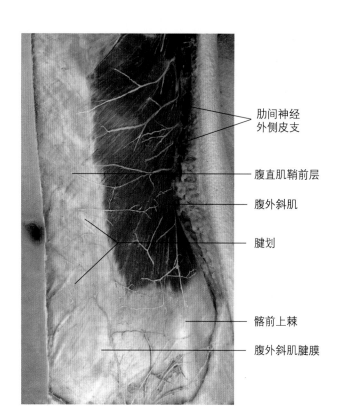

肋间神经外侧皮支
腹直肌鞘前层
腹外斜肌
腱划
髂前上棘
腹外斜肌腱膜

图2-6　腹外斜肌

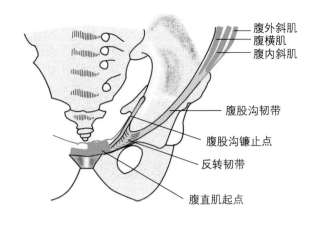

图2-7 腹股沟韧带与反转韧带

（2）腹股沟管浅环或皮下环（superficial inguinal ring）：为腹外斜肌腱膜在腹股沟韧带内侧端上方形成的裂隙，略呈三角形。浅环内侧位内侧脚，附于耻骨联合；外侧位外侧脚，附于耻骨结节；内、外侧脚之间有斜行的弓状纤维（脚间纤维），横跨浅环的外上方，有防止两脚分开、增强浅环的作用；浅环的底为耻骨嵴，内下方尚有反转韧带参与构成。男性有精索、女性有子宫圆韧带由浅环穿过。

（3）精索外筋膜（external spermatic fascia）：为腹外斜肌腱膜浅面的薄层深筋膜在浅环处向下延续，包被于精索的外膜。

2. 腹内斜肌（oblique internus abdominis）　位于腹外斜肌深面，是3层扁肌中最薄者，也分肌性部和腱膜部（图2-8）。

肌性部：下方起于腹股沟韧带外2/3和髂嵴上，后部纤维起于胸腰筋膜，后上部肌纤维向内上行（与外斜肌纤维呈交叉方向），附于第10~12肋外面；中下部纤维横行，如同腹外斜肌一样，在腹直肌外缘之外侧移行为腱膜，向内并分成前、后两层，参与构成腹直肌鞘的前、后层和腹白线。与腹外斜肌不同，腹内斜肌由于自胸腰筋膜起始，故不存在游离后缘。

腱膜部：腹内斜肌腱膜自半月线向腹白线方向展开，在髂前上棘间平面以上、腹直肌外侧缘处分成前叶和后叶。前叶同腹外斜肌腱膜融合，构成腹直肌鞘前层；后叶同腹横肌腱膜合并，形成腹直肌鞘后层，上方附着于第7~9肋软骨。在髂前上棘平面以下，腹内斜肌腱膜全层横过腹直肌前方到达近腹白线处，与腹外斜肌腱膜融合；在此之前，它同腹外斜肌腱膜之间仍被疏松结缔组织所隔开。由于这一解剖特征，临床上可利用腹外斜肌腱膜或腹直肌鞘前壁进行腹股沟疝修补术，或在腹外斜肌腱膜做松解切口。

除构成腹直肌鞘外，腹内斜肌腱膜及肌纤维形成如下结构。

（1）腹股沟镰（inguinal falx）：或称联合腱。腹内斜肌自髂筋膜（或腹股沟韧带）起始的下份纤维具有弯弓状的游离下缘（弓状下缘），桥跨精索及精索内筋膜，移行为腱膜，与腹横肌的相应部分合并成腹股沟镰，向下附着于耻骨嵴和耻骨梳的内侧份（图2-9）。腹股沟镰位居于腹股沟管浅环后方，加强了腹股沟管后壁，在腹股沟疝修补手术中具有重要意义。

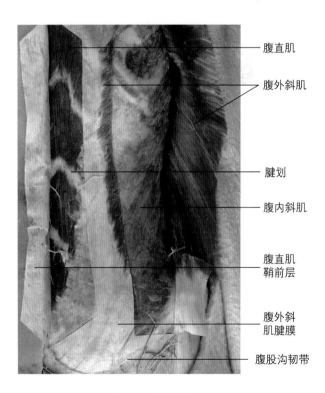

图2-8 腹内斜肌

（2）提睾肌（cremaster）：腹内斜肌和腹横肌下缘的部分肌纤维束呈祥状附于精索内筋膜的表面，称为提睾肌，肌束稀疏，并不完全成一层。此肌收缩可使睾丸上提，划大腿内侧皮肤，可引起睾丸上提（提睾反射）。提睾肌附于精索内筋膜的表面，是修补腹股沟斜疝显露疝囊时切开精索内筋膜的标志。

3. 腹横肌（transversus abdominis） 在3层扁肌中居最深层，功能上也最重要。由肌性部和腱膜部构成（图2-10）。

肌性部：起始于第7~12肋软骨内面、第12肋与髂嵴之间的胸腰筋膜、髂嵴前2/3段的内唇和腹股沟韧带的外侧1/3段。肌性部的纤维大部分呈横向走行。上份肌纤维行过半月线，在腹直肌和腹内斜肌腱膜后叶的后方、距腹白线2~3 cm处移行为腱膜。中份肌纤维较早移行为腱膜，移行线在半月线的外侧方。下份肌纤维的走行方向和腹内斜肌下份纤维的行向相同，也是向前下方；其最下份纤维在行经精索及精索内筋膜上方以后，渐移行为腱膜，同腹内斜肌的相应腱膜合并成腹股沟镰，附至耻骨嵴和耻骨梳，或延伸向耻骨梳韧带。

腱膜部：腹横肌腱膜的上份和下份较窄而中份较宽，自肌、腱膜移行线横向腹白线，移行线有相当一部分在腹直肌的后方。在髂前上棘平面以上，腹横肌腱膜同腹内斜肌腱膜的后叶合并，构成腹直肌鞘后层；于髂前上棘平面以下，腹横肌的腱膜折向腹直肌前方，同腹内斜肌腱膜合并成腹直肌鞘前层，并为腹外斜肌腱膜所覆盖。

4. 腹直肌及腹直肌鞘

（1）腹直肌（rectus abdominis）：是腹前外侧壁唯一的扁带状纵肌，位于中线两旁、腹白线与半月线之间，大部分为腹直肌鞘所包蔽（图2-11）。腹直肌的起始段较窄而厚，向上逐渐加宽变薄，其上、下端宽度之比约为3∶1，平脐处宽5~8 cm。左、右侧腹直肌的起始段较为接近，相距0.1~0.3 cm，向上两肌渐趋分离，左、右腹直肌上部间距为1~2 cm。

腹直肌以外侧腱和内侧腱起始。外侧腱较大，附着于耻骨嵴，可延伸至耻骨梳；内侧腱与耻骨联合前韧带相连，并与对侧腱纤维交织，小部分纤维也可起自腹白线下份。自两腱起始后，肌纤维纵行向上，终止于第5~7肋软骨和剑突的前面。

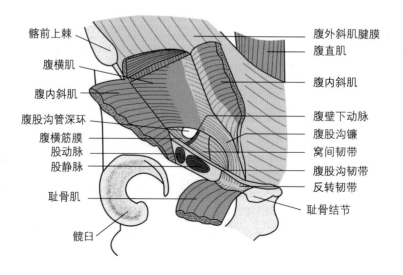

图2-9　腹股沟镰

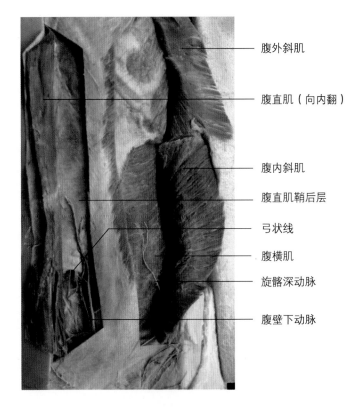

图2-10 腹横肌

腹外斜肌
腹直肌（向内翻）
腹内斜肌
腹直肌鞘后层
弓状线
腹横肌
旋髂深动脉
腹壁下动脉

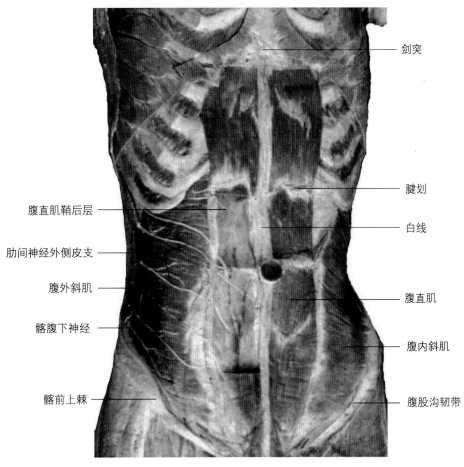

图2-11 腹直肌

剑突
腱划
白线
腹直肌
腹内斜肌
腹股沟韧带

腹直肌鞘后层
肋间神经外侧皮支
腹外斜肌
髂腹下神经
髂前上棘

腹直肌一般有3~4个横行腱划（tendinous intersection），腱划处的纤维结缔组织与腹直肌鞘的前层紧密愈着，唯切割方能使之分离，有防止腹直肌在强力收缩时发生断裂的作用。最上1条腱划在剑突稍下方，下方1条平对脐，中间1条在前二者之间，有的在脐平面以下尚有1条或半条腱划。腱划的存在将腹直肌肌腹分为4段，以增加腹直肌的收缩力量。肌肉发达者在腹壁表面可见腱划处显出浅沟状。临床腹部触诊时应注意最上1条腱划与肝下缘的鉴别。

（2）腹直肌鞘（sheath of rectus abdominis）：由腹外斜肌腱膜、腹内斜肌腱膜及腹横肌腱膜所构成，分前、后两层，在外侧缘两者相互融合。左、右侧腹直肌鞘的内侧缘在中线处编织

形成腹白线，将左、右腹直肌鞘完全隔开，故两鞘不能互通。腹直肌同腹直肌鞘后层无粘着，两者间有疏松组织间隙，这使得整个腹直肌易于向外侧牵开。血和脓等可以在后鞘前间隙内向上、下蔓延。

然而，腹直肌鞘并非完整，其前、后鞘的构成各平面也不尽相同。为了方便描述，通常将腹直肌鞘分为3个水平面（图2-12）。

1）肋弓以上平面：因为腹横肌横过肋缘后面，腹内斜肌在肋缘止，腹直肌则是直接附着于胸廓前面，因而腹直肌后方没有腹直肌鞘后层，而是直接与胸壁的第5~7肋软骨及其间隙相邻。腹直肌鞘前层仅由腹外斜肌腱膜形成，浅面为胸大肌所覆盖。

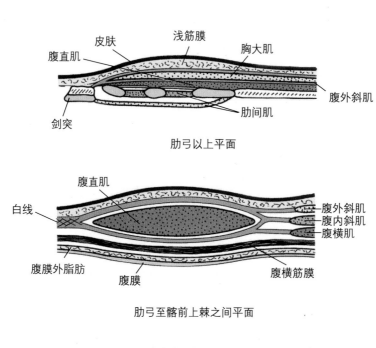

图2-12　腹直肌鞘的3个横断面

2）肋弓至髂前上棘之间平面：腹直肌鞘前层由腹外斜肌腱膜和腹内斜肌腱膜的前叶合并形成，后层由腹内斜肌腱膜后叶及腹横肌腱膜融合构成，其下端游离，称为弓状线（图2-10）。

3）髂前上棘至耻骨之间平面：所有3层肌的腱膜均构成腹直肌鞘前层。腹直肌鞘后层缺如，致腹直肌后面与腹横筋膜直接相贴，并且十分邻近腹膜。这一段腹直肌有出血或感染时，病损可刺激腹膜，出现类似腹腔内脏病患时的症状和体征，诊断中应注意鉴别。

（3）锥状肌（pyramidalis）：位于腹直肌鞘内，为腹直肌下部前面的三角形小肌。下宽上尖，附于白线，可达弓状线平面下方。该肌大小不一，可一侧或双侧缺如。

腹横筋膜

腹横筋膜（transverse fascia）是腹内筋膜的一部分，与腹横肌结合比较疏松，与腹直肌鞘结合紧密。腹前壁下部腹股沟区的腹横筋膜比较致密，并与腹股沟韧带后缘融合；在腹股沟韧带外侧，腹横筋膜与髂腰筋膜结合；在腹股沟韧带内侧，腹横筋膜经过股血管的前面向下延伸形成股鞘的前层。腹横筋膜还形成以下结构。

1. 腹股沟管深环（deep inguinal ring） 又名腹股沟管腹环，位于腹股沟韧带中点上方1.5 cm处。是由睾丸自腹后壁下降至腹前壁，腹横筋膜包裹精索各结构和睾丸、附睾等而形成的鞘状、突出达阴囊的盲囊（即精索内筋膜）的口，其内侧有腹壁下动脉经过。

2. 窝间韧带（interfoveolar ligament） 由腹横筋膜增厚而形成，其纤维束从腹横肌下缘绕输精管内侧而连于耻骨上支，该韧带位于腹壁下动脉之前方（图2-9），加强腹股沟管后壁，向外可达腹股沟管深环内缘，向内侧移行于腹股沟镰。

3. 精索内筋膜（internal spermatic fascia） 在腹横筋膜于腹股沟管腹环处起始，延伸呈鞘状包裹精索及睾丸、附睾等直达阴囊。筋膜表面有提睾肌附着，在疝修补术中，切开精索内筋膜，即可显露疝囊。

腹膜外筋膜

腹膜外筋膜（extraperitoneal fascia）又称腹膜下筋膜，因通常含较多的脂肪组织，也称腹膜外脂肪。腹膜外筋膜是位于腹横筋膜与壁腹膜之间的疏松结缔组织，向后与腹膜后间隙的疏松结缔组织相连续；筋膜内有肝圆韧带、输精管、腹壁下血管等，睾丸也在此层内下降入阴囊。腹膜外筋膜的厚薄、疏密及含脂肪组织的量，在不同部位、不同个体也不相同。在耻区（耻骨联合以上）含脂肪组织较多，腹横筋膜与壁腹膜易分离，这是临床常经耻骨上腹膜外进行膀胱切开术、腹膜外剖宫产手术的解剖基础之一。

壁腹膜

壁腹膜（parietal peritoneum）亦称壁腹膜，是腹前外侧壁的最内层。壁腹膜被覆于腹壁内表面，向上移行于膈下筋膜，向下延续为盆腔的筋膜。壁腹膜由单层扁平上皮构成，与脏腹膜同有分泌、吸收和修复等功能。壁腹膜内有躯体感觉神经分布，在某些病理状态下，壁腹膜受刺激可产生剧烈腹痛。在脐以下，壁腹膜形成5条纵行的腹膜皱襞，并将腹股沟以上的腹前壁内面分为3对陷凹（图2-13）。

1. 皱襞 包括1条脐正中襞、1对脐内侧襞和1对脐外侧襞。

（1）脐正中襞（median umbilical fold）：位于腹前壁下部正中线，由脐连至膀胱尖，壁腹膜被覆脐正中韧带所形成，该襞下段较高而明显。脐正中韧带是胚胎时期脐尿管的遗迹。

（2）脐内侧襞（medial umbilical fold）：左右各1条，位于脐正中襞稍外侧，是壁腹膜被覆脐内侧韧带所形成，内含脐动脉索。脐动脉索是胚胎时期动脉闭锁的遗迹。

（3）脐外侧襞（lateral umbilical fold）：左

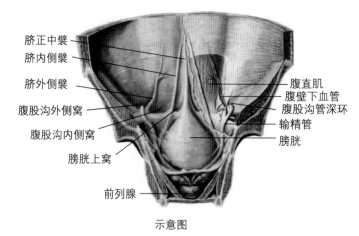

脐正中襞
脐内侧襞
脐外侧襞
腹股沟外侧窝
腹股沟内侧窝
膀胱上窝
前列腺

腹直肌
腹壁下血管
腹股沟管深环
输精管
膀胱

示意图

腹股沟外侧窝
腹股沟内侧窝
膀胱上窝

脐正中襞
脐外侧襞
脐内侧襞

膀胱

解剖图

图2-13 腹前壁腹膜内面观

右各1条，位于脐内侧襞的外侧，是壁腹膜被覆腹壁下血管所形成，内含腹壁下动、静脉。

2. 陷凹 上述5条腹膜襞在腹前壁下部、耻骨联合和腹股沟韧带内侧段上方形成3对凹窝。

（1）膀胱上窝（supravesical fossa）：位于脐正中襞与脐内侧襞之间，膀胱上方。耻骨上横切口经过此窝。

（2）腹股沟内侧窝（medial inguinal fossa）：位于脐内侧襞与脐外侧襞之间，腹股沟韧带内侧段上方，也就是腹膜遮覆腹股沟三角而形成的凹窝。腹内器官经此窝向外突出，即为腹股沟直疝。

（3）腹股沟外侧窝（lateral inguinal fossa）：位于脐外侧襞与腹股沟韧带的夹角处，其尖端指向腹股沟管深环。如腹内器官经此窝向外经腹股沟管深环脱出，即为腹股沟斜疝。

■ 腹前外侧壁的血管

腹前外侧壁的血管可在浅筋膜层及其Camper、Scarpa筋膜层间通行，也可走行于腹内斜肌与腹横肌之间，以及腹膜前筋膜内，故分为浅、深两组。

1. 浅组动脉 腹前外侧壁浅动脉分为3组（图2-14）。

（1）来自节段动脉：第7~11对肋间动脉、肋下动脉和腰动脉的分支，在腹壁外侧自深层穿出分布于腹外侧部皮肤。

（2）来自腹壁上、下动脉：腹壁上、下动脉的分支在腹前壁正中线旁穿至皮下。

（3）腹壁浅动脉（superficial epigastric artery）：由股动脉在股三角处发出，向上跨过腹股沟韧带中、内1/3交界处继续上行达脐部。在腹股沟疝修补术切口的内端，常可遇到该动脉，一般应先结扎，以免出血。此动脉及其供血区的皮肤，临床亦常用作带血管皮瓣移植的供皮区。

（4）旋髂浅动脉（superficial iliac circumflex artery）：亦由股动脉在股三角内发出，沿腹股沟韧带行向外上方达髂前上棘，沿途发出分支分布于腹股沟韧带上、下两侧的皮肤。此动脉供血区亦可选作移植皮瓣。在腹股沟斜疝修补术皮肤切口外侧半皮下组织内常可遇见旋髂浅动脉的分支。

2. 浅组静脉　浅静脉较浅动脉更为浅表、为数更多、吻合充分，但在数目和口径方面个体差异很大。浅静脉一般与同名浅动脉走行一致，也有独立的浅静脉。

腹前壁的浅静脉细支，彼此吻合成网，在脐周围尤为明显，形成脐周静脉网。脐周静脉网及脐以上的浅静脉，向上与胸腹壁静脉的属支吻合，胸腹壁静脉经胸外侧静脉汇入腋静脉；脐周静脉网及脐以下的浅静脉，向下与腹壁浅静脉或旋髂浅静脉的属支吻合，继经大隐静脉汇入股静脉。脐周静脉网与深部的腹壁上、下静脉有交通，并借此分别流向上、下腔静脉。脐周静脉网尚与肝圆韧带周围的附脐静脉有潜在性交通吻合。在肝硬化门静脉高压时，该交通可变得粗大，肝门静脉血可以反流至脐周静脉网，使脐周静脉网曲张，并由脐向四周辐射，犹如希腊海蛇女神之头发，故称"海蛇头"。

3. 深组动脉　腹前外侧壁深层的动脉来源较广，主要来自以下动脉（图2-15）。

（1）腹壁上动脉（superior epigastric artery）：是锁骨下动脉分支胸廓内动脉的延续。胸廓内动脉经肋弓后面，穿过膈肌的胸肋三角处越过肋弓后面进入腹直肌鞘内，于该肌后面或在该肌内下行，沿途发出肌支和皮支，肌支营养腹直肌，皮支于中线两侧穿腹直肌鞘前层，营养附近皮下组织和皮肤，终支与腹壁下动脉的终

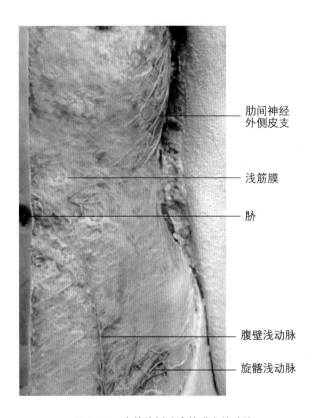

肋间神经外侧皮支

浅筋膜

脐

腹壁浅动脉

旋髂浅动脉

图2-14　腹前外侧壁浅筋膜内的动脉

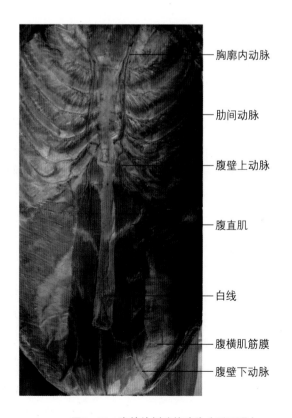

胸廓内动脉

肋间动脉

腹壁上动脉

腹直肌

白线

腹横肌筋膜

腹壁下动脉

图2-15　腹前外侧壁的动脉（后面观）

末支在脐周吻合。

（2）腹壁下动脉（inferior epigastric artery）：自髂外动脉近腹股沟韧带中点上方处发出，位于腹股沟深环内侧、窝间韧带的后方，在腹横筋膜与壁腹膜之间斜向内上，达腹直肌深面并继续上行，沿途发出分支营养腹前外侧壁下部各层结构，终末支在脐周与腹壁上动脉终支吻合。

（3）肋间动脉（intercostals arteries）及肋下动脉（subcostal artery）：下5对肋间动脉和肋下动脉从深面越过肋弓至腹前壁腹横肌与腹内斜肌之间，或是达下位各肋之前端时直接穿腹横肌至腹横肌与腹内斜肌之间，由外上向内下斜行，沿途发出小的肌支和皮支，营养附近各层结构。终支穿腹直肌鞘至腹直肌内与腹壁上、下动脉的分支吻合。

（4）旋髂深动脉（deep iliac circumflex artery）：起于髂外动脉末端外侧，在腹股沟韧带后方，斜向外上方，至髂前上棘分出一升支，穿腹横筋膜及腹横肌，至腹横肌与腹内斜肌之间，供应该二肌，并与腰动脉、腹壁下动脉之分支吻合。做阑尾手术切口时，在切口下端分开腹内斜肌与腹横肌时，应注意防止切断旋髂深动脉的升支，避免出血。做腹股沟斜疝修补术时，在近腹股沟管深环处应注意避免损伤旋髂深动脉的主干。

4.深组静脉　腹前外侧壁的深静脉与深动脉伴行，也十分恒定。伴腹壁上动脉走行的2支腹壁上静脉，经胸廓内静脉汇入上腔静脉系。诸肋间后静脉及肋下静脉的血液流入奇静脉系。第1~2腰静脉止于腰升静脉，或奇静脉、半奇静脉；第3、4腰静脉汇入下腔静脉；第5腰静脉常止于髂腰静脉。腰静脉间有纵行的腰升静脉相联系。旋髂深静脉初始为2支，于髂前上棘附近汇合成为1条，伴同名动脉走行，通常在动脉的前上方汇至髂外静脉的前外侧壁。腹前外侧壁深静脉之间的吻合，是上、下腔静脉系之间的重要侧支途径。

腹前外侧壁的淋巴引流

1.浅组淋巴管　腹前外侧壁的浅淋巴管相互连接成网，并同胸部、阴囊（阴唇）的浅淋巴管交通。脐平面以上的浅淋巴管汇向腋淋巴结前群，以及沿胸廓内血管配布的胸骨旁淋巴结。脐平面以下的向腹股沟浅淋巴结汇集。

脐周的淋巴管网还经由镰状韧带两层腹膜之间与肝的淋巴输出管相交通，故肝癌患者可能出现继发性脐转移和腹股沟淋巴结转移。有的乳腺癌也可通过腹前外侧壁的浅淋巴管转移至腹股沟浅淋巴结。

2.深组淋巴管　腹前外侧壁的深组淋巴管随深组血管走行。脐以上的淋巴管伴腹壁上静脉，向上引流至胸骨旁淋巴结。脐以下的淋巴管伴腹壁下血管及旋髂深血管，向下至髂外淋巴结。此外，还可向侧方，沿肋间血管和腰血管走向肋间淋巴结和腰淋巴结。

腹前外侧壁的神经支配

1.皮神经　腹前外侧壁的感觉神经来源于第7~11肋间神经、肋下神经和髂腹下神经。肋间神经和肋下神经的前皮支在正中线两旁穿出，外侧皮支在腋中线处穿出（图2-6）。各神经皮支在腹壁的分布区呈带状，相邻两神经相互重叠。它们在分布上有明显的节段性：第8肋间神经分布于肋弓中点平面；第10肋间神经分布于脐平面；肋下神经分布于脐与耻骨联合连线中点平面；髂腹下神经分布于腹股沟韧带上方（图2-16）。临床常按此测定椎管内麻醉平面的高低；或根据感觉障碍带来确定脊髓疾病损害的节段。

神经对皮肤的支配，除了具有节段性特征外，还有着重叠现象，指的是某一皮肤节段在接受一特定神经为主支配的同时，还为邻位神经所兼管。如脐皮肤节段的主要支配神经是第10胸神经前支，但第9、第11胸神经前支的分支也司理这一皮节。因此，单支神经损伤或断离后，检查时不易发觉浅感觉障碍；而若有1个皮肤节段呈现痛觉和温度觉障碍，则至少主要支配神经及其上、下位各1支神经（共3支）受累。

2. 深层神经 腹前外侧壁的神经是来自胸神经前支和腰丛的分支，各分支分别发出肌支和皮支，分布于腹前外侧壁的各肌和皮肤。

（1）肋间神经（intercostal nerves）和肋下神经（subcostal nerve）：第7~11肋间神经和肋下神经从各肋间或第12肋下方，越过肋弓后面或在各肋前端穿入腹横肌与腹内斜肌之间，斜向内、下、前方向行，分支至腹壁3层肌，于腋中线处发出外侧皮支逐渐穿腹内、外斜肌至皮下，分支分布于皮肤，本干继续前行，在腹直肌鞘外缘穿入鞘，分支支配腹直肌及锥状肌，末梢穿腹直肌及其鞘的前层于腹白线两侧穿至皮下，分布于腹前壁的皮肤。

（2）髂腹下神经（iliohypogastric nerve）：来自第12胸神经和第1腰神经前支各一部分，在腹横肌与腹内斜肌之间前行，分支支配二肌。本干于髂前上棘前方2~3 cm处穿腹内斜肌，至该肌与腹外斜肌腱膜之间，在精索之上方，行向内下方，至腹股沟管浅环上方3~4 cm处穿腹外斜肌腱膜至皮下，分布于耻骨联合以上的皮肤（图2-17）。

（3）髂腹股沟神经（ilioinguinal nerve）：来自第1腰神经，在腹前外侧壁行于腹横肌与腹内斜肌之间，分支支配该二肌；至髂前上棘附近穿腹内斜肌，行于腹外斜肌腱膜的深面，在髂腹下神经的下方，伴随精索或子宫圆韧带出腹股沟管浅环，分布于股部上部内侧及阴囊或大阴唇皮肤。髂腹下神经、髂腹股沟神经二者常可合并为一干，而达末梢时再分支分布。

（4）生殖股神经（genitofemoral nerve）：来自第1和第2腰神经前支，在腹股沟韧带上方分出生殖支和股支，生殖支于腹股沟管深环处进入该管，沿精索或子宫圆韧带内侧向下内，自腹股沟管浅环穿出后，分布于提睾肌和阴囊肉膜或大阴唇。

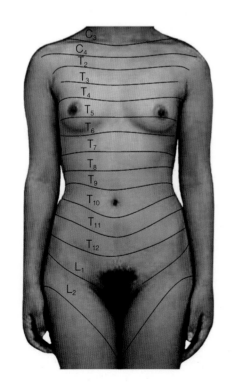

图2-16 腹前壁皮神经的支配区域

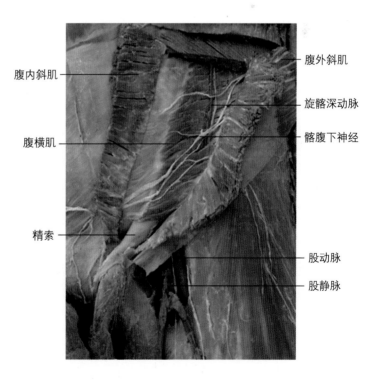

图2-17 髂腹下神经

腹前外侧壁的临床解剖学应用要点

腹前外侧壁常用切口

腹前外侧壁切口的选择应考虑包括手术要显露病变的部位或器官、操作便利与否、患者情况、损伤程度、愈合后的情况等各方面因素。腹壁切口除涉及皮肤外，还有腹壁肌、腱膜、血管和神经，需要考虑的解剖因素如下。

（1）皮肤：切口与皮纹平行，愈合后形成的瘢痕较细小，若横断皮纹则瘢痕较宽大。

（2）腹壁肌：一是最小限度地破坏腹壁肌和腱膜之间的联结，二是肌收缩力对切口张力的影响。

（3）血管：腹壁血供丰富，有纵行（腹壁上、下动脉，腹壁浅动脉）、横行（肋间、肋下动脉，腰动脉，旋髂浅、深动脉）的动脉供血，并彼此间存在广泛的吻合，故手术切口对这些血管的损伤，一般不至于影响腹肌的血供。

（4）神经：腹壁皮肤神经支配来源于第7~11肋间神经、肋下神经和第1腰神经，各神经在皮肤呈带状分布，相邻各神经分布区又互相重叠，故损伤1~2支神经并不一定引起所支配区域的感觉障碍；腹壁肌受多支神经支配，上述神经分支在腹壁肌层间交错成网，损伤1~2支神经也不

一定产生部分肌瘫痪松弛。腹直肌是肌节融合形成，保留了节段神经支配的特点，故应尽量避免损伤由该肌外缘进入的神经，否则将影响腹直肌的张力和收缩力。

常见的腹前外侧壁剖腹切口包括纵行的经腹直肌切口、腹部正中切口、正中旁切口（图2-18），斜行的肋缘下切口、阑尾切口、下腹部斜切口、腹股沟区斜切口（图2-19），横切口（图2-20）。

1. 腹直肌切口　根据手术需要选择左侧或右侧，此切口适用于胃、十二指肠、胆囊、肝、脾、横结肠手术，以及肾外伤手术而需同时探查腹腔脏器或对侧肾，亦可用于双侧肾上腺手术、肾血管手术和较大的肾肿瘤手术。

（1）操作步骤：切口上起肋缘下，下至脐下2~3 cm，正中线旁3 cm；依次切开皮肤、皮下组织、腹直肌前鞘，钝性分开腹直肌，切开腹直肌后鞘膜和腹膜。

（2）切口评述：该切口操作简单、迅速，易于向上、向下延长，对大血管的暴露满意，缝合方便；但创口未愈合前不耐腹压，术后易形成腹壁疝，可导致术后肠粘连、肠梗阻。

2. 腹部正中切口　此切口适用于胃、十二指肠、胆囊、肝、脾、横结肠、肾盂输尿管成形手术、输尿管松解术等。

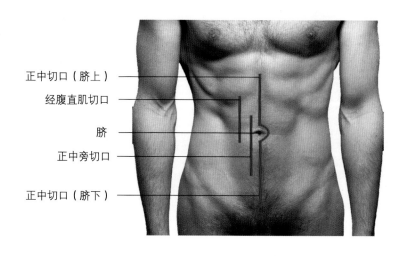

图2-18　腹前外侧壁纵切口

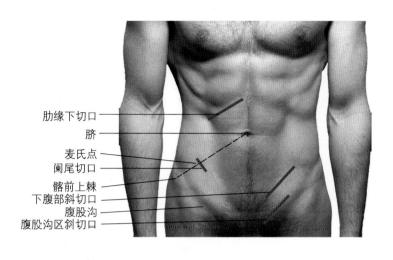

肋缘下切口
脐
麦氏点
阑尾切口
髂前上棘
下腹部斜切口
腹股沟
腹股沟区斜切口

图2-19 腹前外侧壁斜切口

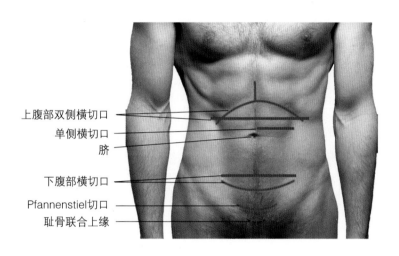

上腹部双侧横切口
单侧横切口
脐

下腹部横切口

Pfannenstiel切口
耻骨联合上缘

图2-20 腹前外侧壁横切口

（1）操作步骤：切口起自剑突，绕过脐部至下腹部，依次切开皮肤、皮下组织、腹白线（融合的腹直肌鞘及腹横筋膜）、腹膜外组织和壁腹膜。

（2）切口评述：此切口具有损伤轻、出血少、操作方便和进腹快的特点，但是切口瘢痕将承受较大张力，而且白线位于腹中部，两侧血供在此位置较差，故缝合后愈合较差，术后易发生切口疝。

3. 腹部正中旁切口　此切口适用于胃、十二指肠、胆囊、肝、脾、胆管、胰头，盆腔器官、回盲部结肠、乙状结肠及输尿管等手术。在左、右侧的上、下腹均可做此切口。

（1）操作步骤：切口位于腹前正中线外侧1~3 cm，并与中线平行，上段可起于肋缘下，长9~11 cm，依次切开皮肤、皮下组织、腹直肌前鞘，牵开腹直肌，切开腹直肌后鞘和腹膜。

（2）切口评述：该切口操作简单、容易延长，能直接达需探查的器官，必要时可延长至耻骨；不损伤腹直肌或肋间神经，血供较好，愈合优良；但一侧的旁正中切口不能很好地显露对侧病变。

4. 下腹部正中切口　此切口适用于膀胱、前列腺等手术。

（1）操作步骤：切口起于耻骨联合上缘沿下腹正中线向上，达所需的长度；依次切开皮肤、皮下组织、腹白线，于正中线分开两侧腹直肌和锥状肌，显露膀胱前脂肪组织及腹膜。

（2）切口评述：该切口应注意避免损伤腹膜及肠管，术前可插入导尿管注水使膀胱充盈，膀胱顶部位置升高，有利于分离膀胱腹膜反折，遇有切口粘连严重时，应仔细分离，避免进腹而伤及腹腔脏器。

5. 肋缘下切口　又称Kocher切口，适用于胆囊、胆道、膈下脓肿、肝脓肿、脾、肾及输尿管等手术。

（1）操作步骤：在上腹部剑突下做向下的弧形横切口，切口中点经上腹中部，两端达肋下缘；依次切开皮肤、皮下组织，沿切口方向切开腹外斜肌、腹内斜肌，切断双侧腹直肌前鞘、腹直肌、腹横筋膜、腹膜外组织和壁腹膜。

（2）切口评述：该切口体位舒适，对心、肺功能影响较小，但易引发肠粘连、肠梗阻。肋缘下切口根据需要可延长至对侧，能更好地显露下腔静脉，亦可根据情况不进入腹腔，而采用腹膜外途径，即在切开腹直肌后鞘和腹横肌筋膜后不切开腹膜，而将腹膜向内侧牵开，

6. 阑尾切口　该切口又称 McBurney切口、麦氏切口。

（1）操作步骤：在脐与髂前上棘连线中外1/3交点（麦氏点）做一与此线相垂直的切口，其1/3在麦氏点之上，2/3位居其上；切开皮肤和皮下组织后，沿纤维方向切开腹外斜肌腱膜和部分肌腹，再钝性分离并向两侧拉开腹内斜肌和腹横肌，暴露出腹膜后切开到达腹腔。

（2）切口评述：此切口未切断腹前外侧壁肌和神经，故不会留下腹壁薄点。阑尾位置变异大，切口有时需要向上、下延长。

7. 下腹部斜切口　此切口适用于下端输尿管等手术。

（1）操作步骤：切口自髂前上棘内下方3 cm斜向内下方，达耻骨联合上缘，切口方向与腹股沟平行，依次切开皮肤、皮下组织、腹外斜肌腱膜、腹内斜肌、腹横肌、腹横筋膜，向侧方推开或切开腹膜。

（2）切口评述：经该切口显露输尿管近膀胱处不够满意时，可将切口下端向中线横行延长或切断部分腹直肌鞘至显露满意。

8. 腹股沟区斜切口　该切口适用于腹股沟斜疝、腹股沟直疝和股疝手术。

（1）操作步骤：切口自腹股沟韧带表面投影（从髂前上棘到耻骨结节的连线）中点上方2横指开始到耻骨结节；切开皮肤、皮下组织后，再沿外环切开腹外斜肌腱膜及部分肌腹，使腹外斜肌分开两半，暴露腹内斜肌与精索，寻找疝囊。

（2）切口评述：应注意避免损伤髂腹下神经、髂腹股沟神经及生殖股神经，以免引起肌麻痹，导致疝复发。

9. 下腹部弧形切口　又称Pfannenstiel切口，适用于膀胱、前列腺、子宫（如剖宫产）等盆腔脏器手术。

（1）操作步骤：切口起于距离耻骨上缘2 cm处做下腹部弧形切口。切口两端达腹直肌外缘，必要时可延长切口，依次切开皮肤、皮下组织、腹直肌鞘前层、钝性分离两侧的腹直肌和锥状肌直至耻骨联合附着处，显露膀胱前腹横筋膜、脂肪组织和腹膜返折部。

（2）切口评述：该切口使盆腔脏器可得到充分地暴露，且罕见有疝及内脏膨出；但是手术视野较小，只适用于盆腔的简单手术。

10. 上腹部横切口　该切口可显露左、右两侧的腹腔脏器，特别适用于肥胖患者或多次行纵切口的病例。

（1）操作步骤：切口为两侧第11肋软骨之间的横向连线。临床上更多为两侧肋缘下斜切口联合为屋顶状的切口，也可在屋顶至剑突加正中切口，形似"人"字。切开皮肤、皮下组织，横行切开腹直肌鞘前层、横断腹直肌，最后横向切

开腹直肌鞘后层和腹膜。

（2）切口评述：由于切开组织和肌肉较多，因此出血也较多，需多做结扎，关腹切口也较费时。但缝合后切口张力较小、疼痛较轻，伤口也不易裂开。

11. 下腹部横切口 该切口可用于膀胱、输尿管或腹膜外剖宫产术。

（1）操作步骤：切口为两侧髂前上棘之间的横向连线。临床上更多为向下的弧形切口，这样可不受髂骨的限制以扩大切口，而且符合皮纹的走向。切口层次同上腹部横切口。

（2）切口评述：切口美观、张力低，术后疼痛少、愈合快，但此切口需结扎脐正中索。

腹前外侧壁的薄弱区与疝的形成

1. 腹白线

（1）形态结构：腹白线是腹前外侧壁3层扁肌的腱膜纤维在左、右侧腹直肌之间互相穿插、交错编织形成的腱性条带，张于剑胸结合和耻骨联合之间。腹白线中点稍下方处有脐。脐以上白线薄而较宽，可达1~2 cm；脐以下白线厚而窄，最窄者仅1 mm，故两侧腹直肌上半相距较远，而下半则相距较近。

白线的内、外表面具有不同的特征，在外表面交叉的腱膜纤维粗细均匀、结构紧密，除有小的椭圆形小孔或裂隙供神经、血管穿过外，无大的孔隙。其内表面上端一小段与外表面类似，其余大部分的纤维束粗细不均，走行不规则，尤其脐周附近为甚，腱膜纤维方向除斜行外，还有水平或弓形走行。内表面交叉纤维之间存在较大的孔隙，除有血管、神经走行外，还由脂肪或疏松组织充填。

（2）白线疝的形成：由于白线内表面的交叉纤维形成较大的裂隙或陷窝，约有10%的人群陷窝宽度大于7.5 mm，大多数出现在脐附近，以上方为多见。在腹压增加明显时，腹膜外组织可进入这些大的陷窝，形成白线疝（图2-21）。疝内容物开始主要是腹膜外脂肪，随着疝环的增大可有大网膜。不管疝的体积大小和疝内容物为何，都将直接压迫疝环周围的神经，从而出现上腹局部不适或疼痛，但大多数病例无明显症状。

白线为致密结缔组织，血管极少。临床常经腹白线做腹部正中切口，此切口层次少，操作简便，不损伤肌和神经血管。但是，此切口张力大，血供较差，愈合慢，如果切口愈合不良，可形成切口疝。

2. 脐部

（1）形态结构：脐部位于腹壁正中线（腹白线）中点的稍下方，相当于第3~4腰椎椎体之间水平。脐部腹白线的腱膜组织构成脐的主要结构基础，称脐环。从胚胎发生看，脐环为胚胎第12周时的腹壁在中央汇合而成，为连接原肠与卵黄囊的卵黄管的通道，也是脐动脉、脐静脉和脐尿管的通道，是胚胎与胎盘连接的脐带结构（图2-22）。在胚胎3个月末，胚胎的体壁均已闭，腹壁在脐环处闭合最晚。由于胚胎发育过程中消化管长度的增加比胚胎体腔的扩大更快，因

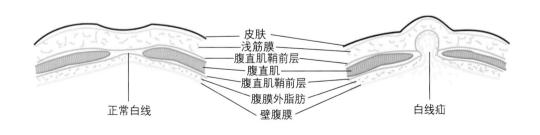

图2-21 正常白线与白线疝的形成（示意图）

正常白线　　皮肤　　浅筋膜　　腹直肌鞘前层　　腹直肌　　腹直肌鞘前层　　腹膜外脂肪　　壁腹膜　　白线疝

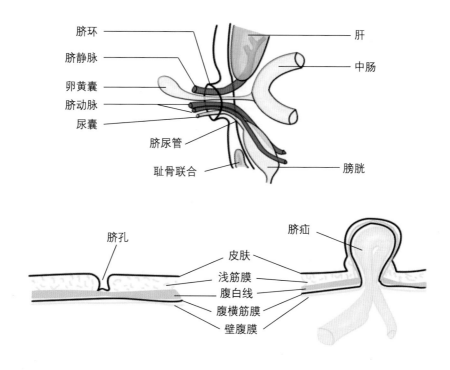

图2-22 脐环的形态与脐疝的形成

而相当一部分的消化管曾通过脐环突入脐带内。至胚胎第5个月时，体腔增大到足以容纳腹部脏器，连着卵黄管的肠袢可全部回到体腔内。出生时，正常情况下，卵黄管、脐血管和脐尿管都已闭塞形成纤维束，脐环亦缩小；出生后，脐带断落，脐带内血管无血液流通，遗留的脐带残端干结成脐痂，迅速由皮肤所被盖，由腹白线形成的脐环即自行闭锁，局部形成致密的脐筋膜。脐部最初稍见前隆，在腹壁继续生长时，脐瘢痕不能相应延伸，故向内牵拉成内陷的瘢痕性脐孔。脐孔无脂肪组织，仅以皮肤、筋膜和腹膜直接相连，是腹壁的主要薄弱点之一。

（2）脐疝的形成：脐环的上半部仅有脐静脉通过，因此，此处的瘢痕不如脐环下半部的瘢痕致密坚实，故脐疝多由脐环上半部突出。新生儿常有轻度脐疝，其中多数很快因脐环关闭而不复存在，有些到1岁时才逐渐消失。脐孔内的脐筋膜是腹横筋膜的一部分，如其发育良好且完全遮盖脐环，则脐环获得增强；若脐筋膜发育不良或不能完全遮盖

脐环，即成为薄弱点。多次妊娠、肥胖或腹水患者的脐孔可被扩大，从而易出现脐疝。

3. 半月线

（1）形态结构：半月线是腹壁3层扁肌的腱膜在腹直肌外缘外侧融合之处，呈向外侧凸的弧形线（图2-23），自第9肋前端向下达耻骨结节。半月线约在脐至髂前上棘连线的中点处与该连线相交。半月线不等同于腹直肌鞘外缘（体表的腹直肌旁沟），而是位于其外侧。

（2）半月线疝的形成：半月线疝是最常见的腹外疝，可沿半月线出现豌豆大小或有橘子大小的肿块疝出，可发生于该线的任何部位，最常见于脐以下。疝从半月线处腹横、腹内斜肌腱膜形成的裂隙处突出，由于腹外斜肌腱膜较厚且有较强的张力，而使疝外形变扁平，故在体检时（特别是肥胖人群）常难以识别。疝的内容多为腹膜外脂肪，也会有大网膜和小肠，半月线疝体积虽小，但易嵌顿或绞窄。

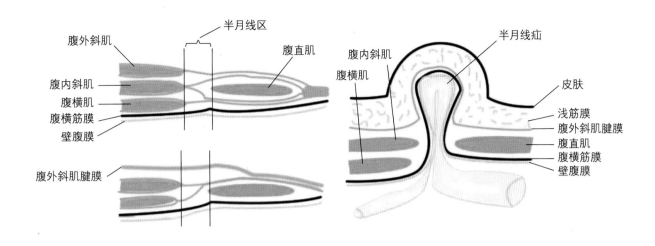

图2-23　半月线的形态与半月线疝的形成（示意图）

腹股沟区

腹股沟区（inguinal region）指腹前壁下部的一个三角形区域，其内界是腹直肌外缘，下界是腹股沟，上界是髂前上棘至腹直肌外缘的水平线。该区肌层较薄，腹外斜肌到此区域移行为腱膜，腹内斜肌和腹横肌肌腹及腱膜不能到达腹股沟韧带的内侧，从而形成腹股沟管、腹股沟三角等薄弱区，因而是临床上疝的多发部位。

■ 腹股沟区的层次结构

腹股沟区是腹前外侧壁的一部分，其层次结构与腹前外侧壁类似（图2-24）。

1. 皮肤　皮肤较薄、柔软、有弹性。

2. 浅筋膜　分为Camper筋膜和Scarpa筋膜，两层于腹股沟区下部融合，续为会阴区的浅阴茎筋膜、阴囊肉膜和浅会阴筋膜（Colles筋膜），它们在阴囊根部的移行处呈环状，称之为第三腹股沟环。浅筋膜两层间有腹壁浅血管、旋髂浅血管及阴部外浅血管走行（图2-25）。髂腹下神经于腹股沟管浅环稍上方处穿过腹外斜肌腱膜内侧脚浅出，到达浅筋膜层，终末为前皮神经。肋下神经外侧皮神经的前支，也进至腹股沟区的浅筋膜层，支配腹股沟区皮肤。

3. 深筋膜　较疏松，与腹外斜肌腱膜附着甚紧，向下于腹股沟韧带下方约1横指处附至阔筋膜。腹股沟区深筋膜的内侧下份，同腹外斜肌腱膜内侧脚、外侧脚间的结缔组织合并，构成精索外筋膜。

4. 腹外斜肌腱膜　腹外斜肌层在腹股沟区为腱膜成分，腱膜在腹壁防护中所起的作用不如肌组织有力，致腹股沟区的肌性防护仅由腹内斜肌和腹横肌承担，这是腹股沟区成为腹前外侧壁薄弱的一个局部原因。腹外斜肌腱膜在本区形成许多结构，除前述的腹股沟韧带和腹股沟管浅环外，尚有内侧脚、外侧脚、脚间纤维、反转韧带、陷窝韧带和耻骨梳韧带等，它们都同腹股沟区疝有关，在疝修补中均有重要应用。

（1）内侧脚、外侧脚和脚间纤维：内侧脚（上脚）较扁薄，越过耻骨嵴内侧半的前方，附至耻骨联合前面，同对侧内侧脚的纤维交织；部分内侧脚纤维能越过白线插入到对侧内侧脚的后方。外侧脚（下脚）较粗壮，其大部分纤维系由腹股沟韧带的内侧端形成；此脚的下份弯绕过精

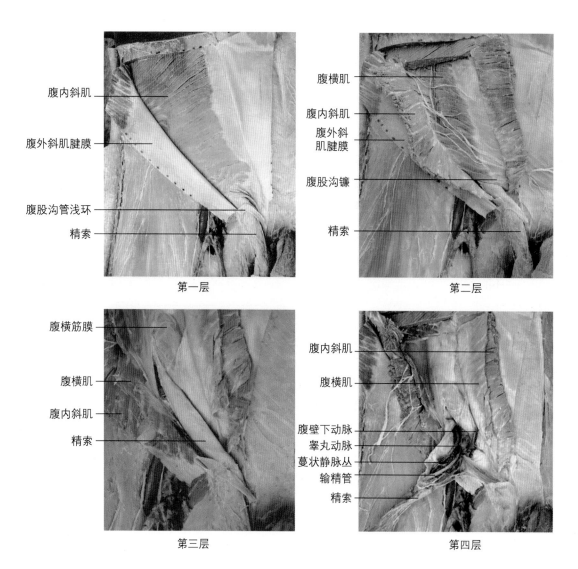

腹内斜肌
腹外斜肌腱膜
腹股沟管浅环
精索

第一层

腹横肌
腹内斜肌
腹外斜肌腱膜
腹股沟镰
精索

第二层

腹横筋膜
腹横肌
腹内斜肌
精索

第三层

腹内斜肌
腹横肌
腹壁下动脉
睾丸动脉
蔓状静脉丛
输精管
精索

第四层

图2-24　腹股沟区的层次

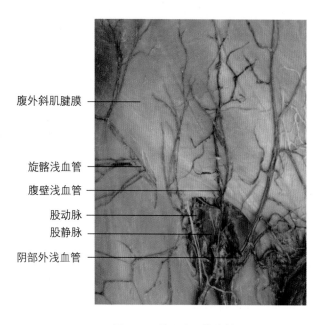

腹外斜肌腱膜
旋髂浅血管
腹壁浅血管
股动脉
股静脉
阴部外浅血管

图2-25　腹股沟区的血管

索及其中层、内层被膜的下方，止于耻骨结节。脚间纤维是一些呈弧形的腱性纤维，凹侧向下，构成腹股沟管浅环的外上缘，起约束内外侧脚、阻止浅环扩大的作用。脚间纤维有时缺如。

（2）反转韧带（reflected ligament）：薄而呈三角形，自腹外斜肌腱膜外侧脚的下端反转向上内侧延伸，经耻骨嵴表面和内侧脚之后、腹股沟镰之前，加入腹直肌鞘，同对侧反转韧带纤维在白线处交错。腹股沟管浅环的下界即由反转韧带和耻骨嵴的外侧半所形成。发育良好的反转韧带对腹股沟管浅环的下内侧部分有一定程度的防护作用，有时缺如。

（3）陷窝韧带和耻骨梳韧带：陷窝韧带又称腔隙韧带（lacunar ligament），是腹股沟韧带的扩展部分，自腹股沟韧带内侧份向后内侧转向后外侧方，续至耻骨梳的内侧端。此韧带呈三角形，尖端附着于耻骨结节，底边为外侧缘（游离缘），薄而呈弧形，凹向外侧方，构成股环的内侧界。陷窝韧带外侧缘向外侧方沿耻骨梳延伸并附着于耻骨梳的部分，称为耻骨梳韧带（pectineal ligament），又称Cooper韧带。

5. 腹内斜肌、提睾肌、髂腹下神经和髂腹股沟神经

（1）腹内斜肌：腹股沟区的腹内斜肌纤维起自髂前上棘及腹股沟韧带的外侧2/3段或外侧1/3段后方的髂筋膜，走向内侧下方，在腹股沟区的内侧1/3段移行为腱膜性成分，参与构成腹直肌鞘前壁。

（2）提睾肌：提睾肌是一独立小肌，由许多松散排列的小肌束共同组成，肌束之间借疏松结缔组织相连。提睾肌的外侧份于腹内斜肌深方起自腹股沟韧带和髂前上棘，与腹内斜肌和腹横肌连续，或以肌腱起始于腹股沟韧带中部，在近腹内斜肌内侧缘处穿出。外侧份肌纤维发起后，贴精索内筋膜的外侧面行向腹股沟管浅环，此段行程肌束较密集，表面有髂腹股沟神经伴行。出浅环后，肌束即展开并交织成网状，与阴囊（阴

唇）前神经同行，外被精索外筋膜。

（3）髂腹下神经、髂腹股沟神经：两者的来源、去向等已于"腹前外侧壁的神经支配"中叙述。髂腹下神经位于精索上方、腹内斜肌表面，髂腹股沟神经位于精索下方。有的两者合为一干，位于精索上方。腹股沟疝手术时应分离出以上神经并加以保护，慎勿损伤。损伤后，腹股沟区局部腹壁肌松弛，当腹压增高时可能形成切口疝。

6. 腹横肌和腹股沟镰　腹横肌在本区起自髂前上棘和腹股沟韧带的外侧1/3段，或髂筋膜上份纤维横行，下份纤维行向下内侧方，肌的下缘较腹内斜肌下缘为高，其中86%高于深环，14%处在深环平面。肌性部移行为腱膜后，腱膜的上份同腹内斜肌腱膜合并，构成腹直肌鞘前壁的下份，附着于耻骨。下份腱膜纤维自耻骨结节沿耻骨肌线向外侧，于股环的内侧缘，附着于耻骨梳韧带。

腹股沟镰是由腹内斜肌和腹横肌下缘肌束形成的弓形边缘，外侧部分遮于精索之前，弓形边缘中部跨于精索上方，内侧端多已成腱性，经精索后方向内下附着于耻骨嵴和耻骨梳。腹股沟镰主要构成腹股沟管的上壁，同时也参与形成管的前壁和后壁。腹股沟疝修补术无论是加强腹股沟管前壁还是加强后壁，均是将腹横肌弓形下缘和腹股沟镰拉向下方缝于腹股沟韧带或耻骨梳韧带上。

7. 腹横筋膜　腹横筋膜铺衬于腹横肌的内面，在腹股沟区者较其他区域厚，构成腹股沟管的后壁。腹横筋膜增厚形成窝间韧带，但不恒定，从腹横肌下缘结缔组织纤维束向下达耻骨上支，从而加强腹股沟管后壁。此韧带深面有腹壁下动、静脉经过，腹股沟斜疝修补术中缝合窝间韧带以紧缩腹环时，易将腹壁下血管一起结扎。斜疝在腹环处嵌顿，行腹环松解术，应向外侧切开，避免损伤腹环内侧的腹壁下血管。

在腹股沟韧带的深部，腹横筋膜为一些同腹

股沟韧带相平行的结缔组织所增厚，称为髂耻束（iliopubic tract），起于髂骨嵴及髂前上棘，弓形弯过腰大肌及股血管前方，构成股鞘前壁。髂耻束中部与腹股沟韧带粘连，向内附于耻骨上支和耻骨梳韧带，其内侧端返折部分组成股环的内侧缘。

8. 腹膜外筋膜　腹股沟区的腹膜外筋膜常包含一定量的脂肪，使腹横筋膜层和前壁腹膜得以充分隔开。如腹膜外筋膜甚薄，且脂肪不多，有时可被误认腹横筋膜层而错用于疝修补术。腹膜外筋膜的脂肪可形成有蒂突起，进入深环，成为脂肪疝。在股疝病例中，腹膜外筋膜的脂肪总是在腹膜性疝囊之前先行疝出。

9. 壁腹膜　是腹股沟区腹壁的最内层，此层向侧方连后壁腹膜，向后下方越耻骨后上面续于盆腹膜，向后上方移行为髂窝区腹膜。前壁腹膜移行为髂窝腹膜的腹膜返折线，高于腹横筋膜与髂筋膜的移行线。腹股沟区的壁腹膜同腹横筋膜层联结疏松，但深环处除外，此处前壁腹膜有一小窝，有的为一憩室样结构，伸入精索内筋膜囊内，该结构为腹膜鞘突的上段，在女性称为Nuck管。

■ 腹股沟管

精索或子宫圆韧带斜向通过腹股沟区腹壁的中间层次连至阴囊或大阴唇，在这一过程中，腹壁的各层及其结构不仅从各方夹围精索，某些层次还形成盲囊状的延伸物将精索包套在内，这样就形成精索的被膜层和容纳精索及其被膜层的腹股沟管。

腹股沟管的位置

腹股沟管位于腹股沟韧带内侧半的上方，与腹股沟韧带平行，成人的长4~5 cm。一般认为，女性因骨盆较宽，而子宫圆韧带又较细，故女性的腹股沟管较男性的稍长且窄。婴幼儿的腹股沟管长仅为1~2 cm，右侧略短。

腹股沟管的四壁

腹股沟管是毗邻精索及其被膜的各种结构共同形成的一个管状间隙，而不是具有固有管壁的管形结构。它因腹股沟区腹壁肌层、筋膜层和腹股沟韧带的参差配布而成（图2-26）。参与组成腹股沟管的各个结构，从前、后、上、下方面毗邻精索及其被膜，形成腹股沟管的前壁、后壁、上壁和下壁。

（1）前壁：腹股沟管的前壁由腹外斜肌腱膜和腹内斜肌组成。其中，腹内斜肌的最下份纤维只是在前方同深环至浅环之间精索及其被膜的外侧1/3段相毗邻，即只参与组成腹股沟管前壁的外侧始份。腹外斜肌腱膜通常形成腹股沟管的整个腱膜性前壁，但若腱膜纤维因较早分支为内侧脚和外侧脚而致腱膜裂口甚大，则腹股沟管前壁可部分缺乏腱膜纤维。

（2）后壁：腹股沟管的后壁由腹横筋膜和腹股沟镰组成。其中，腹股沟镰只是在后方与深环至浅环之间精索及其被膜的内侧1/3段相毗邻，因而它只参与组成腹股沟管后壁的内侧1/3份。腹横筋膜形成整个腹股沟管的筋膜性后壁。除腹横筋膜和腹股沟镰以外，有时，反转韧带或Henle韧带对腹股沟管后壁的内侧份也可以提供不同程度的支持。

（3）上壁：腹股沟管的上壁主要是腹内斜肌的弓状下缘，也有腹横肌最下份的少量纤维参与。腹内斜肌的弓状下缘一般从上方与精索及精索内筋膜直接毗邻，若此弓状下缘位置甚高，将会留有间隙，有利于疝的形成。

（4）下壁：腹股沟管的下壁由腹股沟韧带内侧半和陷窝韧带组成，后者仅为下壁的最内侧份。

腹股沟管的管口

腹股沟管具有内口和外口，内口为腹股沟管深环（腹环、内环），外口即腹股沟管浅环（皮下环、外环）。

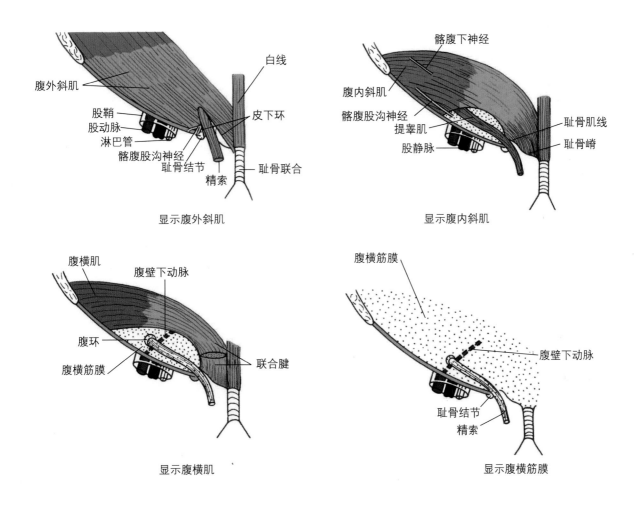

图2-26 腹股沟管

（1）内口：通腹腔，位于腹股沟韧带中点上方1.5 cm处，由腹横筋膜形成。从腹膜腔内看并不能见腹环，而是见由于壁腹膜遮覆该环处形成的腹股沟外侧窝，窝的内侧即腹膜遮覆腹壁下动脉而形成的腹壁动脉襞（图2-27）。腹股沟斜疝就是肠管由腹股沟外侧窝处推顶腹膜经腹环突入腹股沟管而形成的。女性腹股沟管深环因邻近卵巢悬韧带，所以卵巢和输卵管的远侧段有时可以是疝的内容物。

（2）外口：外口通向腹股沟内端上方的浅筋膜内，位于耻骨结节外上方，由腹外斜肌腱膜构成，后方正对腹股沟三角下部。从腹膜腔看浅环正对腹股沟内侧窝处，窝的外侧界即脐外侧襞。肠管若从腹股沟内侧窝处推顶壁腹膜，经腹股沟三角、腹股沟管皮下环突出至皮下，即为直疝。

腹股沟管的内容物

男性腹股沟管内容物有精索、精索被膜及髂腹股沟神经等，女性腹股沟管内主要有子宫圆韧带和髂腹股沟神经等。

1. 男性腹股沟管的内容物

（1）精索（spermatic cord）：为由腹股沟管深环至阴囊睾丸上端的一柔软圆索状结构，一般左侧稍长于右侧。精索由输精管、睾丸和输精管的血管、淋巴管和神经以及鞘突剩件（结缔组织索）等构成，外面包有被膜（图2-28）。

1）输精管：直径约0.3 cm，管腔细小，但管壁相对较厚，故质地坚实，若以手指捻摸，则有似绳索之感。输精管在精索内行于精索其他结构后方。以上两点是寻找、辨认输精管的依据。

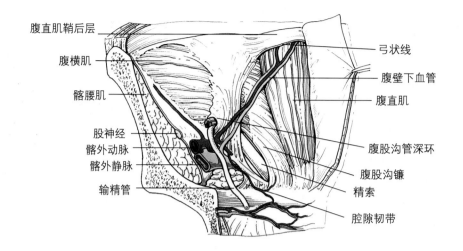

图2-27 腹股沟管深环

腹直肌鞘后层
腹横肌
髂腰肌
股神经
髂外动脉
髂外静脉
输精管

弓状线
腹壁下血管
腹直肌
腹股沟管深环
腹股沟镰
精索
腔隙韧带

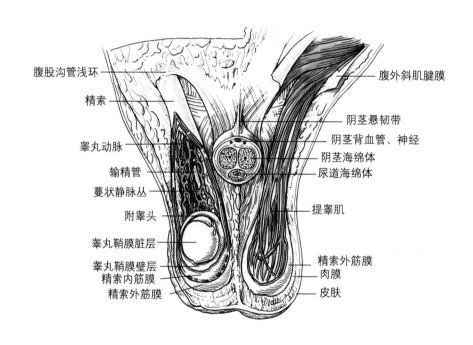

图2-28 精索

腹股沟管浅环
精索
睾丸动脉
输精管
蔓状静脉丛
附睾头
睾丸鞘膜脏层
睾丸鞘膜壁层
精索内筋膜
精索外筋膜

腹外斜肌腱膜
阴茎悬韧带
阴茎背血管、神经
阴茎海绵体
尿道海绵体
提睾肌
精索外筋膜
肉膜
皮肤

2）动脉：精索内的动脉有3条。①睾丸动脉（testicular artery）：在肾动脉下方起于腹主动脉，在腹膜后沿腹后壁斜向外下行，位于腰大肌前面。右睾丸动脉行经下腔静脉前方、十二指肠水平部、右结肠动脉、回结肠动脉和回肠终末部后方；左睾丸动脉行经肠系膜下静脉、左结肠动脉和降结肠下部后方。左、右二动脉均经生殖股神经、输尿管和髂外动脉下端前方达腹股沟管深

环处，入腹股沟管。②输精管动脉（deferential artery）：起于髂内动脉或脐动脉，至输精管盆腔段，呈"T"形分支，远侧支沿输精管到睾丸。③提睾肌动脉（cremasteric artery）：亦称精索外动脉（external spermatic artery），起于腹壁下动脉根部，随即入腹股沟管腹环，至精索表面的提睾肌层。

3）静脉：睾丸、附睾及精索末端的静脉

汇集成8~10条小静脉组成静脉丛，称蔓状静脉丛（pampiniform plexus）。此丛沿输精管前方上升，至腹股沟管皮下环处合成3~4条小静脉，经腹股沟管达腹环处，进而合并为2条睾丸静脉（testicular vein），与同名动脉伴行，沿腹后壁腹膜后上行，常合并为1条静脉。

右侧睾丸静脉斜行向上，在右肾静脉稍下方注入下腔静脉；左侧者向上垂直注入左肾静脉。睾丸静脉常因回流困难易发生淤血，而形成精索静脉曲张，左侧者较为多见，其原因可能与左睾丸静脉垂直注入左肾静脉，而左肾静脉行经肠系膜上动脉与腹主动脉之间，易受压迫，以致左肾静脉内压力上升，使左精索内静脉的血液回流受阻；也可与左睾丸静脉在左髂窝内常易为充满粪便的乙状结肠压迫等因素有关。蔓状静脉丛在手术中易受损伤，故无论疝修补术或输精管结扎术均应细心钝性分离。

4）神经：随睾丸动脉经行的自主神经丛称精索内神经，其交感神经纤维来自肾丛和腹主动脉丛，随睾丸动脉下降达睾丸内的小血管和间质细胞、附睾、输精管等管壁的平滑肌，使其收缩；副交感神经纤维来自下腹丛，可能是睾丸的舒血管纤维。伴随内脏运动神经纤维经行的尚有内脏感觉神经纤维，来源于$T_{10\sim12}$、$S_{2\sim4}$脊神经后根神经节。

5）淋巴管：精索内有起自睾丸和附睾的集合淋巴管3~11条，在随动、静脉上行的过程中逐渐减少，达腹腔时合并成3~4条，上行注入腰淋巴结。

6）鞘突剩件（vestige of vaginal process）：是腹膜鞘突闭塞后变成的结缔组织索，与精索内各结构之间的结缔组织较难分辨。

（2）精索被膜：精索有3层被膜，从内向外依次为精索内筋膜、提睾肌和精索外筋膜（图2-28），前两者是精索腹股沟管段的固有被膜层，后者只有腹股沟管浅环以下的精索段才具备。

1）精索内筋膜：由腹横筋膜经腹股沟管向下伸向阴囊的指状盲囊状的筋膜套，是一层稍厚而致密的结缔组织膜。切开此筋膜即显露出精索内各结构；腹股沟斜疝修补术亦需切开此筋膜，以显露疝囊。

2）提睾肌：为腹内斜肌和腹横肌下缘的肌束呈祥状附于精索内筋膜表面而形成，稀疏的肌束和其间的结缔组织一起贴附于精索内筋膜，不易剥离。提睾肌是辨认精索内筋膜的标志。行疝修补术时，是把提睾肌和精索内筋膜一起切开以显露疝囊，有时直接描述为切开提睾肌。

3）精索外筋膜：由腹外斜肌筋膜及腹股沟管皮下环边缘的部分结缔组织纤维向下呈鞘状包皮精索及睾丸，此筋膜非常薄弱，且在精索在腹股沟管内的一段不存在，故有关精索的手术中一般不需分清此层。

2. 女性腹股沟管的内容物

（1）子宫圆韧带：经腹股沟管出浅环，终于大阴唇皮下组织。该韧带有相应于精索被膜的各层被覆结构，这些被覆层虽然亦可延伸入阴阜和大阴唇的脂肪层，但常同腹股沟管壁融合而消失不见。子宫圆韧带像输精管一样，也弯绕腹壁下动脉和深环内侧缘进入腹横筋膜的外突囊袋，且也有髂腹股沟神经伴行。

（2）Nuck管：胎儿期伴子宫圆韧带并与男性鞘突同源的腹膜指状突出物名为Nuck管。Nuck管通常于胎龄6个月末闭锁，如未闭锁，腹腔脏器也可疝入。女性腹股沟管深环因邻近卵巢悬韧带，所以卵巢和输卵管的远侧段有时可以是疝的内容物。

（3）血管：与男性提睾肌动脉相对应，女性血管是细小的子宫圆韧带动脉。

（4）神经：伴子宫圆韧带走行的生殖股神经生殖支，也是腹股沟管的内容物，止于阴阜和大阴唇皮肤。

（5）淋巴管：行经腹股沟管的淋巴管出自子宫体，汇至腹股沟浅淋巴结。

▪ 腹股沟三角

腹股沟三角位于腹下部，腹股沟韧带内侧份上方。其内侧界为腹直肌外侧缘，下界为腹股沟韧带。由浅入深，其层次结构依次为皮肤、浅筋膜、腹股沟腱膜及皮下环、腹横筋膜、腹膜外筋膜和壁腹膜。三角区下部因腹内斜肌和腹横肌下缘未达及腹股沟韧带，而形成腹下壁薄弱区，是腹股沟疝的好发部位，疝囊自此向外突出形成腹股沟直疝。

▪ 股鞘、股管和股环

此部分的主要解剖结构属于下肢，但此处易发股疝，需与腹股沟疝相鉴别。

1. 血管腔隙和肌腔隙　腹股沟韧带附于髂前上棘与耻骨结节，韧带与髂骨及耻骨之间形成空隙，腹部的肌、筋膜、血管、神经等经此空隙至股部。该空隙外侧份有髂肌、腰大肌、股神经及被覆于它们表面的髂腰筋膜通过。髂腰筋膜外侧部贴于腹股沟韧带外侧部，并与之结合；内侧部与腹股沟韧带分开，贴腰大肌内侧面伸向深层，附着于耻骨上支的髂耻隆起，称为髂耻弓。髂耻弓将腹股沟韧带与髂骨和耻骨之间的空隙分为外侧部分的肌腔隙和内侧部分的血管腔隙（图2-29）。前者有髂腰肌和股神经通过，后者有股动、静脉等通过。

2. 股鞘（femoral sheath）　亦称股血管鞘，髂外动、静脉由腹部经腹股沟韧带后方的血管腔隙延续为股动、静脉（图2-30）。腹股沟韧带深面的腹横筋膜在股血管前面随之伸延向下达3~4 cm，构成股鞘前壁；贴于血管后面的髂腰筋膜向下延续，构成股鞘后壁。股鞘的前后壁在股动脉外侧、股静脉内侧相互融合而成股鞘内、外侧壁。股鞘前、后壁在腹股沟韧带下方3~4 cm以下逐渐延续为股血管外膜。

股鞘呈扁三角形，宽大的底即血管腔隙，尖向下。股鞘内容股动脉、股静脉以及结缔组织和淋巴结。习惯上常认为股鞘内结缔组织形成两个纵行的间隔把股鞘分为3部分：外侧部分容纳股动脉，中间部分容纳股静脉，内侧最小的部分即为股管。

3. 股管（femoral canal）　约呈三角锥形，管长1~2 cm，底向上，即股环；尖向下，是盲端。股管有3个壁：外侧壁是股静脉及股鞘的内侧隔；前壁是腹横筋膜下延部分，在其前方是股部的阔筋膜；后壁是髂耻筋膜。股管的3个壁在腹股沟韧

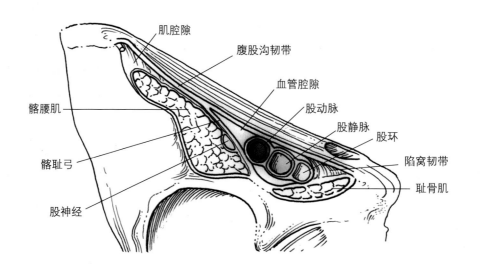

图2-29　肌腔隙和血管腔隙

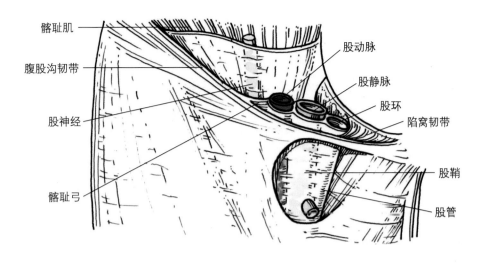

图2-30 股鞘

带下方1~2 cm处融合，形成一尖形盲端，故股管无下口。股管内有疏松结缔组织、2~3个小淋巴结和淋巴管等。股疝疝囊如果经股管向下达隐静脉裂孔处，则顶着该处筛筋膜（阔筋膜的一部分）而突出于腹股沟内端下方皮下，故可以把隐静脉裂孔理解为股管的下口。此时，股疝需与腹股沟疝相鉴别。

4. 股环（femoral ring） 是股管的底，呈卵圆形，长径约1.25 cm，位于腹股沟韧带内侧端后方，女性由于骨盆较宽大，故股环较男性的大。股环前界是腹股沟韧带，内侧界是腔隙韧带，后界是耻骨肌筋膜形成的耻骨梳韧带，外侧界是股静脉及股鞘的内侧间隔。股环内有较致密的腹膜外结缔组织，称为股隔，并常有一个小的淋巴结，它是腹股沟深淋巴结最上方的一个，称为Cloquet淋巴结。子宫癌后期癌细胞常经子宫圆韧带内的淋巴管而达外阴，从而扩及腹股沟浅、深淋巴结，包括Cloquet淋巴结，故子宫癌根治术时，必须清扫Cloquet淋巴结。股环处还有腹股沟淋巴结的输出淋巴管穿过而连于髂外淋巴结。

股环的腹腔面有壁腹膜遮被，微凹陷，称股窝，腹股沟韧带内端将其与上方的腹股沟内侧窝分隔开。股疝就是小肠等从股窝处顶着腹膜（即形成股疝的疝囊）经股环、股管脱出。精索或子宫圆韧带在股环的前缘前方经过，腹壁下动、静脉根部紧挨着股环的前界和外侧界结合处。正常腹壁下动脉与闭孔动脉均发一耻骨支，在耻骨上支或腔隙韧带后方吻合，称为"死亡冠"。如果这一吻合支甚大，或腹壁下动脉耻骨支较粗大，部分或完全代替闭孔动脉，此时经股部入路行股疝手术中，在高位结扎、切除疝囊或需切开腔隙韧带时，应特别注意防止损伤异常的闭孔动脉或粗大的动脉吻合支。

■ 腹股沟区的临床解剖学应用要点

睾丸的下降和腹股沟疝

1. 睾丸的下降 胚胎早期，睾丸位于腹后壁脊柱两侧，居腹横筋膜与腹膜之间，睾丸末端有一索状结构称睾丸引带，连于未来的阴囊底部。随着胚胎发育睾丸逐渐下降，于胚胎第3个月时已达髂窝；与此同时腹膜生出一囊状突起，随后经未来的腹股沟管伸入阴囊，称腹膜鞘突。至胚胎第4个月末，睾丸已达腹股沟管腹环处；以后睾丸携带由中肾管（Wolff管）演化而来的附睾、输精管及其血管等，以鞘突为引导，在其后方经腹股沟管越过耻骨支下降入阴囊，鞘突从两侧和前方包绕睾丸。引带在发育过程中逐渐消失。睾丸降入阴囊后鞘突与腹膜腔的通道，即从腹股沟管腹环至阴囊内睾丸上端的一段鞘突腔闭锁形成索状，就是未来精索内的鞘突剩件；包被睾丸的鞘突形成睾丸鞘膜，内腔即睾丸鞘膜腔（图2-31）。

正常胎儿9个月时睾丸已降入阴囊。出生时睾丸如未降入阴囊，则为隐睾症。睾丸可滞留于其下降途中的任何部位，多数是在腹环、腹股沟管或皮下环处（图2-32）。隐睾所处环境温度较阴囊为高，影响精子的发育，双侧隐睾常引起男性不育症。

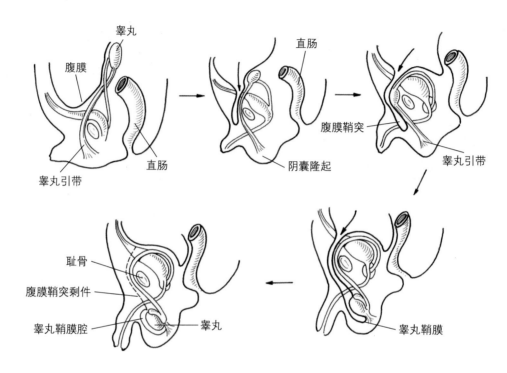

图2-31　睾丸的下降

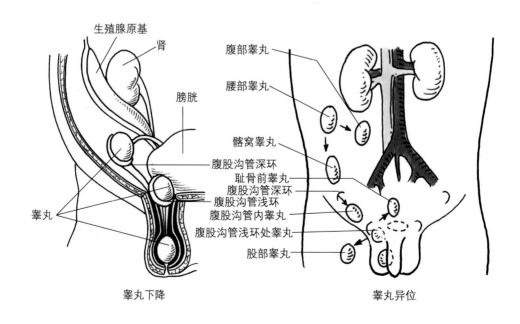

图2-32　睾丸下降与睾丸异位

腹膜鞘突上段出生时如仍未闭锁，腹膜腔与睾丸鞘膜腔相通，则可成为先天性（交通性）睾丸鞘膜积液，也可能并发先天性腹股沟斜疝；若鞘突上端闭锁，不通腹膜腔，下端与睾丸鞘膜腔相通，则成为婴儿型鞘膜积液；若鞘突的某一段未闭锁，但与腹膜腔和睾丸鞘膜腔均不相通，则成为精索鞘膜积液（图2-33）。

2. 腹壁层次与阴囊层次的关系　由于胚胎时期睾丸自腹后壁下降，穿过腹股沟管而到达体腔外。在下降过程中将腹壁的结构一起推向内下面形成阴囊，故阴囊的层次与腹壁的层次密切相关（图2-34）。

3. 腹股沟疝

（1）腹股沟疝的形成机制：腹壁强度与作用于腹壁压力对比是决定能否出现疝的基本因素。

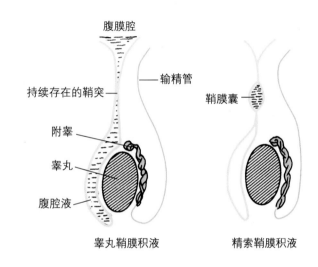

图2-33　鞘膜的先天性异常

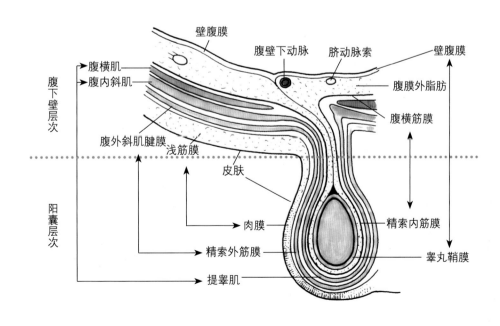

图2-34　腹下壁层次与阴囊层次的关系

1）腹股沟韧带上方薄弱区：总的特点是腹股沟区腹壁肌性成分缺乏，腱膜增加。具体结构特征如下：①腹外斜肌层为腱膜性成分，浅环处腱膜缺失；②腹内斜肌和腹横肌的弓状下缘与腹股沟韧带内侧半段之间留有间隙，容纳精索（子宫圆韧带），若弓状下缘不能到达精索和精索被膜的上缘，则薄弱更加明显；③虽然腹横筋膜在腹股沟区增厚并成为腹股沟管后壁，但强度上不如肌和腱膜；④腹膜鞘突的近侧段仍常存在，先天性腹膜囊较常见。

2）腹股沟韧带后方结构的薄弱因素：①股环口仅由疏松结缔组织覆盖；②股管前壁相当一部分位于隐静脉裂孔内，浅层结构为筛筋膜，无肌性防护；③腹股沟镰止点窄，离耻骨梳韧带远；④女性股环相对较大。

3）低位耻骨弓：指耻骨结节和髂前上棘间线之间的距离大于7.5 cm，间距为5~7.5 cm者是高位耻骨弓。低位耻骨弓的患者，腹内斜肌下份纤维的起点距离耻骨结节较远，且肌下缘未能遮挡腹股沟管深环，故容易出现腹股沟疝。

4）其他因素：除形态结构方面的因素外，营养状况、体力劳动、妊娠、快速减肥，甚至遗传等因素也与疝的形成有关。

（2）腹股沟疝的类型：腹股沟区的腹壁疝有3种。①腹腔脏器顶推腹股沟外侧窝腹膜，经深环、腹股沟管、浅环，最后进入阴囊者，为腹股沟斜疝；②脏器顶推腹股沟内侧窝（或也包括膀胱上窝）腹膜，向前经腹股沟三角外突，致此区腹壁膨出，偶或经过部分腹股沟管脱出浅环者，是腹股沟直疝；③若为脏器顶推股小凹腹膜，经股环、股管、隐静脉裂孔脱出至大腿根部皮下，则是股疝。

1）腹股沟斜疝（indirect inguinal hernia）：斜疝形成于腹壁下动脉的外侧方（图2-35）。如果腹膜鞘突全长未闭塞，且下连鞘膜囊，为鞘膜型（或称阴囊型或完全型）鞘突，整个鞘突形成疝囊，疝内容物可下垂到睾丸平面，称为先天性

或完全性斜疝。斜疝疝囊与鞘膜囊不相连通者，为后天性或不完全性斜疝。后天性斜疝可经残留的腹膜鞘突近侧段形成，或在不存在残留腹膜鞘突近侧段的情形下顶推腹膜而成。

斜疝的疝囊连同其内容物，在腹股沟管内居于精索的前外侧方。手术明确斜疝疝囊的颈部位于腹壁下动脉的外侧方，即可确诊斜疝。少数病程较久、体积较大的斜疝，腹壁下动脉可被推向内侧方，于近腹直肌外侧缘处上行。斜疝疝囊颈同腹壁下动脉的特殊关系，使动脉不但成为判定斜疝的解剖依据，也是处理疝囊颈时必须注意保全的结构。

未出浅环、存在于腹壁层次之间的腹股沟斜疝，称为壁间疝。壁间疝也可是斜疝强行手法复位导致的一种不完全复位状态，疝囊可位于腹膜与腹横筋膜之间（腹膜前型）、肌层之间（间隙型）或腹外斜肌腱膜与皮下组织之间（表浅型），多数是多房性的，壁间疝术前诊断需要特别注意。

2）腹股沟直疝（direct inguinal hernia）：是盆腹腔脏器自腹壁下动脉内侧方、腹股沟三角外突形成的（图2-36）。直疝的疝囊颈位于腹壁下动脉的内侧，疝囊位居精索及精索被膜的后方。无先天性直疝。

一些较大的直疝多见于肥胖、腹壁松软或肌发育不良的无力型患者，特征为腹股沟区腹壁（特别是腹横筋膜）薄弱，疝内容物径直向前方顶推，造成其前方腹壁层次膨出；于是，腹股沟直疝三角浅方的腹壁各层，也就成了疝囊的被覆层，由浅入深依次为皮肤、浅筋膜、深筋膜、腹外斜肌腱膜、腹股沟镰与腹横筋膜和腹膜外组织；疝囊颈见于腹壁下动脉内侧方，疝囊一般不进入阴囊。

3）股疝（femoral hernia）：股疝出现于腹股沟韧带的下方，一般为后天性。女性因股环较大，发生率较男性高。股疝多经疝囊向下，至大隐静脉裂孔上缘处转向前方，隆起于股根部。疝囊的被覆层次包括皮肤、浅筋膜、筛筋膜、股鞘

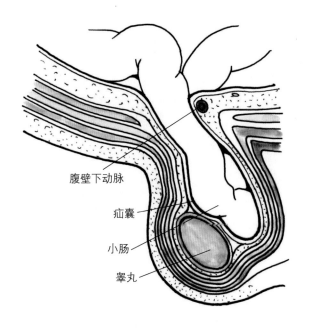

图2-35 腹股沟斜疝示意图

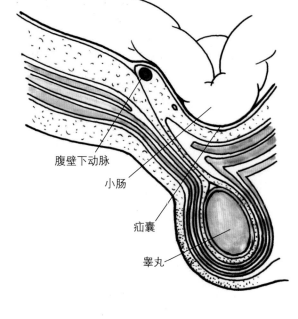

图2-36 腹股沟直疝示意图

前壁和腹膜外组织。

可见，腹股沟韧带是区分股疝与直疝及斜疝的解剖学标志，而腹壁下动脉是分辨斜疝与直疝的解剖标志。

腹股沟疝修补手术中对腹壁解剖结构的认识

许多腹股沟疝及股疝的术式是基于对腹膜前间隙的修补来进行，特别是腹腔镜技术被广泛用于疝修补术以后，人们对于腹膜前间隙重要性的认识更加深入。在腹膜前间隙内的各个组织中，有几个区域对于外科医师来说非常重要。

1. Bogros间隙 又称腹股沟区后间隙，位于腹股沟区的腹膜与腹横筋膜、髂筋膜间，是一个由腹膜外脂肪组织填充的三棱形区域（图2-37）。间隙中的脂肪组织向上、向后与肾旁脂肪垫的下部相连，向上、向前与腹壁腹膜间隙前部的脂肪薄层相连，向内侧与膀胱前脂肪相连，向下、向后伸到膀胱前的耻骨后间隙。间隙内包括重要的血管、神经和淋巴管。

（1）动脉：髂外动脉沿腰大肌内侧缘下降，旋髂深动脉和腹壁下动脉自髂外动脉分出。

1）腹壁下动脉：在腹股沟韧带上5~20 mm处，腹壁下动脉从髂外动脉的前内侧面发出，沿腹股沟底深面弯曲走行，绕过腹股沟深环内侧，在弓形线附近斜向内上方，穿入腹直肌。腹壁下动脉在发出后不久，即分出3条主要分支。①提睾肌动脉：发自腹壁下动脉的外侧凹面，穿过窝间韧带的后面，通过腹股沟深环进入腹股沟管。②闭孔动脉吻合支：发自髂腹下动脉的凹面，沿腹股沟底腹股沟韧带、陷窝韧带游离缘向下斜行。在进行绞窄性股疝的松解术时，容易在陷窝韧带游离缘处伤及吻合支，造成危险。吻合支在耻骨后与闭孔动脉吻合，吻合后的闭孔动脉进入闭膜管。③腹壁下动脉耻骨下支：在腹股沟韧带和耻骨联合上1.5 cm处，沿腹横筋膜深面向内横向走行，其终支分布于腹壁腹膜间隙的脂肪组织、耻骨后间隙和锥状肌。

2）旋髂深动脉：在腹股沟韧带上方不到1 cm处，旋髂深动脉发自髂外动脉内侧面，和髂前上棘在同一水平面。在由后面的髂筋膜和前面的腹横筋膜形成的三角区内，旋髂深动脉在Bogros间隙深面从内向外走行，其间发出4~5支上行分支营养腹股沟腹区。

（2）静脉：髂外静脉在同名动脉的内侧、

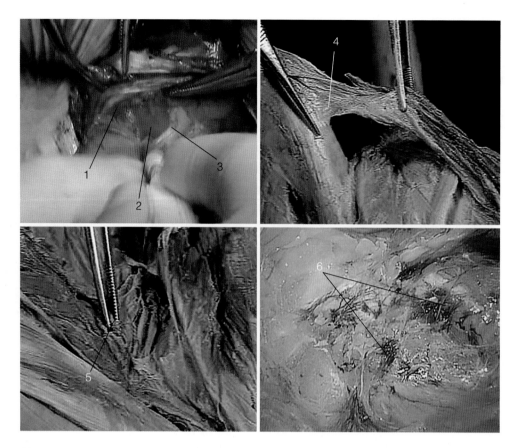

1.腹壁下血管；2. Bogros间隙；3.腹横筋膜；4.陷窝韧带；5.窝间韧带深面的腹壁下动脉；6. Bogros间隙内静脉损伤出血

图2-37　Bogros间隙及其内的血管

深侧上行。腹壁下静脉和旋髂静脉在Bogros间隙内汇集成髂外静脉。这两条静脉均与动脉平行，并且在开始时成对发出，在汇入髂外静脉前汇成同一静脉干。每条小动脉有2条静脉伴行，静脉之间又形成吻合，特别是闭孔内肌和腹壁深部的静脉之间存在着大量的吻合支，这样就形成了一个腹壁静脉丛。此吻合支与相应的动脉吻合支也是平行的。闭孔静脉通常分为上、下两支，此两分支都没有相应的动脉。分支静脉走行于Bogros间隙的外侧，有的成为髂外静脉的外侧腹壁终支。耻骨支的后面有一静脉吻合支将闭孔上静脉与髂外静脉相连接，并多与连接闭孔静脉和深部腹壁下静脉的静脉吻合支平行。耻骨后静脉与腹壁下动脉的耻骨后分支动脉伴行。静脉吻合支在耻骨后间隙形成耻骨连合后静脉丛。

在前入路疝修补术中，伸入的器械容易损伤Bogros间隙内的静脉。静脉血管很脆，数量远比动

脉多并且不与动脉伴行，有的会有显著的变异。Bogros间隙内的静脉与耻骨后间隙和腹直肌的邻近静脉内间存在大量的吻合支。这些静脉一般走行于腹横筋膜，收集来自脂肪垫的大量小静脉，特别是耻骨后间隙中的小静脉。当进行器械操作时，容易伤及这些静脉，所以要仔细操作、做好止血。

（3）淋巴结：相对于Bogros间隙而言，所有的淋巴结均位于壁侧。

1）髂外淋巴结外侧链的最低位置淋巴结：位于髂外动脉前面紧贴腹股沟韧带上面，靠近腹壁下动脉和旋髂深动脉的发出位置。

2）髂外淋巴结中间链的最低位置淋巴结：常缺如。此淋巴结是腹股沟深淋巴结最靠上的淋巴结，位于股管上端，股静脉外侧与陷窝韧带内侧之间。注意与Cloquel淋巴结相区分，后者上端通过股环隔，正好位于Bogros间隙的内侧。

（4）Bogros间隙的其他结构：股神经位置靠

外，在髂筋膜深面，腰大肌前走行。生殖股神经从腰大肌前方的髂筋膜下走行，分为2支：股支与髂外动脉伴行，生殖支在精索或子宫圆韧带后面进入腹股沟管。

2. Retzius间隙 又称耻骨膀胱前间隙，位于正中线上，前界为耻骨联合、耻骨上支和闭孔内肌筋膜，后界为膀胱（男性还有前列腺），两侧界为腹壁下血管。间隙内充以疏松结缔组织，有利于膀胱的充盈和收缩变化。该间隙层次分明，易于分离，基本为无血管区域，腹腔镜完全腹膜外疝修补术和经腹腔腹膜外疝修补术手术中需游离此间隙为操作空间。值得注意的是，在男性膀胱与前列腺连接部，或女性膀胱与尿道连接部有许多小静脉穿入，因此手术过程中不宜向下分离过多，以免损伤出血。

腹腔镜疝修补术的解剖路径就是在腹膜前间隙内分离（图2-38）。术中分离出腹直肌后间隙后，继续分离并扩大Retzius间隙，然后分别分离出耻骨结节及患侧耻骨梳韧带（Cooper韧带），辨认腹壁下血管后，在其下方切开腹横筋膜深层并分离进入腹股沟管后间隙（Bogros间隙）。

3. 耻骨肌孔 为位于下腹壁与骨盆相连的卵圆形裂孔，上界为腹外斜肌和腹横肌，下界为耻骨梳韧带，内侧是腹直肌，外侧是髂腰肌。其被位于前面的腹股沟韧带和后面的髂耻束分隔为上、下两区，上区有精索、内环及直疝三角，下区有股血管、神经及卵圆窝，其上有陷窝韧带保护。现代解剖学研究表明，腹股沟区的深层薄弱区（即耻骨肌孔）和腹横筋膜的缺损和破坏是疝发生的根本原因。因此，通过手术将补片置入腹膜前间隙内修补耻骨肌孔，在同一层面上消除了直疝、斜疝和股疝的发生，可同时修补3处缺损，将复发率降至最低。

4. 疼痛三角 内下侧为性腺血管，外上侧为髂耻束，从外向内一般包括股外侧皮神经、股前皮神经、生殖股神经股支和股神经（图2-39），有的包括非典型的髂腹股沟神经。在手术中特别是腹腔镜疝修补术中固定补片时需避开该区域，否则容易造成神经损伤而致术后顽固性疼痛。

5. 死亡三角 内侧边缘为输精管，外侧为性腺血管，底部为腹膜返折。死亡三角中包括了3条大血管和2条神经：髂外动脉、髂外静脉、旋髂深静脉、生殖股神经生殖支和股神经，重要的腹腔镜定位标志包括构成其内侧缘的输精管和构成其外侧缘的生殖腺血管（图2-39）。由于该区域内有重要的大血管，故在手术中应尽量避免损伤。疼痛三角和死亡三角共同构成一个斜方形，其界线为内侧的输精管和上方的髂耻束。

6. 死亡冠 腹壁下动脉的一条重要分支为耻骨支，经耻骨上支后面、靠近股环下降与闭孔动脉耻骨支吻合形成"死亡冠"（图2-40）。该区域在通常手术中并不易显露，但如损伤该区域，由于其为两支动脉吻合而成，止血困难，可能造成大出血。

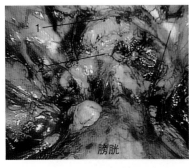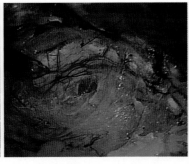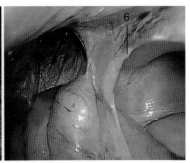

1.耻骨联合；2.Retzius间隙；3.耻骨梳韧带；4.耻骨梳韧带；5.内环口；6.脐外侧襞

图2-38 Retzius间隙

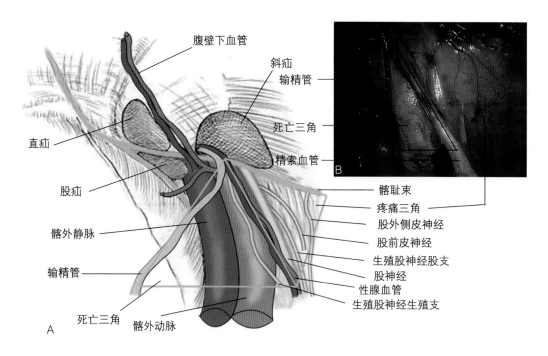

图2-39 疼痛三角和死亡三角
A.示意图；B.腹腔镜

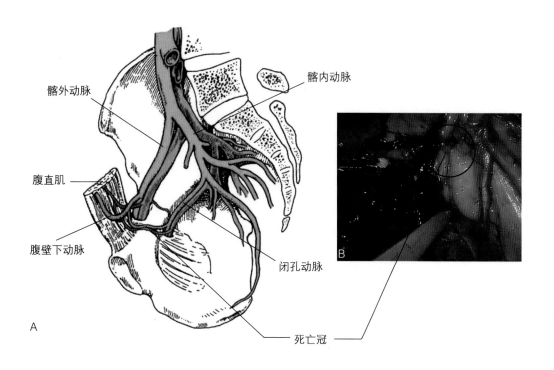

图2-40 死亡冠
A.示意图；B.腹腔镜

腹后壁

腹后壁为两侧腋后线后方的腹壁，是腹前外侧壁向腰部的延续，它与腹前外侧壁共同参与腹腔的构成。

腹后壁的境界和体表标志

境界和分区

从腹侧面观察，腹后壁上部为膈肌，正中为脊柱腰部，两侧为腰区和髂窝。

1. 腰区（lumbar region） 又称为髂肋区，外科常将其称为腰窝或腰。腰区的上界为第12肋，下界为髂嵴，内侧为腰大肌，外侧为腰方肌，后者的外侧缘为腹前外侧壁的3层阔肌在胸腰筋膜的起始部。腰区前方为腹膜后间隙，其内有大量脂肪和结缔组织，容纳肾、肾上腺、输尿管、腹后壁大血管、淋巴管和神经等。上述器官发生病变需要手术时，可经腹后壁切口在腹膜后间隙内进行，以避免波及腹膜腔。

2. 髂窝（iliac fossa） 由髂骨翼腹侧面构成，位于腹后壁下部，上方以髂嵴与腰区分界，下方以弓状线与盆腔分界，前方以腹股沟韧带与大腿分界。髂窝的腹侧面参与大骨盆的构成，为腹后壁的下部，容纳结肠和回肠。髂窝腹面有髂肌附着，髂肌和腰大肌在腹股沟韧带深面由腹部伸向股部，止于股骨的小转子。髂窝背侧面属于臀部，有臀大、中、小肌附着。臀部的贯通性外伤往往波及下腹部及肠管。

体表标志

腹后壁常见的骨性和软组织标志如下。

（1）腰椎棘突：在体表后正中线扪及各腰椎棘突和棘突之间的棘上韧带。

（2）竖脊肌：又名骶棘肌，位于后正中两旁，隆起于体表，外侧缘易于触及。

（3）第12肋：沿竖脊肌外缘向上可扪及第11肋和第12肋，第12肋与竖脊肌外侧缘的夹角称为脊肋角（腰肋角），肾疾患时该区的压痛和叩击痛明显。肾囊封闭时，在脊肋角处进针，垂直穿入约6 cm，即可进入肾脂肪囊。

（4）髂嵴：弓形，全长易扪及。两侧髂嵴最高点的连线，往往通过第3和第4腰椎棘突之间，是腰椎穿刺定位最常用的标志。

腹后壁的层次结构

腹后壁的层次关系较腹前外侧壁复杂，虽然由浅入深（从后向前）可将其分为皮肤、浅筋膜、深筋膜、肌层、腹横筋膜和壁腹膜（后两者与腹前外侧壁无明显区别），但是深筋膜中的胸腰筋膜不仅包被肌的表面，还伸入肌层之间，并构成了肌的起点。肌层也很复杂，难以确定各肌明显的层次关系，还存在一些薄弱区。

皮肤和浅筋膜

腹后壁的皮肤较厚，汗腺丰富。浅筋膜内有较多的结缔组织索与皮肤相连，因而活动度较差。浅筋膜内结缔组织纤维分隔大量脂肪组织团块，并与臀部的皮下脂肪组织相延续，是化脓性感染的好发部位。

浅筋膜内有皮神经，来自第10~12胸神经后支，由深部浅出，分布于皮下组织内，其节段性分布不如胸部和腹部明显。近髂嵴上方还有第1~3腰神经后支的外侧支，自竖脊肌外侧缘穿出筋膜，向外下方越过髂嵴分布到臀部皮下，称为臀上皮神经（图2-41）。腹后壁的皮肤血管较小，

45

动脉主要来自肋间后动脉和腰动脉后支，与相应的皮神经伴行。

深筋膜

腰部的深筋膜包绕背阔肌和后下锯肌，向上延续为胸廓背面的深筋膜，向外侧移行为腹前外侧壁的深筋膜，向内侧在后正中线上附着于棘突尖端、棘上韧带和骶正中嵴，向下附着于髂嵴。腰部的深筋膜与背阔肌和后下锯肌的腱膜结合紧密，并与其深面的胸腰筋膜浅层愈合。

胸腰筋膜（thoracolumbar fascia）是包绕躯干深部竖脊肌的强大筋膜，可以分为浅、中、深层，分隔竖脊肌和腰方肌（图2-42）。胸腰筋膜的3层在竖脊肌外侧缘会合成一层强大的筋膜板，作为腹横肌的起点。

1. 胸腰筋膜浅层　位于背阔肌和后下锯肌深面，竖脊肌表面，内侧附着在胸、腰椎棘突和棘上韧带，外侧附着于肋角，向上逐渐变薄，移行为颈部的筋膜，向下逐渐增厚，附着于髂嵴、骶外侧嵴，作为部分竖脊肌纤维的起点。该层筋膜在胸背部呈腱膜状，白色并具有光泽（图2-41）。

2. 胸腰筋膜中层　位于竖脊肌与腰方肌之间，内侧附着于腰椎横突和横突间韧带，外侧在竖脊肌外侧缘与浅层愈合。胸腰筋膜中层与浅层共同构成筋膜鞘，包绕并固定强大的竖脊肌，同时愈合并增厚形成腹横肌的起点。胸腰筋膜中层下方附着于髂嵴，向上逐渐增厚，在第12肋与第1、2腰椎横突之间增厚形成腰肋韧带。经腰上三角进行肾手术时，切断腰肋韧带可增加第12肋的活动度，扩大手术视野，有利于肾的暴露。腰肋韧带有一个锐利的下缘，其深面是肋膈胸膜返折线的标志，为肋膈隐窝的最低点。在切断腰肋韧带、游离第12肋或切开肋床显露肾脏时，需注意避免损伤该处的胸膜，否则会产生气胸。

3. 胸腰筋膜深层　即腰方肌筋膜，比较薄弱，内侧起自腰椎横突的前面和基底部，向外侧行于腰方肌的前面。在腰方肌外侧缘，胸腰筋膜的3层结构融合成一层宽阔的腱膜，向侧方与腹横肌相连，切开此腱膜即可达腹膜后间隙。腰方肌筋膜还在腰方肌上方增厚形成外侧弓状韧带，作为膈肌起点的一部分。

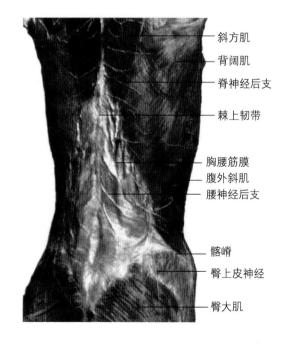

斜方肌
背阔肌
脊神经后支

棘上韧带

胸腰筋膜
腹外斜肌
腰神经后支

髂嵴
臀上皮神经

臀大肌

图2-41　腹后壁浅层肌

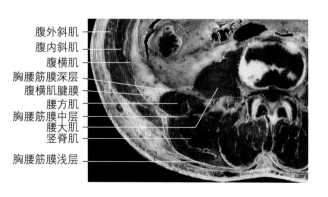

腹外斜肌
腹内斜肌
腹横肌
胸腰筋膜深层
腹横肌腱膜
腰方肌
胸腰筋膜中层
腰大肌
竖脊肌

胸腰筋膜浅层

图2-42　胸腰筋膜（横断层）

肌

腹后壁的肌分浅、中、深3层肌群。

1. 浅层肌 包括背阔肌和腹外斜肌（图2-41）。

（1）背阔肌（latissimus dorsi）：为人体最大的阔肌，略呈三角形，位于胸部后外侧及腰背部，其上部中间有斜方肌覆盖。背阔肌以腱膜起自下6个胸椎和全部腰椎棘突、骶中嵴和髂嵴后部，并以腱齿起自第9~12肋的背面，肌纤维自起点向外上方集中，经腋窝后壁，绕肱骨内侧，形成肌腱止于肱骨小结节嵴。该肌收缩时可使肱骨后伸、内旋和内收；拉高举的上臂向背内侧移动，如自由式游泳时的上臂划水运动；当上肢固定时该肌收缩可以上提躯干，如引体向上运动。

背阔肌下部的腱膜组织与胸腰筋膜的浅层紧密结合。在肾手术行腹膜外入路的斜切口时，为扩大手术视野，可将背阔肌外缘牵拉向内上方。有的背阔肌过于强厚，影响手术入路，可切断部分背阔肌。背阔肌受胸背神经支配，由胸背动脉供血，并伴行胸背静脉，三者的主干均在腋部下行，位置较高，手术损伤的可能性很小。

（2）腹外斜肌：起自下位8个肋骨的背面，肌纤维由外伤斜向前下方。在腹后外侧区，该肌形成游离后缘。肾手术入路时，有时后方的肌纤维可以向腹侧牵开；如果需要切开该肌，应在肋下平行肋骨切开，可防止损伤肋下神经。

2. 中层肌 包括竖脊肌、下后锯肌和腹外斜肌（图4-23）。

（1）竖脊肌（erector spinae）：位于脊柱棘突纵嵴的两侧，胸腰筋膜浅、中层形成的筋膜鞘内，是一对强大的纵行肌，上达枕骨，下达骶骨。竖脊肌多个起点和止点，肌束起自骶骨背面，腰椎棘突、髂嵴后部和腰背筋膜浅层，向上分为内、中、外束，外侧为髂肋肌，中间为最长肌，内侧为棘肌。各束有多个肌齿，止于肋角背面、椎骨横突和棘突以及颞骨乳突。竖脊肌的功能恰如其名，两侧同时收缩可以背伸脊柱，与人体直立姿势的位置有关；一侧竖脊肌收缩，可使脊柱向同侧侧屈。

（2）下后锯肌（serratus posterior inferior）：为一方形的薄层阔肌，位于背阔肌中部和部分斜方肌的深面、竖脊肌表面。该肌借腱膜起自下位2个胸椎棘突和上位2个腰椎棘突，肌纤维斜向上外方，以指状突止于下位4个肋骨的外面。该肌收缩时，降肋助呼气。下后锯肌的最下肌束位于腰肋韧带的浅层，大多数两者位置关系恒定。

（3）腹内斜肌：起自胸腰筋膜、髂嵴和腹股沟韧带外侧1/2，呈扇形，后部肌纤维几乎垂直上行止于下位3个肋骨，中部肌纤维水平向前，下部肌纤维斜向前下方。肾手术切口时，斜向前上方的腹内斜肌纤维可被切开。

3. 深层肌 包括腹横肌、腰方肌、腰大肌、腰小肌和髂肌（图2-44）。

（1）腹横肌：位置较深，在腹后壁，起自由胸腰筋膜3层结构所融合的腱膜上。腹横肌起始部的腱膜宽阔，腹内斜肌起始部的腱膜很窄，两

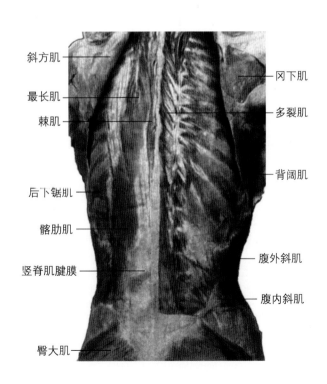

图2-43 腹后壁中层肌

斜方肌
最长肌
棘肌
后下锯肌
髂肋肌
竖脊肌腱膜
臀大肌

冈下肌
多裂肌
背阔肌
腹外斜肌
腹内斜肌

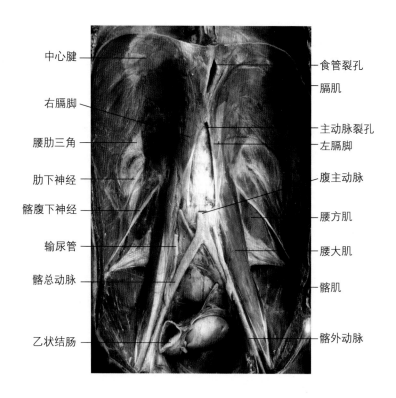

中心腱

右膈脚

腰肋三角

肋下神经

髂腹下神经

输尿管

髂总动脉

乙状结肠

食管裂孔

膈肌

主动脉裂孔

左膈脚

腹主动脉

腰方肌

腰大肌

髂肌

髂外动脉

图2-44　腹后壁深层肌

者之间有明显区别。腹横肌腱膜的深层为肾及其周围结构。该腱膜移行到腹前外侧壁时为肌性结构，深面为腹横筋膜、腹膜外筋膜和壁腹膜。

（2）腰方肌（quadratus lumborum）：为不规则的长方形肌，下宽上窄，位于脊柱两侧、竖脊肌深层、腰大肌外侧。该肌起自髂嵴后部和髂腰韧带，在髂嵴和第5腰椎横突之间行向上内方，止于第1~4个腰椎横突尖部和第12肋下缘外侧半。腰方肌可增强腹后壁，两侧收缩时降低12肋，一侧收缩时使脊柱侧屈。

腰方肌外侧缘隔着筋膜和腹膜外结缔组织与肾相邻，肾切除手术后入路经腰方肌外侧的腰上三角，进入腹膜后间隙，常需将腰方肌外缘拉向内侧，以暴露肾，必要时可以切断部分腰方肌外侧缘。腰方肌前方有肋下神经和髂腹下神经斜行跨过，切断腰方肌时要注意避免损伤。

（3）腰大肌（psoas major）：位于腰部横突和椎体之间的沟内，起自第12胸椎和5个腰椎横突前方，并以5个肌齿起自相邻的两个椎体和椎间盘，肌齿与腰椎体之间有腱弓，可容腰动脉、腰

静脉和腰交感干的小支通过。腰大肌跨骶髂关节前方，沿小骨盆入口向前下，在腹股沟韧带深面跨过髋关节前方，进入大腿，形成肌腱，与其外侧的髂肌合并，共同止于股骨小转子。腰大肌有屈大腿作用，大腿固定不动时，有弯腰作用，坐位姿势下能将腰部脊柱弯向前方和对侧，借以维持躯干的平衡。腰大肌有腰大肌筋膜包绕，腰大肌筋膜在髂窝与髂肌筋膜愈合成髂腰肌筋膜。腰椎结核引起的冷性脓肿可沿筋膜深面向下蔓延，波及髂窝、骶髂关节或髋关节。由于腰大肌止于大腿根部的小转子，故冷性脓肿可出现在腹股沟韧带下方的股三角内。阑尾位置邻近腰大肌外侧，故阑尾炎可以引起右侧腰大肌痉挛，限制大腿后伸，使患者处于弯腰并屈腿的侧卧姿势，在这种姿势下，腰大肌处于保护性松弛状态。如将大腿被动地向后牵引，患者腰大肌疼痛加剧，此即阑尾炎时的腰大肌征刺激征。

（4）腰小肌（psoas minor）：位于腰大肌前方，为一细小的肌，肌腹短，肌腱长，起自第12胸椎和第1腰椎体，在腰大肌前方形成一条扁平而

细小的肌腱，止于耻骨梳、髂耻隆起和髂筋膜。腰小肌趋向退化，其屈躯干的作用十分微弱，40%的人缺少此肌。

（5）髂肌（iliacus）：位于髂窝内，为一三角形肌，起自髂窝上部骨面、骶髂韧带和髂腰韧带。其大部分肌纤维与腰大肌外侧肌纤维合并，共同止于小转子。髂肌前方有髂肌筋膜覆盖。右侧髂肌邻接盲肠，左侧髂肌邻接乙状结肠。髂肌后方为髋关节囊，内侧邻接股神经和腰大肌。髂肌的作用为屈髋关节，将大腿弯向躯干和骨盆；站立时保持骨盆前倾，巩固脊柱腰段弯向前方，维持人体直立姿势，并能使大腿外旋。股骨颈骨折后，由于髂肌张力性收缩，能使大腿产生旋外的特有姿势。

■ 腹后壁的血管

腹后壁的血液供应来自肋下动脉和腰动脉。

肋下动、静脉

1. 肋下动脉　是胸主动脉的最下1对分支，越过第12胸椎体，行向外侧，经内脏大、小神经和交感干后方，伴随肋下神经穿过腰肋外侧弓进入腹后壁，经过腰方肌与肾之间，右侧经升结肠后方、左侧经降结肠后方，穿过腹横肌及其筋膜，沿腹内斜肌深面前行，达腹前壁穿过腹直肌鞘，与腹壁上、下动脉的分支吻合。肋下动脉在腹内、腹横肌之间与腰动脉吻合。做腰上三角切口时，肋下动脉常被切断。

自肋下动脉起始处发出后支，通过由肋颈、椎体和肋横突上韧带围成的间隙后行，并发出脊支。脊支经椎间孔进入椎管，分支供应椎骨、脊髓及其被膜，并同邻位和对侧的脊动脉支吻合。发出脊支后，后支伴第12胸神经后支越过横突，进入腹后壁，分为肌支和皮支，肌支分布到腰方肌和竖脊肌。

2. 肋下静脉　与肋下动脉伴行。右肋下静脉

与同侧腰升静脉会合，注入奇静脉；左侧肋下静脉与同侧腰升静脉会合注入半奇静脉。

腰动、静脉

1. 腰动脉（lumbar artery）　一般为4对，平对相应的腰椎体，起自腹主动脉后壁，有的可见第5对细小的腰动脉，发自骶中动脉，但通常为髂腰动脉的腰支代替。有的第5腰动脉起自腹主动脉，并分出骶正中动脉。

腰动脉贴腰椎体穿腰大肌腱弓行向后外侧方，经过腰交感干之后，走行至相邻横突之间，进入腹后壁。右腰动脉在下腔静脉的后方通过，且第1、2右腰动脉行经乳糜池和膈肌右脚的后方，左侧的第1腰动脉经膈肌左脚之后。此后，左、右腰动脉都在腰大肌和腰丛的后方行向外侧，越过腰方肌。在腰方肌的外侧缘，腰动脉穿过腹横肌起始腱膜，进至此肌与腹内斜肌之间，相互间以及同下位肋间后动脉、肋下动脉、髂腰动脉、旋髂深动脉和腹壁下动脉之间进行吻合。腰动脉同肾动脉之间在肾脂肪囊内存在吻合支，是肾动脉闭塞时向肾提供侧支循环的重要途径。

各腰动脉在椎间孔的前外侧分为数支，其中以前支、后支和脊支较为恒定。前支即为腰动脉干的延续。脊支细小，有1~4支，经椎间孔入椎骨，分布和吻合情况与肋下动脉脊支相同。后支管径较粗，有的甚至大于前支，在横突间分为升、降肌支：升肌支沿横突根部下缘转向内侧，分出关节上、下动脉，分布于竖脊肌内侧份、横突棘肌、棘突间肌、椎弓及其突起等；降肌支分布于竖脊肌、横突间肌和横突等。升、降肌支吻合丰富，这是腰区手术时出血多、止血困难的原因之一。但是很少与对侧的相应支形成吻合，故椎旁肌的血液供应为单侧性。将腹后壁内侧份（自后正中线至竖脊肌外侧缘）纵分成内侧半和外侧半时，内侧半小部分由升肌支供血，大部分由降肌支供血。而外侧半几乎都是由腰动脉前支在横突尖附近向后发出的外侧肌支所供养。

2. 腰静脉（lumbar vein） 有4~5对，汇集腹后壁和腹前外侧壁的静脉血，与腹壁的其他静脉相交通。腰静脉在接近脊柱处同椎静脉丛的静脉支相通，由于腰静脉和椎静脉丛均无瓣膜，在特定压力下血液可向任一方向流动，故肿瘤细胞可经此途径转移到脊柱甚至脑部，而无须先累及肺。

第5腰静脉汇入髂总静脉，第3、4腰静脉在相应椎体的前面前行，汇至下腔静脉后面；第2腰静脉可汇入下腔静脉或腰升静脉，有的则汇入第3腰静脉；第1腰静脉较少直接汇入下腔静脉，最常见汇入腰升静脉，或循第1腰椎体侧面前行，最终汇入奇静脉；也可转行向下，加入第2腰静脉。第1、2腰静脉之间，以及与对侧静脉之间常有联系，并且经由位于上位腰椎体的静脉丛，同奇静脉系相联系。

腰升静脉连接髂总静脉、髂腰静脉和各腰静脉。此静脉居腰大肌后方，横突根的前方，上端与肋下静脉相连成干，沿第12胸椎体侧面转向前行，经膈脚深面上行入胸腔，称为奇静脉（右侧）或半奇静脉（左侧）。

■ 腹后壁的神经

腹后壁的躯体神经主要来自第1~5腰神经，也有部分来自第12胸神经。

第12胸神经

在椎间孔内前邻椎间盘和椎体部分，后接关节突及椎间关节。在发出脊膜支后立即分为前支和后支。

脊膜支亦称脊膜返神经或窦椎神经，每侧2~4支。各支接受从邻近的灰交通支或直接自胸交感神经节发出的一支或几支交通支，绝大部分返行，常随血管经椎间孔再入椎管，行经脊神经节前方时发出横支、升支和降支，分布于硬脊膜、血管壁和椎管前外侧壁的骨膜、韧带及椎间盘。

脊膜支含感觉纤维或交感神经纤维。

后支紧靠肋横突关节行向后方，分为内侧支和外侧支。内侧支自椎间关节和肋横突上韧带及横突间肌之间发出，主要支配多裂肌和最长肌。偶尔有细支分布于中线处皮肤。外侧支穿过最长肌，或从最长肌的深方通过，支配该肌，并发出皮支沿肋角处穿下后锯肌及背阔肌下行，在发出一小支沿髂嵴行向内侧以后，下行至臀区前份皮肤。

前支即肋下神经，伴肋下动脉沿第12肋下缘走行，经外侧弓状韧带后方及肾与腰方肌上份之间，穿腹横肌起始腱膜后在腹横肌、腹内斜肌间前行。肋下神经同髂腹下神经有交通，并发出分支支配锥状肌。肋下神经的外侧皮支穿过腹内斜肌和腹外斜肌，发出一小支支配腹外斜肌的最下位肌齿，本干约在髂前上棘后方5 cm处越过髂嵴，分布于臀区前份皮肤。某些小支还可抵达股骨大转子平面。

腰神经

各腰神经也在出椎间孔后发出脊膜支，并很快分为前支和后支。脊膜支的走行、分布与第12胸神经的脊膜支相同。

腰神经后支很短，不足1 cm，起始后向后行经上关节突和横突根部上缘之间的骨纤维孔，分为内侧支和外侧支。内侧支绕下位椎骨的关节突，分布到背部深层的肌肉、韧带和椎间关节，其行程贴近骨面，纤维结缔组织和骨膜往往将其固定在骨管或骨纤维管内，腰背部运动体位不当引起的劳损和脊柱周围软组织的病理改变，均可使腰神经后支的内侧支遭受挤压，从而产生腰痛。第1~3腰神经后支外侧比较粗，除分支支配竖脊肌外，还组成臀上皮神经。

腰神经前支较长，离开椎管间孔后，有交通支与腰交感干相连，随即进入腰大肌深面，发出肌支分布到腰方肌、腰大肌和横突间肌。第1~3腰神经前支和第4腰神经前支的上部组成腰丛，而第4腰神经前支的下支与第5腰神经组成腰骶干，参与骶丛的组成。

腰丛

位于腰椎横突前方，腰方肌内侧、腰大肌深面和外侧。腰丛由 $L_{1~3}$ 腰神经前支和部分 L_4 腰神经前支组成，尚有部分 T_{12} 胸神经前支参与组成。上述各支均发出肌支支配腰大肌和腰方肌，各支在参与腰丛组成以前，通过灰交通支接受交感神经节后纤维，这些交感神经节后纤维随腰丛的分布到皮肤的汗腺和立毛肌。腰丛的分支分布到腹壁、盆壁和下肢。

（1）髂腹下神经（T_{12}、L_1）：主要来自第1腰神经前支，部分来自第12胸神经前支，由腰大肌外缘穿出，斜跨腰方肌与肾下部之间，于髂嵴上方穿腹横肌后部，在腹横肌与腹内斜肌之间，分为2支：前支行于腹内、外斜肌之间，发出肌支支配二肌，在皮下环上方穿出腹外斜肌腱膜，分布到腹前下壁的皮肤；外侧支在髂嵴上方穿出腹外斜肌，分布到臀部和大腿外侧皮肤。

（2）髂腹股沟神经（T_{12}、L_1）：与髂腹下神经共干或单独走行穿出腰大肌外缘，行于髂腹下神经稍下方，分支支配3层阔肌，有的末支并入髂腹下神经而消失，有的末支伴随精索穿皮下环浅出，分布到腹股沟区、耻骨联合上方和阴囊或大阴唇皮肤。

（3）生殖股神经（$L_{1~2}$）：由腰大肌前方穿出，沿腰大肌前面下降，在髂总血管外侧分为两支——股支和生殖支。股支又称腰腹股沟神经，沿髂外血管外侧下行，经腹股沟韧带深面，在股血管外侧，行于股血管鞘内，至腹股沟韧带下方，穿股鞘前壁和阔筋膜分布至股三角皮肤。生殖支又称精索外神经，于髂外动脉外侧下降，经腹股沟管深环进入腹股沟管，沿精索及其被膜下行，分支支配提睾肌和阴囊或大阴唇皮肤。

（4）股神经（$L_{2~4}$）：穿腰大肌内侧行向外下方，在腰大肌与髂肌之间下行，达腹股沟韧带深面，在股动脉和股鞘外侧，经肌腔隙进入大腿，分支支配腰大肌和髂肌。

（5）股外侧皮神经（$L_{2~3}$）：穿腰大肌外侧缘，在髂肌表面行向外下方，在髂前上棘内侧，穿腹股沟韧带深面至大腿，分布于大腿外侧皮肤。肥胖患者可因腹部皮下脂肪过度堆积，下坠压迫腹股沟韧带，致使腹股沟韧带深部的股外侧皮神经受压，导致痛性感觉异常。患者自觉大腿外侧下部麻木刺痛，站立时尤甚，患者往往不愿长久站立，宁可屈大腿以缓解症状。切除腹前壁过多脂肪，解除压迫即可达到治疗的目的。

（6）闭孔神经（$L_{2~4}$）：在腰大肌内侧下行，在小骨盆入口平面由内侧离开腰大肌，跨骶髂关节前方，在髂内血管和输尿管外侧进入小骨盆，行走于骨盆侧壁的腹膜外脂肪组织内，随闭孔血管穿过闭孔，离开盆腔后分布至大腿内收肌群、髋关节和大腿内侧皮肤。闭孔神经行于骨盆侧壁，在清扫盆腔内淋巴结时容易损伤；产妇在胎头入盆难产时，可因持续压迫而损伤。闭孔神经损伤时，大腿内收困难。

腹部内脏神经

腹部的内脏神经是指分布到腹部内脏器官、血管和腺体的神经。它和躯体神经一样包括内脏感觉和内脏运动两种功能成分。

1. 腹部交感神经

（1）交感神经节前纤维：腹部的交感神经的节前纤维主要来自胸第5~12脊髓节，经白交通支连于相应的交感干神经节，不与交感干神经节的神经元发生突触，组成内脏大神经、内脏小神经和内脏最小神经，在膈肌后缘出胸腔进入腹腔，连于腹腔神经节和腹主动脉肾节，在节内与节后神经元突触，由节后神经元的轴突参与组成腹腔丛。

1）内脏大神经（greater splanchnic nerve）：由胸第5~9交感神经节的分支组成，斜跨椎体前方，在奇静脉外侧穿过膈脚，终止于腹腔节。

2）内脏小神经（lesser splanchnic nerve）：由胸第9~12交感神经节的分支组成，在内脏大神经的外侧下行，穿过膈脚，终止于腹腔节的下部，又称主动脉肾节。

3）内脏最小神经（lowest splanchnic nerve）：由胸第11~12交感神经节的分支组成，在内脏小神经外侧穿过膈脚，终止于主动脉肾节或肾丛。

（2）交感神经节：由交感神经节后神经元聚集而成，节前纤维与节后神经元在神经节内发生突触。腹部交感神经节有两类，一类为椎旁神经节，位于脊柱两旁，即交感干神经节；另一类为椎前神经节，位于脊柱前方（图2-45）。

1）腰交感干（lumbar sympathetic trunk）：为胸部交感干的延续，连于各腰交感干神经节之间，位于腰椎体的前外侧面，腰大肌起点的内侧和前方。

右腰交感神经干在下腔静脉、腰淋巴结和右侧输尿管后方。做右腰交感干切除术时，需将下腔静脉拉向内侧。左腰交感干常被腹主动脉和左腰淋巴结掩盖，做左腰交感干切除术时，须将腹主动脉拉向右侧。腰交感干和神经节在脊柱两旁

与脂肪和淋巴组织混杂在一起，手术时往往难以分辨，其组织硬度和韧性较强，是区别于其他组织的主要特性。两侧腰交感干在腰动脉和静脉的前方下行，在髂血管后方跨过骨盆入口，延续为骶部交感干。

腰交感干神经节为交感干串珠状膨大，一般每侧有4~5个。两侧交感干神经节的大小、数目和形状不完全对称，其形状多为扁的卵圆形，有节间支相连。

2）椎前神经节：包括腹腔神经节、主动脉肾节、肠系膜上神经节、肠系膜下神经节，各神经节位于相应动脉根部。内脏大、小神经在此类神经节与节后神经元相接触。

（3）交感神经节后纤维：从腰交感干神经节发出的分支可以概括为灰交通支、内脏支和血管支，但并不是每一个交感神经节都有这几种分支。

1）灰交通支：为交感神经节后纤维组成，连于相应的腰神经，并随腰神经的分支分布到有关的血管、皮肤的汗腺和立毛肌。

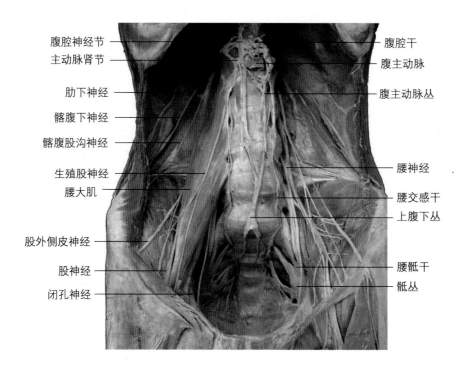

图2-45 腹后壁的神经

腹腔神经节　腹腔干
主动脉肾节　腹主动脉
肋下神经　腹主动脉丛
髂腹下神经
髂腹股沟神经
生殖股神经　腰神经
腰大肌　腰交感干
　　上腹下丛
股外侧皮神经
股神经　腰骶干
闭孔神经　骶丛

2）内脏支：为交感神经节前纤维组成，往往有3~4支，第1腰交感神经节的内脏支参与腹腔丛、肾丛或肠系膜上、下丛；第2腰交感神经节参与肠系膜下丛；第3~4腰交感神经节的内脏支参与下腹下丛。这些节前纤维在腹腔节、肾节、肠系膜上下神经节内与节后神经元突触，节后纤维随神经丛分布到有关肠管。

3）血管支：由节后纤维组成。各腰交感神经节均有血管支，参与腹主动脉丛，并随腹主动脉及其分支分布到腹部、盆部和下肢的血管。

2. 腹部副交感神经　有两种来源，一部分来源于迷走神经，另一部分来源于盆内脏神经。

（1）迷走神经：副交感节前纤维起自脑干的迷走神经背核，随迷走神经颈部和胸部的分支分布到颈部和胸部的有关器官。迷走神经本干在食管两侧继续下行，在食管腹段两侧迷走神经组成前、后干。由于胚胎发生中胃肠道转向，左侧转向前方，而右侧转向后方，故左侧迷走神经主要参与前干的组成，而右侧迷走神经主要参与后干的组成。迷走神经前、后干分别在食管的前、后方，经食管裂孔进入腹腔。迷走神经前干分支到胃、十二指肠、胰和肝。迷走神经后干分出胃支和腹腔支：胃支分布到胃幽门和胃后壁；腹腔支主要终止于腹腔丛，但也发出小支到肝、脾、肾、肾上腺和肠系膜上丛，随该丛分布到结肠左曲以上的肠管。

（2）盆内脏神经：副交感节前纤维起自骶部第2~4脊髓节段的副交感中枢，即灰质前后角之间的中间外侧核，其纤维经$S_{2~4}$骶神经前支，组成盆内脏神经，参与构成下腹下丛（盆丛）。下腹下丛内散在一些神经节，为交感或副交感节后神经元聚集而成，下腹下丛的副交感神经节前纤维部分在这些节内与副交感节后神经元突触，大部分则随下腹下丛分支分布到肠管壁内与副交感节后神经元突触，以及与盆内器官壁内和壁旁副交感神经节内与节后神经元突触。下腹下丛除直接分布到盆腔内的膀胱、直肠和生殖器官之外，尚有部分上行与上腹下丛联系，上腹下丛接受腰部交感神经纤维，并将骶部副交感纤维输送到肠系膜下丛，分布到乙状结肠、降结肠和结肠左曲附近的横结肠。

3. 内脏神经丛　腹部的内脏神经在腹膜后间隙内组成内脏神经丛，交织在大血管周围，包括腹腔丛、肠系膜上丛、肠系膜下丛、腹主动脉丛和腹下丛，各丛又分出若干副丛，随血管分支分布到有关器官（图2-46）。内脏神经丛通过腹后壁的腰交感神经干和来自胸部的内脏大、小和最小神经接受交感神经纤维，并通过迷走神经和下腹下丛接受副交感神经纤维。

（1）腹腔丛（celiac plexus）：是最大的内脏神经丛，位于第1腰椎平面，腹主动脉前方，包绕于腹腔干和肠系膜上动脉根部周围。腹腔丛前方被胰和网膜囊后壁的腹膜掩盖，两侧跨过膈脚前方，到达肾上腺内侧缘。腹腔丛向上与胸主动脉丛相连接，向下延续为腹主动脉丛，向两侧延续为肾丛（图2-47）。

腹腔丛的分支沿腹腔动脉各级分支形成副丛：随肝动脉组成肝丛，分布至肝、胆；沿胃左、右动脉构成胃上丛，沿胃网膜左、右动脉组成胃下丛，胃上、下丛分布至胃；沿脾动脉组成脾丛，分布至脾及胰体和胰尾；沿肾动脉构成肾丛，分布至肾；沿膈下动脉构成膈下丛，分布至肾上腺。

（2）肠系膜上丛（superior mesenteric plexus）：位于肠系膜上动脉根部，腹主动脉前方，腹腔丛下方，二者无明显界线，有时将二者视为一个整体。做腹腔丛阻滞时，神经阻滞药不可避免地会向下浸润到肠系膜上丛。肠系膜上丛的分支随肠系膜上动脉分支分布，上自十二指肠水平部和胰头，下达结肠左曲，包括阑尾、盲肠、升结肠、结肠右曲和横结肠。

（3）腹主动脉丛（abdominal aortic plexus）：位于腹主动脉前方和两侧，向上与腹腔丛和肠系

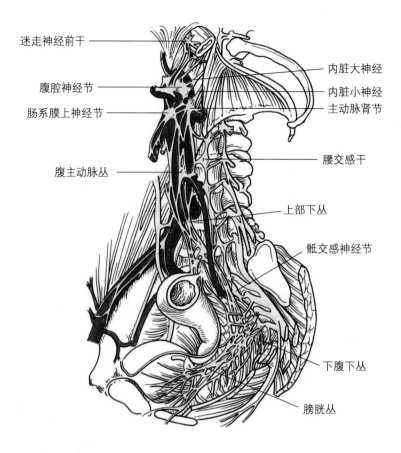

迷走神经前干

腹腔神经节

肠系膜上神经节

腹主动脉丛

内脏大神经

内脏小神经

主动脉肾节

腰交感干

上部下丛

骶交感神经节

下腹下丛

膀胱丛

图2-46　腹部内脏神经丛

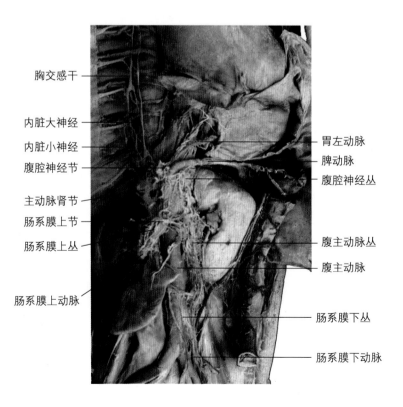

胸交感干

内脏大神经

内脏小神经

腹腔神经节

主动脉肾节

肠系膜上节

肠系膜上丛

肠系膜上动脉

胃左动脉

脾动脉

腹腔神经丛

腹主动脉丛

腹主动脉

肠系膜下丛

肠系膜下动脉

图2-47　腹腔神经丛

膜上丛联系,向下延续为肠系膜下丛,并由腰交感干来的内脏神经参与组成。腹主动脉丛发出分支组成睾丸(卵巢)丛随睾丸(卵巢)动脉分布至睾丸(卵巢)。

(4)肠系膜下丛(inferior mesenteric plexus):位于腹主动脉前壁,肠系膜下动脉根部,丛内有交感神经节后神经元组成的肠系膜下节。肠系膜下丛的分支围绕肠系膜下动脉的分支分布,至结肠左曲以下降结肠、乙状结肠和直肠。肠系膜下丛通过腹主动脉丛和腹下丛接受来自盆丛的骶部副交感节前纤维。

(5)腹下丛(hypogastric plexus):是由腹主动脉丛向下的延伸,通常将第5腰椎以上称为上腹下丛,而将第5腰椎以下称为下腹下丛。上腹下丛接受两侧下位腰神经节发出的腰内脏神经,在肠系膜下神经元内换元。上腹下丛向下逐渐分成两束,沿盆腔后外侧壁向下延续至直肠两侧,称为下腹下丛,又称为盆丛(pelvic plexus)。此丛还接受骶部交感干对应的节后纤维和第2~4骶神经的副交感节前纤维,随髂内动脉的分支分布到盆腔内脏器官,包括直肠、膀胱、前列腺、输精管、子宫和阴道等。

4.内脏感觉神经

(1)内脏感觉神经纤维联系:上述内脏神经丛内有内脏感觉神经,能将腹腔内脏的感觉神经冲动传向中枢。它们混合在交感和副交感神经内,随之分布到血管和内脏器官壁,终止于感觉神经末梢特化的感受器。内脏感觉神经是脑神经节或脊神经节内的假单极神经元的周围突,神经元的中枢突随相应的神经进入脊髓或脑干,终止于内脏感觉中枢。

(2)内脏感觉神经生理特点:内脏器官的感觉神经冲动在不同的中枢水平形成内脏反射,调节内脏器官的活动,同时感觉冲动传向更高级的中枢,最终引起内脏感觉。内脏感觉对饥饿、膨胀、痉挛性收缩、缺血坏死等刺激较敏感,但对切割、挤压、电烧等刺激不敏感。一般痛觉刺

激感觉不敏感,定位不准确,此与内脏感觉神经传导较弥散有关。

(3)内脏牵涉痛:当内脏某器官发生病理改变时,患者除自感某器官疼痛外,还可感到体表某一特定的皮肤区域或深部组织疼痛,称内脏牵涉痛。牵涉痛产生的机制:特定内脏器官的内脏感觉纤维与胚胎发生同源体节的躯体感觉纤维,共同投射到相同脊髓节段后角,经同一节段的脊髓后角胶状质发出纤维,构成脊髓丘脑束向上投射;由于内脏传导弥散,投射到中枢可产生错觉。内脏各器官牵涉痛在体表均有特定部位,可离病变器官较近或较远,如肝、胆病变可表现为右肩胛疼痛,胃溃疡可产生剑突下或上腹部痛,阑尾炎早期可表现为脐周围痛。

腹后壁淋巴结和胸导管腹部

腹后壁淋巴结和淋巴管多位于大血管周围,它们收集下肢、盆部、会阴部和腹部的淋巴回流,汇入乳糜池,经胸导管流入静脉系。这些淋巴结包括由远侧到近侧的髂外淋巴结、髂总淋巴结和腰淋巴结。左、右腰淋巴结的输出管分别合成左、右腰干,腹腔不成对内脏的淋巴经各级淋巴结群回流,它们的输出管最后合成单一的肠干,肠干和左、右腰干组成乳糜池,乳糜池是胸导管的起始部。

腹后壁淋巴结

1.髂外淋巴结 有8~10个,沿髂外血管排列,往往2~3个聚集成群,根据与髂外血管的关系而分为3群,即前群、内侧群和外侧群,各群之间有淋巴管相连。髂外淋巴结接受腹股沟深、浅淋巴结群的输出管,收集下肢的淋巴回流,此外,还收集腹前壁下部、会阴浅层和外生殖器、闭孔周围、膀胱底部、前列腺、尿道膜部、子宫颈和阴道上部的淋巴回流以及髂内淋巴结的输出管。

髂外淋巴结的输出管注入髂总淋巴结。

2. 髂内淋巴结　位于盆腔内，沿髂内动脉及其分支排列，收集直肠下段、膀胱、前列腺、子宫和阴道上段的淋巴回流，输出淋巴管注入髂总淋巴结。

3. 髂总淋巴结　有4~6个，沿髂总血管排列，可分为内侧群、外侧群和中间（前）群。外侧群在髂总血管外侧，是主要的引流淋巴结群；中间群与内、外侧群有淋巴管相连；内侧群在髂总血管内侧，其最内侧的1~2个淋巴结位于腹主动脉分杈下方，在第5腰椎体或骶骨岬下方，接受骶淋巴结的输出管。髂总淋巴结接受髂内、外淋巴结的输出管，此外，还直接接受直肠、前列腺、膀胱、子宫颈和阴道的淋巴回流。髂总淋巴结通过外侧群的输出管向上注入腰淋巴结。

4. 腰淋巴结　有30~50个，沿腹主动脉和下腔静脉排列，分为左、右腰淋巴结和中间腰淋巴结群，左腰淋巴结在腹主动脉周围，右腰淋巴结在下腔静脉周围，中间腰淋巴结在腹主动脉与下腔静脉之间（图2-48）。

（1）左腰淋巴结：又称为主动脉旁淋巴结，位于腹主动脉周围，可分为主动脉前、后淋巴结和主动脉外侧淋巴结。

1）主动脉外侧淋巴结：沿腹主动脉外侧排列，上达膈肌的主动脉裂孔，下至左髂总动脉起始部。除接受左髂总淋巴结输出管之外，还收集左肾、肾上腺、输尿管、睾丸、卵巢、子宫上部和左侧腹后壁的淋巴回流。其输出管合成左侧腰干，注入乳糜池。

2）主动脉前淋巴结：位于腹主动脉前方，

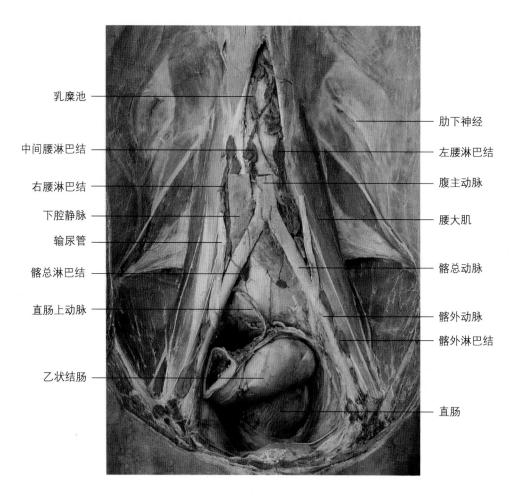

图2-48　腹后壁淋巴结

乳糜池
中间腰淋巴结
右腰淋巴结
下腔静脉
输尿管
髂总淋巴结
直肠上动脉
乙状结肠

肋下神经
左腰淋巴结
腹主动脉
腰大肌
髂总动脉
髂外动脉
髂外淋巴结
直肠

腹腔干、肠系膜上下干起始部的周围，由上而下可分为腹腔淋巴结和肠系膜上、下淋巴结，它们分别收集这3条腹主动脉单一脏支所分布器官的淋巴回流，包括腹部消化管和肝、胰、脾，是这些不成对脏器的终末淋巴结群。肠系膜下淋巴结的输出管向上注入肠系膜上淋巴结，肠系膜上淋巴结的输出管注入腹腔淋巴结，或与腹腔淋巴结的输出管合并组成肠干，汇入乳糜池。

3）主动脉后淋巴结：位于腹主动脉后方，收集腹后壁深部的淋巴回流，接受主动脉外侧淋巴结的输出管。其输出管汇入左腰干或直接注入乳糜池。

（2）中间腰淋巴结：位于腹主动脉与下腔静脉之间，又称主动脉腔静脉间淋巴结。通常位于肾血管平面以下，中间腰淋巴结除有淋巴管与左、右腰淋巴结相连以外，还接受右髂总淋巴结

输出管和右侧成对腹腔器官的淋巴回流。

（3）右腰淋巴结：在下腔静脉周围，又称腔静脉淋巴结，位于下腔静脉外侧和前、后方。右腰淋巴结接受右侧髂总淋巴结的输出管，还收集右侧肾、肾上腺、睾丸、卵巢、子宫和右侧腹后壁的淋巴回流，右腰淋巴结的输出管组成右腰干，注入乳糜池。

胸导管腹部

胸导管（thoracic duct）由左、右腰干和肠干三者合成的占90%，其中肠干与左、右腰干三者汇合于一点的占53%；肠干先汇入左腰干或右腰干，然后左、右腰干再汇合成胸导管者占37%。

肠干有1~4条，以1条者多见，注入腰干的最多。腰干较粗且长，较易游离，同时与睾丸静脉或卵巢静脉的副支管径近似，距离也近，是淋巴

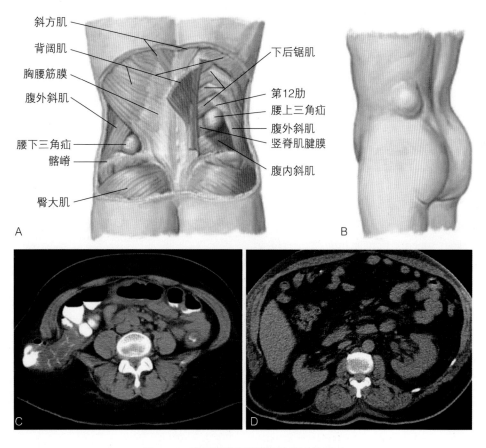

图2-49　腹后壁肌间薄弱区和腰疝的形成

A.腰疝与周围结构解剖关系示意图；B.腰疝示意图；C.典型腰下三角疝CT；D.典型腰上三角疝CT

干与静脉吻合的可选部位。

左、右腰干汇合处以上的淋巴管起始部呈囊状膨大，称乳糜池（cisterna chyli），出现率49%~70%，位于第1~2腰椎体前方，腹主动脉右侧，膈肌右脚内侧缘的后方。乳糜池形状复杂多样，可呈圆形、梭形、锥形甚或串珠形状，长25.5 mm，宽6.7 mm。

■ 腹后壁的临床解剖学应用要点

腹后壁肌间薄弱区和腰疝的形成

最常见的腰疝为腰下三角疝，其次为腰上三角疝，与腹后壁肌间的两个薄弱区有关（图2-49）。

1. 腰下三角（inferior lumbar triangle） 又称为Petit三角，位于腰区外侧，竖脊肌外侧缘下部，髂嵴上方。腰下三角由背阔肌前下缘、腹外斜肌后缘和髂嵴上缘围成，底为腹内斜肌和胸腰筋膜，浅面仅覆以皮肤和浅筋膜。

腰下三角是腹后壁的薄弱区，除了皮肤和浅筋膜外，只有腹内斜肌和胸腰筋膜，偶尔有部分腹横肌纤维参与。腹腔内压增高时，腹内脏器可经此区突出，形成腰下三角疝。腹后壁积脓时，脓肿也可由此处膨出。右侧腰下三角对向回盲部，腹膜后位阑尾炎时，此区疼痛明显。

2. 腰上三角（superior lumbar triangle） 位于腰下三角上方，表面有背阔肌覆盖。腰上三角内侧界为竖脊肌外缘，下界为腹内斜肌后缘，上界为第12肋，有时下后锯肌过低，其下缘平行于腹内斜肌后缘上方，这时腰上三角几乎呈四边形。腰上三角的底为腹横肌在胸腰筋膜的起始部，腱膜表面有3条和第12肋平行走向的神经，自上而下分别为肋下神经、髂腹下神经和髂腹股沟神经。

腰上三角是腹部薄弱区，病理情况下，腹腔内容也可由此处疝出形成腰疝。该三角的深面对向肾的后面，肾炎或肾周脓肿时腰上三角的叩击痛显著。此三角也是经腹后壁进入腹膜后间隙的肾或肾上腺手术的途径，术中切开腹横肌起始部的腱膜时，切口应与上述3条神经走向一致，切开与缝合过程中均需注意避免损伤这些神经。

腹后壁的切口

后外侧径路提供了直接进入肾区的途径，受大血管、腹内脏器或体壁脂肪干扰少。常用的切口有腰部斜切口、背部直切口等。

1. 腰部斜切口 适用于显露肾脏做肾造瘘、肾周引流、肾盂切开取石及上段输尿管切开取石术等。取侧卧位，手术侧向上，健侧腰部对准并升高手术台腰桥，头端与足端降低以张开手术侧腰部。

切口从第12肋下缘1 cm处竖脊肌的外侧开始，沿第12肋下缘向前，到达前腹壁时弯向下，以避开肋下神经，切口止于髂前上棘内侧（图2-50）。如第12肋发育不全，切口可在第11肋下。从前向后切开背阔肌、下后锯肌，从后向前切开腹外斜肌、腹内斜肌。注意位于内、外斜肌与腹横肌之间的第12胸神经。辨认白色的腰背筋膜，锐性切开至切口后端，然后插入两指向前切至与腹前壁肌肉融合处。切开或钝性分开腹横肌，显露腹膜，钝性游离后推向前方。从竖脊肌前缘向前切开腰背筋膜后层及小部分下后锯肌纤维，即可显露肾周筋膜。

2. 背部直切口 适用于单纯肾盂、输尿管上段切开取石术。取侧卧位，略朝前旋转10°~20°。于竖脊肌中部做一平行于脊椎的直切口，上自12肋缘，下至髂嵴（图2-50）。切开皮肤、皮下组织，切开腰背筋膜后叶，并将其从竖脊肌上游离开，直到该肌外侧缘，此时能触及腰椎横突。腰背筋膜前叶位于竖脊肌深面，腰方肌的后方，将其在近横突处纵行切开。从切口上端开始将前叶从腰方肌上游离至其外侧，沿直切口到下端；可将腰方肌向脊柱方向牵开，显露切口即可解剖肾盂或输尿管等。

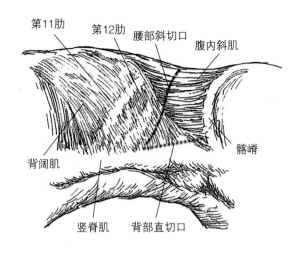

图2-50 腹后壁切口

只是对那些其他治疗方法无效的病例，不得已而采用的一种手术治疗。

交感干位于脊柱两侧，腰大肌起点前方。交感干切除术多在腹膜后间隙内进行。切开腹前外侧壁的皮肤和肌层后，将腹膜和肠管推向前内侧，有时腹膜包绕并粘连在输尿管的表面，形成系膜样结构，向内侧翻时，不得损伤输尿管。交感干的实质硬度、解剖位置和形态特点可以区别于其他结构。交感神经有一定的硬度，可以区别于筋膜或纤维束；交感干呈串珠状，因有3~4个交感神经节的膨大，可以区别于其他行于腰大肌表面的神经；交感干借交通支连于腰神经前支，位置比较固定，不同于邻近的输尿管。

显露交感干时需熟悉它的解剖特点和位置关系。交感干位置恒定，在腰椎体两侧，横突前方，腰大肌起点内侧，沿腰大肌纤维方向向内上方追查，可以找到交感干。左侧交感干内侧有腹主动脉，右侧交感干前内侧有下腔静脉，有时藏于下腔静脉后方，分离右侧交感干时往往需要结扎和切断几支腰静脉，方可显露。最上一个腰交感干神经节达到第2腰椎外侧，体积最大，位置最恒定，既有白交通支、又有灰交通支连于腰神经，之下水平的交感神经节往往只有灰交通支相连。交感干切除一般只能达到髂总动脉的平面，通常只能切除最上3个交感干神经节和相应的交通支。

（邓雪飞　龚　昭）

3. 乳糜池和胸导管腹段的外科显露　乳糜池的外科显露往往连同胸导管探查手术一并进行。开胸手术后切开膈肌的后部，可以显露胸导管起始部。也可以切开第12肋床，在胸膜外显露乳糜池。乳糜池下端在左肾静脉水平，腹主动脉与下腔静脉之间。如果从腹腔内显露，势必在腹腔动脉平面以上切开并翻起膈肌右脚，方可见到乳糜池。

4. 交感干切除术的解剖要点　交感干切除术通常用以解除患者顽固性疼痛，腰交感神经链切除有时用于下肢交感性缺血而又不能采用旁路移植手术的患者。其手术效果难以预期，临床外科

主要参考文献

1. Susan Standring. 格氏解剖学. 41版. 丁自海，刘树伟，主译. 济南: 山东科学技术出版社，2017.
2. 刘树伟，杨晓飞，邓雪飞. 临床解剖学丛书——腹盆部分册. 2版. 北京: 人民卫生出版社，2014.
3. 林擎天. 普通外科临床解剖学. 上海: 上海交通大学出版社，2014.
4. 刘树伟，邢子英. 腹部应用解剖学. 北京: 高等教育出版社，2007.
5. 刘树伟，柳澄，胡三元. 腹部外科临床解剖学图谱. 济南: 山东科学技术出版社，2006.
6. 丁自海，原林. 局部临床解剖学. 西安: 世界图书出版公司，2009.
7. 吴孟超，吴在德. 黄家驷外科学. 7版. 北京: 人民卫生出版社，2008.
8. 裘法祖，王健本，张祜曾. 腹部外科临床解剖学. 济南: 山东科学技术出版社，2001.
9. 严英榴，杨秀雄. 产前超声诊断学. 2版. 北京: 人民卫生出版社，2012.

10. Moore K, Persaud TVN, Torchia MG. The developing human(10e). Philadelphia: Elsevier Health Sciences, 2016.

11. Richard LD, Vogl AW, Mitchell AWM, *et al*. Gray's atlas of anatomy(2e). Philadelphia: Churchill Livingstone, 2012.

12. 赵婉妮, 周鑫, 刘国勤, 等. 腹股沟区解剖在腹股沟疝修补术中的应用. 中国现代普通外科进展, 2012, 15(4): 310–312, 319.

13. 陈其伟, 马廷斋. 腹腔镜完全腹膜外腹股沟疝修补术中腹股沟区解剖的认识体会. 腹腔镜外科杂志, 2012, 17(6): 429, 444.

14. 崔怀瑞, 吴东方, 唐茂林, 等. 腹壁下动脉穿支皮瓣的应用解剖学研究. 中国临床解剖学杂志, 2011, 29(6): 614–618.

15. 方柏荣, 王先成, 王乃利, 等. 浅层腹壁静脉系统的血管构造研究及其意义. 中国临床解剖学杂志, 2011, 29(5): 508–512.

16. 萧金丰, 贺轲, 向国安, 等. 腹股沟区解剖与腹腔镜腹股沟斜疝修补术的应用探讨. 南方医科大学学报, 2010, 30(12): 2715–2717.

17. 靳小雷, 徐军, 杨红岩, 等. 下腹壁横行腹直肌肌皮瓣及腹壁下动脉穿支皮瓣乳房再造的相关肋间神经解剖学研究. 中华医学美学美容杂志, 2004, 10(3): 141–144.

18. 王晓敏, 马士釜, 张凯, 等. 腹壁浅动脉皮瓣的应用解剖及其在头颈部修复中的意义. 中国临床解剖学杂志. 2011, 29(4): 378–381.

19. 吴东方, 庄跃宏, 王建红, 等. 腹壁下动脉穿支皮瓣及腹壁浅动脉皮瓣的血供解剖研究. 中国临床解剖学杂志, 2011, 29(6): 619–623.

20. 贺轲, 向国安, 王汉宁, 等. 脐内侧襞解剖与腹腔镜腹股沟疝修补术的应用研究. 腹腔镜外科杂志, 2011, 16(2): 125–128.

21. 张波, 谭卫林. 腹股沟区前入路腹膜前和腹壁下血管解剖关系. 中国微创外科杂志, 2009, 9(11): 1042–1043.

22. 董博. 腹股沟疝修补术的解剖基础. 解剖学研究, 2008, 30(6): 461–463.

23. 江浩, 丁锐, 姚琪远, 等. 腹股沟区腹膜前解剖和疝修补术. 中国临床解剖学杂志, 2008, 26(2): 209–212.

24. 卢小刚, 代远斌. 腰交感干的局部解剖. 解剖学杂志, 2007, 30(5): 614–616.

25. 陈双. 腹股沟区域的解剖和保护机制. 临床外科杂志, 2006, 14(11): 691–693.

26. 刘嘉林, 周汉新, 余小舫, 等. 腹腔镜腹股沟疝修补术的应用解剖学研究. 中国临床解剖学杂志, 2005, 23(6): 620–622.

27. 杨红岩, 徐军, 靳小雷, 等. 腹壁下动脉穿支皮瓣血管穿支及感觉神经的应用解剖. 中华整形外科杂志, 2004, 20(1): 27–29.

28. Bachul P, Tomaszewski KA, Kmiotek EK, *et al*. Anatomic variability of groin innervation. Folia Morphol (Warsz), 2013, 72(3): 267–270.

29. Kiyonaga M, Mori H, Matsumoto S, *et al*. Thoracic duct and cisterna chyli: evaluation with multidetector row CT. Br J Radiol, 2012, 85(1016): 1052–1058.

30. Rahmanian–Schwarz A, Rothenberger J, Hirt B, *et al*. A combined anatomical and clinical study for quantitative analysis of the microcirculation in the classic perfusion zones of the deep inferior epigastric artery perforator flap. Plast Reconstr Surg, 2011, 127(2): 505–513.

31. Rozen WM, Chubb D, Whitaker IS, *et al*. The importance of the superficial venous anatomy of the abdominal wall in planning a superficial inferior epigastric artery (SIEA) flap: case report and clinical study. Microsurgery, 2011, 31(6): 454–457.

32. Rozen WM, Kapila S, Donahoe S. Why there are two rows of deep inferior epigastric artery perforators despite variability in the number of deep inferior epigastric artery trunks: An anatomical and embryological argument. Clin Anat, 2011, 24(6): 786–788.

33. Soltanian HT, Zochowski CG, Chepla KJ, *et al*. The first muscular branch of the deep inferior epigastric artery: an anatomical study and clinical applications. Plast Reconstr Surg, 2012, 129(2): 463–468.

34. Uraloglu M, Kerem M, Arpac E. Arterial and venous anatomy of deep inferior epigastric perforator and superficial inferior epigastric artery flaps. Plast Reconstr Surg, 2009, 123(6): 1883.

35. Fathi M, Hatamipour E, Fathi HR, *et al*. The anatomy of superficial inferior epigastric artery flap. Acta Cir Bras, 2008, 23(5): 429–434.

36. Jamadar DA, Jacobson JA, Morag Y, *et al*. Sonography of inguinal region hernias. AJR Am J Roentgenol, 2006, 187(1): 185–190.

3

膈 肌

膈肌与胸部关系密切，属于胸部结构，但其参与腹腔构成，许多腹部外科手术与膈肌有关，部分膈肌手术可在腹部进行。

膈肌的位置和形态

▨ 膈肌的位置和毗邻

膈肌（diaphragm）位于胸、腹腔之间，封闭胸廓下口。膈肌呈穹隆形突向胸腔，右半膈肌顶部比左半膈肌顶高1~2 cm。从腹侧面看，膈肌顶一般高达第5肋间平面，故任何乳头平面以下的胸部穿通伤都应怀疑膈肌和肝、脾损伤的可能性。从背侧面看膈肌相当于第10肋平面。

膈肌顶的高度受年龄、呼吸状态、体位、腹内脏器充盈度及体型的影响而变化。小儿膈肌的位置较高，老年人的较低。坐位或立位时，膈肌则位于较低平面。呼吸困难的患者需端坐呼吸，就是因为端坐时较平卧时膈肌的位置低，胸腔容量大，利于吸气的缘故。仰卧，特别是头低足高体位时，腹内脏器更推膈肌向上突入胸腔，膈肌的位置最高；侧卧时，腹内脏器被推向靠床侧，使该侧膈肌的位置稍高。身体矮胖者的膈肌要高于身体瘦高者。正位X线检查时，膈肌顶位置偏内侧，两边偏低，侧位时，膈肌顶稍靠前。

膈肌的上面有筋膜和胸膜覆盖，与胸膜腔、肺和心包腔相邻。下面有筋膜和腹膜衬贴，与肝、胃和脾相邻。

▨ 膈肌的形态

膈肌为薄片状的肌-腱性结构，四周是纤维呈放射状排列的肌部，中央是马蹄形腱膜部分，称为中心腱（图3-1）。膈肌有数个裂孔，为胸、腹腔间血管和食管等的重要通道。

肌性部

膈肌的肌部根据起点分为3部分。

1. 胸骨部　为两小片肌，起自胸骨剑突后面，向内止于中心腱，附着点高于肋部和腰部。

2. 肋部　呈片状，起自下6对肋软骨内面，起点与腹横肌在肋的附着部相交错。肋部构成了放射线检查所见到的左、右半膈肌。

3. 腰部　腰部的内侧肌束起自以左、右膈脚（crura of diaphragm），外侧肌束起自内、外侧弓状韧带。内侧弓状韧带为覆盖于腰大肌前面上端的筋膜增厚所形成，其内侧端附着于第1或第2腰椎体侧面，并与同侧膈脚相融合，外侧端附着于第1腰椎横突。外侧弓状韧带为遮盖腰方肌上部前面的筋膜增厚所形成，内侧端附着于第1腰椎横突前面，外侧端附着于第12肋的下缘和尖端。有的附着点未达到第12肋尖端。肌部各部

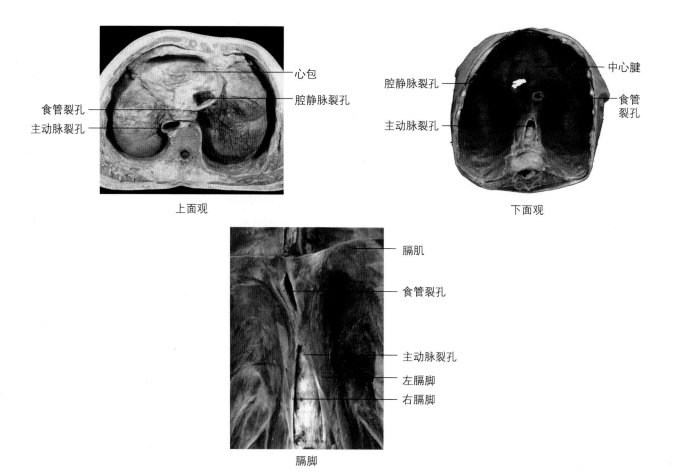

上面观　　　下面观

膈脚

图3-1　膈肌的形态

相邻处较薄弱，如位于胸骨部与肋部之间的胸肋三角（sternocostal triangle），有腹壁上血管及淋巴管通过；在腰部、肋部与第12肋之间的三角形薄弱小间隙，仅有结缔组织填充，称腰肋三角（lumbocostal triangle），也称椎肋三角（vertebracostal ribtriangle），此三角前方与肾上极紧密相邻，后方为肋膈肌隐窝，故在行肾脏手术时应特别注意，以免撕破造成气胸。通常左侧的腰肋三角较大，右侧的较小，且右侧又有肝的保护，故左椎肋三角为膈肌疝的好发部位。

膈脚为一对肌-腱性结构，下端的腱性部分与脊柱的前纵韧带相融合。膈肌右脚常起自第1~3腰椎体及腰椎间盘的前外侧面，膈肌左脚起自第1~2或第1~3腰椎体及腰椎间盘的前外侧面。两膈脚的内侧有不甚明显的正中弓状韧带相连。

中心腱

中心腱（central tendon）是由交错的腱性纤维所构成的坚韧腱膜，膈肌肌部的肌纤维均止于中心腱。中心腱不完全地分为三叶，右侧叶最大，中间叶其次，左侧叶最小。左、右两叶弯向后，位于左、右半膈肌肌部的中央。中间叶位于心脏的下方，纤维心包壁层在此与之相融合。

膈肌的裂孔

1. 腔静脉孔（vena caval foramen）　位于中心腱中间叶的右侧，在第8、9胸椎椎间盘平面，居正中线右侧2~3 cm处。下腔静脉穿经此孔时，静脉壁与孔的周缘腱纤维相愈合，膈肌收缩时可牵拉下腔静脉使其管腔扩大。腔静脉孔还有右膈肌神经的分支通过，以及来自肝的一些淋巴管，有的右肝静脉在汇入下腔静脉前亦通过此孔。

2. 食管裂孔（esophageal hiatus） 位于中心腱后方膈肌的肌部，约在第10胸椎体平面及正中线左侧2~3 cm处。食管裂孔由肌束形成，肌纤维均来自膈脚，其中以来自膈肌右脚的肌纤维围绕形成裂孔两侧边缘者为最多见，国人的约占75%（图3-2）。膈脚肌纤维的收缩，一方面从两侧压迫食管，另一方面因肌向下拉而使食管下段形成的角度增大，起到括约作用。吸气时，膈肌收缩使食管下段缩小，钡剂检查很容易看到。少数人食管裂孔左、右两缘的肌纤维分别来自膈肌的左、右脚，主要纤维束未形成交叉环绕食管，则对食管下段两侧的压迫作用较差。

食管裂孔周缘与食管壁之间，有结缔组织填充，这些结缔组织称为膈肌食管韧带，此韧带向下与膈下筋膜相续，向上则逐渐移行于食管周围筋膜。膈肌食管韧带具有限制食管与膈肌之间在裂孔处滑动的作用，对固定食管与贲门的位置非常重要，但为了适应吞咽时食管纵肌的收缩以及呼吸时膈肌升降，彼此不致牵掣，其联系并不十分牢固。因此膈肌食管裂孔也是膈肌的薄弱区，是食管裂孔疝好发的解剖基础。裂孔前缘与中心腱之间，有0.5~2.0 cm宽的肌纤维区，出现裂孔疝时，裂孔的前缘常由

中心腱的腱性组织所形成。

食管裂孔除通过食管外，还有食管血管和迷走神经通过。供应食管下段的动脉，多数起源于胃左动脉和左膈下动脉，有2~3支，在裂孔平面多位于食管的前左方和前右方。食管神经丛在裂孔平面集成1支胃后神经者占84.6%，集成1支胃前神经者占64.5%。胃前神经多位于食管前方，胃后神经多位于食管右后侧。

3. 主动脉裂孔（aortic hiatus） 位于第12胸椎平面，正中线稍左侧。由左、右膈脚内侧缘、正中弓状韧带和第12胸椎体围成。有时两侧膈肌脚在裂孔的后缘相互融合，使主动脉裂孔形成一个纤维环，主动脉经膈肌的后方或通过纤维环下行，并非穿过膈肌，因此膈肌的收缩不致压迫主动脉。主动脉裂孔有主动脉、奇静脉、胸导管以及由胸部下行汇入乳糜池的一些淋巴管通过。主动脉裂孔周缘组织比较坚强，主动脉壁本身也有较大弹性，所以主动脉裂孔周缘与通过的结构之间无明显间隙，不易产生膈疝。

4. 膈肌的其他孔道 除了上述3个恒定的大孔外，还有一些结构通过膈肌的较小孔道，这些结构是：①腹壁上动脉，通过胸肋三角进入腹直肌鞘；②左膈神经，在中心腱前方穿膈肌的肌部；③肌膈动脉，在第9肋软骨附近穿膈肌的肌部；④下5对肋间神经穿经膈肌的肌部起点，肋下神经穿经外侧弓状韧带后方；⑤交感干，穿内侧弓状韧带后方，内脏大神经穿同侧膈肌脚；⑥半奇静脉，穿过左侧膈肌脚。

■ 膈肌的作用

膈肌是重要的呼吸肌，并有帮助下腔静脉血液回流和增加腹压等作用。

膈肌收缩时穹顶下降，使胸腔上、下径增加，容量扩大，胸膜腔内压下降，帮助吸气，同时腹腔容量变小，腹内脏器受压，下腔静脉内血液遂被挤压，加以胸膜腔内压同时降低，

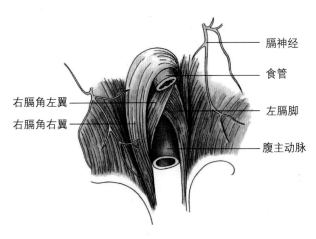

右膈角左翼
右膈角右翼

膈神经
食管
左膈脚
腹主动脉

图3-2 食管裂孔的结构

腔静脉孔附近的下腔静脉管腔因膈肌收缩牵拉扩大，促进下腔静脉内血液向上回流入心。膈肌舒张时，膈顶上升，助呼气。由于中心腱与纵隔紧密相连，位置相对固定，膈肌运动时，中心腱只有少许下降和前移，运动最明显的部分是穹隆顶部。平静呼吸时，膈肌顶的正常上下移动幅度1~2 cm，深呼吸时可增至3~6 cm，即移动约2个肋的距离。膈肌收缩伴以腹前壁肌的收缩，使腹压升高，有利于排尿、排便和分娩。腹压升高，也使脊柱得到支持力，有助于举起重物，所以举重时人体是处于深吸气阶段的。

膈肌的运动可以在X线荧光屏下进行观察，观察时应注意运动的幅度、有力或无力、有无矛盾动作和不正常收缩或固定不动，以及位置是否正常，有无膨出等。

膈肌的血供、淋巴引流和神经支配

■ 膈肌的血供

1. 膈肌的动脉　膈肌的动脉有膈下动脉、肌膈动脉、心包膈动脉、膈上动脉和下位肋间动脉发出的膈肌支。其中最主要的是膈下动脉和肌膈动脉。

（1）膈下动脉（inferior phrenic artery）：左右各一，多数起自腹腔动脉或腹主动脉，少数起自肾动脉（7%）或胃左动脉（2.5%）。两侧膈下动脉对称起自同一动脉者占28.4%，以一总干起始者占26.9%。发出后经膈脚前方上行至中心腱附近，分为前支、外侧支、后支和膈脚支，分布于膈肌的相应部分。膈下动脉在起始后不远处常各发出1支肾上腺动脉，有的还发出肾上极副肾动脉，并发小支沿膈神经上行至心包后壁和外侧壁下份。左侧膈下动脉还常发出1~2个小支，分布于食管腹段和贲门部，这些小支对保持胃大部切除后，残胃的血供有重要作用。

（2）肌膈动脉（musculophrenic artery）：分布于膈肌前部，以及邻接第7~9肋和肋间隙的周边部分的胸腔面，并穿过膈肌分布于膈肌的腹腔面。心包膈动脉和膈神经相伴下行，与膈下动脉发出的、沿膈神经上行的小支相吻合。膈上动脉分布于膈肌的后部。下位肋间动脉发出细小分支至膈肌外周区。

2. 膈肌的静脉　主要经膈下静脉回流。膈下静脉与膈下动脉伴行，左膈下静脉常与左肾上腺静脉会合，汇入左肾静脉，右膈下静脉直接汇入下腔静脉。肌膈动脉和心包膈动脉的伴行静脉经胸廓内静脉注入头臂静脉，膈上动脉和肋间动脉的伴行静脉注入奇静脉。

■ 膈肌的淋巴引流

膈肌的胸腹两面均有丰富的淋巴管网，并由许多穿过膈肌的淋巴管相联系。淋巴输出管主要汇入位于膈肌上方的膈肌淋巴结群，少数位于腹腔面的淋巴管注入腰淋巴结群。膈肌淋巴结群可分为4组：前组即胸骨旁淋巴链最下位的淋巴结，接受膈肌和肝裸区附近的淋巴，其输出管与气管支气管淋巴结和纵隔前淋巴结的输出管共同汇合成支气管纵隔干。中间组在两侧半膈肌上，左右各有1群，左侧者位于膈肌神经下端周围，右侧者靠近下腔静脉，收纳膈肌和肝的淋巴，输出管注入胸骨旁淋巴结和纵隔后淋巴结。后组即后纵隔淋巴结群最下位的淋巴结，位于心包后方、食管及胸主动脉周围，收纳膈肌和肝上面的淋巴，输出管注入胸导管和肋间干。

■膈肌的神经支配

膈肌主要由膈神经（phrenic nerve）支配。右膈神经在下腔静脉的稍外侧、左膈神经在心左缘稍外侧达膈肌。一般在膈肌平面或膈肌平面稍上方1~2 cm处，分为若干终支，通常有2~3支，分布于膈肌的浆膜面，即上方的胸膜面和下方的腹膜面，有时这些支呈现独立分支，仅支配中央的浆膜区。膈神经的大部分分支为肌支，膈肌的4部分各有1支分布，但其中可能有2支共一短干。膈神经的膈肌外段常见的分支型为3支型：直接向前内伸向胸骨部的，称为胸骨支或前支；向外前伸向中心腱外侧叶的，称为前外支。一短干伸向后，随即分为2支，1支朝外后行向中心腱外侧叶，称为后外支；另1支向后至膈肌脚，称为脚支或后支（图3-3）。膈神经的肌内段大多数不是位于腹膜下层，而是深入肌组织中。膈神经进入膈肌之后，迅速变细（图3-4）。根据膈神经的分支类型和位置，在做膈肌切口时，可沿膈肌肌性部边缘做环形切口；或由腋中线处向内做冠状切口；或经中心腱伸向膈神经穿入点做切口，都不致损伤膈神经的大分支。

膈神经内的感觉纤维，分布至膈肌的中心腱上、下两面所覆盖的胸、壁腹膜。这一区域实际就是胚胎期由横膈发育所形成的部分，其中分布至膈肌下面壁腹膜的膈神经支，与腹腔丛的膈肌支之间有交通支。膈肌的周边区域，即胚胎期由体壁发育形成的部分，由下6~7对肋间神经分支支配。分布至膈肌的交感神经纤维，一部分随膈神经分布，另一部分随膈下动脉分布。

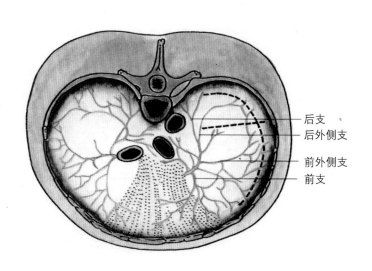

图3-3 膈神经的分布（虚线表示可供选用的切口线）

后支
后外侧支
前外侧支
前支

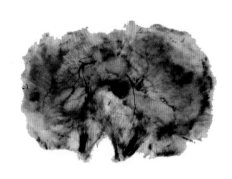

图3-4 膈肌内神经（Sihler染色）

膈肌的发育

膈肌是由4部分发育衍化组成的，即：腹侧部的横膈，两侧部的胸膜腔腹膜腔隔膜，背正中部的背侧（食管）系膜和周围体壁衍化物（图3-5）。

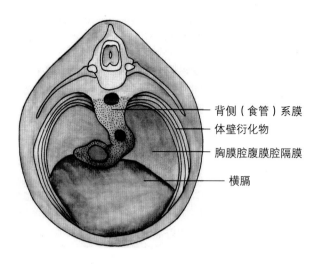

背侧（食管）系膜
体壁衍化物
胸膜腔腹膜腔隔膜
横膈

图3-5　膈肌的发育

横膈于胎龄第3周出现，从腹侧向背侧生长，并移向尾端，发育成膈肌的中心腱，其背侧与背侧食管系膜的腹侧部合并。胸膜腔腹膜腔隔膜的背侧附着于体壁，最初在心包腔腹膜腔间管的尾端管腔内出现新月形游离缘，胎龄第6周末，此缘与背侧（食管）系膜及横膈接合封闭，将胸、腹腔完全分隔。在胚胎期，胸膜腔腹膜腔隔膜构成了膈肌的大部分，但在成体的膈肌上，只是两侧较小的中间部。背侧（食管）系膜构成膈肌的正中部分，肌纤维长入后形成膈脚。胎龄9~12周期间，胸腹腔增大，并伸入外侧体壁，此时体壁的组织向内侧分裂衍化，参与组成膈肌的周缘部。由于胚胎身体背侧生长较腹侧迅速，推动膈肌的位置明显下移。胎龄4周，横膈的位置相当于上颈部体节平面，第6周到达胸部体节平面，第8周初膈肌的背部抵达第1腰椎平面。当膈肌相对地向身体的尾侧移动时，来自颈部肌节和支配它的第3~5颈脊神经，也相应下降，最后迁徙至两层胸、腹膜之间，成为膈肌和支配膈肌的膈神经。膈肌除了来自颈部肌节的肌纤维以外，由体壁衍化物形成的周缘部，其肌纤维来自胸部肌节。此外，横膈本身的间充质细胞也可能形成膈肌的一部分肌纤维。

膈疝的临床解剖学应用要点

膈疝（diaphragmatic hernia）分先天性和创伤性两类。

■ 先天性膈疝

膈肌在其发生过程中出现先天障碍，膈肌上可留下不同程度的缺损或弱点，邻近组织或器官由此突出（主要是胃肠道）进入胸腔的现象，即为膈疝。

胸腹膜裂孔疝

如胸腹膜生长不良未与横中膈结合构成膈肌外侧部，则膈肌的腰部与肋部之间留有一个三角形小区域，无肌纤维，此处可发生胸腹膜裂孔疝（图3-6）。

胸骨后裂孔疝

若膈肌的肋骨和胸骨部分未融合，则胸骨剑突下的两侧留有孔隙，此处常发生胸骨旁（后）裂孔疝（图3-7）。

食管裂孔疝

膈肌在胚胎发育时出现正常裂口：主动脉裂孔、腔静脉孔和食管裂孔。主动脉裂孔和腔静脉孔因周围组织比较坚固致密，且血管本身具有弹性，故此空隙能被严密填充封住，不易成疝。而食管裂孔因食管、贲门和膈肌之间须保持一定的活动性，才能完成进食时食管纵行肌的收缩以及呼吸时膈肌升降的生理功能。因此裂口周围组织较疏松，固定力差，老年时尤甚，贲门部易由此处疝入胸腔形成食管裂孔疝（图3-8）。

1. 滑动性食管裂孔疝　在胚胎发育过程中，胃膈肌之间存在韧带，与膈肌左脚和内侧弓形韧带融合，对食管下端和胃的固定有一定作用。若此韧带发育不全，可造成不同程度的胃贲门活动，引起滑动性食管裂孔疝。

2. 裂孔旁疝　胚胎发育期食管两旁各有一隐窝，发育过程中该隐窝未消失，加上后天因素影响（如肥胖、妊娠），可形成食管旁疝，胃乃至肠等经食管旁进入后纵隔。

3. 混合型疝　若滑动型食管裂孔疝与食管旁疝合并出现，即形成混合型食管裂孔疝。

■ 创伤性膈疝

创伤性膈疝由直接暴力伤（如枪弹击伤、刀刺伤膈肌等）、间接暴力伤（由高处坠，胸腔和腹腔压力突变，膈肌因上下方压力不平衡而破裂形成膈疝）。医源性外伤（如食管贲门手术）也可造成膈疝。

■ 膈膨出

膈肌虽完整，但因肌纤维发育不良或萎缩，会出现膈肌位置的上移（膈膨出）。膈膨出分先天和后天性两种。先天性膈膨出指胚胎时期膈肌发育障碍、发育不全，腹内正压和胸腔内负压增高，膈肌本身逐渐伸长变薄，上升入胸腔内。膈肌的全部或部分发育不全，致全膈肌或单侧膈膨出，局部受累可引起部分膈膨出。后天性膈膨出的原因多为膈神经受损引起的膈肌麻痹。局部膈膨出多见于右侧。膈膨出若为完全性，可使食管与胃的角度变小，食物通过障碍，发生反流。胃底亦可扭转或升高，食物不易通过贲门和幽门。

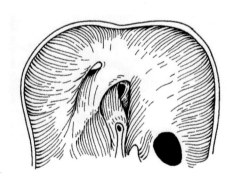

图3-6　胸腹膜裂孔

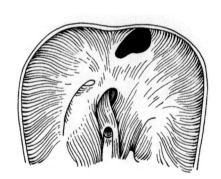

图3-7　胸骨后裂孔

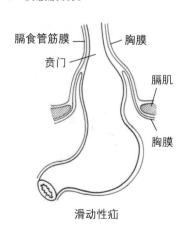

滑动性疝

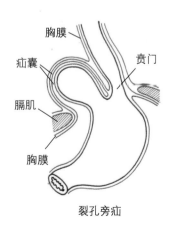

裂孔旁疝

图3-8　食管裂孔疝

（廖　华）

主要参考文献

1. Susan Standring. 格氏解剖学. 41版. 丁自海，刘树伟，主译. 济南：山东科学技术出版社, 2017.

2. 丁自海，张希. 临床解剖学丛书——胸部分册. 2版. 北京：人民卫生出版社, 2014.

3. 刘树伟，杨晓飞，邓雪飞. 临床解剖学丛书——腹盆部分册. 2版. 北京：人民卫生出版社, 2014.

4. 刘树伟，柳澄，胡三元. 腹部外科临床解剖学图谱. 济南：山东科学技术出版社, 2006.

5. 刘树伟，李瑞锡. 局部解剖学. 北京：人民卫生出版社. 2013

6. 丁自海，原林. 局部临床解剖学. 西安：世界图书出版公司, 2009.

7. 姜宗来，于伟勇，张炎. 胸心外科临床解剖学. 2版. 济南：山东科学技术出版社, 2010.

8. 金绍岐. 实用外科解剖学. 2版. 西安：世界图书出版公司, 2007.

9. 裴法祖，王健本，张祜曾. 腹部外科临床解剖学. 济南：山东科学技术出版社. 2001.

10. 吴孟超，吴在德. 黄家驷外科学. 7版. 北京：人民卫生出版社, 2008.

11. 许家军. 中国人解剖学数值. 2版. 北京：人民卫生出版社, 2020.

12. 张绍祥. 局部解剖学. 北京：科学出版社, 2012.

13. Moore KL, Persaud TVN. The developing human. 8th Edition, Philadelphia：Elsevier Health Sciences, 2008.

14. Richard LD, Vogl AW, Mitchell AWM, *et al*. Gray's atlas of anatomy. Philadelphia：Churchill Livingstone, 2008.

15. Standring S. Gray's anatomy：The anatomical basis of clinical practice(40e). Philadelphia：Elsevier Churchill Livingstone, 2008.

16. 董震，成效敏，徐杰. 膈神经移位接上干前股的解剖与临床研究. 中华手外科杂志, 2000, 16(2)：102.

17. 高振平，张振有，牛松青，等. 膈下动脉的应用解剖学研究. 白求恩医科大学学报, 2001, 27(2)：146-147.

18. 李辉，杨建华，杜昆峰，等. 膈神经的解剖及临床应用研究进展. 解剖与临床, 2012, 17(2)：172-175.

19. 李朋洋，郭成林，马建军. 膈下静脉的解剖及临床应用研究进展. 解剖科学进展, 2011, 17(2)：174-177.

20. 王立，孔志莹，邓伟均，等. 膈肌的解剖学特点与创伤性膈破裂及膈疝的救治. 中国临床解剖学杂志, 2004, 22(3)：318-320.

21. 徐文东，徐建光，顾玉东. 全长膈神经移位不同路径选择的解剖学研究. 中华手外科杂志, 2002, 18(2)：80-82.

22. Dianbo C, Wei L, Bolduc JP, *et al*. Correlative anatomy of the diaphragm. Thorac Surg Clin, 2011, 21(2)：281-287, ix.

23. Downey R. Anatomy of the normal diaphragm. Thorac Surg Clin, 2011, 21(2)：273-279.

24. Fell SC. Surgical anatomy of the diaphragm and the phrenic nerve. Chest Surg Clin N Am, 1998, 8(2)：281-294.

安德烈·维萨利

比利时解剖学家维萨利从青年时代便致力于解剖学研究，曾冒着遭受宗教迫害的危险从事人体解剖，获得大量的第一手解剖学资料。于1543年出版了巨著《人体的结构》，系统地记述了人体各器官的位置、形态、结构和功能，并配有精美的具有生活气息的插图，同时纠正了过去权威的解剖学著作中的错误描述，从而建立了近代人体解剖学体系。维萨利为人体解剖学的发展开拓了一个新时代，被后人誉为"现代解剖学之父"。

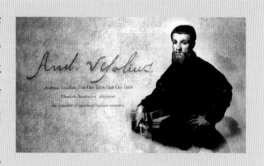

安德烈·维萨利（1514—1564）

丁自海整理

腹膜和腹膜腔

腹膜（peritoneum）是人体内面积最大、配布最复杂的浆膜。成人腹膜的面积约为2.2 m²，相当于体表面积。依其覆盖部位的不同，腹膜可分为壁腹膜和脏腹膜。壁腹膜覆盖于腹壁、盆壁和膈下面的内表面，也称壁腹膜。脏腹膜覆盖于腹腔和盆腔脏器的表面，也称腹膜脏层，构成器官壁的浆膜层。

脏腹膜与壁腹膜互相移行，构成一个完整的浆膜囊，此囊的内腔即腹膜腔（peritoneal cavity）。正常腹膜腔内有少量浆液，有润滑腹膜、减少脏器摩擦的作用。腹膜腔是人体最大的浆膜腔，男性的腹膜腔完全密闭，而女性的腹膜腔则依次经输卵管腹腔口、输卵管、子宫腔、阴道与体外相通，但正常情况下子宫颈管被上皮分泌的黏液所形成的栓子堵塞，使空气和细菌不能通过。

腹腔（abdominal cavity）上界为膈肌，向下达小骨盆底，后方和前外侧是由脊柱腰部、腹后壁和腹前外侧壁所围成的内腔。腹膜腔存在于腹腔之内，两者概念不同，解剖学上不应混淆。但临床上常习惯把腹膜腔简称为腹腔。

腹膜的构造及功能

■ 腹膜的结构

腹膜由3层结构组成：浅层为间皮；深层为间皮细胞下结缔组织；两层之间有一层基底膜分隔。

间皮

腹膜表面的间皮是由大量扁平间皮细胞连续排列，组成一巨大的单个细胞层覆盖整个腹腔所构成的一道单层结构，厚度约0.5 μm。间皮构成了腹膜的机械防御屏障，避免间皮下组织的暴露以及微生物的侵袭。超微结构观察，间皮表面覆盖有许多微绒毛，数个间皮细胞相连构成了腹膜间皮细胞间孔，间孔与淋巴管相连使得腹腔与淋巴管相通。其生理作用包括润滑、溶质及液体的转运、调节腹膜中的纤维蛋白溶解、促凝血活性、修复、参与宿主的防御功能等。

基底膜

基底膜是位于间皮细胞下一层薄的疏松结构，主要由Ⅳ型胶原、糖蛋白及蛋白多糖等组成，对间皮层起支撑作用。基底膜为一道天然的选择性细胞屏障，它可以选择性阻止基膜下结缔组织中的成纤维细胞与间皮细胞相接触，但不影响其他类型的细胞（巨噬细胞、白细胞）穿透基膜。基底膜对腹膜损伤后的修复也起着重要作用，若间皮细胞受损，周围的基膜可以在损伤细胞的边缘形成新的支架，使周围完好的间皮细胞沿着支架移行至受损区直至创面修复。但基膜受损，间皮细胞因失去支撑支架而无法按原样修复基膜。

结缔组织

结缔组织位于间皮及基底膜之下，主要为细胞外基质等大分子物质所组成的一层复杂的网络结构层。主要成分有纤维连接蛋白、弹力蛋白、胶原以及水化凝胶组成的葡糖胺聚糖等。此层结构中还可以见到许多不同口径的血管、淋巴管及其他细胞成分，如成纤维细胞、巨噬细胞及肥大细胞等。

■ 腹膜的功能

腹膜具有分泌、吸收、保护、支持、修复和防御等功能。

1. 分泌功能　腹膜间皮为一层透析膜，允许液体或溶液内的小分子物质通过。邻近组织和血管内的组织液和血浆经腹膜间皮细胞分泌至腹膜腔，覆盖于腹膜表面形成一薄层腹膜液，具有润滑和保护器官、减少摩擦的作用。正常情况下滑液量很少，100~200 mL，炎症刺激时显著增加。

2. 吸收功能　腹膜可以吸收腹膜腔内的液体和空气等，除溶液可直接吸收入毛细血管外，悬浮的颗粒状物质则经吞噬细胞转运而至淋巴管，某些药物也可经腹膜腔给药后被腹膜吸收入血流。上腹部腹膜腔间隙多、结构复杂，据认为膈肌淋巴系统是腹膜腔内吸收的主要途径，膈下区也是腹膜腔内吸收最为活跃的场所。由于腹膜表面吸收面积大，当发生腹膜腔感染时，有害物质经腹膜吸收可给身体带来严重的影响。因此临床腹膜有感染或某些手术后，患者应取半坐卧位使腹膜腔的分泌物向下聚积于盆腔，以延缓毒素的吸收。

3. 修复功能　间皮细胞分化程度低，具有转变为成纤维细胞、组织细胞和吞噬细胞等的潜能，因而腹膜的再生能力很强。腹部手术中，若浆膜层缝合良好则窗口容易生长愈合；若手术中对腹膜造成人为的创面（如动作粗鲁、腹膜干燥），则易导致术后腹膜粘连。故腹部手术时强调将一切粗糙面尽可能地缝合，将其腹膜化，或用大网膜覆盖，将能较好地预防术后粘连。

4. 防御功能　腹膜和腹膜腔内的浆液中含有大量的巨噬细胞，可吞噬细菌和毒素等。此外，腹膜液内的淋巴细胞也参与细胞和体液免疫防御机制。

腹腔脏器与腹膜的关系

严格地说腹腔及盆腔所有的器官均在腹膜腔之外，但根据腹膜包被情况不同，可将腹、盆腔脏器分为3类（图4-1）。

■ 腹膜内位器官

脏器的表面绝大部分均有腹膜包被，也可以说它们均突入于腹膜腔中，如胃、十二指肠上部、空肠、回肠、盲肠、阑尾、横结肠、乙状结肠、脾、卵巢、输卵管等，这类器官多仅借系膜或韧带连于腹后壁，活动性较大。腹膜内位器官的手术必须通过腹膜腔。

■ 腹膜外位器官

脏器仅有一面覆盖着腹膜，如十二指肠降部、水平部和升部，胰、肾、肾上腺、输尿管和直肠中下部。这类器官大多位于腹膜后间隙，固定于腹（或盆腔）后壁，临床上又称腹膜后位器官。这类器官有的可经腹后壁入路进行手术，不必打开腹膜腔，可以避免腹膜腔感染和对腹膜造成损伤而致腹膜粘连。

腹膜间位器官

腹膜包被的情况介于上述两类器官之间，

简单地说即脏器的大部分有腹膜覆盖，如肝、胆囊、升结肠、降结肠、直肠上部、子宫和膀胱等。其中有的器官部分邻近或贴近腹壁，也可不经腹膜腔而进行手术或穿刺。

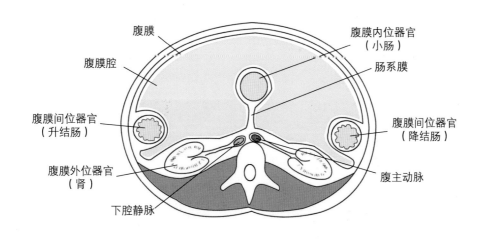

图4-1　腹腔脏器与腹膜的关系

腹膜形成的各种结构

腹腔内各器官形态结构各异，位置关系复杂，覆盖在器官表面的腹膜以及壁腹膜和脏腹膜移行部形成各种网膜、系膜、韧带、皱襞和隐窝。

网膜

从发生学上看，网膜是胃和十二指肠的腹侧和背侧系膜演化来的结构。从形态上看，网膜是与胃小弯或胃大弯相连的双层腹膜皱襞，两层之间各处有疏密不等的血管、神经、淋巴管和结缔组织等，外观上似呈网状。

小网膜

小网膜（lesser omentum）是连接于膈肌、肝静脉韧带裂及肝门至食管腹部、胃和十二指肠上

部之间的双层腹膜结构（图4-2）。

肝脏面的腹膜在肝静脉韧带裂和肝门处转折形成双层腹膜的小网膜，向左达食管，分为2层：前层遮被食管腹部前面，向左在食管和胃结合处向后贴于膈肌，形成胃膈韧带；后层在食管右侧转折形成网膜囊后壁腹膜。小网膜的两层至胃小弯处即延续成胃前、后壁的腹膜。

小网膜左侧部主要从膈肌、肝静脉韧带裂连于胃小弯，称为肝胃韧带，在胃小弯部两层间有胃左、右动、静脉，神经，淋巴结等；右侧部从肝门连至十二指肠上部，称肝十二指肠韧带，包绕肝总动脉、肝固有动脉、门静脉干、肝管、胆囊管、胆总管、淋巴管和神经等结构。小网膜右缘形成一游离缘，形成网膜孔前界。小网膜前层在十二指肠上部前面向下延

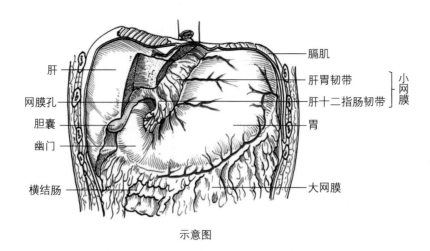

示意图

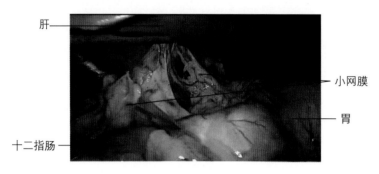

腹腔镜

图4-2 小网膜

续于大网膜前层；后层在十二指肠上缘向后转折，遮被下腔静脉前面形成网膜孔后界，并与腹后壁腹膜相延续，该部分向左即为网膜囊后壁的腹膜。

大网膜

大网膜（greater omentum）是连于胃大弯与横结肠之间的腹膜结构，犹如围裙般覆盖在小肠袢和横结肠的前方（图4-3）。大网膜由4层腹膜构成，前2层由胃和十二指肠上部前、后2层腹膜在胃大弯处会和而成，向下跨横结肠前方，再向下在脐平面至髂前上棘平面之间的任何高度，前2层转折向上成为大网膜的后2层，连于横结肠并叠合成横结肠系膜，贴于腹后壁；转折处形成大网膜的游离下缘。大网膜的前2层和后2层在大网膜的左、右边缘处亦相互延续，形成游离缘。

大网膜前、后层之间的潜在性腔隙是网膜囊的下部，随着年龄的增长，大网膜的前、后两层常粘连愈着，致使其间的网膜囊下部消失，大网膜前两层上部直接连接胃大弯和横结肠，形成胃结肠韧带。大网膜上部左侧向上与胃脾韧带相延续，向左与脾结肠韧带和膈结肠韧带延续。胃大弯下方1横指处的大网膜内有胃网膜左、右动、静脉及其分支，淋巴管、右胃网膜淋巴结和神经。大网膜内有较多的脂肪，是体内脂肪库之一，但其量个体之间有差异。

大网膜内含有许多巨噬细胞，具有重要的防御功能。活体上大网膜的下垂部常可移动，当腹膜腔有炎症时，大网膜可包围病灶以防止炎症扩散蔓延，故有"腹腔卫士"之称。小儿的大网膜较短，一般位于脐平面以上水平，当发生阑尾炎或其他下腹部炎症时，病灶区不易被大网膜包裹而局限化，常导致弥漫性腹膜炎。但是大网膜

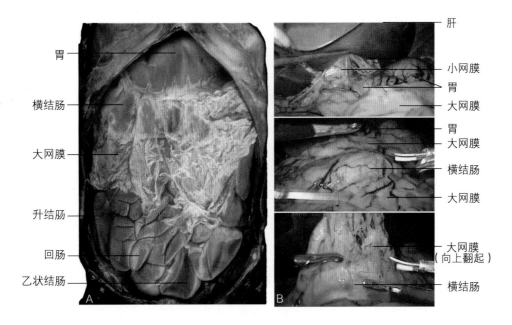

图4-3　大网膜
A.解剖图；B.腹腔镜

并不是一个必不可缺的（或者说生命攸关）的器官，先天性大网膜缺乏或手术中完全切除大网膜一般不引起病态反应。

通常在细心切开腹腔而不扰动腹腔器官的情况下，可见大网膜多是包围着腹部器官，只是偶尔见大网膜垂于小肠袢之前方，有的可附着于升结肠前面或超过升结肠而附着于腹外侧壁。大网膜的形状和大小个体之间均有不同，其所处腹腔生理功能状况随时不同，故此很难确定其"正常"形状和大小的常数。根据大网膜下缘位置可分为高、中、低位。①高位，指大网膜下缘不超过脐平面，占7%；②低位，指大网膜下缘低于左、右髂前上棘连线平面，占53%；③中位，指大网膜下缘在以上两平面之间，占40%。

手术过程中常可见到数目不定的由大网膜直接到脾的内侧或外侧面的腹膜皱襞（特别是到脾的下极处），有人称之为"犯罪的襞"。这些皱襞有的薄而无血管；有的则是粗厚，内含有"迷走"的血管，过度地牵拉大网膜或胃，可能牵动这些皱襞而损伤脾的被膜和脾实质，从而出现医源性脾损伤。预防的方法是在腹腔一打开时就仔细检视，对薄而无血管的皱襞可剪断，对那些粗厚而有血管的则应结扎、切断。

■ 系膜

系膜是由壁、脏腹膜相互延续移行而形成的将器官系连固定于腹壁、盆壁的双层腹膜结构，两层间有出入该器官的血管、淋巴管和神经。系膜有一定的长度，故允许器官有一定的活动度。小肠等活动度较大，容易成为疝内容物。主要的系膜有肠系膜、阑尾系膜、横结肠系膜和乙状结肠系膜等（图4-4）。

1. 肠系膜（mesentery）　是从十二指肠空肠曲处起始至回肠末端处止，将空肠和回肠系于腹后壁的双层腹膜，整体形状如折扇。其附着于腹后壁的部分称肠系膜根，从第2腰椎体左侧起，斜向右下方，依次跨过十二指肠水平部、腹主动脉、下腔静脉、右侧输尿管和腰大肌，至右侧骶髂关节前方。系膜根长约15 cm，而其小肠缘长达5~7 m，两者长度相差悬殊，故小肠系膜形成许多

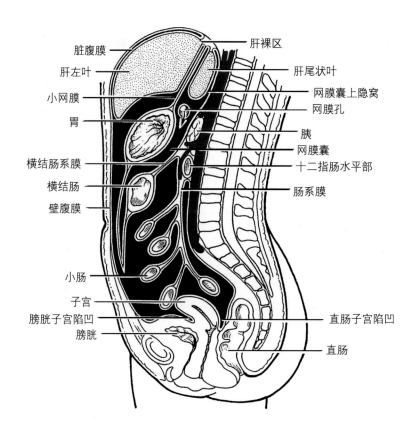

图4-4　系膜（女性正中矢状面）

皱褶，越接近小肠系膜缘其皱褶越密。由肠系膜根至小肠系膜缘的距离以小肠系膜中部最长，可达20 cm，而系膜上、下两端较短。小肠系膜内有肠系膜上动、静脉本干及其分支、淋巴管、淋巴结、神经和脂肪组织。

肠系膜根是从左上向右下的方向，故将小肠袢向左下展开，看肠系膜是否平展而无扭转，是临床手术中判定小肠袢之上（口）端、下（肛门）端的依据。小肠系膜如发生扭转，可以压迫其内的血管，从而导致小肠缺血，甚至坏死。有的小肠系膜可出现孔，肠袢可经此类孔突入而形成腹内疝。

2. 阑尾系膜（mesoappendix）　是将阑尾系连于肠系膜下方的三角形双层腹膜结构，一边附于阑尾几达全长，另一边呈游离缘。阑尾系膜的游离缘内有阑尾动脉、静脉、淋巴管和神经走行，故阑尾切除时，应从系膜游离缘进行血管结扎。阑尾系膜的形态和大小因阑尾的

位置和长度而异，如盲肠后位的阑尾往往没有系膜。

3. 横结肠系膜（transverse mesocolon）　是将横结肠系连于腹后壁的双层腹膜结构，呈横位。系膜根起自结肠右区，从右向左跨过（也可以说附着于）右肾中部、十二指肠降部、胰头、胰体下缘达到左肾前方，直至结肠左曲。横结肠系膜的上层向上转折成网膜囊后壁的壁腹膜；下层转折覆被胰头下部和胰体下面，后再向下遮覆十二指肠水平部前面和升部，左端转折向下遮覆左肾前面。横结肠系膜过长者致使横结肠下垂达脐下，甚或至小骨盆腔内。横结肠系膜内有中结肠动脉、静脉、淋巴管、淋巴结和神经经行。中结肠动脉常在人体中线右侧横结肠系膜内下行，故在系膜左侧有一相对无血管区，手术时常可经此处剪开横结肠系膜进入网膜囊。

4. 乙状结肠系膜（sigmoid mesocolon）　是

将乙状结肠固定于左髂窝和小骨盆左后壁的双层腹膜结构。系膜较长，故乙状结肠活动度较大，容易发生扭转。系膜根附着线呈"∧"形，尖部靠近左髂总动脉分权处，左侧输尿管沿系膜根附着线尖部后方下降入骨盆。系膜内有乙状结肠动脉、静脉、淋巴管、淋巴结和神经走行，并有直肠上动、静脉在其内下行至直肠上部。

5. 其他系膜　覆盖升、降结肠的腹膜同样形成系膜；偶尔胆囊亦有系膜；腹膜在小骨盆腔形成卵巢系膜和输卵管系膜等。

■ 韧带

腹膜连于相邻的器官，或器官与腹壁之间，其移行部形成韧带，可由单层或双层腹膜形成。韧带不仅有固定器官的作用，有些还有供给器官的血管通过。韧带的命名除依据韧带所连的器官外，还考虑其形态特点。腹膜在盆腔形成的韧带将在后续章节进行叙述，此处不再重复。

肝的韧带

肝的上方有镰状韧带、冠状韧带和左、右三角韧带；下方有肝胃韧带和肝十二指肠韧带；前方有肝圆韧带；后方有肝肾韧带（图4-5）。

1. 肝镰状韧带（falciform ligament of liver）　略呈矢状位，位于中线偏右侧，因侧面形似镰刀而得名，是连于肝上面与膈下面和腹前壁上部之间的双层腹膜（图4-6）。镰状韧带的下缘游离并增厚，其内有肝圆韧带走行。脐以上腹壁正中切口需向下延长时，应偏向中线左侧，以避免损伤肝圆韧带及其内走行的附脐静脉。

2. 肝圆韧带（ligamentum teres hepatis）　由胎儿时期的脐静脉闭锁而成，全长约17 cm，连于脐环与门静脉左支囊部之间，可分为腱膜下段、游离端与裂隙段，走行过程中逐渐增粗：①腱膜下段起于脐环，呈扁圆形条索状，至镰状韧带与前腹壁的附着点后移行为游离段；②游离段于腹腔内走行，呈类圆形条索状，表面有镰状韧带包绕，至左、右肝分界的裂隙后移行为裂隙段；③裂隙段也呈类圆形条索状，经幽门部前方，进入左、右肝分界的裂隙内，沿肝方叶与肝左叶之间的分界沟走行，近肝端与门静脉左支囊部相连。裂隙段与游离段均游离于腹壁，走行于腹腔内，故又合称为腹内段。

肝圆韧带游离段与裂隙段表面有镰状韧带包绕，脂肪组织填充于镰状韧带与脐静脉索之间，脂肪组织内可见细小的血管分布。将镰状韧带及脂肪组织去除后可见脐静脉索，在脐静脉索中心可见未完全闭锁的残腔。

3. 冠状韧带（coronary ligament）　呈冠状位，连于肝与膈肌之间，分上、下两层。上层为肝上面的腹膜向上连于膈肌，转折而沿膈肌下面向前下，伸延为腹前壁的腹膜；下层为肝后面的腹膜向后上连于膈肌，转折而沿膈肌下面向后下，伸延为腹后壁的腹膜（图4-5）。在肝上面，冠状韧带前层与镰状韧带相移行，并被镰状韧带分为左、右两部，称左、右冠状韧带（图4-5）。

4. 左三角韧带（left triangular ligament）　由左冠状韧带的前、后两层在肝后面近左端处贴合形成，其左缘游离（图4-5）。该韧带将肝左端紧连于膈肌下面。

5. 右三角韧带（right triangular ligament）　由右冠状韧带的前、后两层在肝后缘右端处会合形成，其右缘游离（图4-5）。该韧带不如左三角韧带明显。

6. 肝肾韧带（hepatorenal ligament）　右冠状韧带下层由肝后面转折而沿膈肌下面向后下，延续为腹后壁的腹膜，其延续覆盖右肾前面的部分，称为肝肾韧带。

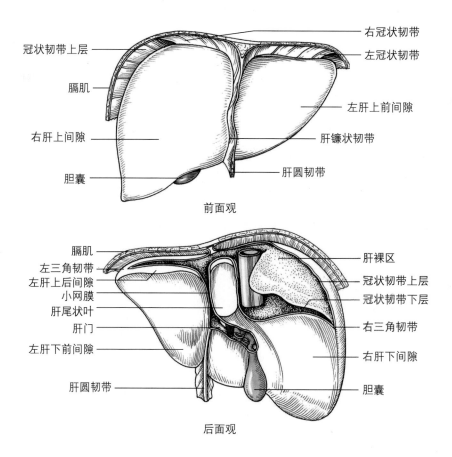

右冠状韧带
冠状韧带上层
左冠状韧带
膈肌
左肝上前间隙
右肝上间隙
肝镰状韧带
胆囊
肝圆韧带

前面观

膈肌
肝裸区
左三角韧带
左肝上后间隙
冠状韧带上层
小网膜
冠状韧带下层
肝尾状叶
肝门
右三角韧带
左肝下前间隙
右肝下间隙
肝圆韧带
胆囊

后面观

图4-5　肝的韧带

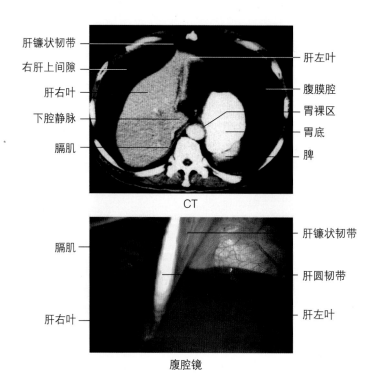

肝镰状韧带
肝左叶
右肝上间隙
腹膜腔
肝右叶
胃裸区
下腔静脉
胃底
膈肌
脾

CT

膈肌
肝镰状韧带
肝圆韧带
肝右叶
肝左叶

腹腔镜

图4-6　肝镰状韧带

脾的韧带

脾的韧带有4条（图4-7）。

1. 胃脾韧带（gastrosplenic ligament） 是连于胃底和胃大弯上份与脾门之间的双层腹膜结构，向下与大网膜相延续，其内有胃短血管、胃网膜左血管、淋巴管和淋巴结。韧带上份较短，胃大弯紧邻脾门，巨脾切除术切断胃脾韧带时，慎勿伤及胃。

2. 脾肾韧带（splenorenal ligament） 是连与脾门和左肾前面的双层腹膜结构，前层为胃脾韧带后层在脾门处转折向后，被覆于左肾及胰腺前面，移行为网膜囊后壁的腹膜；后层是包被脾的腹膜，在脾门后缘处转折与前层相贴合（图4-8）；两层腹膜间距离较宽，在脾肾面和脾门处形成裸区。韧带内有胰尾及脾血管、淋巴结和神经丛等。脾切除术中，需剪开此韧带的后层方可使脾游离、提出腹腔。

3. 膈脾韧带（phrenicosplenic ligament） 由脾肾韧带向上延伸至膈肌形成。此韧带很短，有的不明显。

4. 脾结肠韧带（splenocolic ligament） 位于脾前端和结肠左曲之间，是胃脾韧带向下延续与大网膜的部分。此韧带较短，故脾切除术中切断此韧带时注意勿损伤结肠。

胃的韧带

胃的韧带有5条，其中肝胃韧带、胃脾韧带、胃结肠韧带见前述部分，其他2条如下。

1. 胃膈韧带（gastrophrenic ligament） 为由胃贲门左侧和食管腹段连于膈肌下面的双层腹膜，由胃脾韧带和脾肾韧带的上端合并而成。两层腹膜相距较远，形成胃裸区（图4-9）。全胃切除术时，需先切断此韧带才可游离贲门部和食管。

2. 胃胰韧带（gastropancreatic ligament） 为连于胃幽门窦后壁和胰之间的双层腹膜皱襞（图4-10）。胃切除术中，需将此韧带切除并进行钝性分离，才能游离出幽门与十二指肠上部近侧份。

结肠的韧带

结肠的韧带有4条，其中胃结肠韧带、脾结肠韧带见前述部分，其他2条如下。

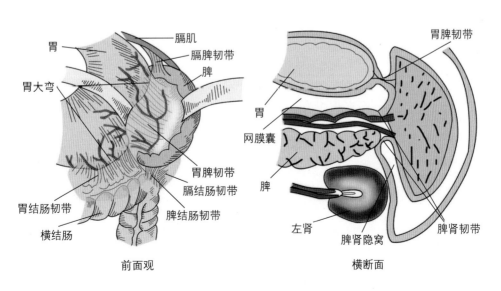

前面观　　　　　　　横断面

图4-7　脾的韧带示意图

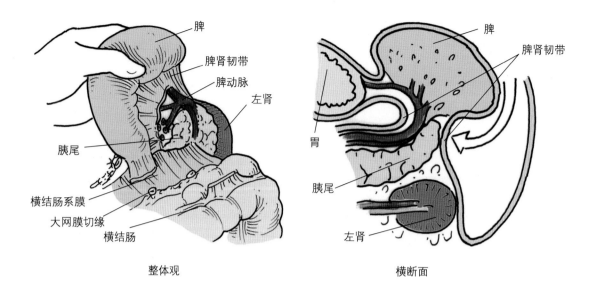

整体观   横断面

图4-8　脾肾韧带

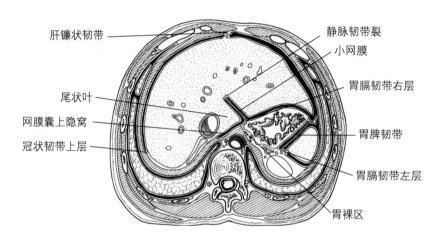

图4-9　胃膈韧带和胃裸区

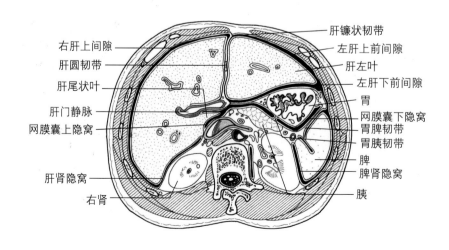

图4-10　胃胰韧带和膈下间隙（经肝门横断面）

1. 左膈结肠韧带（left phrenicocolic ligament）为结肠左曲与膈之间的双层腹膜皱襞，平对向第10和第11肋处之间，前缘形成一游离缘。该韧带位于脾下（外）端下方，似从下方向上承托着脾，故又称脾支持带（图4-11）。脾包膜破裂有较大量出血时，血液可越过膈结肠韧带游离缘流至左结肠旁沟。

2. 右膈结肠韧带（right phrenicocolic ligament）连于膈肌和结肠右曲之间，较左侧薄弱，甚至缺如。

■ 皱襞、隐窝和陷凹

由于器官间形态结构差异、高低不一，腹腔脏器之间或脏器与壁腹膜之间的腹膜移行部形成不同的腹膜折叠与隆起，称皱襞。皱襞内（深面）往往有血管经行。隐窝是皱襞之间或皱襞与器官、壁腹膜之间的凹陷，比较大的隐窝称为陷凹。隐窝处可能形成腹内疝，并可能导致嵌顿或肠绞窄。皱襞和隐窝多是腹腔器官和腹膜发育过程中，如肠管转位贴近腹后壁，原来器官之系膜与壁腹膜融合后退化消失不全而造成的。其中腹前壁的皱襞及陷凹已在第二章叙述，而主要的陷凹位于盆腔，在此节不一一赘述。

胃胰襞和肝胰襞

胃胰襞（gastropancreatic fold）是由胃左动脉从腹后壁走向胃小弯时所形成的腹膜皱襞；肝胰襞（hepatopancreatic fold）是由肝总动脉或肝固有动脉从腹后壁向前进入小网膜时所升起的腹膜皱襞（图4-12）。胃胰襞和肝胰襞的大小差异很大，当两者均明显存在时，导致网膜囊缩窄而形成网膜囊大孔。

在十二指肠上缘、胆总管内侧打开小网膜后可以看到胃胰襞和肝胰襞，解剖其内的血管时应锐性分离腹膜，若有较大淋巴结与之融合时分离必须小心，以避免因受压而退变的血管破裂出血。

十二指肠附近的皱襞和隐窝

较多，但有的不恒定（图4-13）。

1. 十二指肠上襞（superior duodenal fold）和十二指肠上隐窝（superior duodenal recess）　十二指肠上襞又称十二指肠空肠襞，是十二指肠空肠曲与左肾前面的腹膜延续形成的一半月形腹膜皱襞，下缘游离，襞内或其左端常有肠系膜下静脉经过。此襞与腹后壁间形成的一个口向下的隐窝，称十二指肠上隐窝，出现率约50%，它位于十二指肠升部上部左侧，平对第2腰椎，隐窝深约2 cm，口可容1个指尖，位于左肾静脉横过腹主动脉所形成的夹角处。

2. 十二指肠下襞（inferior duodenal fold）和十二指肠下隐窝（inferior duodenal recess）　十二指肠下襞又称十二指肠结肠系膜襞，是从十二指肠升部下部向左侧腹后壁伸延的腹膜皱襞，游离的锐缘向上。约75%的个体在此襞后方形成十二指肠下隐窝，位于十二指肠升部的下部左侧，平对第3腰椎，窝的深浅差异很大，从仅是一小凹到深达3 cm。隐窝口向上可容2个指尖伸入。此隐窝常与十二指肠上隐窝连起来而共有一个卵圆形的口。十二指肠下隐窝有时向右可伸于十二指肠升部的后方，向左达肠系膜下动脉分支、左结肠动脉的升支和肠系膜下静脉的前方，这种大的十二指肠下隐窝容易发生腹内疝。

3. 十二指肠旁襞（paraduodenal fold）和十二指肠旁隐窝（paraduodenal recess）　十二指肠旁襞是在十二指肠升部的左侧，遮被肠系膜下静脉和左结肠动脉升支的腹后壁腹膜形成一游离缘向右的半月形皱襞，也称Treitz血管弓，有的甚至形成了该两条血管的系膜。十二指肠旁襞常连接十二指肠上、下襞左端，游离缘向右。十二指肠旁隐窝位于十二指肠旁襞的后方，十二指肠升部稍左侧，口朝向右方。此隐窝在胎儿和新生儿较成人常见，在成人其出现率仅为2%。肠管突出十二指肠旁隐窝形成左侧十二指肠旁疝，也有人

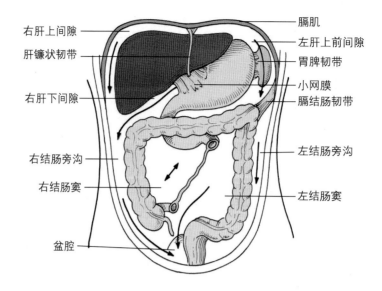

图4-11　膈结肠韧带和腹膜腔的交通

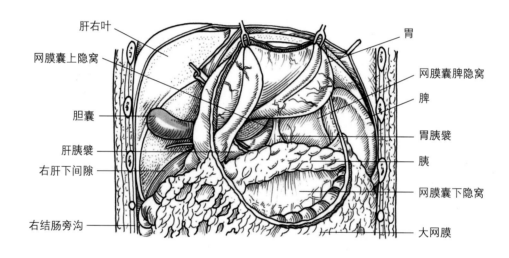

图4-12　胃胰襞和肝胰襞

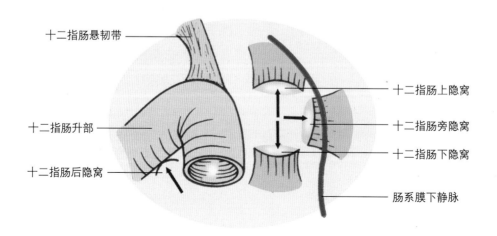

图4-13　十二指肠附近的隐窝

称为左结肠系膜疝。从发生学上看，十二指肠旁隐窝的形成是由于发生时左结肠系膜与腹后壁腹膜粘连、愈合不完全所致。

十二指肠末段邻近的隐窝，尤其是上述3个隐窝并存时，隐窝口大而深，可发生腹内疝。当发生内疝绞窄时，手术松解时应注意不要损伤隐窝上缘和左缘的肠系膜下静脉和左静脉动脉的升支，一般在隐窝口下缘处无血管。

4. 十二指肠后隐窝（retroduodenal recess） 较少见，是十二指肠隐窝中最大者，窝深可达8~10 cm。隐窝位于十二指肠水平部和升部的后方，腹主动脉的前方，向上几乎达十二指肠空肠曲，窝的两侧以十二指肠腹壁皱襞为边界，窝的口向下向左。

5. 十二指肠空肠隐窝（duodenojejunal recess） 又称结肠系膜隐窝，出现率约20%，极少与其他十二指肠隐窝并存。隐窝位于腹主动脉左侧，十二指肠空肠曲与横结肠系膜根之间，上界达胰下缘，下界是左肾静脉，左侧达左肾。窝深约3 cm，由两个腹膜皱襞围成，口环形，朝向右下。

6. 小肠系膜腹壁隐窝（inferior mesenteric abdominal recess） 亦称Waldeyer隐窝，常见于胎儿和新生儿，成人出现率仅1%。隐窝恰位于十二指肠水平部下方，并向右深陷入小肠系膜根的上部，口大，朝向左，口的前方为一由肠系膜上动脉引起的皱襞。肠管突入小肠系膜腹壁隐窝即形成右十二指肠旁疝，也称右结肠系膜疝。

回盲区的皱襞和隐窝

回盲区的隐窝一般较小，不大可能形成内疝，且约27%无隐窝形成（图4-14）。

1. 回盲上隐窝（superior lleocecal recess）和回盲上皱襞（superior lleocecal fold） 前者较常见，在儿童发育最好，老年人减小甚至消失。隐窝呈狭窄缝隙状，前界为回盲上皱襞，后方

即回肠系膜，下方是回肠的终末部，右侧是回盲结合部，隐窝口朝向左下方。后者又称盲肠血管襞，是由于供应回盲结合部前面的回结肠动脉的分支——盲肠前动脉被腹膜包被而形成的弓形腹膜襞。

2. 回盲下隐窝（inferior ileocaecal recess）和回盲襞（ileocaecal fold） 年轻人最明显，随着年龄增长常被脂肪填满，位于回盲襞和阑尾系膜之间，前界为回盲襞，后方是阑尾系膜的上部，上方是回肠及其系膜，右侧是盲肠，口朝向左下方。回盲襞又称回盲下襞，是从回肠终末部前下面伸向阑尾系膜前面（或伸向阑尾或盲肠）的腹膜皱襞，其内有的含有血管。当有炎症时，特别是阑尾及其系膜位于盲肠后方时，回盲襞容易误认为是阑尾系膜。

3. 盲肠后隐窝（retrocecal recess）和盲肠襞（caecal folds） 位于盲肠后，大小范围差异甚大，偶尔可向上伸延到升结肠后方相当距离，深度足以允许整个手指伸入。隐窝前方是盲肠（偶尔为升结肠下部），后方是髂窝处壁腹膜，两侧是盲肠到髂窝腹膜延续形成的盲肠襞。阑尾常常位于此隐窝内。

其他隐窝

1. 结肠旁隐窝（paracolic recess） 不常见，位于升结肠或降结肠后方，开口向结肠旁沟，偶可形成绞窄性疝。

2. 乙状结肠间隐窝（intersigmoid recess）胎儿和婴幼儿常见，随年龄增长可能消失。该隐窝位于乙状结肠系膜根左侧，恰在乙状结肠系膜根呈"∧"形附着于腹后壁之顶端处，呈向上的漏斗形隐窝，口向左下。窝大小有差异，从仅是一小凹到呈可容小指指尖的窝状，窝后方恰是左输尿管跨过髂总动脉分叉处，手术时可依此隐窝寻找左输尿管（图4-15）。

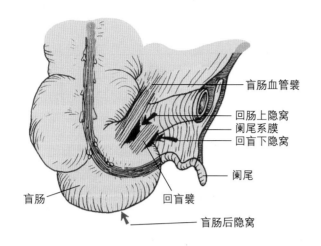

图4-14　回盲区隐窝

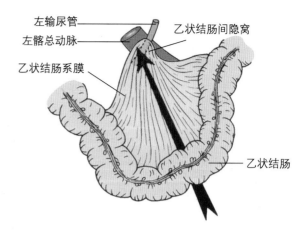

图4-15　乙状结肠间隐窝

腹膜腔的分区

　　腹膜腔是脏腹膜与壁腹膜之间、腹腔器官与器官之间的不规则狭窄间隙。通常以横结肠及其系膜为界，将腹膜腔分为横结肠上区和横结肠下区，再将每区分为若干个间隙。习惯上常把横结肠系膜以上称上腹部腹膜腔，把横结肠系膜以下称下腹部腹膜腔。

■ 结肠上区

　　结肠上区位于横结肠及其系膜以上，膈以下，故又称为膈下间隙（subphrenic region），临床上下述任何一个间隙发生脓肿时，均称为膈下脓肿。由于肝的存在将结肠上区分为肝上间隙和肝下间隙（图4-16）。

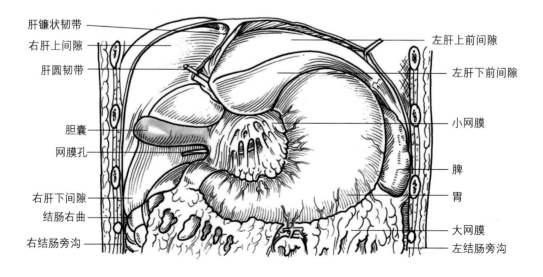

图4-16　膈下间隙分区

肝上间隙

肝上间隙（suprahepatic space）借镰状韧带分为左肝上间隙和右肝上间隙。此外，还有位居肝裸区、胃裸区和膈肌之间的膈下腹膜外间隙（图4-17）。

1. 左肝上间隙（left suprahepatic space）位于镰状韧带左侧，被左三角韧带分为前、后两部。①左肝上前间隙（anterior left suprahepatic space）：右界为镰状韧带，后方为左三角韧带前层。②左肝上后间隙（posterior left suprahepatic space）：前方为左三角韧带后层，上方为膈肌，下方为肝左叶上面。两间隙在左三角韧带游离缘相交通。

2. 右肝上间隙（right suprahepatic space）位于镰状韧带右侧，后方达冠状韧带上层，右侧与结肠旁沟相沟通。

3. 右膈下腹膜外间隙（right subphrenic extraperitoneal space）主要位于右肝的后方，冠状韧带上、下层的裸区与膈肌之间，内有结缔组织将肝后面直接连于膈肌。间隙下份有右肾上腺和右肾下极等结构，肝穿刺行肝内胆管造影术常经此间隙进针。

4. 左膈下腹膜外间隙（left subphrenic extraperitoneal space）位于胃裸区与膈之间，其左、右界为胃膈韧带左、右层，间隙内有血管、迷走神经后干和淋巴结分布。左肾上腺和左肾上极位于此间隙

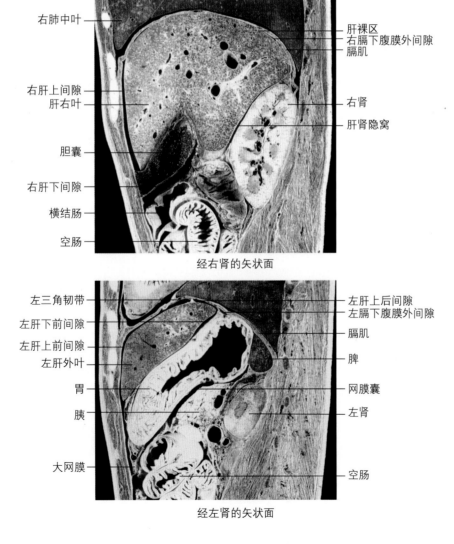

经右肾的矢状面

经左肾的矢状面

图4-17 膈下间隙矢状断层

内，在食管腹部和胃底手术时应予以注意。

肝下间隙

肝下间隙（subhepatic space）以肝圆韧带分为左肝下间隙和右肝下间隙。左肝下间隙又被小网膜和胃分成左肝下前间隙和左肝下后间隙，后者也即网膜囊。

1. 右肝下间隙（right subhepatic space） 亦称肝肾隐窝（hepatorenal recess），位于肝右叶脏面腹膜和右肾、右肾上腺表面腹膜之间。上界为右冠状韧带下层，下界为横结肠及其系膜，左侧为肝圆韧带。间隙向上可达肝右叶后面与膈肌之间，向下与右结肠旁沟相通，向右通过网膜孔与左肝下后间隙相通。右肝下间隙是人体仰卧时腹膜腔的最低部位，当腹膜腔内有积脓或积液时，应避免仰卧位，以免脓液积聚于此。

2. 左肝下前间隙（anterior left subhepatic space） 位于肝左叶脏面腹膜与小网膜、胃前壁腹膜之间。其上界为肝左叶脏面，下界为横结肠及其系膜，右界为肝圆韧带，后界为胃和小网膜。

3. 左肝下后间隙（posterior left subhepatic space） 即网膜囊（omental bursa），是小网膜和胃后壁与腹后壁腹膜之间的一个扁窄间隙（图4-4），又称小腹膜腔。网膜囊有6个壁：前壁由上向下依次为小网膜、胃后壁的腹膜和胃结肠韧带（大网膜前2层）；后壁由上向下依次为大网膜后2层、横结肠及其系膜以及覆盖在胰、左肾、左肾上腺等处的腹膜；上界为肝尾状叶和膈肌下方的腹膜；下界为大网膜前、后2层的愈合处，小儿大网膜前2层与后2层没有粘连，网膜囊向下延伸到横结肠以下，甚至达大网膜游离缘（图4-4）；左侧从前向后依次为胃脾韧带、脾和脾肾韧带；右侧上部借网膜孔与腹膜腔的其余部分相通，下部是胰头、胰颈前面腹膜与十二指肠上部和胃幽门后壁转折处，有胃十二指肠动脉通过（图4-18）。

网膜囊是腹膜腔的一个盲囊，位置较深，周围毗邻关系复杂，有关器官的病变，容易相互影响。当胃后壁穿孔或某些炎症导致网膜囊内积液（脓）时，早期长局限于囊内，给诊断带来一定的困难；晚期，或因体位变化，积液（脓）可经网膜孔流到腹膜腔的其他部位，引起炎症扩散。

网膜囊可分为4部（图4-19）。①网膜囊前

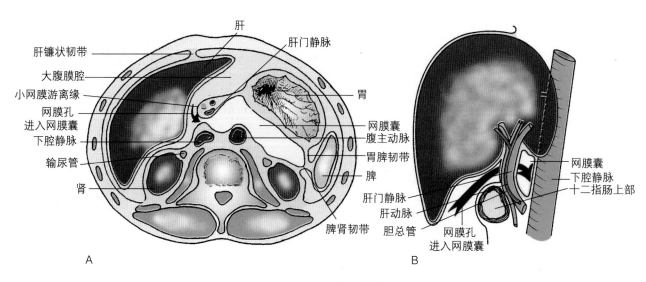

图4-18　经网膜孔的断面
A.横断面；B.矢状面

庭（vestibule of omental bursa）：为网膜孔所对的部分，胃胰襞和肝胰襞的右上方。②网膜囊上隐窝（superior omental recess）：是网膜囊前庭向后上伸延到肝尾状叶后面的部分。③网膜囊下隐窝（inferior omental recess）：位居胃胰襞以下，是网膜囊在胃后面与横结肠系膜间向下伸延的部分。④脾隐窝（splenic recess）：是网膜囊向左延至胃脾韧带和脾肾韧带之间的部分，达脾门。

网膜孔（omental foramen）又称Winslow孔，高度平第12胸椎至第2腰椎体，可容纳1~2横指。其上界为肝尾状叶，下界为十二指肠上部，前界为肝十二指肠韧带，后界为覆盖在下腔静脉表面的腹膜（图4-20）。网膜囊借网膜孔向右与右肝下间隙（肝肾隐窝）相通。网膜孔处可形成腹内疝。

结肠下区

结肠下区为横结肠及其系膜与盆底上面之间的区域，包括左、右结肠旁沟，左、右肠系膜窦4个间隙（图4-11）。

1. 右结肠旁沟（right paracolic sulci）　即升结肠旁沟，位于升结肠右侧壁脏腹膜与右侧腹壁的侧腹膜之间，向上与肝肾隐窝相通（右膈结肠韧带发育差或缺失），向下通右髂窝；

如越过小骨盆上口，向下可达直肠膀胱陷凹（男）和直肠子宫陷凹（女）。在卧位时右髂窝的炎性渗出液等可经升结肠旁沟向上达肝肾隐窝，或经此再向上达右肝上间隙，向左经网膜孔流入网膜囊。

2. 左结肠旁沟（left paracolic sulci）　即降结肠旁沟，位于降结肠左侧脏腹膜与左侧腹壁的侧腹膜之间。沟的下端达左髂窝，经此与腹膜腔盆部相交通。沟的上端为膈结肠韧带，此韧带的存在将左结肠旁沟与上方的膈下间隙分开。如膈结肠韧带较宽大，当脾包膜破裂出血不多时，血液不一定流至降结肠旁沟。

3. 右肠系膜窦（right paracolic sinuser）　为位于肠系膜根右侧与升结肠左侧壁腹膜之间的三角形间隙，上界是横结肠及其系膜右侧半，后界为腹后壁壁腹膜。右肠系膜窦下方有回肠末端相隔，周围相对封闭，故间隙内的炎性渗出物常积存于局部，向下不能直接扩散到盆腔。

4. 左肠系膜窦（left paracolic sinuser）　为位于肠系膜根左侧与升结肠右侧壁腹膜之间的斜方形间隙，上界是横结肠及其系膜左侧半，下界是乙状结肠及其系膜，后界为腹后壁壁腹膜。左肠系膜窦向下与腹膜腔盆部相通，窦内感染时易向下蔓延入盆腔。

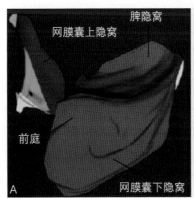 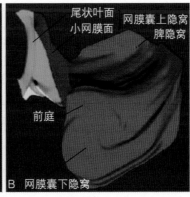 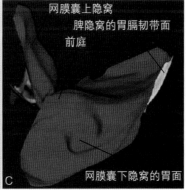

图4-19　网膜囊的计算机三维重建
A.前面观；B.右前面观；C.左前面观

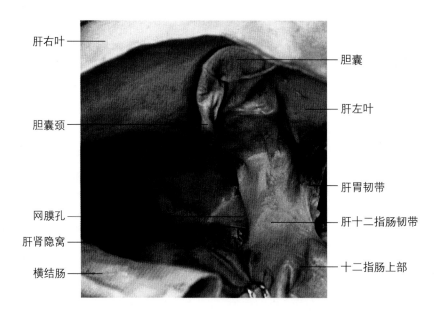

图4-20　网膜孔

左侧标注（从上到下）：肝右叶、胆囊颈、网膜孔、肝肾隐窝、横结肠

右侧标注（从上到下）：胆囊、肝左叶、肝胃韧带、肝十二指肠韧带、十二指肠上部

腹膜的血供、淋巴回流和神经支配

■ 腹膜的血供

壁腹膜的动脉供给来自腹壁、盆壁和膈肌的动脉，静脉汇入相应区域体壁的静脉；腹膜的动脉来自供应器官的动脉，静脉汇入该器官的静脉。

腹膜血管的功能除吸收营养物质及从组织中带走代谢产物外，一些小血管，如直径为5~6 μm的毛细血管及直径为7~20 μm的毛细血管后静脉还具有正常血管交换的作用。值得注意的是，并不是体内所有的微小血管都具有这种透析功能，仅仅是壁腹膜中的微小血管具有这种可交换功能，而脏层微小血管对尿素、肌酐、葡萄糖等物质的透出作用甚微。在腹膜毛细血管及毛细血管后静脉的内皮细胞上发现一种物质——跨膜通道蛋白，主要参与调节膜通道水的转运。

■ 腹膜的淋巴回流

腹膜淋巴回流系单向转运，它回收过多的组织间液，选择性转运腹腔内大分子物质回到血液循环中。每天毛细血管漏出的蛋白，约50%由腹膜淋巴系统回流到血液循环。组织间淋巴回流量与淋巴的形成量保持动态平衡，从而不会发生间质水肿和形成腹水。

在脏腹膜和壁腹膜均有呈网状分布的淋巴管参与腹膜腔的液体转运。腹膜毛细淋巴管的典型形态、结构特征为：丰富的网状连接、显著的瓣样结构和大量盲端表现。

1. 壁腹膜淋巴管　多呈树枝状均匀分布，盲端细小；侧后壁、肝肾隐窝及直肠子宫陷凹的腹膜可见淋巴管岛及膨大的盲端；膈肌的肌性腹膜淋巴管网较腱性部相对细小致密，与肝腹膜淋巴管网相交通。

2. 脏腹膜淋巴管　①肾腹膜的淋巴管多呈树枝状分布，盲端细长并向肾门集中，近肾门处出现较多的吻合支，构成了具有瓣样结构的淋巴管网；②胆囊浆膜下淋巴管网比其肝附着面致密，集合淋巴管多与肝浆膜下的串珠状淋巴管形成吻合；③胃体浆膜下淋巴管呈放射状向小弯及贲门集中，在大弯附近则与胃长轴平行分布。肠浆膜下淋巴管沿其长轴走行，以树枝状汇入肠系膜淋巴管内；④子宫体浆膜下淋巴管网相对细小，引流至子宫颈两侧的集合淋巴管内，后者与血管伴行。

3. 网膜、系膜及韧带的淋巴管 ①小网膜淋巴管盲端呈鹿角状，吻合较少；②大网膜、结肠系膜、卵巢及输卵管系膜的淋巴管有时起于乳斑和毛细血管周围；③韧带的淋巴管多呈小叶状分布并形成致密的网状（冠状韧带），或平行分布于连接脏器与脏器之间的韧带中（脾肾韧带、胃脾韧带）；④镰状韧带的淋巴管在近肝的膈面处为小叶状分布，近膈腹膜处则形成了平行排列的密集淋巴管。

约80%的腹膜淋巴经肝右叶腹膜淋巴管末端小口，沿毛细淋巴管、集合淋巴管、结前淋巴干、纵隔淋巴结回流至右淋巴导管进入体循环，其余约20%的腹膜淋巴经乳糜池、胸导管途径进入体循环。

■ 腹膜的神经支配

腹膜的神经有2个来源。

脏腹膜的感觉神经是由随交感神经（迷走神经）和骶副交感神经而来的、至各个器官的内脏感觉神经，其末梢感受器对直接接触、温度或化学刺激不敏感，因而对内脏器官及脏腹膜进行切割、夹钳、烧灼等操作时并不引起疼痛感；但是牵拉、器官管壁过度扩张或肌层痉挛收缩、缺血则能引起痛觉或不适感。由于内脏感觉神经来源是双重又多途径，且又分散，故其感觉（包括痛觉）往往弥散，定位也不准确。

壁腹膜的感觉神经是随支配腹壁和膈肌的脊神经而来的躯体感觉神经分布，其神经末梢对机械性、化学性刺激敏感，且定位准确。膈下面中心部的腹膜由膈神经（$C_{3\sim5}$）分布，膈下面周围部和腹前外侧壁的腹膜由下5对肋间神经、肋下神经和髂腹下神经（$T_{7\sim12}$，L_1）分布，腹后壁腹膜尚有各腰神经分支分布。由于各脊神经分布于各相应节段的皮肤，并支配腹壁肌收缩，随交感神经而来的内脏感觉神经也含于各有关脊神经内，故炎症刺激膈下面中央部腹膜或胆囊疾患刺激其脏腹膜时，可引起肩部（$C_{3\sim5}$支配）牵涉痛；炎症刺激膈下面周围部时，下5对肋间神经、肋下神经分布区有疼痛、压痛和肌强直；炎症刺激腹壁腹膜时，相应节段（$T_{7\sim12}$，L_1）神经所支配的腹壁肌反射性收缩，而出现腹壁肌强直。

腹膜的胚胎发育

胚胎早期（胚胎第3周），原始消化管（primitive gut）形成，中胚层形成的原始系膜把肠管连于胚体背侧和腹侧体壁，在肠管腹侧的部分称腹侧系膜（ventral mesentery），在肠管背侧的部分称背侧系膜（dorsal mesentery）。原始消化管的头端称前肠（foregut），尾段称后肠（hindgut），与卵黄囊相连的部分称中肠（midgut）。上腹部消化器官（包括食管腹部、胃、十二指肠上段）和消化腺（包括肝、胆囊和胰）由前肠演化而来，脾在前肠背侧系膜内的间充质发生；十二指肠中段至横结肠右2/3部的肠管由中肠演变而成；横结肠左2/3部的肠管由后肠演变而成（其中十二指肠的一部分是来自中肠）。本节主要叙述与腹膜及其形成结构有关的胚胎发育情况，各器官具体的发生情况将在后续章节中进行描述。

■ 前肠器官及其系膜的演变

食管腹部及其系膜的演变

前肠中部形成食管，大部位于下胸部和颈部，系膜已退化消失。食管腹部的腹侧系膜演化成小网膜的上左侧部分，连于食管与胃贲门处；背侧系膜由于食管贴于膈肌，与该处体壁融合而消失，故食管腹部后面无腹膜覆盖。

胃及其系膜的演变

胚胎第4~5周时，胃是由前肠末段形成的梭形膨大，此后胃的各部生长不均衡：胃的背侧缘生长较快，形成胃大弯；胃大弯头端隆起，形成胃底；胃的腹侧缘发育较慢，形成胃小弯。由于原在腹侧系膜内的肝原基向右上方迅速生长膨大，故胃小弯由腹侧转向右侧，连于胃腹侧缘的腹侧系膜（由肝至食管、胃和十二指肠上部之间的部分）形成了小网膜；胃大弯由背侧转向左侧，连于胃背侧缘的背侧系膜发育为突向左侧的网膜囊（图4-21）。这样，胃沿其纵轴顺时针方向旋转了90°，由原来的垂直矢状位（胃左壁、胃右壁）变成从左上斜向右下的方位（胃前、后壁）。

肝及其系膜的演变

胚胎第4周，前肠末端腹侧壁向前、向头侧生出一囊状突起，称肝憩室，伸入腹侧系膜。憩室很快分为头侧和尾侧两部：头侧部随后快速生长，进入原始横膈，发育成为肝原基；尾侧部则演化为胆囊和胆囊管，并与肝管（肝原基随后发生的内腔）相通，原来憩室连于前肠的部分即演化为胆总管（图4-22）。

随着胚体的发育，腹腔扩大，肝迅速生长发育增大，至胚胎第5周时，肝从横膈突出，突向腹腔。这样，原来前肠的腹侧系膜，在肝与食管腹部、胃和十二指肠上部之间的部分就成为小网膜；原来位于腹侧系膜内、由肝憩室连于前肠的部分，以后演化成的胆总管，现在位于小网膜内近游离缘处；原来在肝与腹侧体壁之间的腹侧系膜则成为肝镰状韧带；腹侧系膜包被肝的部分与膈肌和腹后壁之间移行部分则形成肝冠状韧带和左、右三角韧带。由于肝原先伸入原始横膈，后来发育增大，突入腹腔，脱离横膈（即后来的膈肌），但尚余小部分未脱离，此即肝冠状韧带上、下层间的肝裸区。

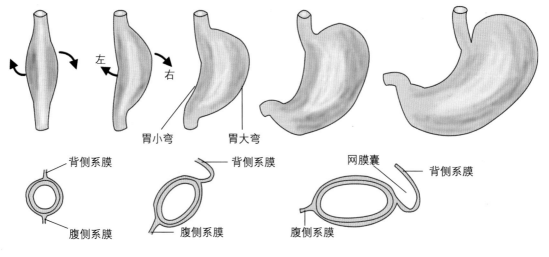

经胃中份横断面

图4-21　胃及其系膜的演变示意图

胰及其系膜的演变

胚胎第4周时，从前肠末端腹侧和背侧壁上各生出一个芽突，称为腹胰和背胰，分别伸入前肠腹侧系膜和背侧系膜。腹胰从肝憩室根部下面生出，将来发育成胰头下部分。背胰突出处稍在肝憩室之头侧，出现较早，发育较快，在背侧系膜内向后上伸展，几达脾原基下方处，后来发育成胰头上部分、胰颈、胰体和胰尾。

肠最初为一条直管，以背侧系膜连于腹后壁。后由于肠的生长速度快，致使肠管向腹部弯曲而形成"U"形的中肠袢（midgut loop）。胚胎发育过程中，中肠逆时针旋转180°，背侧系膜与腹后壁壁腹膜融合消失，形成"C"形十二指肠固定于腹后壁。由于十二指肠的旋转及其成为"C"形，使腹胰转向右侧；由于胃的转位、背侧系膜发育快，使背胰转向左侧。之后，由于十二指肠壁发育不均衡，腹胰转至十二指肠左侧、背胰的下方，随后腹、背胰融合成一整体。此时胰整体呈左右横位，胰头居十二指肠"C"形弯曲内，胰尾几抵及未来脾的内面。原来背胰的导管直接开口于十二指肠，腹胰导管与胆总管共同开口于十二指肠壁（腹胰就是肝憩室根部下面生出的）。腹、背胰合并后，背胰导管并入腹胰导管而形成纵贯胰尾、体、头的胰管（主胰管），与胆总管共同开口于十二指肠大乳头；原来背胰导管的一段如果保留，则称为副胰管，开口于十二指肠小乳头（图4-22）。

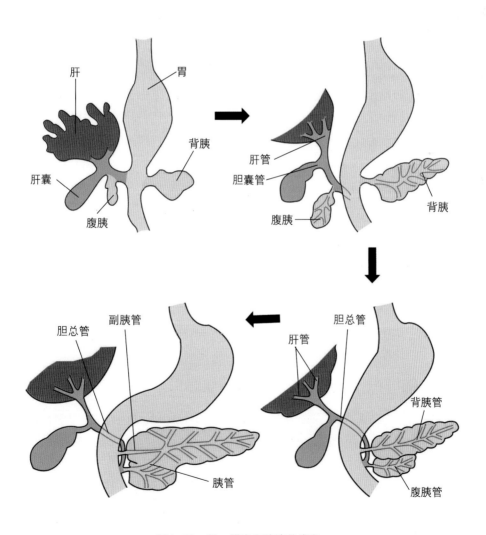

图4-22 肝、胆囊和胰腺的演变

由于腹、背胰合并，胃的转位，背侧系膜发育迅速伸长，胰发育长大移位于左上腹等，使胰贴于腹后壁，其系膜的左层与腹后壁腹膜相融合，腹膜的间皮消失而形成一薄层结缔组织，称Treitz筋膜，覆盖于胰后面，将胰与其后方的腹后壁各结构分开，临床基于此可将胰与其后方的各结构分离（Kocher法）。由于背侧系膜这一变化，使得胰只有前面被覆腹膜（原系膜右层），即成了腹膜外位器官。

脾及其系膜的演变

脾由胃背侧系膜内的间充质及该处的间皮发生（图4-23）。当其逐渐长大并突入腹膜腔，由于胃背侧缘发育迅速成为胃大弯，并旋转向左，连于其上的背侧系膜将发展成为大网膜并向左伸展，脾即被牵向左，达胃左外侧，脾至腹后壁之间的背侧系膜（胰尾突入此部分系膜）被牵引成冠状位。由于胰贴于腹后壁，其系膜消失，故原来脾至腹后壁的背侧系膜的根不再在中线上，而左移至左肾上腺和左肾前面。这样胃背侧系膜的胃与脾之间的部分形成胃脾韧带；脾与腹后壁之间的部分，就形成了脾肾韧带，胰尾被包于此韧带内。胃脾韧带、脾肾韧带在胃底左后方、左肾上方、膈的下方会合而形成胃膈韧带。

■ 前肠系膜的演化

腹侧系膜的演化及网膜囊的形成

前肠末段有腹侧系膜，前肠以下原始消化管无腹侧系膜，故腹侧系膜在前肠末端与脐蒂之间形成向下的游离缘。整个腹侧系膜呈矢状位，随着肝的发育生长、胃的转位、十二指肠固定于腹后壁，腹侧系膜在肝与膈肌之间的部分演变为肝镰状韧带、肝冠状韧带和左、右三角韧带，腹侧系膜在肝与胃、食管腹部及十二指肠上部之间的部分演化成小网膜。小网膜可以说是腹侧系膜的大部分，它由开始的矢状位转为冠状位，相应地，腹侧系膜向下的游离缘成为小网膜向右的游离缘，构成了网膜孔的前界。

原来膈肌以下的腹膜腔由于前肠有腹、背侧系膜而分隔为左、右两部分，二者只是绕经腹侧系膜的游离缘下方才可交通；后来由于肝固定于右上腹部、胃和小网膜转位、背侧系膜之演化等，使原来位于系膜右侧的腹膜腔，转变为位于膈肌下方，肝、小网膜和胃后方的网膜囊。腹、背系膜左侧的腹膜腔及其以下的腹膜腔就成为腹膜腔大囊，其与网膜囊之间即经小网膜游离缘后方的网膜孔相交通。

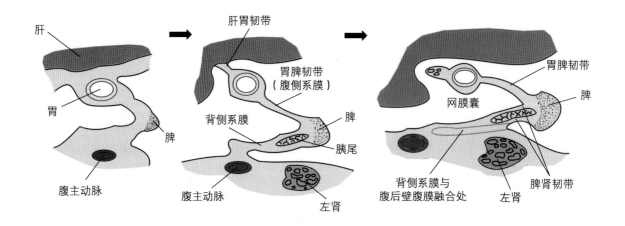

图4-23 脾及其系膜的演变

背侧系膜的演化及网膜囊的形成

食管腹部的背侧系膜由于其贴于膈肌而已消失。由于胃和中肠袢转位，十二指肠形成"C"形，十二指肠与胰一起贴于腹后壁，两者的背侧系膜与腹后壁壁腹膜粘连、融合而消失。胃背侧系膜生长迅速，头侧部分（附于胃底与大弯上部）向左突出而形成胃脾韧带和脾肾韧带，两韧带之间的腹膜腔即为网膜囊脾隐窝；尾侧部分不仅向左生长，而且向尾侧生长，并折叠成双层的囊袋状，似帷幕一样下垂跨于结肠前面，并向下遮盖于空肠、回肠肠袢之前，其下缘可达脐水平高度，此即大网膜。大网膜前、后两层间的腹膜腔向上通网膜囊，即网膜囊下隐窝。大网膜前层向左上与胃脾韧带延续，后层向上附于胰前缘，向后遮被胰体下面，而后移行于腹后壁腹膜。

后来由于大网膜后层上部与横结肠系膜贴近而融合，故成体大网膜是附于胃大弯与横结肠，而横结肠系膜则附于胰体下缘。大网膜前后两层常常粘连以致内腔消失，大网膜前层即黏附于横结肠前面，这样就把大网膜在胃大弯与横结肠之间的部分称胃结肠韧带，此时网膜囊下界也只达横结肠水平。大网膜上部与横结肠系膜融合后，二者相对面的腹膜间皮消失，以疏松结缔组织相连，并是一"无血管平面"（两侧血管的来源不同）。

腹膜及腹膜腔临床解剖应用要点

■ 腹膜透析

腹膜透析是利用腹膜的半透膜特性，规律、定时地向腹腔内注入透析液，借助腹膜两侧的毛细血管内血浆及腹膜腔内透析液中的溶质浓度梯度和渗透梯度，以清除机体代谢废物和潴留过多的水分。

腹膜透析的原理

腹膜透析的基本治疗机制是通过腹膜的弥散和超滤作用，达到清除体内代谢废物和纠正水电解质失调的目的。

1. 腹膜的弥散作用　根据弥散原理，如果血中某种物质的浓度高于腹腔内透析液中的浓度，同时腹膜又能透出这种物质，则该溶质就会弥散入透析液内；反之，如果透析液中的溶质浓度高于血中浓度，则该物质会弥散入血内。通过弥散作用，透析后血中多余的物质（如代谢废物）得以清除，血中缺乏的物质得以补充，从而使患者的血电解质恢复或接近正常生理状态。

溶质从腹膜透过的速度取决于：①腹膜两侧的浓度差，浓度差越大，则弥散速度越快；②有效腹膜表面积，指实际参与透析交换的腹膜表面积，表面积越大，弥散速度越快；③溶质的分子量大小，透出最快的是水分，其次是尿素、钾、氯、钠、磷、肌酐、尿酸等。对于平衡快的小分子溶质，透析的清除率与所用透析液流量密切相关，流量越大，清除量就越高。对于大分子溶质来说，由于跨膜转运慢，达到膜两侧平衡所需时间长，故其清除具有时间依赖性。与血液透析相比较，腹膜透析时间长，且腹膜通透性高，因而对具有时间依赖性的人中分子溶质的清除效果好；但腹膜透析的透析液流量远远小于血液透析，故对小分子溶质的清除效果不及血液透析。

2. 腹膜的超滤作用　超滤主要是依靠透析液和血液的渗透压梯度差而将血液循环中的水分清除出来。影响超滤的因素主要是腹膜对水的通透性、有效腹膜表面积和跨膜压梯度。增加透析液内的葡萄糖，会增加透析液和血液的渗透压差距，提高超滤的能力：含4%糖的透析液2 L，在腹腔内停留30分钟，可超滤200~300 mL的水；同样容量、同样停留时间的含7%糖的透析液，则可超滤300~500 mL的水。在高渗超滤时，必然会带出一些溶质，这种现象称为"溶质抽出作用"。超滤越快，带出的溶质越多，故使用高渗透析液会提高透析效能。

腹膜透析的方法

皮肤切口的选择：①正中线或正中线旁，脐下3 cm处；②脐与髂前上棘连线的中、外1/3交点处，右侧也即McBurney切口。

操作方法：患者取仰卧位，在上述切口将皮肤切开0.5~1 cm，分开腹壁各层，所经层次为：①切口与前述腹下部正中或旁正中切口相同；②切口同McBurney切口。将专用透析管插入腹膜腔的膀胱直肠陷凹（男性）或直肠子宫陷凹（女性）。用肝素盐水冲洗透析管，证明通畅后缝合腹膜。将导管植入、固定于腹壁后，接通透析装置，定量输入透析液透析，定时引流出透析液。

■ 大网膜移植

大网膜面积大，血供丰富，吸收力强，具有抗感染和再生能力强的特点，是人体良好的修复材料，常使用带血管蒂的大网膜移植，用以修复某些器官的缺损（例如肿瘤切除后）和重建血液循环，并且可以依据大网膜血管分布类型合理剪裁以延展大网膜，扩大了大网膜移植材料的面积，又能保证充足的血供。

大网膜的形态特点

大网膜是连接胃大弯和十二指肠起始部与横结肠之间的腹膜，薄而透明，并含有大量脂肪。李学雷等在15例尸体解剖中测得大网膜的长度为24.7 cm，宽度为28.3 cm，其中长度是指从胃大弯中点到大网膜下缘之间的距离，宽度

是指大网膜两侧缘中点之间的距离。根据脂肪的多少及透明程度，大网膜可分为薄、中、厚型：薄型指大网膜的血管周围有脂肪，血管间区几无脂肪，大网膜薄而透明，占33%；厚型指大网膜的血管周围及血管间区的脂肪均多，大网膜不透明，占20%；中型指大网膜的脂肪和透明程度介于薄型与厚型之间，占47%。大网膜的左侧半层次清楚，很易分离；其右侧半往往与横结肠愈着，层次不甚清楚，故在胃大弯侧或横结肠上缘处切开大网膜时，宜从左向右分离。

大网膜的血供

大网膜的血供来源于胃网膜左、右动脉，二者沿胃大弯连接而构成胃网膜血管弓，动、静脉伴行。动脉弓位于大网膜前层接近游离缘称大网膜前动脉弓，大网膜后层有大网膜后动脉弓，从胃网膜血管弓向大网膜发出血管分支。

1. 大网膜前弓　主要血管分支有4条。①大网膜右动脉：出现率100%，起始处外径为1.0 mm，由胃网膜动脉弓右侧份发出向下，分布于大网膜右侧份，其末支与大网膜中动脉的末支或大网膜左动脉的末支吻合形成大网膜动脉弓。②大网膜中动脉：出现率87%，起始处外径为0.7 mm，由胃网膜动脉弓中份发出向下，分布于大网膜中份，其末支分别与大网膜左、右动脉的末支吻合成弓。③大网膜左动脉：起始处外径为1.2 mm，由胃网膜动脉弓左侧发出向下，分布于大网膜左侧份，末支与大网膜中动脉或大网膜右动脉的末支吻合成弓。约27%的大网膜左动脉发自脾动脉，此时，胃网膜动脉弓不完整，胃网膜右动脉沿胃大弯向左行逐渐变细，最后终止于胃壁内。④大网膜副动脉：出现率60%，起始处外径为0.5 mm，由胃网膜动脉弓右侧端发出向下，位于大网膜右动脉的右侧，分布于大网膜右侧缘附近，大都不与大网膜动脉弓吻合。

2. 大网膜后弓　大网膜后层有大网膜后弓，

动、静脉伴行，血管管径通常为2.0~2.5 mm。常见后弓右侧起源于胃十二指肠动脉或肠系膜上动脉，左侧起源于脾动脉。大网膜后弓位置解剖变异较大，其与前弓动脉间有交通吻合支。

大网膜的分型与裁剪方法

大网膜个体差异较大，不可能用某种固定的方法作统一裁剪。李学雷等针对大网膜的解剖特点，按前、后弓血管解剖特点、大网膜中动脉分叉位置的高低及与延长方法相联系为依据，将大网膜分为5型。

Ⅰ型：大网膜左、右动脉与大网膜中动脉间有良好交通支，构成完整的前弓，最细部位的动脉管径在1.2 mm以上。裁剪方法：大网膜中动脉在分叉之近端切断，沿前弓行走途径裁剪大网膜，通常以大网膜右动脉和大网膜副动脉同时作蒂。切断大网膜左动脉，如长度不够，按实际需要自胃壁分离部分胃网膜动脉弓。

Ⅱ型：大网膜前弓不完整，但后弓良好，管径在1.2 mm以上且长度适合手术要求。裁剪方法：分离大网膜前层，沿后弓自然走向解剖，尽量向两侧伸展，以增加长度。以其中一侧带蒂。

Ⅲ型：一侧前弓良好，动脉管径在1.2 mm以上。而另一侧为毛细血管吻合或主干动脉过细。裁剪方法：以良好侧大网膜动脉为带蒂血管，大网膜中动脉和胃网膜动脉弓为桥，过渡到另一侧大网膜动脉。呈横置"S"形裁剪，以保证足够的长度和良好的血供。

Ⅳ型：大网膜前、后弓不能单独使用，但前、后弓之间具有良好吻合血管。裁剪方法：以一侧后弓为带蒂血管，通过前后弓之间吻合支过渡到前弓血管。

Ⅴ型：大网膜前、后弓皆不完整，其间亦无良好吻合支，仅能利用网膜远端毛细血管吻合支

供血。裁剪方法：必须保留大网膜裙边较多的组织，为使供血良好可尽量利用胃网膜动脉弓以增加长度。

■ 腹膜腔内感染

炎症可以通过胃肠道、胆囊、腹前壁、输卵管以及血液进入腹膜腔，毒性物质随腹腔液的移动而移动。

腹膜腔内感染后的体位

腹腔液由腹膜分泌，呈淡黄色，有黏性，内有白细胞。由于膈肌和腹肌的运动以及肠道的蠕动，腹腔液不是静止的，能持续向膈肌运动。由于腹膜在膈区的分布非常广泛，呼吸运动也能够促进淋巴在淋巴管内的流动，因而膈下区是腹膜腔内吸收最为活跃的场所。横结肠系膜和小肠系膜贴附在腹后壁上，是限制感染性腹腔液从腹膜腔上部向下部扩散的天然屏障。

当患者取仰卧位时，右肝下间隙和盆腔是腹膜腔的最低部位，而盆腔的边缘则是最高点。有毒物质在右肝下间隙内迅速吸收，将对身体造成严重影响。因此，通常要让患者在床上采取背部弯曲45°的半坐位，此时，炎性液体在重力的作用下汇集到盆腔，从而减慢有毒物质的吸收（图4-24）。

大网膜对感染的局限化

大网膜常被外科医师视为腹部的"警察"，其下缘、左缘和右缘均游离，因此能够随着邻近肠管的蠕动而在腹膜腔内移动。在2岁以前，大网膜尚未发育，因而不能提供有效的呵护作用。大网膜发育完全后再发生炎症时，在炎性渗出物的刺激下，其包裹炎性区，从而将感染局限在腹膜腔内的一个小区域，避免弥漫性腹膜炎的发生（图4-25）。

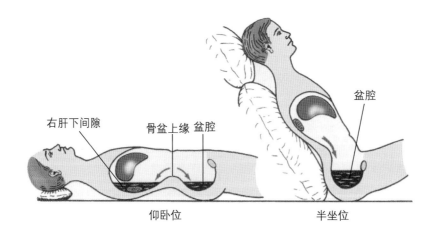

右肝下间隙　　骨盆上缘　盆腔　　　　　盆腔

仰卧位　　　　　　　　　　半坐位

图4-24　不同体位炎性渗出物的积聚位置

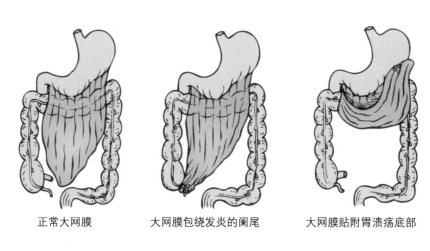

正常大网膜　　大网膜包绕发炎的阑尾　大网膜贴附胃溃疡底部

图4-25　大网膜对感染的局限化

■ 膈下脓肿

凡位于膈肌以下、横结肠及其系膜以上区域中的局限性积脓统称为膈下脓肿（subphrenic abscess）。膈下脓肿是腹腔内脓肿最为重要的一种，是腹膜炎的严重并发症。患者平卧时膈肌下部位最低，腹膜炎时腹腔内的脓液易积聚此处，这是膈下脓肿易发的重要解剖因素。

膈下脓肿的定位

膈下脓肿的定位依赖于对结肠上区腹膜腔解剖的掌握。由于肝的存在，将结肠上区分为肝上间隙和肝下间隙。肝上间隙借镰状韧带分为左肝上间隙和右肝上间隙，外加位居肝裸区和膈肌之间的膈下腹膜外间隙，左肝上间隙又被左三角韧带分为左肝上前间隙和左肝上后间隙。肝下间隙以肝圆韧带分为左肝下间隙和右肝下间隙，左肝下间隙又被小网膜和胃分成左肝下前间隙和左肝下后间隙。

CT检查是诊断膈下脓肿的最佳方法，不仅定位准确，而且可以较好地显示脓肿范围及其与周围脏器的关系。以图4-26为例，该脓肿位于镰状韧带左侧、肝左叶前方和腹前壁之间，因而膈下脓肿定位于左肝上前间隙。

膈下脓肿临床表现的解剖学基础

膈下脓肿多继发于弥漫性细菌性腹膜炎或腹部手术后，早期症状往往隐蔽而且缺乏特异性，

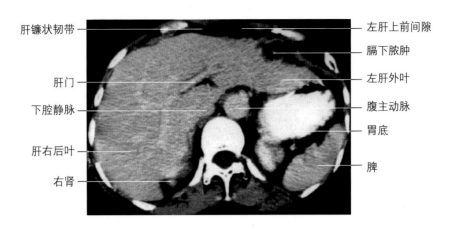

肝镰状韧带　肝门　下腔静脉　肝右后叶　右肾

左肝上前间隙　膈下脓肿　左肝外叶　腹主动脉　胃底　脾

图4-26　膈下脓肿的CT横断层图像

因此容易与原发病相混淆。典型表现是在原发病得到处理好转后又逐渐出现感染中毒征象，除一般的全身性感染中毒症状外，根据脓肿部位的不同，绝大多数患者还出现以胸部症状或腹部症状为主的局部表现。

1. 胸部表现　近50%膈下脓肿患者有明显的胸部症状，多见于肝上间隙脓肿者。除脓肿对膈肌刺激外，还和感染可经膈肌上的淋巴管由腹膜向胸膜扩散有关。

2. 腹部表现　约40%膈下脓肿患者有明显的腹部表现，多见于肝下间隙脓肿者。主要症状为上腹痛。体格检查可发现上腹肌紧张和压痛，局限性压痛常可提示脓肿所在部位。有时可触及肿块。

3. 肩部疼痛　膈下脓肿的患者经常出现肩部疼痛。肩部皮肤由锁骨上神经（C_3、C_4）支配，膈下中部的壁腹膜由膈神经（$C_{3\sim5}$）支配，锁骨上神经和膈神经具有相同的神经来源节段，故出现此类牵涉痛。

膈下脓肿的手术引流

不同部位的膈下脓肿的手术引流途径不一样。

1. 经腹前壁途径　最为常用，适合于右肝上间隙前部、右肝下间隙前部、左肝上前间隙及左肝下前间隙的脓肿。手术方法是沿肋缘下做斜切口，逐层切开至腹膜，沿腹膜外向上分离至脓肿位置，经穿刺证实后切开脓腔，吸尽脓液，放置硅胶管或双套管引流。由于是经腹膜外引流，不会造成腹腔的进一步污染。但如果腹腔内已有粘连，则可切开腹膜经腹腔内引流脓肿。

2. 经后腰部途径　适用于右肝下、左肝下靠后的脓肿。手术方法是沿第12肋做切口并切除第12肋，沿第1腰椎平面横行切开肋骨床。注意不可顺肋骨床切开，以免破入胸膜腔。切开肋骨床达腹膜后，先将肾向下推移，穿刺定位脓肿后切开，吸尽脓液，然后放置引流物。

3. 经胸壁切口途径　适用于高位右肝上间隙脓肿。手术应分两期进行，切口选择在第8或第9肋骨处侧胸壁，第一期先切除部分肋骨，于胸膜外用碘仿纱条填塞伤口使胸膜和膈肌形成粘连。

一般于5~7天后再行二期手术，首先经原切口穿过粘连的胸膜和膈肌穿刺脓肿，抽得脓液后，沿穿刺针头方向切开胸膜和膈肌至脓腔，吸尽脓液，放置硅胶管或双套管引流。近年来由于影像学的发展，已较少采用这种两期手术方法，多采用B超或CT引导下重复穿刺排脓的方法解决。

（郑雪峰　邓雪飞）

主要参考文献

1. Susan Standring. 格氏解剖学. 41版. 丁自海, 刘树伟, 主译. 济南: 山东科学技术出版社, 2017.

2. 刘树伟, 杨晓飞, 邓雪飞. 临床解剖学丛书——腹盆部分册. 2版. 北京: 人民卫生出版社, 2014.

3. 林擎天. 普通外科临床解剖学. 上海: 上海交通大学出版社, 2014.

4. 刘树伟, 邢子英. 腹部应用解剖学. 北京: 高等教育出版社, 2007.

5. 刘树伟, 柳澄, 胡三元. 腹部外科临床解剖学图谱. 济南: 山东科学技术出版社, 2006.

6. 丁自海, 原林. 局部临床解剖学. 西安: 世界图书出版公司, 2009.

7. 裘法祖, 王健本, 张祜曾. 腹部外科临床解剖学. 济南: 山东科学技术出版社, 2001.

8. 吴孟超, 吴在德. 黄家驷外科学. 7版. 北京: 人民卫生出版社, 2008.

9. 中国解剖学会体质调查委员会. 中国人解剖学数值. 北京: 人民卫生出版社, 2002.

10. Moore KL, Persaud TVN. The developing human(8e). Philadelphia: Elsevier Health Sciences, 2008.

11. Richard LD, Vogl AW, Mitchell AWM, et al. Gray's atlas of anatomy. Philadelphia: Churchill Livingstone, 2008.

12. Standring S. Gray's anatomy: The anatomical basis of clinical practice(40e). Philadelphia: Elsevier Churchill Livingstone, 2008.

13. 金航, 闵鹏秋, 曾蒙苏, 等. 成年国人大网膜多层螺旋CT应用解剖学研究. 解剖学报, 2006, 37(6): 694-697.

14. 李晓平, 徐达传, 李朝龙, 等. 镰状韧带形态与血供的解剖学研究及其临床意义. 中国临床解剖学杂志, 2002, 20(2): 89-91.

15. 李学雷, 江奕恒, 钟世镇. 大网膜移植的应用解剖. 中华显微外科杂志, 2011, 34(4): 305-308.

16. 汶雅娟, 马静, 王锋, 等. 肝十二指肠韧带的正常解剖及CT研究. 实用放射学杂志, 2003, 19(2): 128-130.

17. 朱文涛, 陈强谱, 管清海. 肝圆韧带在腹部手术修复与重建中的应用. 中国现代普通外科进展, 2010, 13(8): 641-643.

18. 朱文涛, 陈强谱, 张兴元, 等. 成人肝圆韧带体外再通后的解剖学和组织学研究. 中华临床医师杂志（电子版）, 2012, 06(13): 136-139.

19. Coulier B. 64-row MDCT review of anatomic features and variations of the normal greater omentum. Surg Radiol Anat, 2009, 31(7): 489-500.

20. Ibukuro K, Tsukiyama T, Mori K, et al. Hepatic falciform ligament artery: angiographic anatomy and clinical importance. Surg Radiol Anat, 1998, 20(5): 367-371.

21. Liebermann-Meffert D. The greater omentum. Anatomy, embryology, and surgical applications. Surg Clin North Am, 2000, 80(1): 275-293.

22. Oh CS, Won HS, Kwon CH, et al. Morphologic variations of the umbilical ring, umbilical ligaments and ligamentum teres hepatis. Yonsei Med J, 2008, 49(6): 1004-1007.

23. Weiglein AH. Variations and topography of the arteries in the lesser omentum in humans. Clin Anat, 1996, 9(3): 143-150.

胃

胃的形态、位置、毗邻与分部

■ 胃的形态

胃（stomach）的形态受体位、体型、年龄、性别和胃的充盈状态等多种因素的影响，变化较大。在高度充盈时呈球囊形，完全空虚时略呈管状。胃的容量在婴幼儿约30 mL，3岁约600 mL，青春期约1 000 mL，在成年人达1 500~3 000 mL。

胃分前、后壁，大、小弯，入、出口（图5-1）。胃前壁朝向前上方，后壁朝向后下方。胃小弯（lesser curvature of stomach）凹向右上方，其最低点弯度明显折转处称角切迹，胃大弯（greater curvature of stomach）大部分凸向左下方。胃的近端与食管连接处是胃的入口，称贲门（cardia），贲门的左侧食管末端左缘与胃底所形成的锐角称贲门切迹。胃的远端接续十二指肠处是胃的出口，称幽门（pylorus）。由于幽门括约肌的存在，在幽门表面，有一缩窄的环形沟，幽门前静脉常横过幽门前方，为胃手术提供了确定幽门的标志。

此外，活体X线钡剂透视，可将胃分成4型（图5-2）。

（1）钩型胃：呈"丁"字形，胃体垂直，角切迹呈明显的鱼钩型，胃大弯下缘几乎与髂嵴同高，此型多见于中等体型的人。

（2）角型胃：胃的位置较高，呈牛角型，略呈横位，多位于腹上部，胃大弯常在脐以上，角切迹不明显，常见于矮胖体型的人。

（3）长型胃：胃的紧张力较低，全胃几乎均在中线左侧。内腔上窄下宽。胃体垂直呈水袋样，胃大弯可达髂嵴水平面以下，多见于体型瘦弱的人，女性多见。

（4）瀑布型胃：胃底大而后倾、呈囊袋状，由贲门来的钡剂先流入胃底的后倾部位，充盈到一定量后才流入胃体，状若瀑布下泄，故而得名。由于食物容易沉积于囊底不易被排空，尤其进食辛辣、油腻等食物时，对局部黏膜可产生较强的刺激性；部分食物酵解产气，可引起用

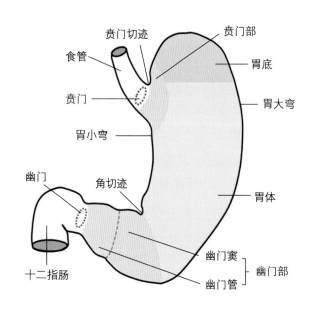

图5-1　胃的大体形态

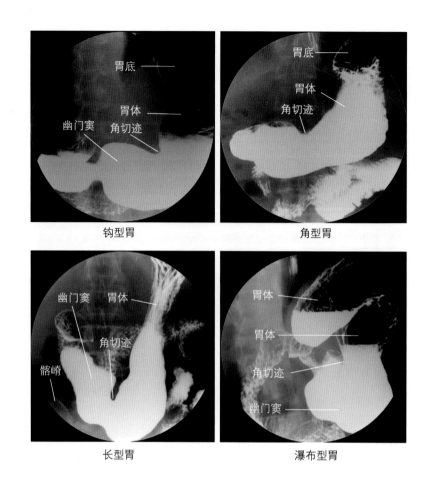

钩型胃　　　　　　　　　角型胃

长型胃　　　　　　　　　瀑布型胃

图5-2　不同形态的胃（X线钡剂透视）

餐后明显的左上腹不适以及呃逆、嗳气或反酸等症状。

■ 胃的位置

胃的位置常因体型、体位、呼吸、充盈程度不同及肠管状态的改变而有较大变化。通常，胃中等程度充盈时，大部分位于左季肋区，小部分位于腹上区。胃的贲门和幽门的位置比较固定，贲门位于第11胸椎体左缘，幽门约在第1腰椎体右侧。胃大弯的位置较低，其最低点一般在脐平面。胃高度充盈时，大弯下缘可达脐以下，甚至超过髂嵴平面。胃底最高点在左锁骨中线外侧，可达第6肋间隙高度。

■ 胃的毗邻

胃前壁右侧份与肝左叶和方叶相邻，被左肋弓掩盖，左侧份上部紧邻膈肌。在剑突的下方，部分胃前壁直接与腹前壁相贴，是临床上进行胃触诊的部位。胃后壁隔网膜囊与胰、脾、横结肠、左肾上部和左肾上腺及其系膜相邻，这些器官共同形成胃床。胃底与膈肌和脾相邻。胃后壁靠近贲门的一小部分无腹膜被覆称胃裸区（gastric bare area），胃左血管经此区到达胃小弯。胃后壁的其他大部分隔着网膜囊贴近膈肌、左肾上腺、左肾前面的上部、胰腺前面、脾动脉（以上各结构表面有腹后壁腹膜被覆）及横结肠系膜上层；胃的一些手术需经网膜囊进行；胃溃疡、胃癌可能致胃后壁与胰等器官粘连，或穿孔而破入网膜囊；胃癌根治术为防止癌扩散，除切胃之外常需将网膜囊各壁，包括小网膜、大网膜或胃结肠韧带、横结肠系膜上层（实质上是大网膜的后二层）、网膜囊后壁的腹膜等做封闭式的整体切除（网膜囊切除术）。由于胃大弯借横结肠系膜和大网膜与十二指肠空肠曲及空肠、回肠隔开，故胃切除术游离胃大弯时，或由于病变使胃与横结肠系膜粘连而需分离时，需注意防止损伤中结肠动脉。

■ 胃的分部

通常将胃分为4部（图5-1）：贲门附近的部分称贲门部，界域不明显；贲门平面以上，向左上方膨出的部分为胃底，临床又称胃穹隆，内含吞咽时进入的空气，约50 mL，X线胃片可见此气泡（胃泡）；自胃底向下至角切迹处的中间大部分称胃体；胃体下界与幽门之间的部分称幽门部，临床也称胃窦。幽门部大弯侧有一不甚明显的浅沟称中间沟，将幽门部分为左侧的幽门窦和右侧的幽门管。幽门窦通常位于胃的最低部，临床上胃溃疡和胃癌多发生于胃的幽门窦近胃小弯处；幽门管长2~3 cm。

贲门是以从贲门切迹至胃与食管右缘连续处所做的连线作为标志。从黏膜上皮的不同来看，胃与食管的分界位于解剖分界之上，称为食管胃黏膜线。食管胃黏膜线上方食管黏膜上皮为复层扁平上皮，下方胃黏膜上皮为单层柱状上皮。在内镜下，根据黏膜颜色的不同确认食管胃黏膜线（图5-3）：该线上方的食管黏膜颜色稍浅，呈淡粉红色或淡黄红色，有数条纵行皱襞；该线下方的胃黏膜颜色稍深，呈橘红色，黏膜皱襞呈放射状或横行排列；贲门区的肿瘤可能来源于3个解剖部分：食管下段黏膜、贲门黏膜和邻近胃底或胃体黏膜。国内既往多根据病理类型来诊断，腺癌为贲门癌，鳞癌为食管癌。

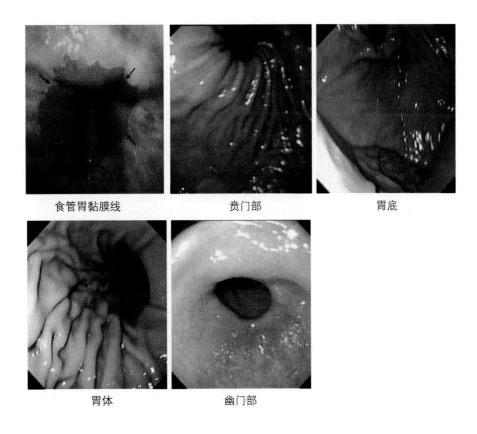

食管胃黏膜线　　　　　贲门部　　　　　胃底

胃体　　　　　幽门部

图5-3　内镜下显示胃黏膜

幽门是胃的出口，内径不超过1.9 cm，仰卧位且胃空虚时平第1腰椎水平接十二指肠，相当于两侧第9肋软骨尖端连线的高度，居正中矢状面右侧约1.2 cm。幽门较贲门活动度稍大，直立位时可平第2腰椎或第3腰椎上部。放射学检查显示幽门位置较高且无活动性时，提示其与胆囊或邻近器官间存在粘连。成年人鼻孔至幽门的长度为56.7 cm，因此在经鼻胃管操作过程中一般控制胃管插入深度在55 cm以内，从而避免胃管过长对胃黏膜造成刺激。幽门在胃表面正常以一环形浅沟为标志，称十二指肠幽门缩窄或幽门缩窄，此沟也是幽门括约肌的标志（图5-4）。幽门括约肌及其被覆的黏膜形成幽门瓣，有延缓胃内容物排空和防止肠内容物逆流至胃的作用。在活体中，幽门表面的浅沟常表现为一细的白线；部分患者

幽门前方浆膜下有垂直走行的幽门前静脉，其为胃右静脉分支，同样可以作为活体手术时幽门定位的标志。

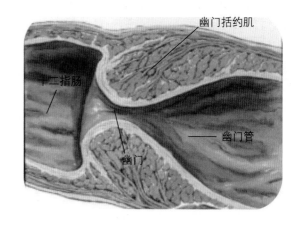

图5-4　幽门切面观

胃壁的结构和功能

■ 胃壁的结构

胃壁由4层构成，由内向外依次为黏膜层、黏膜下层、肌层和浆膜层。胃壁厚度超过1 cm者可以确定为疾病所致。

1. 黏膜层　黏膜柔软、较厚，贲门处最薄，幽门附近最厚。黏膜表面平滑柔软呈天鹅绒状。活体状态，胃黏膜呈红色或红褐色，而贲门部黏膜色较淡，幽门部黏膜则呈粉红色。在食管与胃交接处的黏膜上，有一呈锯齿状的环形线，称食管胃黏膜线，该线是胃镜鉴别病变位置的重要标志（图5-3）。在幽门处黏膜形成的皱襞称幽门瓣，突向十二指肠腔内，有阻止胃内容物进入十二指肠的功能。

胃空虚时形成许多皱襞，充盈时变平坦。沿胃小弯处有4~5条较恒定的纵行皱襞，襞间的沟称胃道；放射学已经证明，大多数人吞饮钡剂时，可见钡剂首先局限于胃的小弯部分（沿胃道分

布）（图5-5），因此吞食腐蚀性物质时，最常见的损伤部位是胃小弯。

在胃黏膜表面，除上述纵行黏膜皱襞外，尚有纵横交错的胃小沟将其分隔为直径2~6 mm的"鹅卵石"样的细微结构，即胃小区。胃小区和胃小沟是目前胃钡剂造影所能观察到的最小结构。在双对比造影时，胃小沟充满钡剂，表现为条纹状高密度影；胃小区表面钡剂相对较少，在胃小沟的刻画下，显示为相对透光区。胃窦部的胃小沟相对较宽、较深，最易显示（图5-6）。胃小区的异常对胃浅表细小病变的诊断具有重要价值。显微镜观察，每个胃小区表面存在许多不规则的小孔，称胃小凹（gastric pit）。胃小凹底部与3~5条腺体相连，是腺体的开口所在。

2. 黏膜下层　黏膜下层由疏松结缔组织构成，内有丰富的血管、淋巴管和神经丛，当胃扩张和蠕动时起缓冲作用。胃的动、静脉分支均在黏膜下层内形成血管丛。胃底部黏膜下静脉丛与

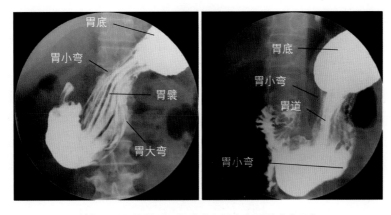

解剖图

气钡双对比造影显示胃襞（左图）和胃道（右图）

图5-5　胃的黏膜皱襞

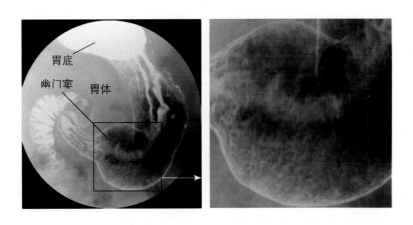

图5-6　气钡双对比造影显示胃小区

食管黏膜下静脉丛相交通，故门-奇静脉断流术尚需加做胃底横断术，以阻断胃-食管黏膜下静脉之间的交通。

3. 肌层　肌层较厚，由外纵、中环、内斜的3层平滑肌构成（图5-7）。纵行肌以胃小弯和大弯处较厚。环形肌环绕于胃的全部，在幽门处较厚称为幽门括约肌，在幽门瓣的深面，有延缓胃内容物排空和防止肠内容物逆流至胃的作用。斜行肌是由食管的环形肌移行而来，分布于胃的前、后壁，起支持胃的作用。

4. 浆膜层　胃的外膜为浆膜，浆膜层即脏腹膜，几乎覆盖胃壁的整个表面，故胃为腹膜内位器官。两个部位浆膜层缺如：①贲门后方的裸区使胃底存在一无腹膜覆盖的三角形小区，直接与膈肌相邻接；②沿胃大、小弯胃网膜的附着处，由浆膜层与胃网膜移行而成，浆膜层与两层腹膜之间有一无腹膜覆盖的窄小间隙，有胃网膜左、右血管及胃左、右血管和神经经行。临床上常将胃壁的4层一起称为全层，将肌层和浆膜两层合称为浆肌层。

■ 胃壁的生理功能

胃的生理功能主要是进食后暂时储存食物，并对其进行初步消化，随后将此食糜运送到十二指肠。这就需要胃壁有协调的运动功能和胃壁黏膜层的分泌功能。在胃壁黏膜层胃小凹的底即为胃腺的开口。一个胃小凹有3~5个胃腺开口。胃黏膜上约有1 500个密集排列的腺体，由胃黏膜上皮向胃壁陷入固有膜内，其分泌物即由此流入胃腔混合成胃液起消化作用。

胃黏膜被覆单层柱状上皮，主要由表面黏液细胞组成。此细胞可分泌含高浓度碳酸氢根的不可溶性黏液，覆盖于黏膜表面，形成一层保护屏障。正常胃上皮中没有类似肠道中的杯状细胞，若出现，称为胃的肠上皮化生，为胃癌的前期表现。胃黏膜固有层内有大量腺体，根据所在部位和结构的不同，分为贲门腺、胃底腺和幽门腺。

（1）贲门腺（cardiac gland）：分布于贲门部宽1~3 cm区域，主要分泌黏液。

（2）胃底腺（fundic gland）：亦称泌酸腺（oxyntic gland），分布于胃底和胃体，数量最多、功能最重要。腺体主要由4种细胞构成。①主细胞：或称胃酶细胞，分泌胃蛋白酶原。②壁细胞：或称泌酸细胞，分泌盐酸和内因子，后者与维生素B$_{12}$结合形成复合物，防止维生素B$_{12}$降解、促进吸收，以供红细胞生成所需。慢性萎缩性胃炎或胃手术导致壁细胞数目减少时，内因子缺乏，维生素B$_{12}$吸收障碍，可出现恶性贫血。③颈黏液细胞（mucous neck cell）：分泌可溶性酸性黏液，有人认为尚可分泌尿素酶。越接近贲门部，主细胞越多，越接近幽门部，壁细胞越多。

（3）幽门腺（pyloric gland）：分布于幽门部宽4~5 cm区域，除分泌黏液和电解质外，还可能分泌溶菌酶。幽门腺可有少量壁细胞，也有许多内分泌细胞——G细胞，在机械刺激下产生胃泌素，作用是促进胃的活动和主细胞、壁细胞的分泌。

3种腺体的分泌物混合，统称胃液，成人每日分泌量为1.5~2.5 L，pH 0.9~1.5；主要成分除盐酸、胃蛋白酶、黏蛋白（黏液）外，还有大量

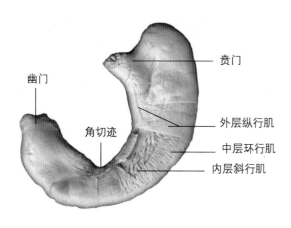

幽门

贲门

角切迹

外层纵行肌

中层环行肌

内层斜行肌

图5-7　胃壁肌层

水、NaCl、KCl等。胃液里面的H^+浓度是血浆和组织液里面的300万~400万倍，这种酸度很高的环境，使得胃蛋白酶能够将蛋白质充分分解成䏡和䏏等中间产物。

胃液里面含有的高浓度盐酸腐蚀力极强，胃蛋白酶能分解蛋白质，而正常情况下，胃黏膜却不受破坏，这是由于黏膜表面存在的黏液-碳酸氢盐屏障，该屏障由胃黏膜上皮细胞、胃底腺颈黏液细胞、幽门腺细胞和唾液腺等分泌的不可溶性黏液凝胶构成，附于胃黏膜表面，其内含有大量的HCO_3^-。黏液层将上皮与胃蛋白酶隔离，HCO_3^-中和渗入的H^+，同时胃上皮细胞本身能够快速更新，这3种因素共同起到保护胃黏膜的作用。在正常情况下，胃酸的分泌量和黏液-碳酸氢盐屏障保持平衡，胃酸分泌过多或黏液产生减少（屏障受到破坏），都会导致胃溃疡的发生。

根据胃黏膜内腺体不同，将胃黏膜分为3个区。①贲门腺区：即贲门部，是胃食管连接处一个宽1.0~4.0 cm的环状区域。②泌酸腺区：即胃底和胃体部，其面积占全胃的2/3或4/5。③幽门腺区：相当于幽门部。高选择性迷走神经切断术又称胃腺壁细胞迷走神经切断术，就是切断支配胃壁近侧2/3部分胃壁内的壁细胞的支配神经，其目的是消除副交感神经控制的胃酸的分泌，又能保持幽门部的生理功能（胃的排空作用）。

与胃相关的网膜、韧带、皱襞及筋膜

■ 胃相关的网膜

1. 大网膜（greater omentum） 连于胃大弯与横结肠之间，呈围裙状下垂并遮盖于横结肠和小肠的前面，其长度因人而异（图5-8）。成人大网膜前两层和后两层通常愈合，使前两层上部直接由胃大弯连至横结肠，形成胃结肠韧带。大网膜具有很大的活动性，当腹腔脏器发生炎症（如阑尾炎）时，大网膜能迅速将其包绕以限制炎症的蔓延。

大网膜是最大的腹膜襞，悬于胃大弯的下方。正常打开腹壁后，可见大网膜经常搭在腹部器官上面（图5-9）。大网膜含有脂肪组织，在肥胖的个体，尤其是男性，常是储存脂肪的部位。大网膜呈双叶，每叶含有两层腹膜，借少量结缔组织分隔开。这两叶向后返折，在横结肠下相互之间紧密附着。在这一平面上前叶与后叶分开并附着于胃大弯。大网膜结肠上曲的这一部分称为胃结肠韧带。大网膜最前面的一层与胃和十二指肠前面的脏腹膜相延续。前叶从胃大弯和十二指肠上部下降一段距离后进入腹膜腔，然后向上迅速翻转上升，移行为后叶。后叶经横结肠和横结肠系膜的前方，在横结肠系膜起点的上方附于腹后壁，行于胰头和胰体的前方。后叶的前层与小囊的后壁相融合，后叶的后层则向下急剧返折，与横结肠系膜的前层相融合。大网膜的后叶附着于横结肠和横结肠系膜。

在胚胎早期，大网膜和横结肠系膜是分开的结构，这样的配布可偶尔持续存在。在外科手术中，大网膜和横结肠系膜之间的自然黏附可以分开，如果需要，大网膜即可从横结肠及横结肠系膜中完全分离。可以通过分离大网膜后叶的上份这一路径进入网膜囊，这样就为进入胃后壁和胰前面的外科手术提供了一个相对无血的手术入路。

在腹部左侧，大网膜与胃脾韧带相延续；在腹部右侧，则延伸至十二指肠的起始部。腹膜皱襞、肝结肠韧带可从肝右叶下面或十二指肠的上

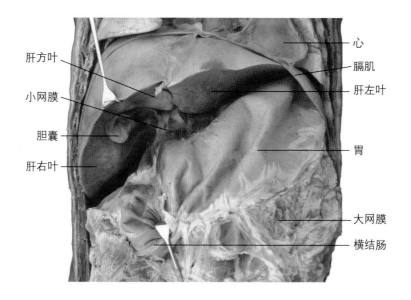

肝方叶

小网膜

胆囊

肝右叶

心

膈肌

肝左叶

胃

大网膜

横结肠

图5-8　胃的网膜

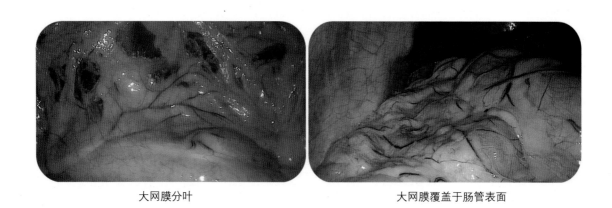

大网膜分叶

大网膜覆盖于肠管表面

图5-9　大网膜（腹腔镜）

部到达大网膜或结肠肝曲的右侧。大网膜的右缘常附着于肝曲和升结肠的前表面，但是它的腹膜层不与这一部分结肠表面的腹膜相延续。被称为腹膜带的腹膜薄层经升结肠和盲肠的前面到腹后外侧壁与大网膜融合。在右外侧结肠旁沟内，位于升结肠和腹后外侧壁的一些腹膜襞可偶尔存在。

2.小网膜（lesser omentum）　是连于膈肌、肝静脉韧带裂和肝门与胃小弯和十二指肠上部之间的双层腹膜（图5-10）。其左侧部从肝门连于胃小弯，称肝胃韧带；右侧部从肝门连至十二指肠上部，称肝十二指肠韧带。小网膜右侧为游离缘，其后方为网膜孔。小网膜由两层腹膜组成，两层腹膜借不等量的结缔组织和脂肪组织分隔开，来源于腹侧的胃系膜。它从肝的脏面下方至腹部食管、胃、幽门和十二指肠上部。向上，小网膜在肝下面的附着点呈"L"形，"L"形的垂直部分是由静脉韧带裂形成；向下，附着点翻转，在肝门中水平走行，完成"L"形。小网膜走在肝和胃之间的部分称为胃肝韧带，走在肝和十二指肠之间的部分称为肝十二指肠韧带。在胃肝韧带的两层之间靠近胃的附着点处,该韧带内含有胃左和胃右血管、迷走神经的分支及淋巴结。有的会出现一变异的动脉代替左肝动脉。小网膜的前层从静脉韧带裂下降至腹部食管、胃和十二指肠的前面。后层则从静脉韧带裂下降,走在胃和幽门的后面。在胃小弯处,小网膜的两层腹膜分开包裹胃,与胃前后表面的脏腹膜相融合。小网膜的后层形成小囊的部分前表面。小网膜的右外侧缘变厚,从十二指肠的上部和降部的连接处延伸至肝门。游离的右外侧缘形成网膜孔的前壁,内含肝门静脉(后方)、胆总管(右前方)、肝固有动脉(左前方),以及淋巴管、淋巴结和肝神经丛。有时可在小网膜的游离缘处发现来源于肠系膜上动脉的变异分支代替右肝动脉,通常走行到门静脉的后方。偶尔小网膜的游离缘延伸至右侧,并到达胆囊,称为胆囊十二指肠韧带。小网膜的上缘较短,在肝和腹部食管的内侧份走在膈的下表面。此处的小网膜较薄,可有窗孔或不完整,其厚度取决于所含结缔组织的多少,特别是脂肪组织的多寡。

■ 胃相关的韧带

1. 胃脾韧带 由胃大弯左侧部连于脾门,为双层腹膜结构,其上部内有胃短血管,下份有胃网膜左动、静脉(图5-11)。

2. 胃胰韧带 是由胃幽门窦后壁至胰头、颈或颈与体的移行部的腹膜皱襞。施行胃切除术时,需将此韧带切开并进行钝性剥离,才能游离出幽门与十二指肠上部的近侧份(图5-12)。

3. 胃膈韧带 由胃底后连至膈下,为双层腹膜结构,两层相距较远,使部分胃后壁缺少腹膜覆盖而形成胃裸区。全胃切除术时,先切断此韧带方可游离胃贲门部和食管(图5-13)。

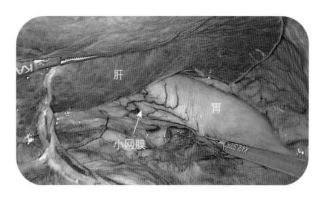

图5-10 小网膜(腹腔镜)

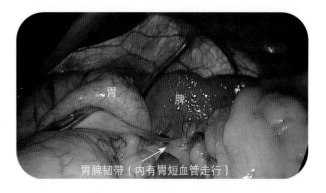

图5-11 胃脾韧带(腹腔镜)

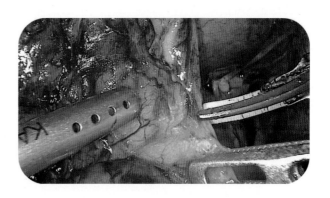

图5-12 胃胰韧带(腹腔镜)

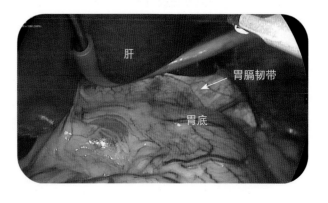

图5-13 胃膈韧带(腹腔镜)

■ 胃的系膜及融合筋膜

胃在胚胎发生初期为矢状位的直管状，腹侧缘被腹侧肠系膜固定于前腹壁，背侧缘被背侧肠系膜固定于后腹壁。腹侧系膜和背侧系膜各为两叶，系膜的两叶间有胃的血管及伴行的淋巴管、淋巴结和神经。随着胚胎发育，胃的形态和位置发生旋转，胃的背侧缘生长迅速形成胃大弯，并向左侧推进，顶部突出形成胃底。腹侧缘生长缓慢形成胃小弯转向右侧。胃的腹侧系膜形成小网膜，其边缘形成肝十二指肠韧带，与胃幽门、肝门和膈相接。胃的背侧系膜由于胃的旋转向左下方折叠、延长，成为各为两叶的前、后两层，前层与胃大弯相连，后层与腹后壁腹膜相连，两层之间为网膜囊。

胃背系膜前层自胃大弯向下延伸，首先附着于横结肠的网膜带，成为胃结肠韧带，然后自横结肠前方下行，成为狭义大网膜的前层。胃背系膜后层自上而下：①首先自腹主动脉上部前面的腹后壁腹膜发出，向左下方延伸，两叶间包有腹腔动脉及其主要分支；②在胰腺以上的部分与腹后壁腹膜融合，成为网膜囊上部的后壁，其中包绕胃左血管的部分称为胃胰襞（左上方），包绕肝总血管的部分称为肝胰襞（右下方），胰腺通过这两个皱襞与肝和胃小弯相联系；③向下包绕胰腺，其中后叶与腹后壁腹膜相融合形成胰后筋膜，前叶形成胰腺前筋膜，自胰腺下缘前后两叶相合继续下行，成为网膜囊中部的后壁；④继续下行，走行于横结肠系膜前方，与横结肠系膜前叶融合，成为网膜囊下部的后壁，向下附着于横结肠的网膜带；⑤自横结肠前方继续下行，成为狭义大网膜的后层，并与大网膜前层相融合。

脾形成于胃背系膜前后两层之间，成为网膜囊的左壁，其中与胰尾相连的胃背系膜后层称为脾肾韧带，与胃大弯相连的胃背系膜前层称为胃脾韧带。随着背侧胃系膜向左转移到胃的左后侧，头段上半向上形成胃膈韧带。胃背系膜前后两层在胰十二指肠前方相融合，并与横结肠系膜前叶融合，称为大网膜延长部。由于中肠的旋转，横结肠系膜最后从胰体的下缘横过，与之连续的升结肠系膜后叶上部与包绕胰头十二指肠的筋膜的前叶相融合，形成胰头十二指肠前筋膜。胰头十二指肠前筋膜为比较疏松的组织，位于胰深筋膜的前方，向下与右Toldt筋膜相接续，其与升结肠系膜前叶之间有右结肠血管及与之伴行的淋巴组织走行。

胚胎时伴随胃的旋转，十二指肠形成一个"C"形的袢并向右旋转，位于十二指肠"C"形袢内的胰也向右旋转，包绕胰和十二指肠的胃十二指肠背系膜的后叶与腹后壁腹膜相融合，形成胰后筋膜。位于腹主动脉左侧的称为胰后Toldt筋膜，位于腹主动脉右侧的称为胰后Treits筋膜。胰后Toldt筋膜位于胰体尾部和脾动静脉的后方，左肾筋膜前叶的前方；胰后Treits筋膜位于胰十二指肠后方，右肾筋膜前叶和下腔静脉的前方。

在胚胎时期旋转的过程中，系膜与系膜、系膜与脏器和腹壁相互靠近并贴在一起发生融合，形成潜在的、分布广泛的、充满疏松结缔组织的解剖平面，称为融合筋膜，这是天然的无血管区，外观与富含脂肪组织的系膜区别明显，在放大的腹腔镜术野中较开腹手术更易于分辨和定位，同时也便于手术中的解剖层面分离操作。从融合筋膜进行分离是腹腔镜手术的共识，但是由于筋膜复杂，手术者对筋膜的层次了解较少，目前还存在较多争议。各种融合筋膜将在后续有关章节中进一步描述。

胃的血管、淋巴管和神经

■ 胃的动脉供应

胃的动脉来自腹腔干及其分支，先沿胃大、小弯形成两个动脉弓，再由动脉弓发出许多小支

至胃前、后壁，在胃壁内进一步分支，吻合成网（图5-14）。

1. 胃左动脉（left gastric artery） 起于腹腔干，在网膜囊后壁腹膜后，紧挨着左膈下动

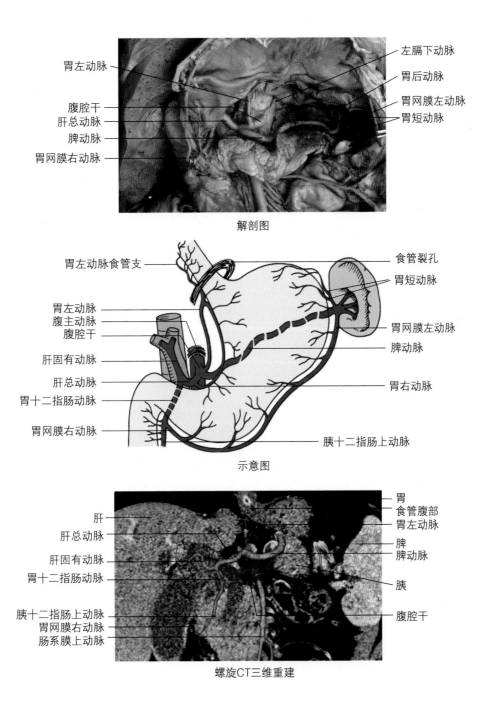

解剖图

示意图

螺旋CT三维重建

图5-14 胃的动脉

脉及左肾上腺内侧或前方，向左上方行于左胃胰襞内，有迷走神经后干的腹腔支并行，达胃贲门处即折向前向下进入小网膜两层之间，沿胃小弯向幽门而行，最终约在胃小弯中部与胃右动脉吻合形成动脉弓（图5-15）。胃左动脉在贲门处分出食管支营养食管；行经胃小弯时发出5~6支至胃前、后壁。胃大部切除术常在第1、2胃壁分支间切断胃小弯。偶尔肝固有动脉左支或副肝左动脉（临床上称之为"迷走肝左动脉"）起于胃左动脉，故行胃手术时切忌盲目结扎。

胃左动脉起始处较为固定，绝大多数起始于腹腔干，但国内外均有报道显示可直接发自腹主动脉，其发生率约在2%，此外，Ray等在1998年报道了2例较为罕见的变异，起自肠系膜上动脉。部分人群存在副胃左动脉（accessory left gastric artery），国内外报道其出现率自5.8%到21.2%不等，来源变异很大，多来自肝总动脉，亦可来自肝固有动脉、肝左动脉、脾动脉、肠系膜上动脉和腹腔干等（图5-16）。该动脉主要分布于胃底区和贲门，部分可达胃后下壁。当食管下端、贲门及胃底的一小部分仅由副胃左动脉供血时，胃大部切除后，副胃左动脉是残胃的主要供血者，若损伤血管，将导致术后腹膜后血肿和膈下感染。当副胃左动脉发自肝左动脉时，在肝动脉栓塞治疗的过程中容易经该动脉导致胃穿孔的发生。

胃左动脉是胃的动脉中直径最大者。从行程的变化看，胃左动脉可分为升段、弓形段和降段。胃左动脉升段对胃的向上移动起着很大的制约作用；胃左动脉弓形段毗邻左膈下动脉，居左肾上腺的内侧或前方，走行于腹膜双层之间，形成胃胰襞；胃左动脉降段毗邻胃小弯，小弯处容易发生溃疡，溃疡灶可以侵蚀胃左动脉，导致大量出血。胃癌切除在胃左动脉起于腹腔干处结扎切断该动脉，而良性胃切除则在胃左动脉的食管支与第一支胃壁支之间结扎切断胃左动脉。溃疡病的胃大部分切除，即将胃3/4的胃酸分泌区切除，也即需将胃远端约75%的部分切除，其切除线是从小弯侧胃左动脉第一个胃壁支至胃大弯侧胃短动脉与胃网膜左动脉间的"无血管区"之间的连线（图5-17）。

2.胃右动脉（right gastric artery） 常起于肝固有动脉，又称幽门动脉，下行至幽门上缘，转向左上，在肝胃韧带内沿胃小弯走行，终支多与胃左动脉吻合成胃小弯动脉弓，沿途分支至胃前、后壁（图5-18）。该动脉起点不定，有的更靠近胃十二指肠动脉，起始后在小网膜两层间下行，至胃幽门端，从右向左沿胃小弯行，分多支至胃前、后壁上部分，入浆膜层下。在下行过程中，多在胃十二指肠动脉或肝总动脉的前方通过，少数行经胆总管的前方。胃右动脉多数末端与胃左动脉末端吻合，其吻合部位多在角切迹附近。整体上，胃右动脉的供应范围较胃左动脉小，所发出的胃支数目也较少。

胃右动脉起始变异较大，各种报道相差较大，除约一半（44%~51%）起源于肝固有动脉外，其他较常见的是起始于肝左动脉、胃十二指肠动脉或肝总动脉，一般各占10%左右，但林志东等在原发性肝癌患者的CTA中发现，胃右动脉起源于肝左动脉者可高达39%。其他较为少见的变异也可起自肠系膜上动脉、肝右动

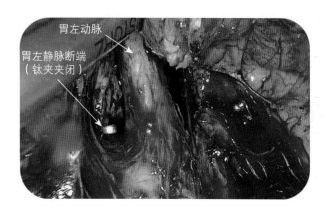

图5-15　腹腔镜显示胃左动脉

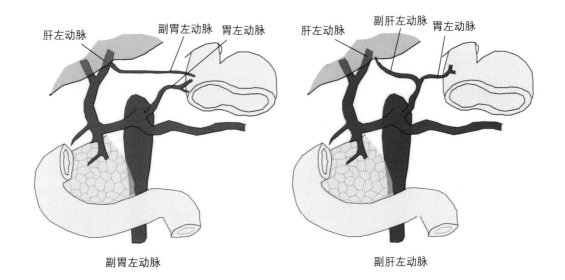

肝左动脉　　副胃左动脉　胃左动脉

副胃左动脉

肝左动脉　　副肝左动脉　胃左动脉

副肝左动脉

图5-16　副胃左动脉和副肝左动脉

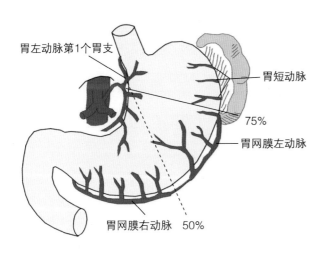

胃左动脉第1个胃支

胃短动脉

75%

胃网膜左动脉

胃网膜右动脉　　50%

图5-17　胃的"无血管区"

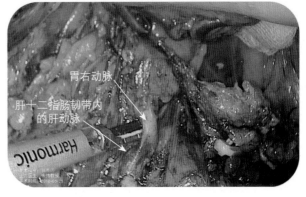

胃右动脉

肝十二指肠韧带内的肝动脉

图5-18　腹腔镜显示胃右动脉

脉、肝中动脉甚至是胰十二指肠动脉等。副胃右动脉的出现率约3%，可起自肝固有动脉或肝中动脉，在胃右动脉右侧下行，分支供应幽门区。不到2%的人群胃右动脉缺乏，仅存在胃左动脉。

　　胃右动脉可发出十二指肠上动脉，距幽门1~3 cm处至十二指肠上部颅侧部分肠壁。在保留胃幽门的颅侧胰十二指肠切除术时，80%的病例该动脉可能被保留，维持残留十二指肠颅侧部分肠壁的血供。

　　3. 胃网膜右动脉（right gastroomental artery）起始处变异很少，主要来源于胃十二指肠动脉，少数异位起始于肠系膜上动脉。胃十二指肠动脉在十二指肠上部后方（距幽门约2.5 cm）与胰颈之间下行，达十二指肠上部下缘分出胃网膜右动脉，沿网膜囊的右缘下行，然后沿胃大弯下方1横指处大网膜前二层之间，向左行，多数最后与胃网膜左动脉吻合（图5-19）。

　　胃网膜右动脉的分支很多，有幽门下支、胃支、网膜支和胰支等。胃网膜右动脉作为冠状动脉旁路移植术使用的一种动脉血管材料，具有管径适中、粥样硬化轻、远期通畅率较大隐静脉明显增高等优点。

4. 胃网膜左动脉（left gastroomental artery） 起于脾动脉脾下极支或脾动脉本干。起始处近脾门，在胃脾韧带内向下右方走行，至大网膜前二层之间，沿胃大弯或离其2.0 cm处向右行，与胃网膜右动脉吻合成动脉弓（图5-20）。胃网膜左动脉沿途发出多支胃支和网膜支，胃支向上分布于胃大弯附近的胃前、后壁。各胃支之间的距离为1~2 cm，但胃网膜左、右二动脉的最后一支胃支均细小，且二者间距离也加大；二动脉的末端支（吻合或不吻合）也很细小。这一解剖特点，在行胃部分切除时，可作为胃网膜左、右动脉的分界标志，也是胃适量切除的一个标志点。从此点至胃小弯侧胃左动脉第1个胃壁支处的连线是切除胃远端50%部分的切除线（图5-17）。

5. 胃短动脉（short gastric artery） 起于脾动脉末端或其分支，一般3~5支。胃短动脉在发出后，向右上方经脾肾韧带转入胃脾韧带，或直接进入胃脾韧带两层腹膜之间，达到并供应胃大弯上部和胃底，并与胃网膜左动脉、胃短动脉以及左膈下动脉的分支相吻合（图5-21）。但是在胃壁外、胃短动脉各支间及其与其他动脉胃支间不见有吻合，故在胃大弯侧胃短动脉最下一支与胃网膜左动脉最上一支胃支之间是胃部分切除的一个标志点（图5-17）。此外，胃短动脉对胃有支持作用，切断后胃将可能出现下垂。

6. 胃后动脉（posterior gastric artery） 出现率约72%，动脉数目以1支者居多。多数起自脾动脉干的任何一段（以中段最为常见，左段次支，右段最少），少数起自脾上极动脉（图5-22），亦可起自腹腔干和胃左动脉。该动脉起始后在网膜囊后壁腹膜深面向上行，达胃-食管结合部位，经胃膈韧带至胃后壁上部分布。行高位胃部分切除术时，胃后动脉是残胃的主要供血动脉，

故在切除时需注意胃膈韧带处有无胃后血管，并予以妥善处理。而在全胃切除、全胰切除或胰尾切除术中，则应彻底结扎该血管，否则容易出现术中和术后出血。由于胃后动、静脉由腹后壁至胃膈韧带，使胃膈韧带向腹后壁延续处腹膜常形成一腹膜皱襞，故可通过该襞作为手术中寻找胃

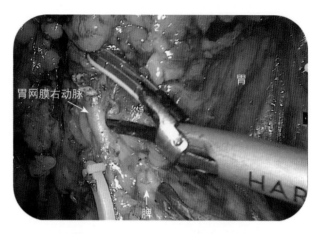

图5-19 腹腔镜显示胃网膜右动脉

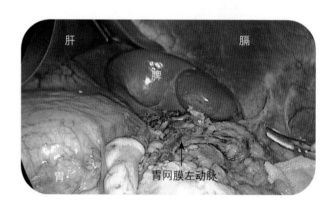

图5-20 腹腔镜显示胃网膜左动脉

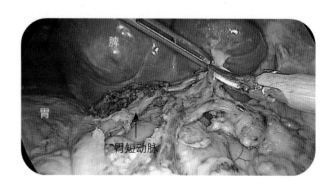

图5-21 腹腔镜显示胃短动脉

后血管的标志（图5-23）。

7. 左膈下动脉（left inferior phrenic artery）　可单独或与右膈下动脉共干起于腹主动脉或腹腔动脉（90%），少见起于肾、胃左、肝等动脉，极罕见起于脾动脉。该动脉除发出数个返支至贲门和食管下端外，绕过贲门区后侧，在近胃底处分出一胃底支，经胃膈韧带分布于胃底（图5-24）。

正常胃底由胃左动脉、脾动脉（经胃后和胃短动脉）和左膈下动脉3支动脉供血，做远端胃亚全切除时必须保留上述3个血液来源中的1个。左膈下动脉和胃后动脉深处腹后壁，当贲门、胃底或胃中1/3部的癌肿切除时，必须清扫动脉周围的淋巴结，故术前了解动脉的行径或变异，术者做到心中有数，即可避免意外的出血和胃底或残端坏死。

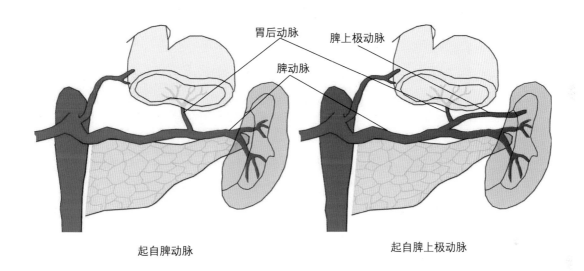

起自脾动脉　　　　　　　　起自脾上极动脉

图5-22　胃后动脉

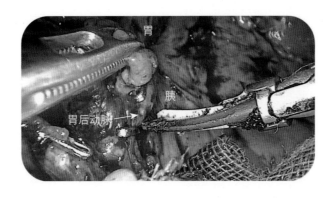

图5-23　腹腔镜显示胃后动脉

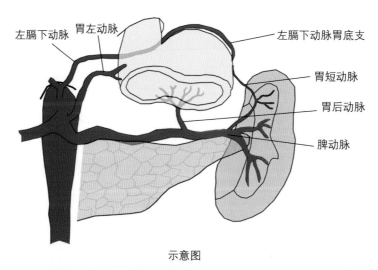

示意图

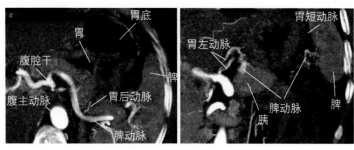

螺旋CT三维重建

图5-24　胃底的动脉

■ 胃的静脉回流

胃的静脉多与同名动脉伴行，均汇入肝门静脉系统。胃右静脉沿胃小弯右行，注入肝门静脉，沿途收纳幽门前静脉，后者在幽门与十二指肠交界处前面上行，是辨认幽门的标志。胃左静脉又称胃冠状静脉，沿胃小弯左行，至贲门处转向右下，汇入肝门静脉或脾静脉。胃网膜右静脉沿胃大弯右行，注入肠系膜上静脉。胃网膜左静脉沿胃大弯左行，注入脾静脉。胃短静脉来自胃底，经胃脾韧带注入脾静脉。此外，多数人还有胃后静脉，由胃底后壁经胃膈韧带和网膜囊后壁腹膜后方，注入脾静脉（图5-25）。

1. 胃左静脉（left gastric vein） 原称胃冠状静脉，在小弯角切迹处起始，常有2支。该静脉收集小弯侧胃前后壁的小支，在小网膜内沿胃小弯向左上行，至贲门处汇集2~3支食管静脉，而后向后经胃膈韧带内至网膜囊后壁腹膜形成的胃胰襞内向右下行，达十二指肠上部上缘注入门静脉、脾静脉近门静脉段或门-脾静脉夹角处（图5-26）。

2. 胃右静脉（right gastric vein） 亦称幽门静脉，常有2~3支，管径较小。左支在小网膜内沿胃小弯从左向右，收集胃前、后壁静脉小支，其中一支垂直行于幽门前方浆膜下，称幽门前静脉，是手术时定位幽门之标志；右支引流十二指肠上部的静脉血。胃右静脉在小网膜内继续向右，一般约在十二指肠上部上缘后方注入门静脉，但也可向上进入肝十二指肠韧带内而后注入门静脉（图5-27）。胃左、右静脉在胃小弯多数吻合形成静脉弓。

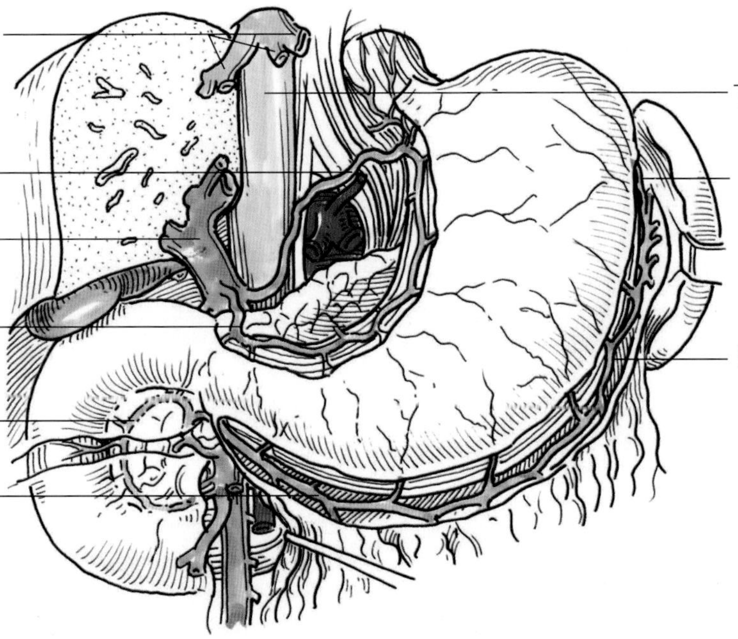

肝静脉

胃左静脉

肝门静脉

胃右静脉

胰十二指肠
上前静脉

胃网膜右静脉

下腔静脉

胃短静脉

胃网膜左静脉

图5-25 胃的静脉

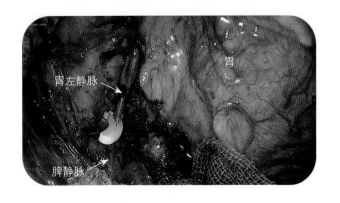

图5-26 腹腔镜显示胃左静脉

胃

胃左静脉

脾静脉

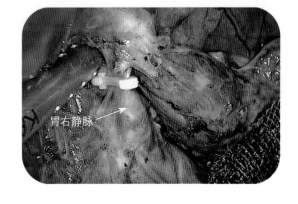

图5-27 腹腔镜显示胃右静脉

胃右静脉

3. 胃网膜左静脉（left gastroepiploic vein） 与胃网膜左动脉伴行，收集邻近胃大弯的胃前、后壁的静脉支，沿胃大弯在大网膜前二层内由右向左上行，最后注入脾静脉的起始部下壁或其某一属支（图5-28）。胃网膜左、右静脉在胃大弯处不常形成静脉弓。

4. 胃网膜右静脉（right gastroepiploic vein） 与同名动脉伴行，收集胃下部（大弯侧）和大网膜静脉血（图5-29），沿胃大弯在大网膜前二层内从左向右，回流到幽门下方后与

动脉分开，在胰头前方斜行向下，与胰十二指肠上前静脉汇合成胃十二指肠静脉后，再与右结肠静脉汇合，形成胃结肠静脉干（Henle's trunk）（图5-30），少数与中结肠静脉合并成非典型Henle干，汇入肠系膜上静脉，并最终汇入肝门静脉。胃结肠静脉干既宽又短，外径5.0 mm，长度14.0 mm，组织脆，手术中对其周围结构较大幅度或强度的牵拉均是造成其撕裂出血的重要因素。

5. 胃短静脉（short gastric vein） 国人资料

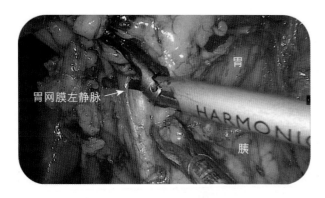

图5-28 腹腔镜显示胃网膜左静脉

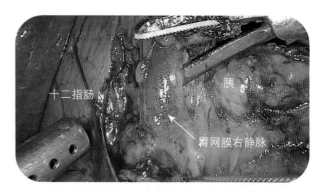

图5-29 腹腔镜显示胃网膜右静脉

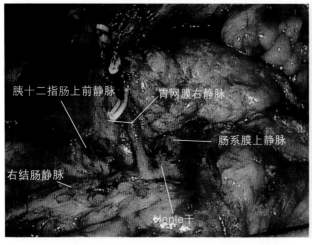

胃网膜右静脉、胰十二指肠上前静脉和右结肠静脉合干

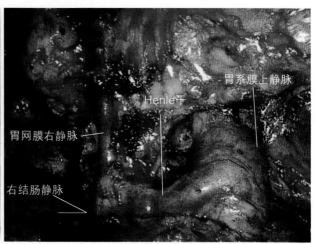

胃网膜右静脉和右结肠静脉合干

图5-30 腹腔镜显示胃结肠静脉干

有2~6支，多数人为3~4支。汇集胃底和邻近胃大弯左侧部分胃壁的静脉，穿经胃脾韧带内，大多数注入脾静脉，少数注入脾静脉大的属支，亦可注入肾静脉的变异报道。胃短静脉通过胃底的引流静脉，同食管静脉丛相联系，进一步和食管静脉相交通。胃短静脉和胃左静脉均是门静脉与上腔静脉之间的重要交通途径，门静脉高压时，引起食管-胃底静脉曲张（图8-26），一旦破裂则有致死性出血的风险，采用门-奇静脉断流术进行治疗时，应注意阻断这些静脉。

6. 胃后静脉（posterior gastric vein） 国人的出现率65%，多数（93%）是1支，少数（7%）有2支。胃后静脉收集胃底和小弯侧胃体后壁上部的静脉，汇成1支或2支，经胃膈韧带深面至网膜囊后壁腹膜深面，与同名动脉伴行向下至胰上缘，多数（89%）注入脾静脉，少数（31%）注入脾静脉之脾上极支。

全胃切除时应注意检查在胃膈韧带处有无胃后动静脉；门静脉高压症时做门-奇静脉断流

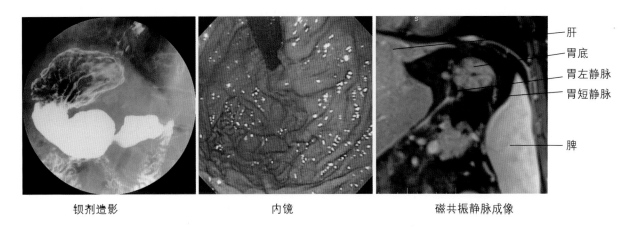

钡剂造影　　　　　　　　内镜　　　　　　　　磁共振静脉成像

肝
胃底
胃左静脉
胃短静脉
脾

图5-31　胃底静脉丛曲张

术，除做胃底横断术、结扎切断胃左静脉食管支、肝左三角韧带根部内的腹膜外的小静脉等以外，也应考虑常规检查有无胃后静脉，有则结扎切断。曾有学者报道，当门静脉高压症做脾切除及贲门周围血管离断术后，患者仍有胃内喷射状出血，将胃后静脉结扎切断后，出血立即停止。

■ 胃淋巴回流

1. 胃壁内淋巴管网　胃壁黏膜层、黏膜下层、肌层和浆膜内均有淋巴管网，并互相交通，其中以黏膜下层淋巴管网最丰富（图5-32）。胃

各部分壁内淋巴管网均互相交通，并向上与食管壁内、向下与十二指肠壁内（是经黏膜下层内的或浆膜下的淋巴管网尚有不同意见）淋巴管网相通，因此胃癌可向全胃扩散以及向食管和十二指肠近段转移。胃壁内各淋巴管网最终均汇集成许多较大的淋巴管，穿胃壁达浆膜层内（即在浆膜下），并向胃大、小弯处汇聚，合成一些更大的淋巴管，与胃的静脉伴行，汇入收集胃各部淋巴液的相关的局部（区域性）淋巴结群。

2. 胃相关的淋巴结及淋巴回流　胃的淋巴管分区回流至胃大、小弯血管周围的淋巴结群，最后汇入腹腔淋巴结（图5-33）。

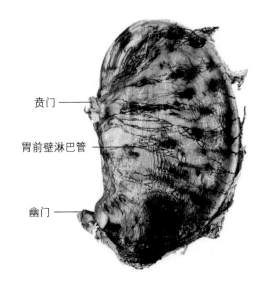
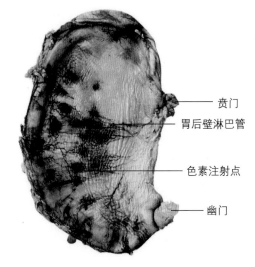

贲门
胃前壁淋巴管
幽门

贲门
胃后壁淋巴管
色素注射点
幽门

图5-32　胃内淋巴管

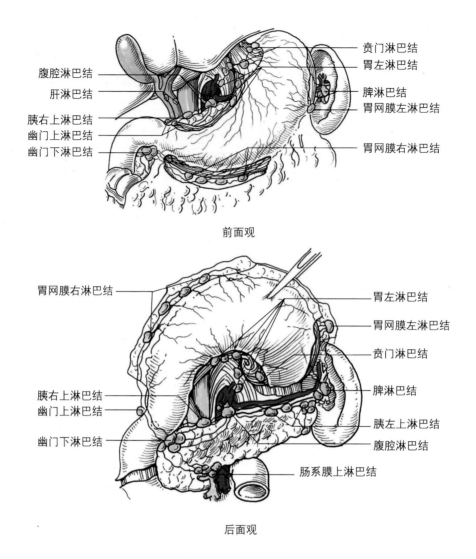

腹腔淋巴结
肝淋巴结
胰右上淋巴结
幽门上淋巴结
幽门下淋巴结

贲门淋巴结
胃左淋巴结
脾淋巴结
胃网膜左淋巴结
胃网膜右淋巴结

前面观

胃网膜右淋巴结
胰右上淋巴结
幽门上淋巴结
幽门下淋巴结

胃左淋巴结
胃网膜左淋巴结
贲门淋巴结
脾淋巴结
胰左上淋巴结
腹腔淋巴结
肠系膜上淋巴结

后面观

图5-33　胃的淋巴引流

（1）胃左、右淋巴结：沿同名血管排列，分别收纳胃小弯侧胃壁相应区域的淋巴，输出管注入腹腔淋巴结。

（2）胃网膜左、右淋巴结：沿同名血管排列，收纳胃大弯侧相应区域的淋巴。胃网膜左淋巴结输出管注入脾淋巴结，胃网膜右淋巴结输出管至幽门下淋巴结。

（3）贲门淋巴结：常归于胃左淋巴结。位于贲门周围，收集贲门附近的淋巴，注入腹腔淋巴结。

（4）幽门上、下淋巴结：在幽门上、下方，收集胃幽门部的淋巴。幽门下淋巴结还收集胃网膜右淋巴结以及十二指肠上部和胰头的淋巴。幽门上、下淋巴结的输出管汇入腹腔淋巴结。

（5）脾淋巴结：在脾门附近，收纳胃底部胃网膜左淋巴结的淋巴，通过沿胰上缘脾动脉处分布的胰上淋巴结汇入腹腔淋巴结。

（6）其他途径：胃的淋巴管与邻近器官亦有广泛联系，故胃癌细胞可向邻近器官转移。另外，还可以通过食管的淋巴管和胸导管末段逆流至左锁骨上淋巴结。

通常按淋巴引流而将胃壁分4个区，收集该区淋巴的淋巴结群一般多沿供应该区血液的血管而配布。第1区：主要是胃左血管供血区，此区范围最大，包括贲门部、胃底右半部和靠近胃小弯侧胃体前后壁，此区淋巴汇流入贲门淋巴结和胃左淋巴结。第2区：是胃网膜右血管供血区，此区范围第二大，包括邻近胃大弯右下部的胃幽门部下半部前后壁，此区的淋巴汇流入胃网膜右淋巴结和幽门下淋巴结。第3区：是胃短血管和胃网膜左血管供血区，包括胃底左半部、邻近胃大弯左上部胃体大部的前后壁，此区淋巴汇流入胃网膜左淋巴结和脾淋巴结。第4区：是胃右血管供血区，即胃幽门部小弯侧胃前、后壁，此区淋巴汇入幽门上淋巴结（图5-34）。胃各部的淋巴通过这些局部淋巴结流向腹腔淋巴结，最后经乳糜池和胸导管注入左静脉角，因此，晚期胃癌可在左锁骨上窝触及肿大的淋巴结。胃各部淋巴引流虽然大致有一定的方向，但因胃壁内淋巴管有广泛吻合，故几乎任何一处的胃癌，皆可侵及胃其他部位相应的淋巴结。

■ 胃的神经支配

支配胃的神经有交感神经和副交感神经，还有内脏传入神经（图5-35）。

1. 交感神经　胃的交感神经节前纤维起于第6~10胸节段脊髓灰质侧角，经白交通支穿经交感干，经内脏大、小神经至腹腔神经丛内腹腔神经节，在节内交换神经元，发出节后纤维，随腹腔干的分支至胃壁。交感神经抑制胃的分泌和蠕动，增强幽门括约肌的张力，并使胃的血管收缩。

2. 副交感神经　胃的副交感神经节前纤维来自迷走神经背核。迷走神经前干下行于食管腹部前面，约在食管中线附近浆膜的深面。手术寻找前干时，需切开此处浆膜，方可显露。前干在胃贲门处分为肝支与胃前支。胃前支伴胃左动脉在小网膜内距胃小弯约1 cm处右行，沿途发出4~6条小支与胃左动脉的胃壁支相伴行而分布至胃

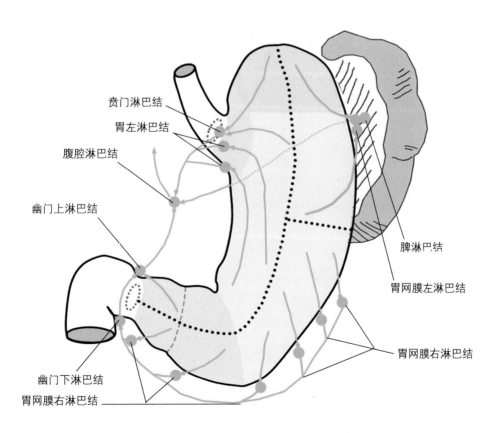

图5-34　胃淋巴引流的方向

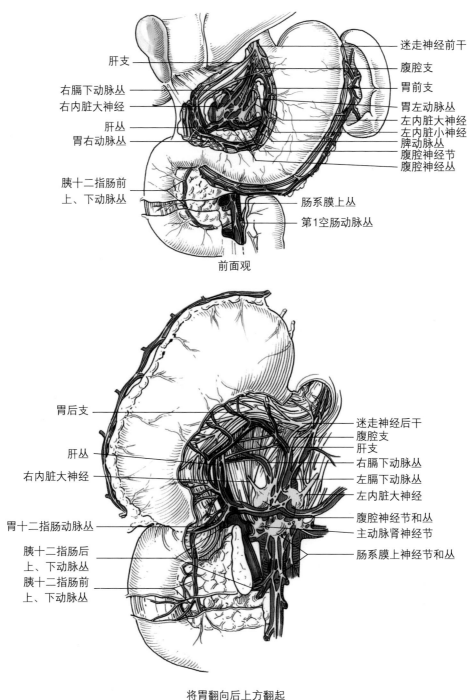

前面观

将胃翻向后上方翻起

图5-35　胃和十二指肠的神经

前壁，最后于胃角切迹附近以"鸦爪"形分支分布于幽门窦及幽门管前壁。迷走神经后干贴食管腹部右后方下行，至胃贲门处分为腹腔支和胃后支。腹腔支循胃左动脉起始段入腹腔丛；胃后支沿胃小弯深面右行，沿途分出小支伴随胃左动脉的胃壁支至胃后壁，最后也以"鸦爪"形分支分布于幽门窦及幽门管的后壁（图5-36）。迷走神经各胃支在胃壁神经丛内换元，发出节后纤维，支配胃腺与肌层，通常可促进胃酸和胃蛋白酶的分泌，并增强胃的运动。

高选择性迷走神经切断术是保留肝支、腹腔支和胃前、后支的"鸦爪"形分支，而切断胃

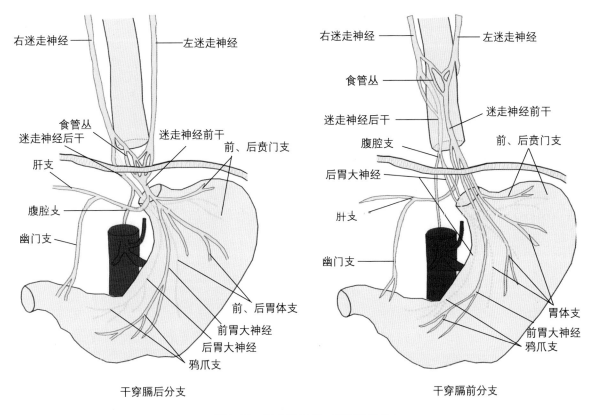

图5-36 迷走神经前、后干及其分支

前、后支的其他全部胃壁分支的手术。此法既可减少胃酸分泌，达到治疗溃疡的目的，又可保留胃的排空功能以及避免肝、胆、胰、肠的功能障碍。

3. 内脏传入纤维 胃的感觉神经纤维分别随交感、副交感神经进入脊髓和延髓。胃的痛觉冲动主要随交感神经通过腹腔丛和交感干传入脊髓第6~10胸节段。胃手术时，封闭腹腔丛可阻滞痛觉的传入。胃的牵拉感和饥饿感冲动则经由迷走神经传入延髓，胃手术时过度牵拉，强烈刺激迷走神经，偶可引起心搏骤停，虽属罕见，但后果严重，值得重视。

胃及其系膜的胚胎学发育

■ 胃的胚胎发育

胃是原始消化管的前肠衍化物的一部分，在胚胎第4周末和第5周初，胃为一梭形膨大，位于中肠通入卵黄囊的宽大开口的颅侧。到第5个月，此开口变细成为管状，在这一时期，胃居于正中位。在颅端通过原始横膈与心包隔开，向尾侧延伸到卵黄肠管的颅侧，向腹侧伸到体壁。胃的背侧通过短的胃背系膜连于体壁（图5-37）。

胃黏膜和黏膜下层的发生见于第8~9周，胃不形成绒毛，在胃底和胃体处可见胃小凹，胃小凹在第10~11周发生于幽门和贲门处，此时可见壁细胞。胎儿胃在妊娠第32周前没有胃酸分泌，但内因子在第11周后即可检出。主细胞在第12~13周后可见，但直到足月时才能显示其含有胃蛋白酶原。同期也可见到颈黏液细胞，从第16周起就分

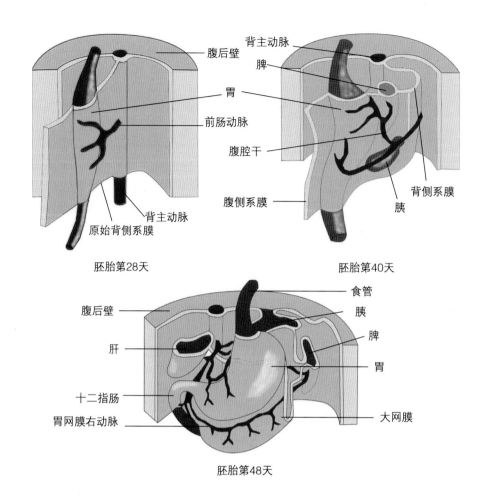

胚胎第28天 （左图）
腹后壁 · 胃 · 前肠动脉 · 背主动脉 · 原始背侧系膜

胚胎第40天 （右图）
背主动脉 · 脾 · 胃 · 腹腔干 · 腹侧系膜 · 背侧系膜 · 胰

胚胎第48天
腹后壁 · 肝 · 十二指肠 · 胃网膜右动脉 · 食管 · 胰 · 脾 · 胃 · 大网膜

图5-37　胃的胚胎发育

泌黏液。胃泌素产生细胞见于第19~20周的胃窦部。

胃肌层的环行肌发生于第8~9周，这时在胃底和胃体也出现了神经丛。纵行肌发生稍晚。幽门肌比其余部分的厚，但总的来说，与成人相比，足月时胃肌层的厚度较小。

胃的浆膜来自脏壁体腔上皮。浆膜的任何部分都不经历吸收过程。胃浆膜的左侧面对腹膜大囊，右侧面对腹膜小囊。

■ 胃系膜的胚胎发育

在胚胎早期，胃分别由胃背侧及腹侧系膜固定于前、后腹壁的中线平面。在胚胎5~6周后，随着胃的扩大、旋转，腹侧系膜内胆囊、胆道及肝脏的形成和发育，胃小弯、十二指肠上段与肝脏之间形成小网膜，肝与胃之间称为肝胃韧带，肝与十二指肠之间成为肝十二指肠韧带；肝与膈之间借镰状韧带、左右三角韧带与膈肌侧腹壁相连（图5-38）。原始胃背系膜的演变过程比较复杂，由于胃的旋转与扩大，胃背侧系膜内胰腺、脾脏的形成和发育，胃背系膜转向左侧，胃与脾脏、胰腺之间的胃背侧系膜伸长，从横结肠及小肠前方下垂，越过横结肠形成大网膜（图5-39），大网膜在下端向上折叠，双层大网膜的相对面发生融合后继续向上，并与横结肠系膜前叶融合，向上继续形成胰前后筋膜包被胰腺，将胰腺固定于腹后壁；向左包被脾脏形成脾肾韧带。

■ 网膜囊的形成

网膜囊是胃及其系膜在胚胎发育过程中，随着胃的左移、旋转和扩大，原始胃背系膜伸长、向左侧突出并越过横结肠向下延伸，在胃与腹后壁之间形成较大的囊袋样腹膜腔内隐窝状结构。胃背系膜在胃大弯与横结肠之间形成胃结肠韧带后继续向下延伸覆盖在小肠表面，向上反折，在横结肠以下形成的双层胃背侧系膜相互融合后形成大网膜；背侧系膜继续向上延伸与横结肠系膜相融合后向上包被脾脏和胰腺，与腹后壁相延续。因此，网膜囊的前壁为原始胃腹侧系膜发育形成的肝胃韧带及肝十二指肠韧带、胃后壁、胃结肠韧带；在网膜囊的后壁，横结肠系膜与原始胃背系膜间存在潜在的胚胎学无血管间隙是切除网膜囊后壁的手术平面。由于胃背系膜继续向上包被胰腺和脾脏，因此，切除网膜囊的后壁需要切除胰腺前被膜。网膜囊的左界为脾门及其前方的脾胃韧带；在网膜囊的右界，肝十二指肠韧带右缘的后方形成网膜孔。网膜囊可水平方向及头侧扩展，这样的结构特征有利于胃体积的变化。了解网膜囊形成的胚胎学基础是理解胃癌根治术中"以网膜囊为中心"理念的理论基础。

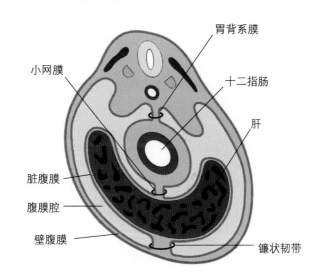

图5-38 胃系膜（横断面）

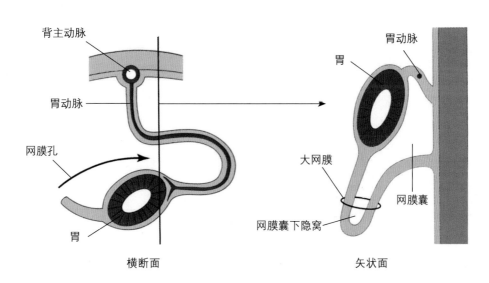

图5-39 大网膜和网膜囊的形成

胃的临床解剖学应用要点

■ 胃裸区

1. 胃裸区的形态　Wald等于1983年在新鲜尸体中明确观察到胃–食管结合部后面存在无腹膜遮被区，即胃裸区。裸区近似三角形，其内走行的结构有：迷走神经后干、胃左动脉的贲门支、胃左静脉的食管支及起始部、胃后动静脉和胃左淋巴结、左肾上腺、左肾上极和胰体的上份也可进入该区（图5-40）。

2. 胃裸区的解剖通联关系　胃裸区向上与膈下腹膜外间隙相通，向下与肾旁前间隙相通。在左侧，胃裸区与左肾周间隙是否相通还存在一定的争议。在右侧，胃裸区是否与其他间隙相通还不清楚。虽然这些通联关系还不是很清晰，但是临床上起源于胃裸区或胰腺的病变可以相互累及，急性胰腺炎胰周积液可蔓延到左膈下腹膜外间隙甚至累及纵隔，这些均证明胃裸区的广泛交通。

3. 胃裸区的临床意义

（1）胃膈韧带的左层和膈脾韧带的右层及胃脾韧带的后层相互延续，因此在反流性食管炎或其他疾患做胃底褶缝术时，要注意胃裸区的暴露和分离，充分游离胃脾韧带和膈脾韧带

右层，以免在反褶胃底时，因过分牵拉造成脾包膜的撕裂。

（2）左胸腔化脓性感染容易通过膈导致胃裸区感染，严重时可引起胃壁穿孔。

（3）在进行食管裂孔疝或胃大部切除术的过程中，注意避免损伤裸区内的血管、神经和淋巴结，从而使胃或残胃保留一定的血供。

（4）当胃癌转移到胃裸区时，肿瘤不仅占据了该解剖空间，还可以通过胃裸区内的血管和淋巴形成转移。

■ 胃的膜解剖

胃在胚胎发生初期为矢状位的直管状，腹侧缘被腹侧肠系膜固定于前腹壁，背侧缘被背侧肠系膜固定于后腹壁。腹侧系膜和背侧系膜各为两叶，系膜的两叶间有胃的血管及伴行的淋巴管、淋巴结和神经。随着胚胎的发育，胃的形态和位置发生旋转，胃的背侧缘生长迅速形成胃大弯，并向左侧推进，顶部突出形成胃底。胃的腹侧缘生长缓慢形成胃小弯转向右侧。胃的腹侧系膜形成小网膜，其边缘形成肝十二指肠韧带，与胃幽门、肝门和膈肌相接。胃的背侧系膜由于胃的旋转向左下方折叠、延长，成为各有两叶的前、后两层，前层与胃大弯相连，后层与腹后壁腹膜相连，两层之间为网膜囊。

胃背系膜前层自胃大弯向下延伸，首先附着于横结肠的网膜带，成为胃结肠韧带，然后自横结肠前方下行，成为狭义大网膜的前层。胃背系膜后层自上而下为（图5-41）：①首先自腹主动脉上部前面的腹后壁腹膜发出，向左下方延伸，两叶间包有腹腔动脉及其主要分支；②在胰腺以上的部分与腹后壁腹膜融合，成为网膜囊上部的

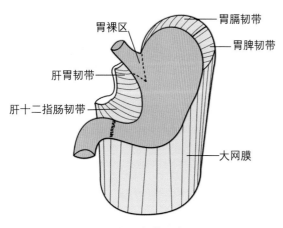

图5-40　胃裸区部位示意图

图中标注：胃裸区、胃膈韧带、胃脾韧带、肝胃韧带、肝十二指肠韧带、大网膜

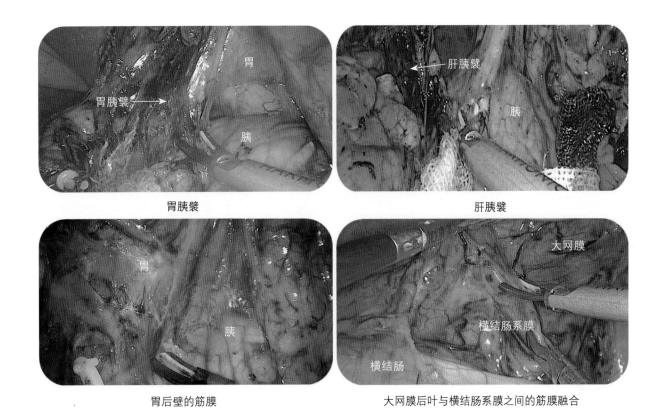

胃胰襞　　　　　　　　　　　　　　　　肝胰襞

胃后壁的筋膜　　　　大网膜后叶与横结肠系膜之间的筋膜融合

图5-41　腹腔镜显示胃背系膜

后壁，其中包绕胃左血管的部分称为胃胰襞（左上方），包绕肝总血管的部分称为肝胰襞（右下方），胰腺通过这两个皱襞与肝和胃小弯相联系；③向下包绕胰腺，其中后叶与腹后壁腹膜相融合形成胰后筋膜，前叶形成胰腺前筋膜，自胰腺下缘前、后两叶相融合继续下行，成为网膜囊中部的后壁；④继续下行，走行于横结肠系膜前方，与横结肠系膜前叶融合，成为网膜囊下部的后壁，向下附着于横结肠的网膜带；⑤自横结肠前方继续下行，成为狭义大网膜的后层，并与大网膜前层相融合。

　　脾脏形成于胃背系膜前、后两层之间，成为网膜囊的左壁。其中与胰尾相连的胃背系膜后层称为脾肾韧带，与胃大弯相连的胃背系膜前层称为胃脾韧带。随着背侧胃系膜向左转移到胃的左后侧，头段上半向上形成胃膈韧带。胃背系膜前、后两层在胰十二指肠前方相融合，并与横结肠系膜前叶融合，称为大网膜延长部。

　　由于中肠的旋转，横结肠系膜最后从胰体的下缘横过，与之连续的升结肠系膜后叶上部与包绕胰头十二指肠的筋膜的前叶相融合，形成胰头十二指肠前筋膜。胰头十二指肠前筋膜为比较疏松的组织，位于胰深筋膜前方，向下与右Toldt筋膜相接续，其与升结肠系膜前叶之间有右结肠血管及与之伴行的淋巴组织走行。胚胎时期伴随胃的旋转，十二指肠形成一个"C"形的袢并向右旋转，位于十二指肠"C"形袢内的胰也向右旋转，包绕胰和十二指肠的胃十二指肠背系膜的后叶与腹后壁腹膜相融合，形成胰后筋膜。位于腹主动脉左侧的称为胰后Toldt筋膜，位于腹主动脉右侧的称为胰后Reits筋膜。胰后Toldt筋膜位于胰体尾部和脾动静脉的后方，左肾筋膜前叶的前方；胰后Reits筋膜位于胰十二指肠后方，右肾筋膜前叶和下腔静脉的前方。

　　胚胎时期，在旋转的过程中，系膜与系膜、系膜与脏器和腹壁相互靠近并贴在一起发生融合，形成潜在的、分布广泛的、充满疏松结缔组织的解剖平面，称为融合筋膜，这是天然的无血管区，外观与富含脂肪组织的系膜区别明显，在放大的腹腔镜术野中较开腹手术更易于分辨和定位，同时也便于手术中的解剖层面分离操作。从融合筋膜进行分离是腹腔镜手术的共识，但是由于筋膜结构复杂，手术者对筋膜层次了解较少，目前还存在较多争议。

■ 与胃癌手术有关的大动脉

1. 大、小奔驰　胃的动脉主要来自腹腔干及其分支脾动脉，在胃癌手术中也不可避免地涉及对这两种动脉的处理。临床胃癌手术中常将腹腔干称为大奔驰，将肝总动脉称为小奔驰（图5-42）。腹腔干（celiac trunk）是腹主动脉发出的第1条不成对脏支，平对第12胸椎，在主动脉裂孔稍下方发自腹主动脉前壁，仅1~2 cm。Adachi将腹腔干的分支型变异分为6型（图5-43）。

Ⅰ型：占88.1%，又称标准型。腹腔干发出胃左动脉、肝总动脉和脾动脉三大分支。

Ⅱ型：占6.3%。腹腔干发出肝总动脉和脾动脉，而胃左动脉起源于腹主动脉。

Ⅲ型：占1.2%。腹腔干发出肝总动脉、脾动脉和肠系膜上动脉，胃左动脉起源于腹主动脉。

Ⅳ型：占2.4%。腹腔干发出胃左动脉、肝总动脉、脾动脉和肠系膜上动脉。

Ⅴ型：占1.2%。腹腔干发出肝总动脉和肠系膜上动脉，而胃左动脉和脾动脉共干起源于腹主动脉。

Ⅵ型：占2.0%。腹腔干发出胃左动脉和脾动脉，肝总动脉缺如，由肠系膜上动脉的分支代替。

2. 脾动脉（splenic artery）　发自腹腔干，沿胰腺上缘迂曲走行，途中发出进入胰腺的胰大动脉、胰尾动脉和数根分布于胰腺实质的小动脉，向胃后壁及胃大弯分出胃后动脉、胃短动脉和胃网膜左动脉。脾动脉的走行与胰腺有密切关系，在手术中两者任一需要处理时均要考虑对另外一者结构的影响。脾动脉走行与胰腺的关系分为以下4种类型（图5-44）。

Ⅰ型：占47%。脾动脉自腹腔干发出后，沿胰腺上缘走行至脾门。

Ⅱ型：占14%。脾动脉走行的中间1/2段位于胰腺后或胰腺内。

Ⅲ型：占6%。脾动脉走行的远端1/2段位于胰腺后或胰腺内。

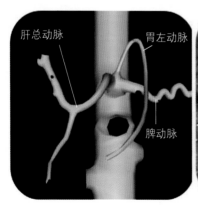

三维重建

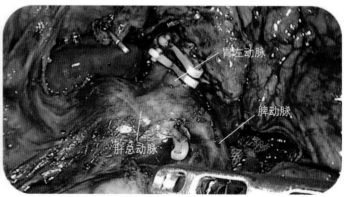

腹腔镜

图5-42　大、小奔驰

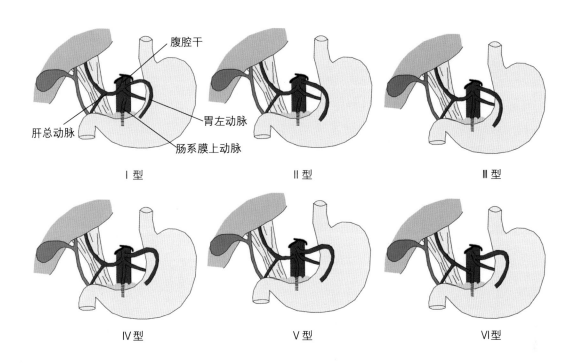

图5-43　腹腔干分支变异

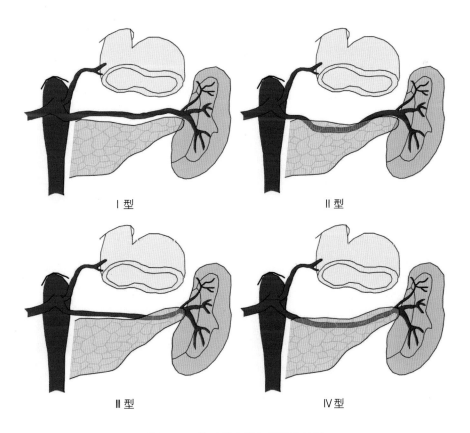

图5-44　脾动脉走行与胰腺的关系

Ⅳ型：占33%，脾动脉走行的远端3/4全部位于胰腺后或胰腺内。

■ 胃癌根治术的解剖学视角

胃癌根治术中涉及多个重要的解剖学平面（图5-45）。

1. 第一平面　沿横结肠下缘向上进入胃背系膜与横结肠系膜间的融合筋膜间隙（手术学中称为切除横结肠系膜的前叶），保持平面继续向上到达胰腺的下缘；在胰腺下缘切开胰后筋膜，进入并保持在胰前筋膜与胰腺之间的无血管平面，继续向上，在胰腺的上缘；将胃向腹侧牵拉，可清晰显示位于胰胃襞中的胃左动静脉；在胰腺的上缘相当于接近了原始胃背侧系膜的根部，寻此平面向左右分别可以顺利显示肝总动脉、脾动脉及腹腔干，并清扫血管周围的淋巴结。

2. 第二平面　沿肝总动脉继续向右进入肝十二指肠韧带平面，在此平面中沿血管干分离可以顺利找到肝固有动脉、胃右动脉等相关分支并清扫周围的淋巴结，直达肝门。

3. 第三平面　将横结肠及系膜向下牵拉，在其系膜根右后方、胰头沟部下缘，可以顺利找到肠系膜上动静脉、结肠中动静脉，沿胰头平面向右，可以依次显示Helen干及其分支，将胃向腹侧及头侧牵拉，可以显示走向胃大弯、在胃结肠韧带中走行的胃网膜右动、静脉。

4. 第四平面　沿脾动脉向左，在脾动脉的主干及其向脾门的走行平面内可以顺利找到胃网膜左动脉，继而转向腹侧的脾胃韧带内，可以处理其中的胃短血管。

5. 第五平面　胰腺和脾脏均源自胃背系膜中，因此，切开脾肾韧带向中线分离进入胰体尾部的胰后筋膜后间隙，是接近脾动脉远端并有效进行脾门淋巴结清扫的可靠路径。

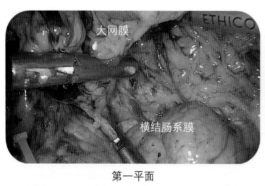

第一平面

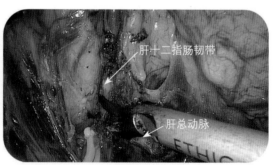

第二平面

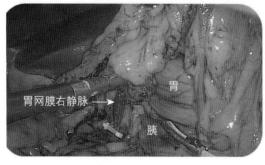

第三平面

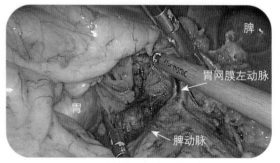

第四平面

图5-45　胃癌根治术的解剖学视角

（杨雪峰　张　禹）

主要参考文献

1. Susan Standring. 格氏解剖学. 4版. 丁自海, 刘树伟, 主译. 济南: 山东科学技术出版社, 2017.

2. 刘树伟, 杨晓飞, 邓雪飞. 临床解剖学丛书——腹盆部分册. 2版. 北京: 人民卫生出版社, 2014.

3. 林擎天. 普通外科临床解剖学. 上海: 上海交通大学出版社, 2014.

4. 林擎天, 黄建平. 普通外科临床解剖学. 上海: 上海交通大学出版社, 2013.

5. 刘树伟, 邢子英. 腹部应用解剖学. 北京: 高等教育出版社, 2007.

6. 刘树伟, 柳澄, 胡三元. 腹部外科临床解剖学图谱. 济南: 山东科学技术出版社, 2006.

7. 刘愉. 食管胃外科常规手术操作要领与技巧. 北京: 人民卫生出版社, 2011.

8. 丁自海, 原林. 局部临床解剖学. 西安: 世界图书出版公司, 2009.

9. 黄昌明. 腹腔镜胃癌根治术淋巴结清扫技巧. 北京: 人民卫生出版社, 2011.

10. 柯重伟, 郑成竹主编. 腹腔镜外科手术学. 上海: 上海科学技术出版社, 2006.

11. 裘法祖, 王健本, 张祜曾. 腹部外科临床解剖学. 济南: 山东科学技术出版社, 2001.

12. 王果, 冯雄杰. 小儿腹部外科学. 北京: 人民卫生出版社, 2011.

13. 中国解剖学会体质调查委员会. 中国人解剖学数值. 北京: 人民卫生出版社, 2002.

14. Moore K, Persaud TVN, Torchia MG. The developing human(10e). Philadelphia: Elsevier Health Sciences, 2016.

15. Richard LD, Vogl AW, Mitchell AWM, et al. Gray's atlas of anatomy (2e). Philadelphia: Churchill Livingstone, 2012.

16. 林伟. 基于膜解剖的腹腔镜辅助下根治性全胃切除术（欢乐间隙法）. 中华外科杂志, 2020, 58(3): 199-200.

17. 张云飞, 陈鹏, 孙建刚, 等. 基于系膜解剖的进展期胃上部癌腹腔镜左上腹区域系膜完整切除加脾门淋巴结清扫术的近期疗效分析. 中华胃肠外科杂志, 2020, 23(2): 177-182.

18. 白日星, 尹杰, 闫文貌, 等. 腹腔镜远端胃癌D2根治术中清扫第11p组淋巴结 相关解剖及技巧. 腹腔镜外科杂志, 2019, 24(1): 1-3.

19. 毕然, 魏玉哲, 王宽. "双眼看世界" ——腹腔镜胃癌根治术膜解剖复制体会与思考. 中华胃肠外科杂志, 2019, 22(5): 418-422.

20. 吴佳明, 赵丽瑛, 陈韬, 等. 腹腔镜远端胃癌D2根治术中血管损伤及其解剖特点. 中华胃肠外科杂志, 2019, 22(10): 955-960.

21. 王黔, 杨弘鑫, 张镭, 等. 3D腹腔镜下膜解剖胃癌根治术的复制. 中华胃肠外科杂志, 2019, 22(5): 423-426.

22. 江晓锋, 朱冬云, 孔德灿, 等. 应用门静脉增强CT静脉成像观察胃结肠静脉干及相关血管解剖变异的研究. 中华胃肠外科杂志, 2019, 22(10): 990-996.

23. 马博, 周军. 腹腔镜胃癌根治术中相关系膜及系膜间隙的镜下解剖学特点研究. 中国急救医学, 2015, 35(z2): 314-315.

24. 吴佳明, 赵丽瑛, 邹镇洪, 等. 腹腔镜远端胃癌D2根治术中胃周血管的解剖概要. 中华胃肠外科杂志, 2014, 17(2): 188-191.

25. 朱甲明, 刘晶晶, 房学东, 等. 幽门下区淋巴结清扫在腹腔镜胃癌根治术中的解剖学意义. 中华胃肠外科杂志, 2014, 17(2): 182-184.

26. 王大广, 何亮, 张洋, 等. 腹腔镜下解剖学思路在腹腔镜辅助远端胃癌D2根治术中的运用. 中华外科杂志, 2013, 51(11): 991-995.

27. 赵丽瑛, 张策, 李国新. 胃结肠静脉干解剖学研究的系统评价及其临床意义. 中国实用外科杂志, 2012, 32(9): 753-757.

28. 郑朝辉, 黄昌明, 李平, 等. 基于脾门血管解剖的腹腔镜胃上部癌脾门淋巴结清扫术. 中华消化外科杂志, 2012, 11(3): 215-219.

29. 智鹏柯, 张策, 余江, 等. 腹腔镜下活体胃周血管的解剖观察及临床意义. 中国临床解剖学杂志, 2012, 30(2): 149-152.

30. 李雪华, 孙灿辉, 冯仕庭, 等. 64层螺旋CT血管造影及融合技术对胃周动脉的评价. 中华胃肠外科杂志, 2012, 15(6): 594-598.

31. 郭宇, 伍兵, 闵鹏秋, 等. 胃周围间隙的三维断层解剖及在影像学的应用. 中国临床解剖学杂志. 2010, 28(1): 37-40.

32. 李国新. 腹腔镜远端胃癌D2淋巴廓清的解剖学思路. 中华胃肠外科杂志. 2010, 13(6): 400-402.

33. 李国新, 张策, 余江. 腹腔镜辅助远端胃癌 D2 根治术: 基于解剖的艺术. 外科理论与实践, 2007, 12(6): 533−538.

34. 韩方海, 詹文华, 何裕隆, 等. 胃癌根治手术网膜囊及筋膜切除问题. 中国普外基础与临床杂志, 2007, 14(2): 230−234.

35. 吴涛, 李国新, 丁自海, 等. 腹腔镜下远端胃癌根治术中胃背系膜及系膜间隙的解剖形态特点. 中国临床解剖学杂志, 2007, 25(3): 251−254.

36. 丁国芳, 郁迪, 杨最素, 等. 胃上动、静脉的解剖及其临床意义. 温州医学院学报, 2005, 35(2): 111−114.

37. 王海杰, 戴正寿, 李大伟, 等. 食管胃黏膜线的解剖和胃镜观察. 中国临床解剖学杂志, 2004, 22(3): 274−276.

38. 李家开, 张金山, 于淼, 等. 起源于肝动脉的迷走胃左动脉血管造影研究. 中国医学影像技术, 2004, 20(11): 1688−1691.

39. 廖正银, 闵鹏秋. 胃裸区的放射解剖学研究及其临床意义. 中国医学影像学杂志, 2002, 10(5): 386−387.

40. 赵振美, 刘树伟, 李跃. 胃裸区的冠状断层解剖学研究. 解剖学杂志, 2001, 24(3): 249−252.

41. Ge MY, Yin HB, Wan KM, et al. Computed tomography of gastrohepatic ligament involvement by gastric carcinoma. Abdom Imaging, 2013, 38(4): 697−704.

42. Mukherjee D, Cheriyan J, Kourliouros A, et al. How does the right gastroepiploic artery compare with the saphenous vein for revascularization of the right coronary artery? Interact Cardiovasc Thorac Surg, 2012, 15(5): 888−892.

43. Oki E, Sakaguchi Y, Hiroshige S, et al. Preservation of an aberrant hepatic artery arising from the left gastric artery during laparoscopic gastrectomy for gastric cancer. J Am Coll Surg, 2011, 212(5): e25−27.

44. Xu H, Li X, Zhang Z, et al. Visualization of the left extraperitoneal space and spatial relationships to its related spaces by the visible human project. PLoS One, 2011, 6(11): e27166.

45. Lee DH, Lee W, Kim KB, et al. Availability of the right gastroepiploic artery for coronary artery bypass grafting: preoperative multidetector CT evaluation. Int J Cardiovasc Imaging, 2010, 26(Suppl 2): 303−310.

46. Ndoye JM, Savadogo J, Ndiaye A, et al. The left gastroepiploic artery: a splenic origin but a variable birthplace. Morphologie, 2008, 92(296): 11−15.

47. Loukas M, Wartmann CT, Louis RG, Jr., et al. The clinical anatomy of the posterior gastric artery revisited. Surg Radiol Anat, 2007, 29(5): 361−366.

48. Adamthwaite JA, Pennington N, Menon KV. Anomalous hepatic arterial anatomy discovered during pancreaticoduodenectomy. Surg Radiol Anat, 2007, 29(3): 269−271.

49. Chen JY, Shyu JF, Uen YH, et al. Surgical anatomy of the gastroduodenal artery in Chinese adults and its clinical applications. Hepatogastroenterology, 2007, 54(77): 1458−1461.

50. Okabayashi T, Kobayashi M, Nishimori I, et al. Autopsy study of anatomical features of the posterior gastric artery for surgical contribution. World J Gastroenterol, 2006, 12(33): 5357−5359.

51. Cetin E, Malas MA, Albay S, et al. The development of stomach during the fetal period. Surg Radiol Anat, 2006, 28(5): 438−446.

52. Okabayashi T, Kobayashi M, Sucgimoto T, et al. Posterior gastric artery in angiograms and its surgical importance. Hepatogastroenterology, 2005, 52(61): 298−301.

53. Odze RD. Pathology of the gastroesophageal junction. Semin Diagn Pathol, 2005, 22(4): 256−265.

54. Cense HA, Sloof GW, Klaase JM, et al. Lymphatic drainage routes of the gastric cardia visualized by lymphoscintigraphy. J Nucl Med, 2004, 45(2): 247−252.

55. Panagouli E, Venieratos D. Right accessory hepatic artery arising from the left gastric artery: a case report. Rom J Morphol Embryol, 2011, 52(3 Suppl): 1143−1145.

56. Seto Y, Nagawa H, Kitayama J, et al. Exposure and dissection of the root of the right gastric artery during gastric surgery. Surg Today, 1999, 29(11): 1229−1230.

57. Ray CE, Jr., Gupta AK, Shenoy SS. Left gastric artery arising from the superior mesenteric artery—case reports. Angiology, 1998, 49(12): 1017−1021.

58. Yildirim M, Ozan H, Kutoglu T. Left gastric artery originating directly from the aorta. Surg Radiol Anat, 1998, 20(4): 303−305.

十二指肠

十二指肠（duodenum）上接胃的幽门，下经十二指肠空肠曲连空肠，中间与肝和胰的输出管相连，是小肠最上、最短、最粗和最固定的部分。一方面，胃、胆道和胰腺等器官的病变不仅可以影响到十二指肠的功能，而且可以改变十二指肠的局部解剖；另一方面，十二指肠病变有时也可以胃、胆道和胰腺等疾病的症状出现。

十二指肠的形态、位置和毗邻

■ 十二指肠的形态和分部

十二指肠是小肠上段的一部分，因相当于12个手指的宽度而得名，全场20~25 cm。十二指肠整体上呈 "C" 形弯曲，包绕胰头，按其走向分为上部、降部、水平部和升部（图6-1）

1. 十二指肠上部　长4~5 cm。自幽门向右并稍向后上方走行，至肝门下方转而向下，形成十二指肠上曲，接续降部。上部起始处有大、小网膜附着，属于腹膜内位，故活动度较大；余部在腹膜外，几无活动性。十二指肠上部近侧段黏膜面平坦无皱襞，钡剂X线下呈三角形阴影，称十二指肠球。此部前壁好发溃疡（图6-2），穿孔时可累及结肠上区的器官与间隙；后壁溃疡穿孔则累及网膜囊，或溃入腹膜后隙。

2. 十二指肠降部　长7~8 cm。始于十二指肠上曲，沿脊柱右侧下降至第3腰椎，折转向左，形成十二指肠下曲，续于水平部。从外形上看，十二指肠降部呈竖直向下的占35%，呈弧形的占55%，其他形态占10%；此外，肉眼明显看出上细下粗的占80%，有明显狭窄的占85%。

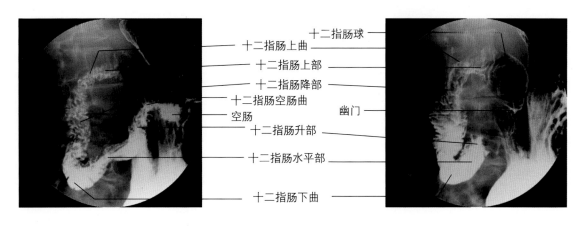

十二指肠上曲　十二指肠球
十二指肠上部
十二指肠降部
十二指肠空肠曲
空肠
幽门
十二指肠升部
十二指肠水平部
十二指肠下曲

图6-1　十二指肠的分部（气钡双对比造影）

十二指肠降部黏膜多为环状皱襞，其后内侧壁上有十二指肠纵壁，由胆总管斜穿肠壁而形成。在纵壁下端，约相当于降部中、下1/3交界处可见十二指肠大乳头（major duodenal papilla），乳头中央有小孔或裂隙（图6-3），为肝胰壶腹的开口处，一般距幽门8~9 cm。95%的大乳头位于十二指肠中部以下，少数位于十二指肠水平部，极少数位于十二指肠上部。十二指肠大乳头可能为突出的十二指肠环形皱襞掩蔽。通常在纵襞的下端与环形襞相交呈反"T"形，可作为辨认大乳头的标志。十二指肠大乳头的形状多变，以圆柱形为主（48%），还有半球形（20%）、扁平形（10%）或其他形状（23%）。

有的在十二指肠大乳头的上方2~3 cm处，十二指肠降部的前内侧壁有一较小的乳头，称为十二指肠小乳头（minor duodenal papilla），其是副胰管的开口（图6-4）。十二指肠小乳头的出现率为70%，小乳头形态有半球形（38%）、圆锥形（24%）、半颗粒形（14%）、扁平形（14%）和不规则形（10%），小乳头距离大乳头的距离约2 mm，大、小乳头开口连线与十二指肠纵襞纵轴线的夹角为21°。有52%的小乳头内可见明显的开口，开口呈裂隙形、圆形或卵圆形，余48%的小乳头内未见明显开口。

3. 十二指肠水平部 长10~12 cm。自十二指肠下曲水平向左，横过第3腰椎前方至其左侧，移行为升部，此部位也是腹膜外位。

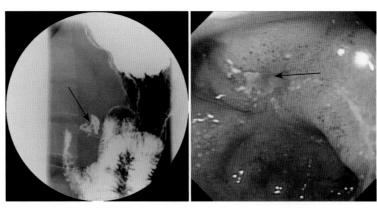

气钡双对比造影　　　　　　　十二指肠镜

图6-2 十二指肠球部溃疡

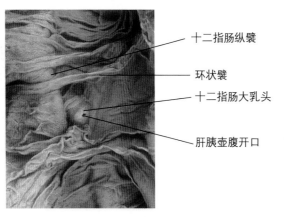

十二指肠纵襞

环状襞

十二指肠大乳头

肝胰壶腹开口

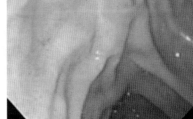

解剖图　　　　　　　　　　十二指肠镜

图6-3 十二指肠大乳头

4. 十二指肠升部　长2~3 cm。由水平部向左上斜升，至第2腰椎左侧折向前下，形成十二指肠空肠曲，续为空肠。十二指肠空肠曲的上后壁被一束由肌纤维和结缔组织构成的十二指肠悬肌（图6-5，亦称十二指肠悬韧带或Treitz韧带，由纤维组织和肌组织构成），从十二指肠空肠曲上面向上连至右膈脚，有上提和固定十二指肠空肠曲的作用。

十二指肠悬肌多数止于十二指肠水平部、升部和十二指肠空肠曲，少部分人附于十二指肠水平部和升部，附于十二指肠空肠曲和升部者，国人占33%（图6-6）。十二指肠悬肌将十二指肠空肠曲悬吊固定于腹后壁，并使之形成一定的角度。切断十二指肠悬肌常使得十二指肠远段下降，但是由于其附着点是多处的，如果未能全部切断悬肌，则起不到作用。

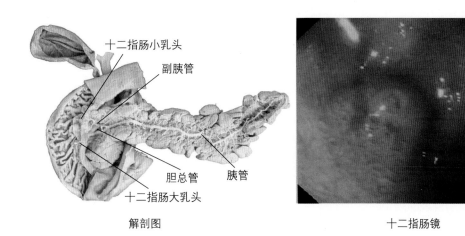

解剖图　　　　　　　　　　　十二指肠镜

图6-4　十二指肠小乳头

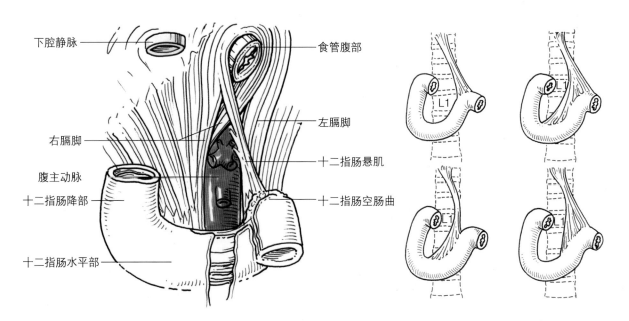

图6-5　十二指肠悬肌　　　　　图6-6　十二指肠悬肌止点的变化

■ 十二指肠的位置和毗邻

十二指肠介于胃与空肠之间，除始、末两端被腹膜包裹、有一定活动性外，其余大部分均为腹膜外位器官，紧贴于腹后壁第1~3腰椎的右前方，被腹膜覆盖固定于腹后壁。十二指肠的活动性有限，加之结肠右曲、横结肠右端的固定、有关的血管及胆总管和胰管共同形成肝胰壶腹插入十二指肠壁等将十二指肠更牢固地固定。十二指肠的深位，能较好地抵御损伤，但在严重的腹部钝性创伤中，十二指肠抵在后方脊柱上，有时仍能被挤压损伤，甚至撕裂。十二指肠各部的详细位置和毗邻关系如下所述（图6-7）。

1. 十二指肠上部　上部通常平对第1腰椎，直立时可稍下降。其近侧一半（十二指肠球部）由小网膜延续而来的腹膜包裹，在下缘延续成大网膜，因此，活动度较可。对大多数病例，幽门成形术和胃十二指肠切除术时，幽门及其邻接的十二指肠在腹腔内能够向前移动，有利于手术的进行。远侧部只有一小部分上缘有小网膜的右侧附着，成为腹膜后位，故较固定。

上部前上方紧贴肝方叶和胆囊，因此胆囊和十二指肠上部容易发生粘连，并可形成胆囊十二指肠瘘，成为胆石进入十二指肠的自然通道频发的解剖学基础。上方偏后邻网膜孔，即十二指肠上部构成了网膜孔的下界。

上部后方有胃十二指肠动脉、胆总管和门静脉经过，动脉和胆总管居前，门静脉居后，十二指肠后壁溃疡穿孔侵及胃十二指肠或其分支胰十二指肠上动脉导致大出血。十二指肠上部溃疡如果有严重的瘢痕形成，可使胆总管等与之粘连，行十二指肠上部广泛切除或胃的手术牵动十二指肠时，应防止损伤胆总管及其周围结构。胃十二指肠动脉多在胆总管左侧，在冠状面上，动脉与胆总管之间相距10 mm左右；在矢状面上，动脉通常较胆总管位置偏前，两者之间夹有薄层胰腺组织，因而在结扎动脉时不易伤及胆总管。有6%的患者胃十二指肠动脉和胆总管在冠状面和矢状面上位置接近，两者之间没有胰腺组织间隔，此种情况下，手术中容易损伤胆总管。

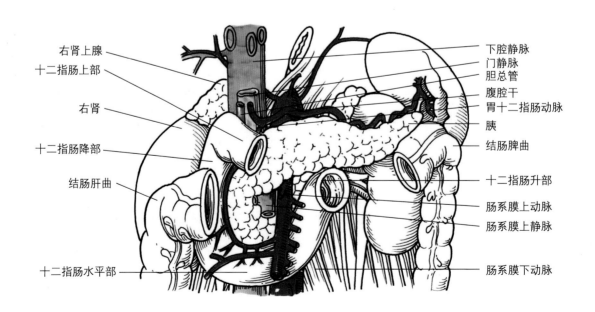

图6-7　十二指肠的毗邻

上部下方紧邻胰头和胰颈，十二指肠或胃溃疡慢性穿孔常可累及胰腺。

2. 十二指肠降部 降部位于脊柱第1~3腰椎右侧，只其前面有不完全的腹膜覆被，将其固定于腹后壁。降部前面有横结肠及其系膜通过，将此部分为上、下两段，分别与肝右前叶及小肠祥相邻。

降部后面贴于右肾内侧缘和肾门各结构前面、右肾上腺和下腔静脉右缘、腰大肌前面，降部与这些结构间以疏松结缔组织连接（即Treitz筋膜）。由于这些毗邻结构，故在结肠手术或右肾手术时，应防止损伤十二指肠降部。

降部外侧有结肠右曲。将结肠右曲游离，翻向左侧，即可在十二指肠降部外缘切开壁腹膜，即可分离降部和胰头并翻向左侧，以显露胆总管十二指肠后段和胰内段；或者是在胃部分切除之后，移动降部，向上与近侧的胃吻合，或进行胃十二指肠造口吻合术。

降部内侧有胰头，两者之间前方之沟内有胰十二指肠前动静脉弓，后方有胆总管由上向下经行，该管在降部的中部与胰管会和穿入降部的后内侧壁。

3. 十二指肠水平部 水平部位于脊柱前方，从右向左横过第3腰椎前面。水平部是腹膜后位，其前面除了近正中面处有肠系膜上动、静脉和小肠系膜根跨过处外，均有腹膜覆盖。水平部后面大部分无腹膜覆盖，当存在十二指肠后隐窝时，水平部左端后面有的覆盖有不同程度的腹膜。

水平部后面贴附于右输尿管、右腰大肌、右睾丸或卵巢血管、下腔静脉和腹主动脉及其分支肠系膜下动脉起始部。上方邻胰头及其钩突，二者之间的沟内有肠系膜上动脉的分支胰十二指肠下动脉经行。下方与空肠肠祥毗邻。

肠系膜上动脉约平第1腰椎起于腹主动脉，经胰颈后面向前下穿胰腺钩突，跨十二指肠水平部前面而进入小肠系膜根。肠系膜上动脉和主动脉之间构成一锐角，并将十二指肠水平部的远端夹于角内（图6-8）。肠系膜上动脉起于腹主动脉处的夹角过小；或者十二指肠悬肌过短而使十二指肠空肠曲位置提高，水平部位置升高到第2腰椎体前面；或者十二指肠悬肌过长，而水平部位置达第4腰椎体前面。以上3种情况均可能由于肠系膜上动脉或其分支中结肠动脉引起十二指肠

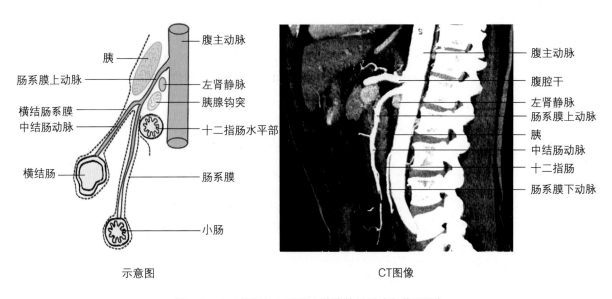

示意图　　　　　　　　　　　CT图像

图6-8　十二指肠与肠系膜上动脉的关系（矢状面观）

血管性压迫，导致十二指肠腔淤积、扩大，甚至梗阻，称十二指肠上动脉压迫综合征（Wilkie综合征）。

4. 十二指肠升部　升部位于第2腰椎左侧。升部的前面有横结肠及其系膜横过，后方有左交感神经干、左腰大肌、左侧肾血管和左侧睾丸（或卵巢）血管及肠系膜下静脉。升部的右缘有肠系膜根上端附着，肠系膜的左层腹膜覆被升部的前面及左侧，而后移行于腹后壁腹膜，遮覆于位于升部左侧的左肾和输尿管前面。升部左侧与后腹壁移行处常形成1~3条腹膜皱襞与相应的隐窝。其中一条皱襞位于十二指肠空肠曲左侧、横结肠系膜根下方，称为十二指肠上襞或十二指肠空肠襞，手术时常据以确认空肠起始部。升部上端（十二指肠空肠曲）邻胰体下缘，横结肠系膜分隔十二指肠空肠曲与网膜囊。

十二指肠与腹膜的关系

■ 胰十二指肠筋膜及间隙

在胚胎腹腔内空腔脏器的发育过程中出现前肠的旋转，胃系膜也发生旋转和变形。胃背系膜后层衍化形成的胃脾韧带、胰腺筋膜、胰十二指肠筋膜和横结肠系膜前叶是相互延续的一个整体。背侧系膜发生系膜与系膜、系膜与腹后壁腹膜之间的融合，这些融合筋膜间存在各种潜在的、分布广泛的、充满疏松结缔组织的解剖平面。

胃的背侧系膜由于胃的旋转向左下方折叠、延长，成为两叶的前、后两层，前层与胃大弯相连，后层与腹后壁腹膜相连，两层之间为网膜囊。胃背系膜后层向下包绕胰腺，其前叶为胰十二指肠前筋膜，向下和横结肠系膜前叶相融合；胃背系膜后层的后叶为胰十二指肠后筋膜，与腹后壁腹膜相融合。胰十二指肠前筋膜向上覆盖肝动脉、胃左动脉和脾动脉，并继续向上延伸，与胰十二指肠后筋膜融合。胰十二指肠前、后筋膜在右侧和十二指肠外侧的侧腹膜延续，在左侧与左侧腹膜延续。胰十二指肠筋膜与胰腺深筋膜之间的解剖间隙有大量疏松结缔组织，筋膜在受到牵拉时筋膜之间发生相对移位，无论是肉眼直视观察还是腹腔镜下观察，均能明确识别。从胰腺前方沿着胰腺前筋膜与胰腺深筋膜间的间隙向右下方分离至胰头，操作平面应始终位于此间隙内。

胰十二指肠后筋膜后层和肾前筋膜融合，两侧筋膜可完整解开。位于右肾的肾前筋膜与胰十二指肠后筋膜之间的融合筋膜间隙又称为Treiz筋膜或Treiz间隙。Treiz筋膜为疏松结缔组织形成的融合筋膜，位于胰头十二指肠后方，右肾前筋膜和下腔静脉前方，与腹主动脉左侧的Toldt筋膜相互延续。从十二指肠降部右侧切开腹膜，进入Treiz筋膜间隙并沿此无血管平面向内侧分离，可将胰头和十二指肠整个向内侧掀起，清扫胰头后淋巴结（图6-9）。

■ 十二指肠的皱襞

十二指肠的上部为腹膜内位器官，降部、水平部和升部为腹膜外位器官，在十二指肠空肠曲处小肠肠管急剧转行，空肠由此开始变成腹膜内位器官，肠系膜形成。腹膜在十二指肠空肠曲周围形成一些皱襞和隐窝（图6-10）。一些皱襞内有血管行经，隐窝处可发生腹内疝，在处理此类疝时，应注意防止损伤有关血管。

1. 十二指肠上襞　又称十二指肠空肠皱襞，位于十二指肠升部左侧，相当于第2腰椎平面，呈半月形，下缘游离，向左侧逐渐消失，移行为左肾前方的腹膜。皱襞消失处的腹膜深面有肠系膜下静脉上行。

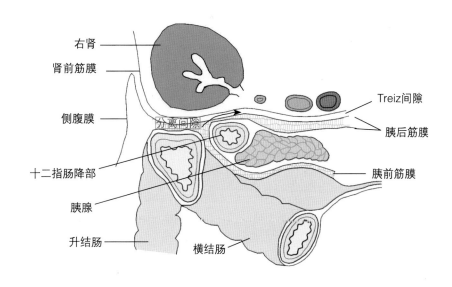

右肾

肾前筋膜

侧腹膜

分离间隙

十二指肠降部

胰腺

升结肠

横结肠

Treiz间隙

胰后筋膜

胰前筋膜

图6-9　胰十二指肠筋膜

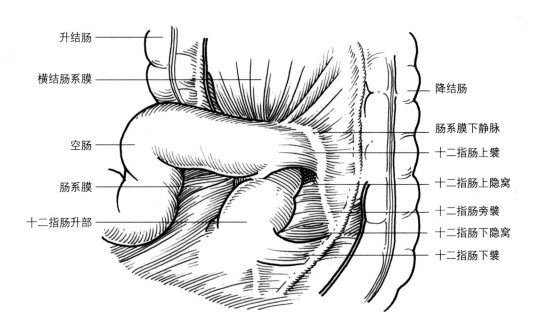

升结肠

横结肠系膜

空肠

肠系膜

十二指肠升部

降结肠

肠系膜下静脉

十二指肠上襞

十二指肠上隐窝

十二指肠旁襞

十二指肠下隐窝

十二指肠下襞

图6-10　十二指肠的皱襞与隐窝

2. 十二指肠下襞　又称十二指肠结肠系膜皱襞,自十二指肠升部向左延伸至腹主动脉,平对第3腰椎,为三角形无血管的腹膜皱襞,上缘游离。

3. 十二指肠旁襞　为镰状的腹膜皱襞,其游离缘向右,缘内有肠系膜下静脉和左结肠动脉升支走行。十二指肠旁隐窝腹内疝手术还纳疝出的

肠袢时,常需切开该皱襞,切开时需注意避免肠系膜下静脉和左结肠动脉的损伤。

在十二指肠空肠曲邻近处切开腹膜寻找悬肌时,注意防止损伤十二指肠上襞或十二指肠旁襞内走行的肠系膜下静脉及左结肠动脉的升支。

十二指肠的隐窝

1. 十二指肠上隐窝　十二指肠上隐窝约存在于50%的个体中，常与十二指肠下隐窝合并存在，也可单独出观。该隐窝位于十二指肠升部上方左侧，对向第2腰椎体左侧，十二指肠上皱襞后方，开口向下。

2. 十二指肠下隐窝　十二指肠下隐窝约存在于75%的个体中，常与十二指肠上隐窝合并，或两者共有一个卵圆形的开口。该隐窝位于十二指肠升部下方左侧，对向第3腰椎左侧，十二指肠下皱襞后方，开口向上。有时十二指肠下隐窝可能从十二指肠升部的后方伸向左侧，到达肠系膜下静脉和左结肠动脉升支的后方。此时，隐窝大而深，容易导致腹内疝产生。巨大的腹内疝可压迫血管，引起肠绞痛甚至肠坏死。还纳腹内疝的手术中，需保护疝囊左侧的左结肠动脉升支和肠系膜下静脉。

3. 十二指肠空肠隐窝　十二指肠空肠隐窝位于腹主动脉左侧，在十二指肠空肠连接部与横结肠系膜根之间，该隐窝上方有胰，左侧有左肾，下方有左肾静脉。

4. 十二指肠旁隐窝　十二指肠旁隐窝多见于新生儿，成人只有2%个体存在，可与十二指肠上、下隐窝合并存在。该隐窝位于十二指肠旁皱襞后方。

一段小肠及其系膜可以突入十二指肠隐窝内，发生腹内疝，突入隐窝内的小肠，容易产生肠绞窄。腹内疝的发生与胚胎时期肠管旋转和背系膜异常有关，以十二指肠旁隐窝腹内疝发生率最高。

十二指肠管壁的结构和功能

十二指肠管壁的结构

十二指肠管壁从外向内由外膜、肌层、黏膜下层和黏膜层构成。

1. 外膜　除十二指肠降部后壁为纤维膜外，其余为浆膜。

2. 肌层　由内环形、外纵行两层平滑肌组成。环形肌较厚，纵行肌较薄，两层平滑肌之间有肌间神经丛。

3. 黏膜下层　为疏松结缔组织，内含血管、淋巴管和十二指肠腺。十二指肠腺又称Brunner腺，主要分布在十二指肠上部和降部，为复管泡状的黏液腺，分泌胶状碱性黏液，可保护十二指肠黏膜免受胰液和胃液的消化和腐蚀。

4. 黏膜层　十二指肠黏膜层由上皮、固有膜和黏膜肌构成。上皮为单层柱状，由吸收细胞、杯状细胞、内分泌细胞、潘氏细胞和未分化细胞构成，详见空肠和回肠部分。固有膜由致密结缔组织、血管、淋巴管、神经纤维和平滑肌组成，除大量分散的淋巴细胞外，尚有淋巴小结的存在（多为孤立淋巴小结）。黏膜肌层由内环与外纵两层平滑肌构成。

黏膜表面有许多细小的肠绒毛，由上皮和固有层向肠突出而成，十二指肠的绒毛呈叶状，与空肠和回肠绒毛不同（详见空肠和回肠部分）。十二指肠腔面有一系列经常存在的环行皱襞，由黏膜和黏膜下层共同向肠腔突出而成，呈半月形或环形，在十二指肠末段最发达。绒毛和环行皱襞的存在使得十二指肠黏膜表面积扩大20~30倍。

十二指肠镜可到达水平部的近端，肠镜下不同分部依据肠镜的位置和黏膜皱襞的有无进行确定。十二指肠上部黏膜光滑，无皱襞，十二指肠溃疡常发生于此处；降部存在明显的环形皱襞，有时可见清晰的纵行皱襞、十二指肠大乳头和小乳头（图6-11）。

■十二指肠管壁的生理功能

十二指肠黏膜内的杯状细胞可以分泌黏液，吸收细胞具有一定的吸收功能；在黏膜的绒毛隐窝处有大量内分泌细胞，其中S细胞分泌促胰岛素，I细胞分泌胆囊收缩素，K细胞分泌抑胃肽，D细胞分泌生长抑素。

十二指肠黏膜下层有Brunner腺，可分泌碱性十二指肠液（pH为8.2~9.3），内含黏蛋白可

保护黏膜不被胃酸侵蚀，还为胰酶的消化作用提供了环境，其内的肠激酶能激活胰腺分泌的胰蛋白酶原。处于半消化状态的胃内食物进入十二指肠与碱性十二指肠液混合，在胰腺分泌的胰蛋白酶、胰淀粉酶、胰脂肪酶和凝乳酶等的作用下进一步消化。食物进入十二指肠还与胆汁接触，使食物中的脂肪乳化，并将脂肪消化后的脂肪酸溶解，帮助脂肪性食物的消化。

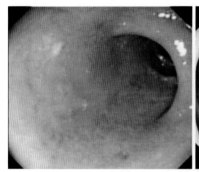 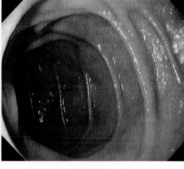 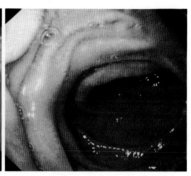

十二指肠上部　　　　　　　　十二指肠降部　　　　　　　　十二指肠水平部

图6-11　十二指肠的黏膜皱襞（十二指肠镜）

十二指肠的血管、淋巴管和神经

■十二指肠的动脉供应

十二指肠血液供应主要来自：①胰十二指肠上前、后动脉。均起于胃十二指肠动脉，分别沿胰头前、后方靠近十二指肠下行。②胰十二指肠下动脉。起于肠系膜上动脉，分为前、后两支，分别上行与相应的胰十二指肠上前、后动脉相吻合，形成前、后动脉弓，从动脉弓上分支营养十二指肠与胰头（图6-12）。此外，十二指肠上部还有胃十二指肠动脉分出的十二指肠上动脉、十二指肠后动脉以及胃网膜右动脉的上行返支和胃右动脉的小支供应。

1. 胰十二指肠前动脉弓　由胰十二指肠上前动脉和胰十二指肠下前动脉构成，发出5~7条分支

供应十二指肠降部和水平部的前壁。

（1）胰十二指肠上前动脉（anterior superior pancreaticoduodenal artery）：绝大部分（98%）来自胃十二指肠动脉，极少数起于肝总动脉、肠系膜上动脉或胰背动脉。胃十二指肠动脉在十二指肠上部后方、胆总管之左侧下行，至十二指肠上部下缘分为胃网膜右动脉和胰十二指肠上前动脉。胰十二指肠上前动脉分出后，在胰头十二指肠间沟中走行，在距离十二指肠乳头1.5 cm处转向胰腺下方，发出分支支配十二指肠水平部和升部，终支与胰十二指肠下前动脉吻合成胰十二指肠前动脉弓。

（2）胰十二指肠下前动脉（anterior inferior pancreaticoduodenal artery）：该动脉起点变异

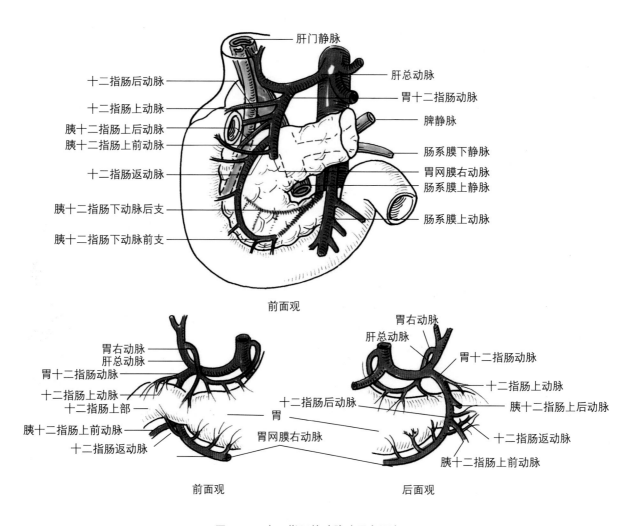

图6-12 十二指肠的动脉（示意图）

大，64%起源于肠系膜上动脉（其中40%与胰十二指肠下后动脉共干，24%单独起于肠系膜上动脉），36%起源于第一空肠动脉（其中16%与十二指肠下后动脉共干，20%单独起于第一空肠动脉）。胰十二指肠下前动脉发出后，沿胰头和十二指肠之间右行，与胰十二指肠上前动脉吻合成胰十二指肠前动脉弓。

2. 胰十二指肠后动脉弓 由胰十二指肠上后动脉和胰十二指肠下后动脉构成，后动脉弓发出分支供应十二指肠降部和水平部的后壁。

（1）胰十二指肠上后动脉（posterior superior pancreaticoduodenal artery）：大部分起源于胃十二指肠动脉（国人88%），少数起源于肝总动脉（8%）或副肝右动脉（4%）。胰十二指肠上后动脉在胃十二指肠动脉上的发出点高于胰十二指肠上前动脉，有3%~9%胰十二指肠上前、上后动脉呈一短的总干。该动脉于十二指肠上部上缘处分出后，跨过胆总管前方，沿胆总管右上方下降，在胰头背面或胰头与十二指肠（降部）之间的沟内下行，分支至该两个器官；主干在十二指肠乳头水平再一次跨过胆总管，与胰十二指肠下后动脉吻合，形成胰十二指肠后动脉弓。整体上，该动脉的走行与胆总管之间存在着螺旋盘绕般的关系。78%的胰十二指肠上后动脉发出一恒定的乳头动脉到Vater壶腹处。

（2）胰十二指肠下后动脉（posterior inferior pancreaticoduodenal artery）：该动脉绝大部分与胰十二指肠上后动脉共同起源于肠系膜上动脉或空肠动脉。其中60%起源于肠系膜上动脉（其中42%与胰十二指肠下前动脉共干，18%单独起于肠系膜上动脉），40%起源于第一空肠动脉（其中16%与十二指肠下前动脉共干，24%单独起于第一空肠动脉）。胰十二指肠下前动脉发出后，走行于胰头的后方，与胰十二指肠上后动脉吻合成胰十二指肠后动脉弓，发出分支供应胰头下1/3部分和邻近的十二指肠。

3. 十二指肠上动脉（superior duodenal artery）　不恒定，可有2支。起源于胃十二指肠动脉、肝动脉或胃右动脉。该动脉供应十二指肠上部近侧一半（球部）的上面、前面（上2/3）和后面（上1/3）；而十二指肠近侧一半前面下1/3部由胃网膜右动脉、后面下1/3部由胃十二指肠动脉供血。十二指肠上动脉常横过胆总管的前方，切开胆总管时可损伤该动脉而导致出血。

4. 十二指肠后动脉（retroduodenal artery）　多个小支，是胃十二指肠动脉末分为2个大支（胃网膜右动脉和胰十二指肠上动脉）之前分出许多小支中的一些，供应十二指肠上部的后壁。此动脉亦可起自胰十二指肠上（前）动脉或胃网膜右动脉。

5. 第一空肠动脉（first jejunal artery）　是肠系膜上动脉向左侧发起的第1个分支。该动脉常分支供应十二指肠升部和十二指肠空肠曲。由于胰十二指肠下前或下后动脉常有分支供应十二指肠远端和空肠近端，或动脉常起于第一空肠动脉，如阻断这些血管，可能需要切除空肠近端3~5 cm。当胰十二指肠下动脉发自第一空肠动脉时，两者的共同干很短，胰头切除必须结扎共同干时，有造成十二指肠空肠曲缺血的危险。

6. 十二指肠返（升）动脉　外科学上将在十二指肠上部下缘以下水平发出的，由胃十二指肠动脉、胃网膜右动脉及胰十二指肠上前动脉向上分布于十二指肠上部的上行返支称为十二指肠返动脉（current duodenal artery）或十二指肠升动脉（ascending duodenal artery），其起源位置多在幽门下缘、十二指肠上部内侧缘和胰头下缘围成的三角内，恒定出现。

7. 十二指肠球部的血供　十二指肠球部是胃与十二指肠之间的过渡带，常被外科医师当作胃的扩展部分。事实上，任何远端胃切除都不同程度牵涉到十二指肠球部。

（1）十二指肠上动脉蒂：左部分血流来源有1~3支动脉，多数是由胃网膜右动脉分出，从后面达球部上缘而分布；右部分血流来源有1~3支动脉，多数来自胰十二指肠上后动脉，少数来自胃右动脉，个别来自异常起始于肠系膜上动脉的肝右动脉。

（2）十二指肠下动脉蒂：左部分血流来源一般有1个动脉支，发自胃网膜右动脉或胰十二指肠上动脉；右部血流来源有1支或2支，来自胰十二指肠前上动脉，或其中1支来自胃网膜右动脉，动脉支均是至球部后面。

从球部血供的解剖学特点可看出：①球部动脉蒂均是先达后面，而后分支分布于前面，这可以解释为什么球部溃疡出血，即使是没有胃十二指肠动脉被侵蚀，后面仍比前面出血厉害；②球部前面比后面血管少，胃切除后从后面分离球部，关闭十二指肠残端，或做胃十二指肠吻合，甚至食管十二指肠吻合，其可能导致残端前面缺血而发生瘘管；③左部血流担负球部左2/3血供，因此胃癌切除时必须同时完全切除球部。

■十二指肠的静脉回流

静脉回流多与相应动脉伴行，除胰十二指肠上后静脉直接汇入肝门静脉外，其余均汇入肠系膜上静脉（图6-13）。

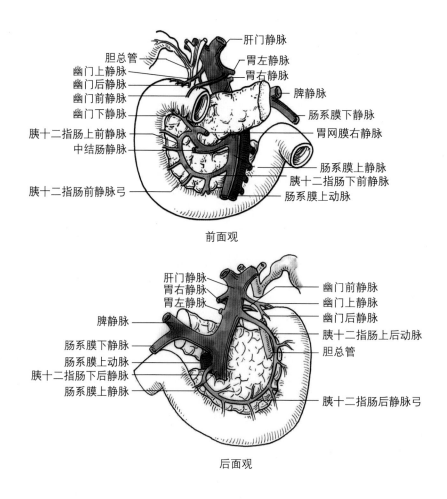

图6-13　十二指肠的静脉

1. 胰十二指肠前静脉弓　出现率高达100%，由胰十二指肠上前静脉和胰十二指肠下前静脉收集胰头和十二指肠前壁的血液。胰十二指肠上前静脉绝大部分注入胃网膜右静脉和中结肠静脉会聚形成的非典型胃结肠干，而后在胰颈下缘直接注入肠系膜上静脉，少数也可直接经胃十二指肠静脉汇入肠系膜上静脉。胰十二指肠下前静脉在距离脾静脉与肠系膜上静脉汇合处下15~20 mm注入肠系膜上静脉。

2. 胰十二指肠后静脉弓　出现率为50%，由胰十二指肠上后静脉和胰十二指肠下后静脉收集胰头和十二指肠后壁的血液。胰十二指肠上后静脉在胰头后面上行，至十二指肠上部后方，在胆总管左侧注入门静脉；该静脉通常不和同名动脉一样经胆总管之前方，而是经胆总管之后方，故在向左翻起十二指肠降部和胰头而显露胆总管时，需注意避免损伤。胰十二指肠下后静脉多与空肠上静脉汇合成胰十二指肠下静脉，在距离脾静脉与肠系膜上静脉汇合处下15~20 mm注入肠系膜上静脉。

3. 十二指肠上部的静脉　十二指肠上部和胃幽门部末段由纵向的众多纤细静脉支所引流，这些小静脉联合形成数支静脉干，称为幽门下静脉，在与胰十二指肠上前静脉的开口处附近汇入胃网膜右静脉，汇入点相接近，或有一支单独汇至胰十二指肠静脉。幽门区上缘同样有成丛的静脉，形成幽门上静脉，主要纵行向上，直接汇入门静脉或胰十二指肠上后静脉的终末段。在十二指肠上部前面或幽门口平面的静脉吻合网形成幽门前静脉,该静脉有时为单支上行的静脉或交叉状的两支静脉。幽门前静脉上行汇入胃右静脉。习惯上认为幽门前静脉是分界胃和十二指肠相当可靠的标志。

■ 十二指肠的淋巴引流

十二指肠肠壁各层均有毛细淋巴管,淋巴管吻合充分,并与胃和空肠壁内的淋巴管网相交通,胃癌可经此交通向十二指肠近段转移。十二指肠的淋巴多伴随血管而行,汇入血管旁的淋巴结。十二指肠上部的淋巴管向上可汇入幽门上淋巴结和肝淋巴结;十二指肠前面的淋巴管汇入幽门下淋巴结和胰十二指肠淋巴结;十二指肠后部的淋巴管汇入肠系膜上淋巴结;有少量十二指肠的淋巴管直接汇入腹腔淋巴结。

胰十二指肠淋巴结位于胰十二指肠沟的前面和后面,是引流胰和十二指肠的局部淋巴结,包括:①胰十二指肠前上淋巴结,位于胰头前面上缘附近,有2~5个结;②胰十二指肠后上淋巴结,位于胰头后面上缘附近,有6~10个结;③胰十二指肠前下淋巴结,位于胰头前面下缘附近,有3~4个结;④胰十二指肠后下淋巴结,位于胰头后面下缘附近,有4~8个结。

■ 十二指肠的神经支配

交感神经节前纤维来自胸段脊髓,经内脏大神经至腹腔丛,由腹腔节起始的节后纤维随动脉而达十二指肠壁及其血管。副交感节前纤维是经迷走神经前干的肝支分支至十二指肠上部;副交感节前纤维也经迷走神经后干腹腔支至腹腔丛,而后随腹腔丛之分支伴血管而达十二指肠壁内之肠肌丛和黏膜下丛,由两丛发起的节后纤维支配肠壁平滑肌收缩和腺体分泌。内脏感觉神经来源于胸神经后根神经节和迷走神经下神经节,分别随上述交感和副交感神经而达十二指肠。随交感神经而行的感觉纤维传导内脏痛觉;随副交感神经而行、来自迷走神经下神经节的感觉神经参与反射性的肠壁收缩运动和腺体分泌活动的调节。

十二指肠的胚胎学发育和先天畸形

■ 十二指肠的胚胎发生

在胚胎第4周早期,十二指肠由原始消化管中前肠的尾端及中肠的近端发育分化而来,胆总管十二指肠开口处为前后肠的分界线。由于中肠生长迅速,其头端先向腹侧突起形成"C"形袢,然后随着胃的旋转,"C"形肠袢倒向并固定于右侧腹后壁;约在第10周,中肠及系膜按逆时针旋转退回腹腔,中肠的十二指肠部分转到左侧(图6-14)。由于十二指肠源于前肠和中肠两部分,因此,腹腔干及肠系膜上动脉均有血管分支供应十二指肠。在胚胎第5~6周,由于十二指肠腔内上皮细胞的增殖,十二指肠肠腔逐渐变

小至暂时性梗阻,随着上皮细胞的退化,肠腔出现腔化再通。十二指肠在发育过程中,腹侧系膜逐渐消失。

十二指肠来源于原始消化管前肠的尾侧部和中肠的颅侧部。十二指肠后面有厚的十二指肠背系膜,与颅侧的胃背系膜和尾侧的中肠背系膜相连。在前面,肠腹系膜的尾侧缘伸到很短的十二指肠起始段。胃和网膜的"旋转"、差异性生长和腔的出现,引起十二指肠相应的运动,形成朝向右侧的十二指肠肠袢。当其背系膜与其余中肠伸长并进入脐带时,十二指肠背系膜固定十二指肠的位置。

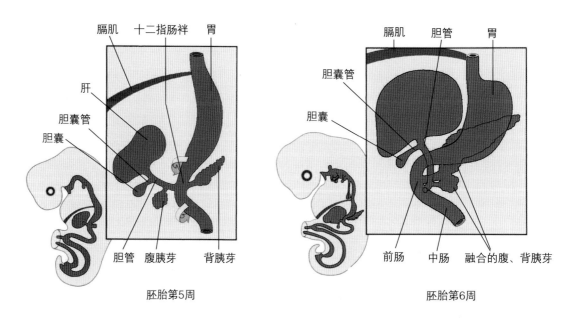

膈肌　十二指肠襻　胃

肝

胆囊管

胆囊

胆管　腹胰芽　背胰芽

胚胎第5周

膈肌　胆管　胃

胆囊管

胆囊

前肠　中肠　融合的腹、背胰芽

胚胎第6周

图6-14　十二指肠的胚胎发生

■ 十二指肠先天畸形

十二指肠先天畸形多见于十二指肠水平部，梗阻多发生在壶腹部以远；按胚胎学特点及临床表现可分为：①十二指肠内畸形，如十二指肠闭锁与狭窄、十二指肠重复畸形、先天性巨十二指肠、迷走胰腺等；②十二指肠外畸形，如肠系膜上动脉综合征，十二指肠旋转不良等；③其他，如十二指肠前门静脉等。

1．先天性十二指肠闭锁与狭窄　先天性十二指肠闭锁与狭窄发生率为初生婴儿的1/7 000~10 000，闭锁与狭窄的比例为3∶2。在十二指肠梗阻中占0.8%~2.5%。本病国内报道较少，病因尚不清。多数学者认为与胚胎发育中肠管的腔化再通异常有关。胚胎第8~12周肠发育障碍，某段肠腔内没有空泡形成，呈实质状或出现空泡但融合不全，将形成十二指肠闭锁或狭窄（图6-15）。也有人认为，胚胎期十二指肠肠管的血运不良也会导致十二指肠闭锁或狭窄。另外，先天性十二指肠闭锁或狭窄的发生也存在遗传因素，并常伴有其他畸形。病变可发生在十二指肠的任意部位，狭窄好发于十二指肠水平部或升部，而闭锁好发

于壶腹部。病理分型并不统一，Stauffer将其分为2类7型，手术是唯一有效的治疗方式。

（1）十二指肠闭锁：Ⅰ型，十二指肠隔膜型闭锁，肠管连续性不中断；Ⅱ型，十二指肠远近端均为盲管，两者间为纤维条索相连；Ⅲ型，盲端型，十二指肠近端扩展为一盲管样远端细小与近端分离，肠管连续性中断；Ⅳ型，十二指肠隔膜型闭锁，隔膜脱垂到远端肠腔内形成"风袋型"。

（2）十二指肠狭窄：Ⅰ型，十二指肠隔膜型狭窄，中央有开口；Ⅱ型，十二指肠"风袋型"隔膜，中央有极小的孔；Ⅲ型，十二指肠某段缩窄。

2．十二指肠重复畸形（duodenal duplication）　多发生在十二指肠第一、二段内侧或后侧，呈球形或囊肿状，也可向上、下延伸呈管状，临床上也常称之为肠囊肿、肠内囊肿、肠憩室（图6-16）。肠重复畸形的病因还不清楚，有多种学说。

（1）腔化再通异常：在胚胎发育中肠腔腔化不全将形成肠腔的闭锁或狭窄，如果肠腔空化中形成迷走管腔成长为圆形管腔，即发生肠重复畸形。

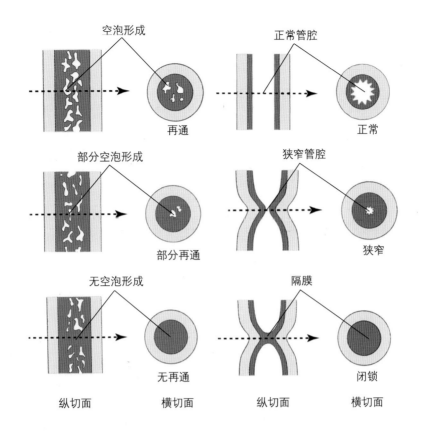

空泡形成　　再通

正常管腔　　正常

部分空泡形成　　部分再通

狭窄管腔　　狭窄

无空泡形成　　无再通

隔膜　　闭锁

纵切面　　横切面　　纵切面　　横切面

图6-15　十二指肠闭锁的胚胎发生学基础

（2）憩室型外袋退化不全：胚胎学研究中，在人的胚胎早期，消化道的各部分有憩室型外袋，回肠最多，正常情况下，憩室外袋随着发育逐渐消退。

（3）其他还有一些脊索与原肠分离障碍学说及胚胎孪生学说等。

先天性十二指肠重复畸形肠壁与正常肠壁结构相似。十二指肠重复畸形可在新生儿发病，也可以无症状，在成人阶段意外发现。肠重复畸形依照部位，手术有差异，一般采取憩室切除，但如果憩室与胰头、十二指肠、胆管、胰管等结构关系密切，手术解剖复杂，切除难度大，可采用囊肿十二指肠开窗引流、囊肿空肠吻合等方式简化处理。

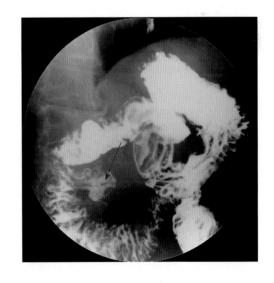

图6-16　十二指肠憩室（气钡双对比造影）

十二指肠的临床解剖学应用要点

肠系膜上动脉综合征发生的解剖因素

肠系膜上动脉综合征也称为良性十二指肠淤滞症。任何先天或后天性因素造成肠系膜上动脉与后方腹主动脉、脊柱间的夹角减小的解剖学变化，均可能导致该病的发生。

1. 先天性解剖因素

（1）肠系膜上动脉与腹主动脉之间所形成夹角，正常人为20°~70°。如夹角过小，则可造成十二指肠受压肠腔狭窄或不全梗阻。

（2）正常情况，肠系膜上动脉距离十二指肠水平部7~20 cm。当十二指肠空肠悬韧带过短，将十二指肠空肠曲悬吊固定于较高位置的腹后壁，十二指肠升段嵌于腹主动脉与肠系膜上动脉的夹角之中，可造成受压。

（3）肠系膜上动脉在腹主动脉的起点位置过低（正常人平第1腰椎），使十二指肠水平段位于肠系膜上动脉和腹主动脉间的根部，更易受压。

2. 后天获得性解剖因素

（1）背部过伸体位、腰椎前凸畸形，可以缩小脊椎与肠系膜上动脉之间的间隙，使十二指肠易于受压。

（2）无力型体质，体质量减轻及消瘦患者，十二指肠与肠系膜上动脉之间的脂肪垫消失，尤其是伴有内脏下垂，致使肠系膜上动脉易于压迫十二指肠。

（3）其他一些原因，如肠系膜上动脉根部脂肪肥厚、纤维化等。

十二指肠溃疡旷置术的应用解剖

十二指肠溃疡约有60%位于后位，最理想是切除溃疡、妥善处理吻合残端。但是，由于溃疡常穿透至胰腺，或因周围炎症水肿或瘢痕收缩等与邻近脏器紧密相连，无法分离，如果强行切除，则容易损伤胆总管或胰腺。此时，可采用如下溃疡旷置方法。

1. Bancroft手术

（1）游离胃近端，切除胃大部，注意保留幽门附近的胃右动脉和胃网膜右动脉。

（2）距幽门5~7 cm处横断胃，关闭近端胃小弯侧，保留胃大弯侧与空肠进行吻合。

（3）在远侧胃的大、小弯侧各缝一针作为牵引，切口胃窦部的浆肌层，分离黏膜和浆肌层，在幽门环处见胃腔明显缩小或见环形括约肌后，切断黏膜并缝合。

（4）从内面做幽门窦后壁肌层间垂直褥式缝合，最后将幽门窦残端的浆肌层内翻缝合，覆盖大网膜。

2. 残端后壁覆盖溃疡法

（1）结扎并切断胃右动脉、胃网膜右动脉和胃十二指肠动脉，以减少出血。

（2）游离十二指肠后壁至溃疡、胰腺相连处，靠近幽门端将十二指肠前壁切开，充分暴露溃疡。

（3）沿溃疡边缘剪断十二指肠后壁，使溃疡留置在胰腺上，检查溃疡基底部的出现，用丝线缝扎止血。

（4）向远侧分离十二指肠后壁，以闭合残端的长度为止，关闭残端。

（5）将残端前壁的浆肌层剪断，缝合于胰腺被膜上，可用邻近的大网膜覆盖加强。

3. 残端前壁覆盖溃疡法

（1）切开十二指肠前壁，沿溃疡近侧缘剪

开十二指肠后壁，检查出血处，缝合止血。

（2）将十二指肠残端前壁缝于溃疡远侧边缘上，缝合残端前壁浆膜肌层与溃疡的近侧边缘。

（3）将前壁浆肌层缝于溃疡近侧的胰腺被膜上。

■ 腹腔镜胰十二指肠切除术的血管解剖与手术径路

胰头十二指肠区域血管丰富，解剖层面复杂，腹腔镜手术对出血控制要求很高，术中突发难以控制的血管性出血往往成为腹腔镜胰十二指肠切除术（laparoscopic pancreatico duodenectomy，LPD）成功开展的最大障碍。熟悉胰头十二指肠区域的血管解剖知识，掌握正确的解剖分离平面，对安全开展 LPD 尤为重要。结合腹腔镜操作特点与胰十二指肠切除术的手术流程，LPD 涉及的解剖分离部位可分为4个区域：胰腺上区，胰腺下区，胰头十二指肠背侧区，胰腺钩突区。

1. 胰腺上区

（1）肝总动脉的解剖显露：打开胃结肠韧带进入小网膜囊，显露胰腺，紧贴胰体上缘切开肝胰襞，进入胰体上后方的胰后间隙，即能定位、发现肝总动脉；沿肝总动脉向右解剖，可依次显露胃十二指肠动脉、肝固有动脉（图6-17A）。另一个解剖路径是在胃窦胰头间隙先找到胃十二指肠动脉，再沿此动脉上行显露肝总动脉与肝固有动脉。由肝总动脉、胃十二指肠动脉及胰腺上缘构成的三角形区域称为胰上三角，其深面为门静脉胰上段，此处门静脉表面与胰下肠系膜上静脉贯通形成胰颈后隧道。

（2）肝十二指肠韧带的解剖：在明确肝总动脉与胃十二指肠动脉后，继续向右向头侧打开肝十二指肠韧带表面浆膜，可方便地显露肝固有动脉。需要注意的是，有 25% 的人群存在肝动脉变异。解剖分离肝固有动脉时，一旦发现肝左

或肝右动脉缺如，应考虑变异的可能，如术中误伤变异肝动脉，可能造成肝脏缺血坏死及脓肿形成，胆肠吻合口也较容易发生吻合口瘘或狭窄。离断胃十二指肠动脉后，沿胰上三角深面的门静脉表面疏松结缔组织向肝十二指肠韧带分离，可完全打开门静脉前间隙，确保彻底清扫肝固有动脉周围的淋巴结。门静脉前方一般无血管汇入，但约有 39% 的胃左静脉可由肝固有动脉背侧由左向右汇入门静脉左侧壁。在沿肝固有动脉左侧清扫时，一旦误伤其背侧的胃左静脉，由于此时门静脉尚未被完全显露，胃左静脉的血管破口又被肝固有动脉遮挡，镜下很难控制出血，甚至被迫中转开腹。

2. 胰腺下区

（1）肠系膜上静脉的解剖显露：肠系膜上静脉位于胰腺下缘的胰后间隙内，其左缘与胰腺下缘交点为胰颈的解剖标志。探寻肠系膜上静脉并沟通胰颈背侧隧道是胰腺下区手术操作的主要目标。腔镜手术中一般沿胰腺下缘向右侧胰头钩突方向解剖寻找肠系膜上静脉，也可沿中结肠静脉寻找。胰颈背侧与肠系膜上静脉-门静脉间为无血管区，因此，可沿此间隙贯通胰腺上、下缘。

（2）胃结肠静脉干的解剖暴露：于胰腺下缘沿肠系膜上静脉表面向右侧分离，可显露胃结肠静脉干。胃结肠静脉干属支构成复杂，以右结肠静脉、胃网膜右静脉及胰十二指肠前上静脉3支合干而成最为多见，沿胰头下方走行，于肠系膜上静脉右外侧或右前方汇入（图6-17B）。胃结肠静脉干缺失的患者，胰十二指肠前上静脉可直接汇入胃网膜右静脉，术中常见胃网膜右静脉较粗大，且右结肠静脉单独注入肠系膜上静脉。由于胃结肠静脉干短小且壁薄，LPD 术中分离结扎时操作应轻柔，避免静脉壁撕裂出血。

3. 胰头十二指肠背侧区

（1）Treitz 筋膜平面的解剖：打开胰十二指肠筋膜延伸至十二指肠外侧的腹膜后，即可进入 Treitz 筋膜平面。该平面为位于胰后筋膜与肾前

筋膜间的疏松无血管区，前界为胰头十二指肠，后界为右肾前筋膜、下腔静脉，内侧界为腹主动脉，外侧界为肝脏与十二指肠上部。经此疏松无血管平面可顺利游离胰头十二指肠，并清晰显露其深面的下腔静脉、左肾静脉、右肾动脉及腹主动脉。

（2）肠系膜上动脉的解剖显露：Treitz 筋膜平面充分显露肠系膜上动脉根部，并进行钩突系膜的薄层化处理是 LPD 术中最重要的技术环节之一。镜下做扩大 Kocher 切口至肠系膜上静脉右侧十二指肠水平段，依次游离十二指肠、胰头及周围淋巴脂肪组织，将标本向左侧翻起，显露胰头十二指肠后方的下腔静脉、左肾静脉、腹主动脉。在左肾静脉与下腔静脉上方夹角内找到肠系膜上动脉根部，沿肠系膜上动脉右侧缘用超声刀骨骼化肠系膜上动脉 2~3 cm，使连接肠系膜上血管的钩突系膜薄层化（图6-17C）。此安全的解

剖分离依据是肠系膜上动脉起始段 2~3 cm 无重要血管分支。经此步骤可使胰腺钩突系膜组织变薄，仅包含胰十二指肠下血管及肠系膜上静脉部分小分支，保证后续钩突处理的安全施行。

4.胰腺钩突区　Gockel等最早于2007年提出"胰腺系膜"的概念，Adham等（2012年）将该解剖概念细化为"胰腺系膜三角"，三角的前界为肠系膜上静脉-门静脉后壁，内界为肠系膜上动脉及腹腔干右缘，后界为主动脉表面。临床上常将上述胰腺系膜称为胰腺钩突系膜。钩突系膜内包含肠系膜上静脉-门静脉与肠系膜上动脉发出的营养胰头、钩突的血管，因此处理钩突系膜时容易发生难以控制的大出血，导致手术失败。

LPD 术中处理钩突系膜时，首先按前述扩大Kocher 切口的方法骨骼化肠系膜上动脉右侧壁，使钩突系膜薄层化；再按腹腔镜"由下至上"的操作原则，由足侧开始沿钩突系膜向头侧

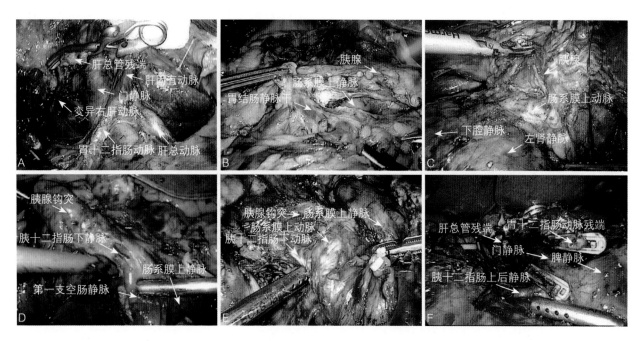

图6-17　腹腔镜胰十二指肠切除术的血管解剖

A. 解剖胰腺上区，保留肝总动脉等；B. 解剖胰腺下区，保留肠系膜上静脉和胃结肠静脉干；C. 钩突系膜薄层化处理；D. 胰十二指肠静脉注入第一空肠静脉；E. 胰十二指肠下动脉发自肠系膜上动脉；F. 胰十二指肠上后静脉的暴露［引自姜翀弋，王巍. 腹腔镜胰十二指肠切除术的血管解剖与手术径路分析. 腹腔镜外科杂志，2018, 23(5): 329-332.］

分离。具体操作中，助手向左侧牵开肠系膜上静脉，即可显露肠系膜上动脉鞘，此时可见仅有薄薄的一层系膜组织附着于肠系膜上血管之上；由足侧开始离断钩突系膜，可见胰十二指肠下静脉汇入肠系膜上静脉或第一空肠静脉，分离离断胰十二指肠下静脉时，应注意保护第一空肠静脉（图6-17D）。紧邻胰十二指肠下静脉头侧的为胰十二指肠下动脉，可单独作为肠系膜上动脉的第1分支，由距肠系膜上动脉起点 2~5 cm 处发出（图6-17E），或与第一空肠动脉以共干形式自肠系膜上动脉后侧或左侧壁发出，在离断胰

十二指肠下动脉时，应避免误伤第一空肠动脉从而导致近端空肠缺血。胰十二指肠上后静脉是胰头最大的回流静脉，于肠系膜上静脉-脾静脉汇合处上方1.5~3.0 cm汇入门静脉右后侧壁（图6-17F），也是处理钩突系膜时遇到的最后1支血管。除上述3支血管外，钩突系膜其余部分均可使用电能量器械安全离断。采用上述动脉优先入路——钩突系膜薄层化技术处理钩突不仅能降低出血风险，而且也能保证彻底清除肠系膜上动脉右侧的系膜组织，保证手术的根治性。

（王麦建　杨晓飞）

主要参考文献

1. Susan Standring. 格氏解剖学. 41版. 丁自海, 刘树伟, 主译. 济南: 山东科学技术出版社, 2017.
2. 刘树伟, 杨晓飞, 邓雪飞. 临床解剖学丛书——腹盆部分册. 2版. 北京: 人民卫生出版社, 2014.
3. 林擎天. 普通外科临床解剖学. 上海: 上海交通大学出版社, 2014.
4. 林擎天, 黄建平. 普通外科临床解剖学. 上海: 上海交通大学出版社, 2013.
5. 王果, 冯雄杰. 小儿腹部外科学. 北京: 人民卫生出版社, 2011.
6. 刘树伟, 邢子英. 腹部应用解剖学. 北京: 高等教育出版社, 2007.
7. 刘树伟, 柳澄, 胡三元. 腹部外科临床解剖学图谱. 济南: 山东科学技术出版社, 2006.
8. 柯重伟, 郑成竹. 腹腔镜外科手术学. 上海: 上海科学技术出版社, 2006.
9. 皮执民, 郑泽霖. 十二指肠外科. 北京: 人民卫生出版社, 2004.
10. 中国解剖学会体质调查委员会. 中国人解剖学数值. 北京: 人民卫生出版社, 2002.
11. 裘法祖, 王健本, 张祜曾. 腹部外科临床解剖学. 济南: 山东科学技术出版社, 2001.
12. 李正. 先天畸形学. 北京: 人民卫生出版社, 2000.
13. Moore K, Persaud TVN, Torchia MG. The developing human(10e). Philadelphia: Elsevier Health Sciences, 2016.
14. Richard LD, Vogl AW, Mitchell AWM, et al. Gray's atlas of anatomy (2e). Philadelphia: Churchill Livingstone, 2012.
15. 韩亮, 武帅, 尚佩强, 等. 胰十二指肠前动脉弓的解剖及其在微创保留十二指肠胰头切除术中的作用. 腹腔镜外科杂志, 2019, 24(9): 675-679.
16. 姜翀弋, 王巍. 腹腔镜胰十二指肠切除术的血管解剖与手术径路分析. 腹腔镜外科杂志, 2018, 23(5): 329-332.
17. 马晨阳, 胡明华, 王小明, 等. 腹腔镜胰十二指肠切除术中解剖技巧与手术体会（附30例报告）. 中国微创外科杂志, 2016, 16(8): 720-723.
18. 孙明生, 万波, 龚毅, 等. 腹腔镜胰十二指肠切除术相关肠系膜上血管应用解剖学研究. 中国普通外科杂志, 2016, 25(3): 394-400.
19. 王巍, 姜翀弋, 陈寅涛, 等. 腹腔镜胰十二指肠切除术钩突部位动脉解剖研究. 中国实用外科杂志, 2016, 36(2): 206-209, 213.
20. 周小波, 丁自海. 腹腔镜胰十二指肠切除术Kocher切口的临床解剖学研究. 岭南现代临床外科, 2014, 14(1): 21-25.
21. 周小波, 丁自海. 腹腔镜胰十二指肠切除术相关血管与筋膜的解剖学研究. 腹腔镜外科杂志, 2014, 19(5): 351-355.
22. 田东, 钟利, 吴溢, 等. 十二指肠降部的解剖学特点及临床意义. 中国临床解剖学杂志, 2011, 29(3): 284-287.
23. 吕荣林, 钱伟峰, 李恒建, 等. 胰腺筋膜及其间隙的解剖学研究. 苏州大学学报（医学版）, 2010, 30(4): 757-

758, 790.

24. 刘兴国, 冉凌, 吴涛, 等. 腹腔镜胰十二指肠切除术中肠系膜上血管的应用解剖. 中国临床解剖学杂志, 2007, 25(2): 172-175.

25. 祝水平, 林妙承, 黄焕基, 等. 十二指肠空肠曲解剖学观察及临床意义. 中国临床解剖学杂志, 2005, 23(2): 215-216.

26. 韩德恩, 孙庆峰, 胡占良, 等. 保留十二指肠的胰头切除术实用外科血管解剖学研究. 中华普通外科杂志, 2004, 19(3): 150-152.

27. 方驰华, 马俊勋, 钟世镇. 胰头部解剖在扩大胰十二指肠切除术中的应用. 世界华人消化杂志, 2003, 11(10): 1588-1592.

28. 孙庆峰, 韩德恩, 李玉兰, 等. 胰头十二指肠区域血管的应用解剖学研究. 哈尔滨医科大学学报, 2003, 37(5): 409-411.

29. 王栋, 党瑞山, 陈尔瑜, 等. 十二指肠小乳头的应用解剖. 解剖学杂志, 2006, 29(6): 781-783.

30. 王广伟, 顾元龙, 翟年宽, 等. 以胰腺为轴心的相关筋膜及安全外科平面解剖研究. 中国普外基础与临床杂志, 2012, 19(2): 177-180.

31. 易西南, 邝满元, 张灵芝, 等. 十二指肠返(升)动脉的解剖学. 解剖学杂志, 2003, 26(5): 486-488.

32. Sakaguchi T, Suzuki S, Inaba K, et al. Peripancreatic arterial anatomy analyzed by 3-dimensional multidetector-row computed tomography. Hepatogastroenterology, 2012, 59(118): 1986-1989.

33. Mirjalili SA, Stringer MD. The arterial supply of the major duodenal papilla and its relevance to endoscopic sphincterotomy. Endoscopy, 2011, 43(4): 307-311.

34. Horiguchi S, Kamisawa T. Major duodenal papilla and its normal anatomy. Dig Surg, 2010, 27(2): 90-93.

35. Suda K. Histopathology of the minor duodenal papilla. Dig Surg, 2010, 27(2): 137-139.

36. Alempijevic T, Stimec B, Kovacevic N. Anatomical features of the minor duodenal papilla in pancreas divisum. Surg Radiol Anat, 2006, 28(6): 620-624.

37. Song SY, Chung JW, Lim HG, et al. Nonhepatic arteries originating from the hepatic arteries: angiographic analysis in 250 patients. J Vasc Interv Radiol, 2006, 17(3): 461-469.

38. Kamisawa T. Clinical significance of the minor duodenal papilla and accessory pancreatic duct. J Gastroenterol, 2004, 39(7): 605-615.

39. Krakowiak-Sarnowska E, Flisinski P, Szpinda M, et al. The pancreaticoduodenal arteries in human foetal development. Folia Morphol (Warsz), 2004, 63(3): 281-284.

40. Hentati N, Fournier HD, Papon X, et al. Arterial supply of the duodenal bulb: an anatomoclinical study. Surg Radiol Anat, 1999, 21(3): 159-164.

为什么小肠切除术时肠系膜做扇形切除？

肠系膜上动脉在向右下方走行中，向右侧发出胰十二指肠下动脉、中结肠动脉、右结肠动脉和回结肠动脉；向左侧发出12~18支空肠、回肠动脉。空肠、回肠动脉在肠系膜内呈放射状走向肠壁，途中分支间吻合，形成动脉弓。小肠近段动脉弓有1~2级，远段动脉弓达3~4级，末段为单弓。末级血管弓发出直动脉分布于肠壁，直动脉间缺少吻合。由于动脉从近端向远端呈扇形分布，故肠切除吻合术时肠系膜须做扇形切除，以保留更多的直动脉，使吻合后的小肠系膜缘侧有充足血供，避免术后缺血坏死或愈合不良形成肠瘘。

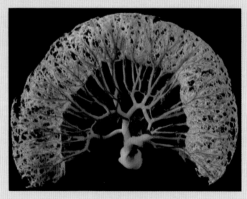
空肠的血供

丁自海整理

空肠和回肠

小肠是消化管最长的部分，上自幽门，下达回盲瓣，全长6~9 m。小肠分为系膜小肠和无系膜小肠，前者包括空肠和回肠，后者为十二指肠。十二指肠与上腹部器官关系密切，已述于前。

空肠和回肠的位置和形态

■ 空肠和回肠的长度、位置和一般形态

空肠（jejunum）和回肠（ileum）位于横结肠下区的中间部分，四周为结肠所包绕。空肠和回肠两者间无明显分界，近侧2/5为空肠，位于结肠下区的左上部；远侧3/5为回肠，位于结肠下区的右下部。人体直立时，回肠袢可垂入盆腔，终于回盲口（图7-1）。空肠和回肠均属腹膜内位器官，借肠系膜悬系于腹后壁，合称系膜小肠。有系膜附着的边缘称系膜缘，其相对缘称游离缘或对系膜缘。

空肠和回肠确切的长度难以测定，尸体上游离的长度为7 m，而手术中用1 m长的导管即可从空肠近侧端插至回盲部。小肠的长度可因肠管张力、收缩状态、内容充盈程度和某些病理情况而有变化，活体上难以准确测量。肠切除后，对游离小肠测量的长度通常也不准确，外科通常用百分比估计小肠切除的范围。

X线检查时，通常将小肠袢按部位分为6组。第1组为十二指肠，位于腹上区；第2组为空肠上段肠袢，位于左腹外侧区；第3组为空肠下段，在左髂区；第4组为回肠上段，位于脐区；第5组为回肠中段，占据右腹外侧区；第6组为回肠下段，处于右髂区、腹下区和盆腔。小肠是进行消化和吸收的重要器官，并具有某些内分泌功能。

■ 空肠和回肠的区分

一般而言，空肠位于左上腹，回肠位于右下腹，接近回盲部，部分空肠肠袢可能向下落入盆腔内。从空肠到回肠的管腔直径和管壁厚度逐渐减小，空肠血管密度高，血液供应丰富，消化吸收功能旺盛，表面呈肉红色，管腔大管壁厚（图7-2A）；回肠血管密度小，血液供应较差，消化吸收功能减弱，表面颜色苍白，管腔小、管壁薄（图7-2B）；但两者无明显的分界线。

尽管空肠和回肠有上述解剖结构差异，但是活体肠管解剖形态结构随个体和功能状态而有差异，剖腹探查鉴别肠管必须根据该肠段是接近十二指肠空肠曲还是接近回盲部。手术中确认十二指肠空肠曲的根据是扪及其上方的Trietz韧带，固定于肠系膜根上端（图7-2C）；确认回肠的根据是末端接近回盲部，固定于肠系膜根下端。常用腹部切口仅可显露小肠的一段，仅根据肠袢局部，不能区别近侧端和远侧端，更不能判

断小肠病变的性质和部位。因此，外科医师必须养成严谨的作风，逐段仔细全面探查小肠。手术者左手握住肠段探查的起点，右手顺观察方向在肠袢上移动，边移动，边观察，如有肿瘤、出血、憩室、穿孔等病变，应做好标记，待全面检查完毕再进行手术处理。观察完毕一段，左手顺

肠管方向移动到下一段肠管观察的起点，右手则继续沿肠管观察方向移动。在一定方向上按顺序逐段仔细观察，直到十二指肠空肠曲或回盲部，方可避免观察遗漏，也容易确定肠袢的近侧端或远侧端，避免肠吻合时发生肠管倒置。

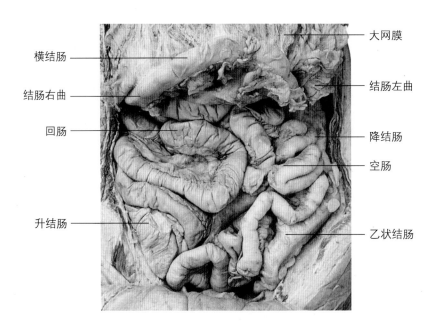

图7-1　空肠和回肠的位置及形态

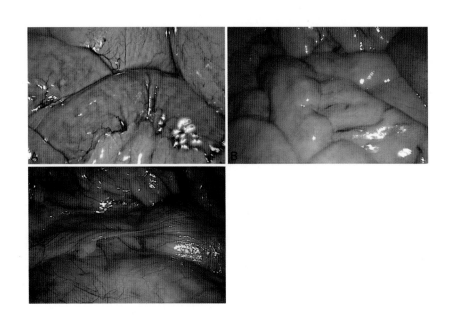

图7-2　腹腔镜下的空肠和回肠

A. 空肠；B. 回肠；C. Trietz韧带

小肠系膜

■ 小肠系膜的形态

肠系膜（mesentery）是将空肠和回肠连于腹后壁的双层腹膜结构，其间有分布到肠袢的血管、神经和淋巴管，它们在小肠的系膜缘处进出肠壁。系膜缘处的肠壁与两层腹膜围成系膜三角，此处的肠壁无浆膜，小肠切除吻合术时应妥善缝合，以免形成肠瘘。肠系膜的肠缘连于空肠、回肠的系膜缘，与空肠、回肠全长相等。

■ 肠系膜根

肠系膜将空肠、回肠悬附于腹后壁，其在腹后壁附着处称肠系膜根（radix of mesenteric），其从第2腰椎左侧斜向右下，止于右骶髂关节前方，长约15 cm，依次跨过十二指肠水平部、腹主动脉、下腔静脉、右侧输尿管和腰大肌前方（图7-3）。由于肠系膜根短而肠缘长，因此肠系膜整体呈扇状，并随肠袢形成许多褶皱。

■ 肠系膜窦

肠系膜根将横结肠及其系膜与升、降结肠之间的区域分为左、右肠系膜窦。左肠系膜窦介于肠系膜根、横结肠及其系膜的左1/3部、降结肠、乙状结肠及其系膜之间，略呈向下开口的斜方形，窦内感染时易蔓延入盆腔；右肠系膜窦位于肠系膜根、升结肠、横结肠及其系膜的右2/3部之间，呈三角形，周围近乎封闭，窦内感染积脓时不易扩散。

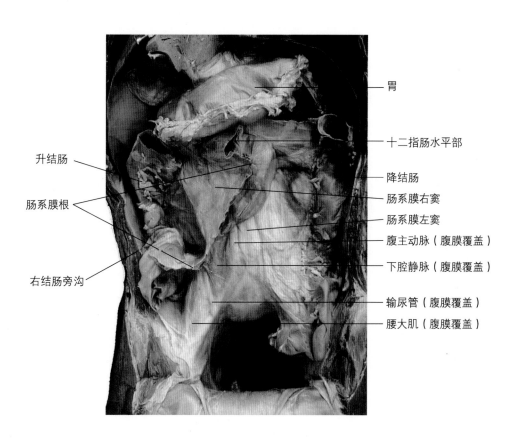

升结肠
肠系膜根
右结肠旁沟

胃
十二指肠水平部
降结肠
肠系膜右窦
肠系膜左窦
腹主动脉（腹膜覆盖）
下腔静脉（腹膜覆盖）
输尿管（腹膜覆盖）
腰大肌（腹膜覆盖）

图7-3 肠系膜根（解剖图）

空肠和回肠壁的结构和功能

■空肠和回肠的结构

从组织结构上看，空肠和回肠都具有消化管典型的4层结构，由外向内依次为浆膜层、肌层、黏膜下层和黏膜层（图7-4）。

1. 浆膜层　即脏腹膜，由浆膜和浆膜下结缔组织构成。浆膜表面被有单层扁平上皮细胞，再生力很强，肠吻合时必须将浆膜对合良好，方能保证吻合口术后愈合。如有其他组织界于浆膜之间，必将延缓吻合口的愈合，甚或发生肠瘘。

2. 肌层　由平滑肌构成，可分为两层，内为环肌层，外为纵肌层。环肌收缩使管腔缩小，有利于肠壁伸展；纵肌收缩使肠壁缩短，有利于管腔扩大。在一定方向上肠管环肌和纵肌依次轮替收缩可以产生蠕动，使肠管长度和管径在一定

方向上交替改变，有利于食糜与黏膜表面充分接触，有利于食物消化和营养物质吸收，并将食糜从小肠近侧段推向远侧段。肌层的厚度由空肠向回肠逐渐变薄，表明小肠的蠕动和消化吸收能力由近侧段向远侧段渐趋减弱。两种不同方向的平滑肌层也赋予肠管一定的自然封闭穿孔的能力，细如针头大小的穿孔通常不必缝合。

3. 黏膜下层　黏膜下层由含有较强弹性纤维的疏松结缔组织构成，内含丰富的肠腺、血管、淋巴管和神经组织。

4. 黏膜层　黏膜层表面有单层柱状上皮，具有分泌和吸收功能，深部含有疏松结缔组织和黏膜肌层。它们共同向肠管突起，形成环状、半环形或螺旋状的皱襞，在距幽门约5 cm处开始出现，在十二指肠末段和空肠头段极为发达，向远侧逐渐减少，回肠末段皱襞低而稀疏（图7-5）。胃肠X线造影中，根据黏膜和肠蠕动的活跃情况区分空肠、回肠：上段空肠环状皱襞丰富、蠕动活跃，常显示为羽毛状影像，如肠内钡剂少则表现为雪花状；下段回肠肠腔略小，皱襞少而浅、蠕动不活跃，常显示为轮廓光滑的充盈像。虽然上段空肠与下段回肠的表现大不相同，但空肠与回肠之间仍没有明确的分界（图7-6）。黏膜皱襞的存在扩大了小肠的吸收面积，阻挡食糜顺利通过肠管，延长了消化吸收过程，有利于空肠和回肠的功能活动。

小肠的黏膜层向肠腔伸出无数细小的突起，称为小肠绒毛，在十二指肠呈宽大的叶状，在空肠如长指状，在回肠呈短的锥形。绒毛中央有毛细血管和毛细淋巴管的盲端、疏松结缔组织和平滑肌，平滑肌使绒毛具有伸缩和摆动的能力。绒毛在皱襞的基础上更进一步扩大了黏膜的吸收面积，绒毛的高度和密度由十二指肠和空肠向回肠

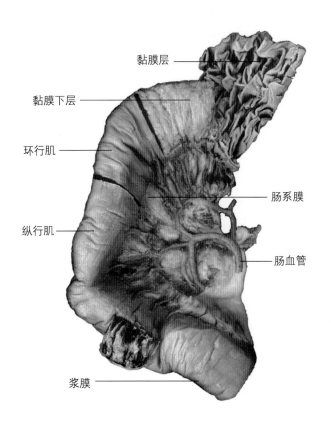

黏膜层
黏膜下层
环行肌
纵行肌
浆膜
肠系膜
肠血管

图7-4　小肠壁各层

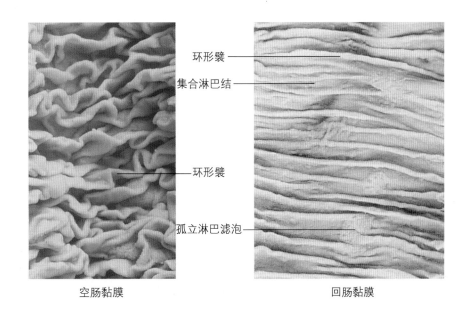

环形襞

集合淋巴结

环形襞

孤立淋巴滤泡

空肠黏膜　　　　　　　　　　回肠黏膜

图7-5　空肠和回肠的黏膜

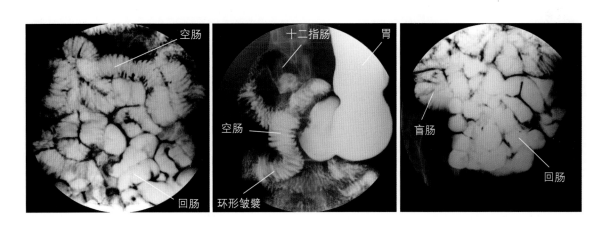

空肠

十二指肠　　胃

空肠

盲肠

回肠

环形皱襞

图7-6　小肠X线造影

末段逐渐减小，反映各段小肠的消化吸收功能的差别。小肠的吸收面积因环形皱襞和绒毛存在而扩大约600倍。

小肠黏膜层含有大量腺体，称为小肠腺，为单管腺，腺管在黏膜层内盘曲扭转，腺管开口于绒毛之间。小肠腺分泌肠液，正常每天分泌1~3 mL，肠液为黏稠而浑浊的液体，含有肠脂酶、肠蛋白酶、黏液和胆固醇等。

（1）上皮：小肠的黏膜上皮为单层柱状，绒毛部上皮由吸收细胞、杯状细胞和少量内分泌细胞构成，小肠腺除含有上述细胞外，还有潘氏细胞。

1）吸收细胞：最多，呈高柱状，核椭圆形，位于基部。细胞游离面在光镜下可见纹状缘，电镜下由密集而规则排列的微绒毛构成。

2）杯状细胞：散在于吸收细胞间，分泌黏液，有润滑和保护作用，从十二指肠到回肠末段，杯状细胞逐渐增多。

3）潘氏细胞：是小肠腺的特征性细胞，成群分布于腺底部。细胞呈锥体形，顶部胞质充满粗大的嗜酸性分泌细胞，能够分泌防御素、溶菌酶，对肠道微生物具有杀灭作用。

4）内分泌细胞：种类很多，分泌各种激素。

（2）固有层：在细密的结缔组织中除有大量小肠腺外，还含有丰富的淋巴组织、巨噬细胞、嗜酸性粒细胞和肥大细胞。小固有层中除含有大量丰富的淋巴细胞外，还含有滤泡。淋巴滤泡分孤立淋巴滤泡和集合淋巴滤泡两种，前者分散存在于空肠和回肠的黏膜内，后者多见于回肠下部。集合淋巴滤泡又称Peyer斑，有20~30个，呈长椭圆形，其长轴与肠管的长轴一致，常位于回肠下部对肠系膜缘的肠壁内（图7-5）。肠伤寒的病变发生于集合淋巴滤泡，可并发肠穿孔或肠出血。

■ 空肠和回肠的生理功能

从空肠和回肠壁的结构来看，它们具有如下4个方面的生理功能。

1. 消化和吸收　小肠黏膜的腺体也会分泌含有多种酶和碱性液体，一般认为空肠分泌的消化液比回肠多，而回肠的吸收能力比空肠强；其中主要的分泌液是多肽酶（肠肽酶），它能将多肽变为氨基酸从而被肠黏膜吸收。小肠黏膜上有很多绒毛，每个绒毛被多层柱状上皮细胞覆盖，使小肠吸收面积增加到100 000 m²；葡萄糖、电解质、微量元素、氨基酸和40%的脂酸均由此经过门静脉流入肝脏，其余60%的脂肪酸则由乳糜管吸收，经乳糜池到达胸导管。

除食物外，成人每日分泌唾液、胃液、胆汁胰液等有8 000 mL左右，再加上摄入的大量水分和电解质等均在小肠内吸收后进入血液循环；由于小肠在消化方面的重要性，所以在肠梗阻或肠瘘时必然引起严重的营养紊乱和体液平衡失调；同样，因伤病而需要过多切除小肠者也会引起同样变化，一般认为小肠切除超过50%者影响比较明显，尤其是脂肪的吸收障碍最为显著而发生腹泻；虽然成人小肠的长度有很大差异，但多数研究者认为残留小肠少于1 m者，如不经处理即会危及生命。

2. 小肠的运动　小肠的运动功能是靠肠壁的环行肌和纵行肌的活动来完成的，其活动形式有3种。

（1）紧张性收缩：是小肠平滑肌细胞持续微弱的收缩运动，使肠管保持其基本形状，进行其他类型运动的基础。

（2）蠕动：是小肠的环行肌和纵行肌自上而下依次发生的推进性收缩和舒张运动，使食团向远端推进。

（3）节段运动：主要是环行肌的节律性收缩和舒张运动，在小肠的近段其运动频率较高，远段较低。进食后对肠内容物不断地分割，促进食糜与消化液的充分混合以便于消化，并使食糜与肠壁紧密接触而促进吸收。

3. 免疫功能　小肠壁内存在大量淋巴细胞，位于固有层疏松结缔组织中的有B淋巴细胞、T淋巴细胞、浆细胞、巨噬细胞和肥大细胞，以及位于肠绒毛上皮细胞之间的T细胞等，它们参与小肠的体液免疫和细胞免疫。小肠是在体液免疫中产生免疫球蛋白（分泌型IgA）的场所，对微生物抗原、食物性抗原及肠道自身组织抗原均有抗体活性。小肠黏膜具有屏障功能，能阻止上述抗原和毒素进入体内门静脉和淋巴系统。由上可见，小肠在抗感染，调节肠道菌群、过敏反应或自身免疫反应中发挥重要作用。

4. 内分泌功能　小肠黏膜内含有大量内分泌细胞，与胰腺的内分泌细胞共同称为胃肠胰内分泌系统，它们的主要功能是通过胺前身的摄取和脱羧而产生多肽激素，属于APUD系统。分布于小肠的有D细胞分泌生长抑素、G细胞分泌胃泌素、K细胞分泌抑胃肽、I细胞分泌胆囊收缩素、δ细胞分泌促胰酶素、L细胞分泌肠高糖素、N细胞分泌神经降压素和肠血管活性肽，这些物质直接影响消化系统其他器官的功能。

空肠和回肠的血管、淋巴管和神经

■ 空肠和回肠的动脉供应

空肠、回肠的动脉来自肠系膜上动脉。肠系膜上动脉在第1腰椎水平起于腹主动脉前壁，向前下由胰颈下缘左侧穿出，跨十二指肠水平部前方，入肠系膜走向前下。此动脉向右发出胰十二指肠下动脉、中结肠动脉、右结肠动脉和回结肠动脉；向左发出12~18条空肠、回肠动脉（图7-7）。空肠、回肠动脉在肠系膜内呈放射状走向肠壁，途中分支吻合，形成动脉弓。小肠近侧段一般为1~2级动脉弓，远侧段弓数增多，可达3~4级，回肠最末段又成单弓（图7-8）。末级血管弓发出直动脉分布于肠壁，直动脉间缺少吻合。肠切除吻合术时肠系膜应做扇形切除。对肠系膜缘侧的肠壁应稍多切除些，以保证吻合后对系膜缘侧有充分血供，避免术后缺血坏死或愈合不良形成肠瘘。

■ 空肠和回肠的静脉回流

空肠、回肠静脉与动脉伴行，引流小肠的血液汇入肠系膜上静脉。肠系膜上静脉起自右髂窝，由盲肠、阑尾和回肠末段的小静脉会合而成，行于同名动脉右侧，跨过右输尿管、下腔静脉、十二指肠水平部和胰的钩突前方，至胰颈后方，与脾静脉会合形成门静脉。肠系膜上静脉的主要属支有盲肠静脉、阑尾静脉、回结肠静脉、空肠静脉和回结肠静脉。各静脉皆与同名动脉伴行，收集同名动脉分布区的静脉回流（图7-7）。

■ 空肠和回肠的淋巴引流

小肠的淋巴起自小肠绒毛内的中央乳糜管，经肠壁黏膜上许多淋巴滤泡、黏膜层、黏膜下层和浆膜下层的淋巴管丛引流到肠系膜侧肠壁。

小肠的淋巴引流是脂肪吸收的主要途径。小肠淋巴管伴血管走行，自肠段系膜侧和血管弓淋巴结，沿小肠系膜血管汇入肠系膜淋巴结（图7-9）。肠系膜淋巴结可达百余个，沿肠血管分布，其输出管注入肠系膜上动脉根部的肠系膜上淋巴结。后者的输出管注入腹腔干周围的腹腔淋巴结，最后汇合成肠干注入乳糜池，部分输出管直接经肠干入乳糜池。

■ 空肠和回肠的神经支配

空肠、回肠接受交感和副交感神经双重支配。它们来自腹腔丛和肠系膜上丛，沿肠系膜上动脉的分支分布到肠壁。

交感神经节前纤维起于脊髓第9~11胸节，经交感干和内脏大、小神经，在腹腔神经节和肠系膜上神经节内换元后发出节后纤维，分布到肠壁；副交感神经节前纤维来自迷走神经，至肠壁内神经节换元后发出节后纤维，支配肌层和肠腺。一般认为刺激交感神经兴奋时，小肠蠕动减弱、血管收缩；刺激迷走神经兴奋时，小肠蠕动增强、腺体分泌增加，对血管影响不明显。

空肠、回肠的内脏感觉纤维随交感神经和副交感神经分别传入脊髓第9~12胸节和延髓。痛觉冲动主要经交感神经传入脊髓，故小肠病变时牵涉痛出现在脐周（第9~11胸神经分布区）。

肠壁纵肌层和环肌层之间有肌间神经丛，又称为Auerbach丛。神经丛内有神经元和神经纤维，主要为副交感节后神经元，也包括一些交感神经元和感觉神经元。肠壁肌层的生理活动受自主神经反射性释放神经递质的调节，在某些病理条件下，神经反射机制紊乱，环肌和纵行肌同时收缩，即出现肠痉挛，伴有腹绞痛。有时，肠蠕

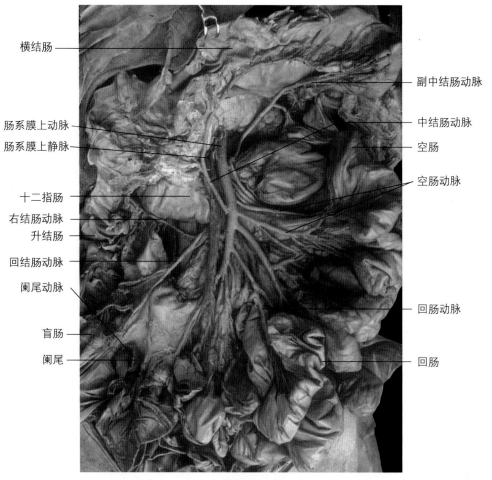

横结肠

副中结肠动脉

肠系膜上动脉
中结肠动脉

肠系膜上静脉
空肠

十二指肠
空肠动脉

右结肠动脉

升结肠

回结肠动脉

阑尾动脉

回肠动脉

盲肠

阑尾
回肠

解剖图

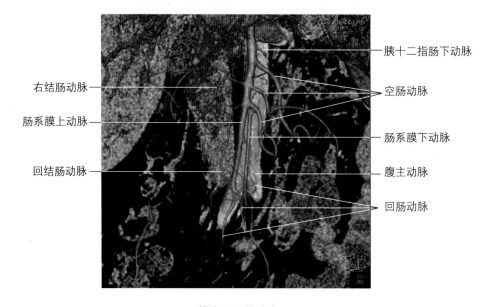

右结肠动脉
胰十二指肠下动脉

空肠动脉

肠系膜上动脉
肠系膜下动脉

回结肠动脉
腹主动脉

回肠动脉

螺旋CT三维重建

图7-7　肠系膜上动脉

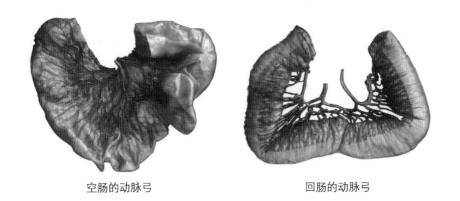

空肠的动脉弓　　　　　　　回肠的动脉弓

图7-8　空肠和回肠的动脉弓

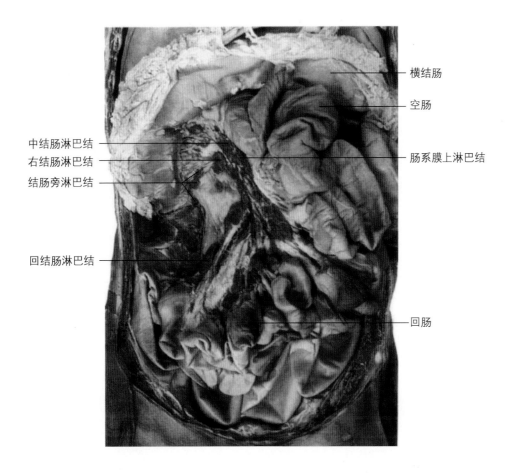

图7-9　肠系膜淋巴结

动增快，肠鸣音增高，肠排空加快，肠黏膜吸收减弱，分泌增加，引起腹泻。黏膜下层靠近肌层处，也有大量神经纤维和神经细胞组成神经丛，称为黏膜下神经丛，又称Meissner丛，其组成和作用与肌间神经丛相同。

小肠及系膜的胚胎学发育

■ 中肠的演变

原始消化管的分化

胚胎第3~4周，随着胚盘向腹侧卷曲形成圆柱形的胚体，内胚层也在胚体内卷折，形成一条走行于正中矢状平面的原始消化管。从头端至尾端，原始消化管分为3部分，分别为前肠、中肠及后肠。前肠分化为部分口腔底、舌咽、食管、胃、十二指肠乳头以上的十二指肠、肝、胆、胰、喉及其以下的呼吸道、肺、胸腺、甲状腺、甲状旁腺、舌下腺、下颌下腺等器官；中肠主要分化为十二指肠乳头以下至横结肠右侧2/3间的消化道；后肠分化为横结肠左1/3至肛管上段的消化道及膀胱与大部分的尿道。原始消化管的上皮及腺体实质主要由内胚层发育而来，结缔组织和肌层主要源于体壁中胚层。起源于腹主动脉的腹腔干、肠系膜上下动脉通过背侧系膜支配原始消化管，前肠主要由腹腔干供血，中肠主要由肠系膜上动脉供血，后肠主要由肠系膜下动脉供血。

中肠的生理性疝出

胚胎第6周早期，由于肝脏及肾脏的体积较大，腹腔内没有足够的空间容纳快速增长与延长的中肠，中肠形成一个"U"形、向腹侧突起的中肠袢，在卵黄囊管的引导下伸入胚外体腔——近端脐索内，形成生理性脐疝（图7-10）。卵黄囊管是原始消化管与卵黄囊的唯一连接管，一直维持到胚胎第10周左右。卵黄囊管位于中肠袢的顶端，以此为界将中肠袢分为头、尾2支，头支分化为大部分小肠，尾支分化为末段回肠、盲肠、阑尾、升结肠至横结肠右半2/3。此时，中肠袢的腹侧系膜消失。

中肠的旋转

在胚胎第6~8周，生理性脐疝形成期间，中肠袢在卵黄囊内继续生长并沿肠系膜上动脉轴线发生逆时针90°旋转，头支形成的小肠袢转移到右侧，尾支形成的肠管转移到左侧，肠袢由最初的矢状位转变为水平位。胚胎第10周起，中肠

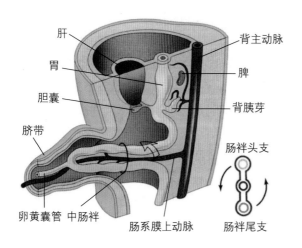

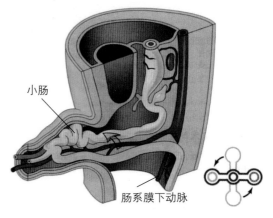

图7-10　中肠的生理性疝出

逐渐退回腹腔，卵黄囊随之闭锁。原因不是很清楚，可能与腹腔长大及肝脏生长缓慢、中肾萎缩有关。头支形成的肠袢先退回肠系膜上动脉的后方，占据腹腔的中部，随着尾支的退回，中肠继续发生逆时针180°旋转，使得头支形成的小肠经尾支肠袢的后方转移到左侧，尾支形成的肠管经胰腺十二指肠的前方转移到右侧。随之，盲肠、阑尾由右肝下下降到右髂窝。在此过程中，中肠继续生长发育，头支生长较快，形成空肠、回肠大部；尾支变化较小，形成回肠末端、盲肠、升结肠及横结肠右半2/3（图7-11）。

中肠背侧系膜的发生和演变

胚胎第3~4周，随着胚盘向腹侧卷曲、胚体的形成，内胚层在胚体内卷折形成原始消化管，紧贴内胚层的脏壁中胚层包绕原始消化管并向背腹侧中线靠拢，形成平行相贴的双层膜状结构，称为原始系膜。原始系膜的两面覆盖体腔上皮形成腹膜。因此，系膜可看成是覆盖在消化管表面的腹膜延伸，将通向消化管的血管、淋巴管、神经包裹于其中，形成双层腹膜结构。除十二指肠球部腹侧系膜残留外，其余部分中肠的腹侧系膜均在发育中消失，因此，这里所说的肠系膜均指

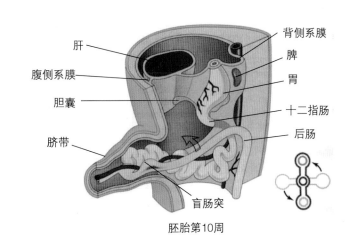

胚胎第10周

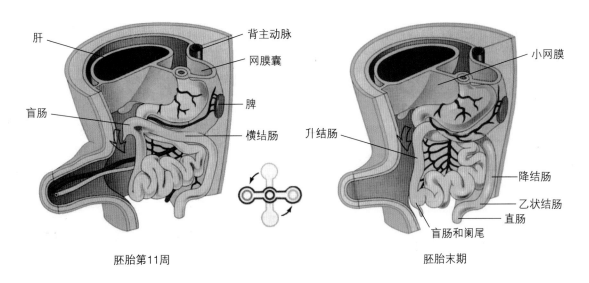

胚胎第11周　　　　　　　　　　　胚胎末期

图7-11　中肠的旋转

背侧系膜。伴随着中肠的发育，肠系膜也发生相应的变化。

1. 空肠、回肠系膜　随着空肠、回肠的生长，小肠的系膜随之延长、增宽，形成扇形皱褶并呈游离状；与十二指肠和盲肠的固定，小肠系膜的根部从原来的矢状正中平面改为从左上向右下走行。

2. 右半结肠系膜　过去认为，随着盲肠、升结肠向右侧腹壁的倒伏，右半结肠与后腹膜融合固定，盲肠、升结肠系膜消失。目前临床应用解剖学认为，右半结肠系膜后叶与腹后壁壁腹膜相互融合形成的融合筋膜间隙内分离可保持右半结肠系膜的完整；右半结肠系膜与小肠系膜及横结肠系膜相延续；升结肠的系膜根部也由右下腹的小肠系膜根部向上折叠与横结肠系膜根部相延续。阑尾的系膜在发育中依然保留。

中肠背侧系膜固定与融合

在原始消化管的胚胎学发育过程中，其中一个很重要的变化是，在原始消化管及系膜延长、生长、旋转的同时，原始消化管及系膜离开正中矢状位平面。系膜与后腹壁、系膜与系膜、系膜与器官之间发生相互贴近与融合，融合后形成并遗留一些潜在的融合间隙。这些间隙是胚胎时期器官与器官之间的天然分界，无血管穿行，为网状、空隙状疏松结缔组织充填，在牵拉的作用下容易扩张，易于分离，是天然的、符合解剖学特征理想的安全手术平面。随着以腹腔镜为代表的微创外科在临床的应用，对这些潜在的融合间隙和平面的认识也是临床应用解剖学研究的重点。在结肠外侧缘的脏腹膜与壁腹膜间的融合线被称为Toldt线，为进入结肠与后腹壁间融合间隙的重要解剖标志。

小肠黏膜和肌层的发生

1. 黏膜的发生　从胚胎第7周起，十二指肠和空肠近侧段的内胚层开始形成一些钝的突起，即发育中的绒毛。到胚胎第9周，十二指肠、空肠和回肠近侧段具有绒毛，回肠远侧段到第11周发生绒毛，绒毛覆以单层上皮。到第16周，小肠的形态学表现与成人的相似。第9周前，上皮细胞已有适当的分化，吸收性肠上皮细胞的顶端具有微绒毛，并出现了顶小管系。杯状细胞出现于胚胎第8周，数目较少。潘氏细胞于第11、12周在肠隐窝的基部分化，而肠内分泌细胞出现于第9~11周。

2. 肌层的发生　小肠肌层来自脏壁间充质。在第26~30周，肠管出现不规则的收缩；从第30~33周出现反复的规则收缩，并见于早产新生儿。

■ 小肠常见的先天畸形

脐疝

脐疝是一种常见的先天性发育缺陷。多见于早产儿。多数可在2岁以内自愈。新生儿发病率为5%~10%，女孩与男孩的比例为2∶1~3∶1。脐疝的发生原因与脐部的解剖学特点有关。胚胎时期的脐环中有脐动静脉、脐尿管通过，出生后这些管道闭锁呈纤维条索状，与脐带脱落以后的皮肤瘢痕性愈合，这是一个先天性的发育薄弱区。在婴儿时期，两侧腹直肌及前后鞘在中线处未合拢也是脐疝发生的因素之一。当咳嗽、哭闹等使腹压增高时，在脐部的先天性薄弱区可易于诱发腹腔内容物疝出，形成脐疝，常见的疝出物为小肠、大网膜、结肠。脐疝与先天性脐膨出不同。先天性脐膨出是胚外体腔的关闭停顿导致的胚胎的前腹壁发育不全，脐周围皮肤缺损，菲薄的囊膜覆盖在膨出物表面。在胚胎的第4周起形成生理性脐疝，在胚胎第10周中肠退回，胚外体腔卵黄囊闭合。在此过程中任何一个环节出现障碍，中肠退回、胚外体腔闭锁停滞导致部分内脏通过脐部的先天性腹壁缺损脱出体外，称为脐膨出。40%的脐膨出伴有其他先天畸形，如唇裂、多指、先天性心脏病、脐尿管未闭、肠旋转不良等。

先天性肠旋转不良

先天性肠旋转不良（congenital malrotation of intestine）是指胚胎时期以肠系膜上动脉为轴心的旋转运动发生障碍，导致的肠管的位置发生变异、黏膜附着不全等现象。不同阶段的旋转障碍表现为不同类型的病理改变（图7-12）。肠旋转不良是新生儿肠梗阻的常见原因，也有患者到成人发病，或终身无症状。

卵黄囊管发育异常与梅克尔憩室

胚胎时期中肠通过卵黄囊管与卵黄囊相通。在胚胎第10周，随着中肠退回，胚外体腔卵黄囊闭合，卵黄囊管也逐渐萎缩闭锁，并与消化道断开。在正常情况下，出生后消化道与脐部无任何关系和连通。在胚胎发育的过程中，卵黄囊管闭合出现障碍，可发生不同病理类型的先天畸形（图7-13）。梅克尔憩室（Meckel diverticular）是卵黄囊闭锁退化不全的常见病理类型，是常见的消化道畸形，发病率为2%~4%，男女比例为（3∶1）~（5∶1）。1812年Meckel从胚胎学和临床上对本病进行了细致的阐述，故而将其命名为梅克尔憩室。临床上常无症状，可在不同年龄发病，多以消化道出血、穿孔、腹膜炎等急腹症就诊，临床医师应予以高度重视。

胚胎时期以卵黄囊管为界将中肠袢分为头、尾2支，头支分化为大部分小肠，尾支分化为末段

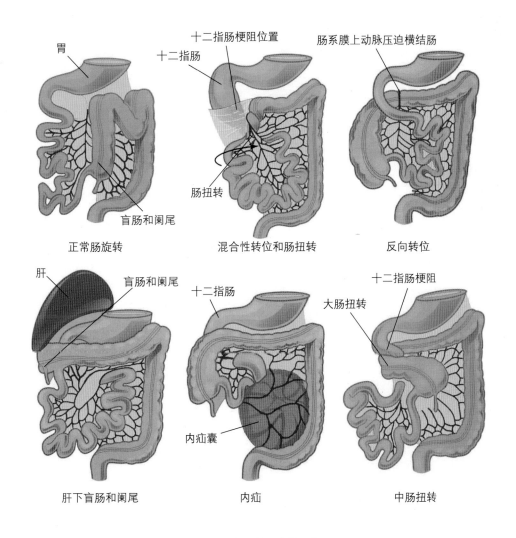

图7-12　先天性肠旋转不良

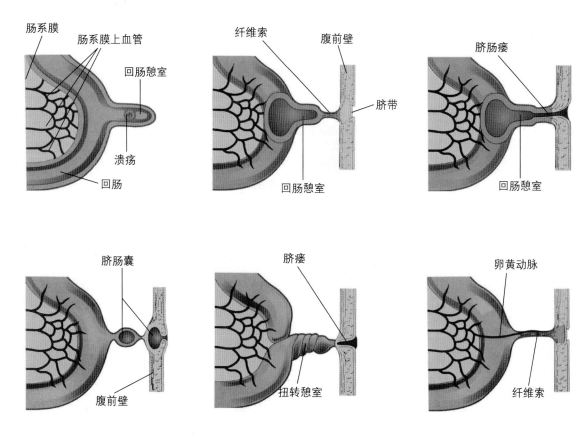

图7-13　卵黄囊管发育异常

回肠、盲肠、阑尾、升结肠至横结肠右半2/3。因此，梅克尔憩室一般位于距离回盲部10~100 cm的末段回肠，也有距离回盲部超过100 cm的报道。末段回肠与阑尾均位于右下腹，临床上梅克尔憩室炎与阑尾炎从症状、体征上有时难以鉴别，在阑尾炎手术中，如发现阑尾炎的病理表现与临床症状体征不符，需要进行末段回肠的探查。梅克尔憩室有多种形态，有的似圆锥状，有的似管状、阑尾状；大小不一，一般为3~6 cm，出现在肠管的对系膜缘，也有的仅为0.5 cm，也有10~15 cm的报道。其室内常含有异位组织，胃黏膜最多，其次为胰腺组织。胃黏膜分布广泛，可占据大部分的

憩室黏膜，而胰腺组织多分布在憩室顶端，呈黄白色颗粒状结节，异位组织是导致憩室出血、溃疡、穿孔的重要原因。有的憩室头端存在于脐部相连的纤维条索，是诱发内疝、肠梗阻的重要原因。

其他

先天性小肠闭锁和狭窄是比较少见的先天畸形，原因不是很清楚，胚胎学解释可参考胃、十二指肠狭窄和闭锁。小肠的重复畸形是消化道重复畸形中最多见的类型，发病原因与胃十二指肠处的重复畸形相似。

空肠和回肠的临床解剖学应用要点

■ 小肠在外科重建手术中的应用

小肠是消化管中最长的部分，全长7~9 m。实践证明，保留不短于1 m的小肠，可以基本保留小肠的功能。小肠系膜相对较长，小肠活动度大，有比较可靠的血供，取材也相对比较容易，实践证明，空肠、回肠是管腔器官修复比较理想的自体材料，常被用于泌尿外科、妇科、食管外科重建性手术中，如回肠代输尿管、回肠输出道、回肠代膀胱、回肠代食管、回肠代阴道等。小肠段准备的技术要点如下（图7-14）。

1. 小肠袢的选择　常常距离回盲部10~15 cm近端的小肠，根据重建的部位和术式要求选择一段合适的回肠，一般15~30 cm。必须保留距离回盲部10 cm的末段回肠，否则会影响吻合口的安全，可能增加吻合口瘘的机会。

2. 小肠段的切取　用于重建的回肠袢系膜内需要保留1~2支明显的回肠血管弓，系膜做扇形切断；测量回肠袢可移动的距离是否可以有效到达目标区，防止系膜张力过高及系膜根部的扭转导致血供障碍。

3. 供区回肠-回肠吻合　肠吻合的方式可采用手工端端吻合及吻合器吻合。为防止吻合口肠壁血供障碍，小肠断端的系膜分离不能超过1 cm；小肠系膜三角（即小肠端端系膜处）是吻合口瘘的好发部位，需要在手术中予以加强。

4. 关闭系膜裂孔。

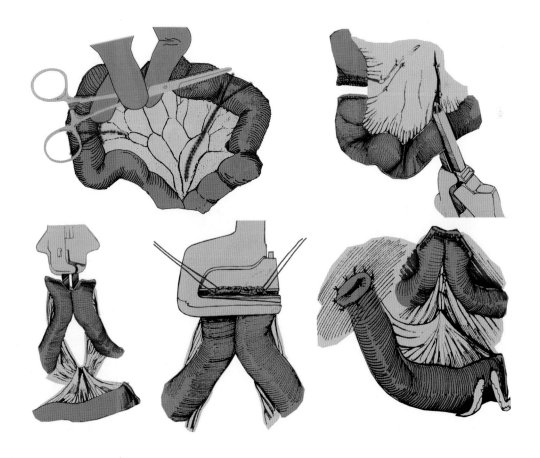

图7-14　回肠代膀胱输出道

腹腔镜下回肠代阴道成形术

按照气腹腹腔镜入镜常规，取距回盲瓣30~70 cm处的15~20 cm回肠作为移植肠袢。直线切割闭合器（endo-cutter）切取目标肠袢，两断端回肠侧侧吻合，采用镜下缝合技术连续缝合关闭小肠系膜，镜下完成肠吻合。由妇科医师完成会阴部手术。阴道前庭凹陷处切开，向上分离尿道膀胱、向后分离直肠，腹腔镜下切开盆腔膀胱直肠凹陷处腹膜，充分游离形成人工阴道洞穴。将游离回肠袢远端拉入人工阴道穴洞内，打开移植肠袢远端并与洞穴口、皮肤间断缝合，形成人工阴道口。

Henle干与肠腔静脉分流术的应用解剖

肠系膜上静脉是门静脉的最大属支，门静脉高压症导致食管胃底静脉曲张引起上消化道大出血时，可施行肠系膜上静脉-下腔静脉"H"血管移植分流术以减压止血。

Henle干最早为Henle描述的胃网膜右静脉与右结肠静脉形成的胃结肠静脉干，根据静脉属支汇合情况的不同，分为5型。A型：由胃网膜右静脉和右结肠静脉合成的典型Henle干；B型：由胃网膜右静脉、右结肠静脉和胰十二指肠下静脉三者合成；C型：由胃网膜右静脉、胰十二指肠下静脉和中结肠静脉合成；D型：由胃网膜右静脉、右结肠静脉和中结肠静脉合成；E型：由胃网膜右静脉、右结肠静脉和胰十二指肠下静脉前、后支合成。还有约13%的病例中，上述各静脉分别单独注入肠系膜上静脉，未形成典型的Henle干。

肠系膜上静脉位于Henle干汇入点的下方到回结肠静脉汇入处的一段称为"外科干"，长约3.5 cm，外径约0.9 cm，是肠-腔静脉分流术的理想部位；此段后面为下腔静脉的左前壁，两者距离仅为2.5 cm，对于较为消瘦的患者经去除局部脂肪组织后，可直接施行肠-腔侧侧吻合术而无须血管移植。

（王麦建　杨晓飞）

主要参考文献

1. Susan Standring. 格氏解剖学. 41版. 丁自海, 刘树伟, 主译. 济南：山东科学技术出版社, 2017.

2. 刘树伟, 杨晓飞, 邓雪飞. 临床解剖学丛书——腹盆部分册. 2版. 北京：人民卫生出版社, 2014.

3. 林擎天. 普通外科临床解剖学. 上海：上海交通大学出版社, 2014.

4. 林擎天, 黄建平. 普通外科临床解剖学. 上海：上海交通大学出版社, 2013.

5. 张雪峰, 金红旭. 小肠结肠外科手术操作要领与技巧. 北京：人民卫生出版社, 2012.

6. 黄昌明. 腹腔镜胃癌根治术淋巴结清扫技巧. 北京：人民卫生出版社, 2011.

7. 丁自海, 原林. 局部临床解剖学. 西安：世界图书出版公司, 2009.

8. 梅骅, 陈凌武, 高新. 泌尿外科手术学. 3版. 北京：人民卫生出版社, 2008.

9. 刘树伟, 邢子英. 腹部应用解剖学. 北京：高等教育出版社, 2007.

10. 刘树伟, 柳澄, 胡三元. 腹部外科临床解剖学图谱. 济南：山东科学技术出版社, 2006.

11. 柯重伟, 郑成竹. 腹腔镜外科手术学. 上海：上海科学技术出版社, 2006.

12. 李正主编. 先天畸形学. 北京：人民卫生出版社, 2000.

13. 裘法祖, 王健本, 张祜曾. 腹部外科临床解剖学. 济南：山东科学技术出版社, 2001.

14. 中国解剖学会体质调查委员会. 中国人解剖学数值. 北京：人民卫生出版社, 2002.

15. Moore K, Persaud TVN, Torchia MG. The developing human(10e). Philadelphia：Elsevier Health Sciences, 2016.

16. Richard LD, Vogl AW, Mitchell AWM, *et al*. Gray's atlas of anatomy (2e). Philadelphia：Churchill Livingstone, 2012.

17. 冯波, 严夏霖, 张森, 等. 腹腔镜右半结肠癌根治术Henle干的解剖技巧. 中华胃肠外科杂志, 2017, 20(6): 635-638.

18. 高玉蕾, 杨道贵, 孔祥恒, 等. 术前Henle干CT三维成像在腹腔镜右半结肠切除术中的应用. 中华结直肠疾病电子杂志, 2017, 6(3): 198-201.

19. 工文刚, 田晖, 闫记英, 等. 正常小儿肠系膜淋巴结彩超测量值分析. 南方医科大学学报, 2012, 32(3): 423-424.

20. 鄢丹桂, 张彬, 李德志, 等. 游离空肠移植重建下咽及颈段食管112例临床分析. 中华耳鼻咽喉头颈外科杂志, 2011, 46(5): 373-377.

21. 蒋伟红, 孙燕, 程正才, 等. 小儿正常肠系膜淋巴结的超声表现. 影像诊断与介入放射学, 2009, 18(5): 258-259.

22. 李仁战, 洪杰, 金际宋. 多层螺旋CT检测肠系膜淋巴结及其意义. 中国临床医学影像杂志, 2009, 20(5): 390-392.

23. 王鲁峰. 带蒂空肠移植重建食管血供的保护. 中华显微外科杂志, 2007, 30(3): 234-235.

24. 焦鸿生, 程国良, 单涛, 等. 以第3支小肠动脉为蒂的游离空肠移植的应用解剖研究. 中华显微外科杂志, 2006, 29(6): 442-445.

25. 杨最素, 朱晞, 丁明星, 等. Henle干和外科干的解剖观察及临床意义. 解剖学杂志, 2005, 28(1): 87-89.

26. 苏海茜, 侯宝华, 陈学和, 等. 回盲部肠管代胃术的应用解剖. 中国临床解剖学杂志, 2003, 21(3): 229-231.

27. 李安富, 徐培冲, 张华, 等. 吻合血管的带蒂空肠移植重建小儿食管10例. 中华显微外科杂志, 2002, 25(4): 313-314.

28. 戚胜杰, 马端兰, 王雪梅, 等. 彩超观测小儿肠系膜淋巴结的临床价值. 中国医学影像技术, 2001, 17(12): 1191-1192.

29. 苏士文, 钟震亚, 田国忠, 等. 空回肠入壁动脉走行及表面动脉形态的解剖学观察. 局解手术学杂志, 2005, 14(1): 1-2.

30. Conley D, Hurst PR, Stringer MD. An investigation of human jejunal and ileal arteries. Anat Sci Int, 2010, 85(1): 23-30.

31. West NP, Hohenberger W, Weber K, *et al*. Complete mesocolic excision with central vascular ligation produces an oncologically superior specimen compared with standard surgery for carcinoma of the colon. J Clin Oncol, 2010, 28(2): 272-278.

32. Hohenberger W, Weber K, Matzel K, *et al*. Standardized surgery for colonic cancer：complete mesocolic excision and central ligation—technical notes and outcome. Colorectal Dis, 2009, 11(4): 354-364.

33. Wiarda BM, Heine DG, Rombouts MC, *et al*. Jejunum abnormalities at MR enteroclysis. Eur J Radiol, 2008, 67(1): 125-132.

34. Nyquist GG, Hier MP, Dionisopoulos T, *et al*. Stricture associated with primary tracheoesophageal puncture after pharyngolaryngectomy and free jejunal interposition. Head Neck, 2006, 28(3): 205-209.

35. Ueno M, Osugi H, Suehiro S, *et al*. Evaluation of blood flow by color Doppler sonography in free jejunal interposition grafts for cervical esophageal reconstruction. World J Surg, 2005, 29(3): 382-387.

36. Theile DR, Robinson DW, Theile DE, *et al*. Free jejunal interposition reconstruction after pharyngolaryngectomy：201 consecutive cases. Head Neck, 1995, 17(2): 83-88.

8

盲肠和阑尾

大肠是消化管的下段，全长约1.5 m，全程围绕于空肠和回肠的周围，分为盲肠、阑尾、结肠、直肠和肛管5部分（图8-1）。盲肠和阑尾在人类中属于退化的器官，与免疫功能存在一定的关系。阑尾腔细小，末端是盲管，食物残渣和粪石等容易进入腔内，堵塞管腔引起发炎。这一常见病至今仍存在一定的误诊率和漏诊率，主要与临床医师对于盲肠和阑尾的形态学变异没有足够的重视有关。

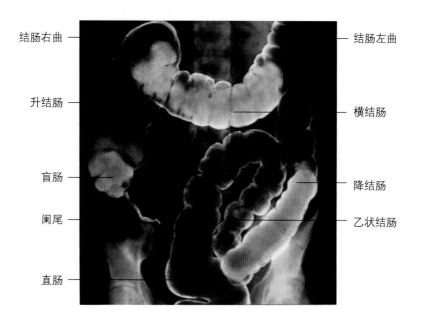

结肠右曲　　　　　　　　　　　　　　　结肠左曲
升结肠　　　　　　　　　　　　　　　　横结肠
盲肠　　　　　　　　　　　　　　　　　降结肠
阑尾　　　　　　　　　　　　　　　　　乙状结肠
直肠

图8-1　大肠的分部（造影）

盲肠和阑尾的形态、位置及毗邻

盲肠（cecum）位于右髂窝内，呈袋状突向下方，其后内侧壁有阑尾（vermiform appendix）附着。

■ 盲肠和阑尾的形态

盲肠的形态

盲肠长6~8 cm，宽约7.5 cm，为大肠最宽的部分。一般情况下，盲肠的各面都有腹膜覆盖，为腹膜内位器官，有一定的活动性，可向下移位，或落入盆腔，偶尔构成右侧腹股沟斜疝的内容物。

盲肠可以认为是回盲结合部以下的结肠起始部，具有结肠的一般形态结构特点，即肠黏膜形成半月襞，肠管在半月襞间向外突出形成结肠袋，纵肌层集中形成结肠带，肠壁外有肠脂垂。结肠带中的纵肌与阑尾的纵肌相延续，3条结肠带向下聚集之处即为阑尾附着点，这是临床上寻认阑尾的重要标志（图8-2）。

盲肠的形态可分为以下4种类型（图8-3）。①管型盲肠：长度与宽度相等，结肠袋右侧大于或等于左侧，约占61%。②圆锥型盲肠：形态为上宽下窄，如倒立的圆锥状，约占26%。③壶腹型盲肠：下宽上窄，结肠袋向两侧膨出，占5%~6%。④漏斗型盲肠：形如圆锥状，圆锥向下逐渐移行为阑尾，与阑尾之间无明显分界。胚胎时期的盲肠几乎全为漏斗形，出生以后逐渐分化为其他类型，但有6%~7%的盲肠保留漏斗型。

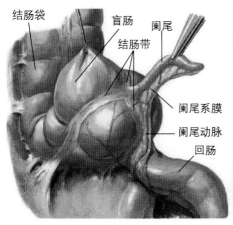

示意图

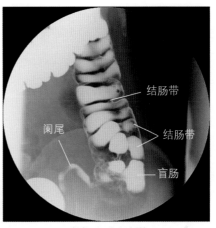

气钡双对比造影

图8-2　结肠带与阑尾根部的关系

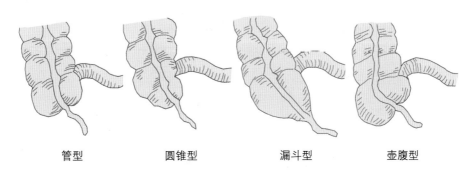

管型　　　　圆锥型　　　　漏斗型　　　　壶腹型

图8-3　盲肠的类型

腹膜在盲肠与髂窝之间形成盲肠后隐窝，有时阑尾藏于该隐窝内。腹膜在盲肠内侧、回盲结合部上方形成一个皱襞，向上连于回肠末端的肠系膜，称为回盲上襞，盲肠前动脉行经此襞分布于盲肠前壁，故该皱襞又称盲肠血管襞。回盲上襞后方为回盲上隐窝，隐窝后方为回肠末端，隐窝口对向下方。腹膜在回盲结合部下方形成2个皱襞，前方的1个向下连于盲肠和阑尾根部，称为回盲下襞，其内没有血管走行，又称为无血管襞；后方的1个连于阑尾全长，称为阑尾系膜，阑尾动脉行经阑尾系膜游离缘，并分布到阑尾（图8-4）。回盲下皱襞与阑尾系膜之间，为回盲下隐窝。回盲皱襞和阑尾系膜在发生过程中变异颇大，因而回盲下隐窝的深浅差别颇大。偶尔有些发生时残留的异常皱襞或腹膜束带，桥架于腹后壁与盲肠或升结肠之间，其深部有平行走向的血管，借此与病理性腹膜粘连相区别。

回盲部的形态

回肠与盲肠互相交接的部位，称回盲部。回盲部有2个开口：阑尾内口和回盲口。阑尾内口即阑尾的开口，位于盲肠内侧壁（51%）、后内侧壁（36%）或后壁（13%），开口处存在不同程度的黏膜隆起，呈漏斗形（82%）、裂隙状（9%）或膜状（10%）。阑尾内口上方2~3cm直线距离，盲肠和升结肠移行处的左后内侧壁有回肠末端的开口，称回盲口（ileocecal orifice），呈扁圆形的裂隙；口的上、下方各有一片唇状结构，称回盲瓣（ileocecal valve）。回盲瓣上、下唇分别向前后延伸为瓣系带，与半月襞相延续（图8-5）。回盲瓣是回肠末端肠壁突向盲肠壁而形成的结构，回肠的环肌参与其中。在盲肠排空的情况下，活体所见的回盲瓣大多形成乳头状，由内侧壁突向盲肠腔，系带不明显。回盲瓣具有括约肌的功能，不仅能防止盲肠的内容物逆流进入回肠，而且能阻止回肠的内容物过快地进入盲肠，有利于小肠消化吸收功能的进行。

临床常用回肠末段、盲肠和部分升结肠在输尿管和膀胱成形术中代替狭窄的输尿管，修补缺损的膀胱（图8-6）。回肠末段代替输尿管，盲肠和部分升结肠代替膀胱，介于其间的回盲瓣具有一定的抗尿液逆流的功能，在一定程度上可防止泌尿道的逆行感染。

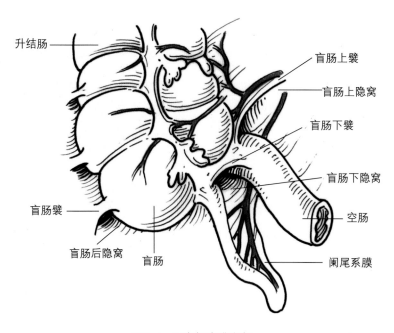

图8-4　回盲部腹膜隐窝

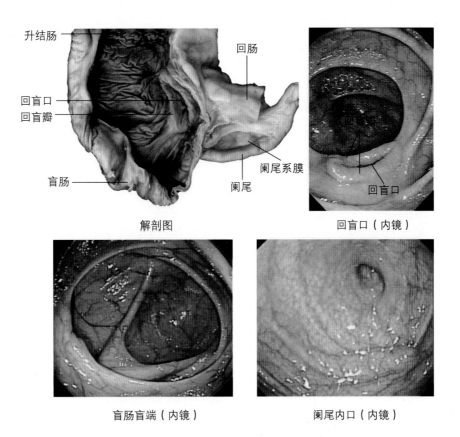

升结肠
回肠
回盲口
回盲瓣
阑尾系膜
盲肠
阑尾
回盲口

解剖图   回盲口（内镜）

盲肠盲端（内镜）   阑尾内口（内镜）

图8-5 回盲部的形态

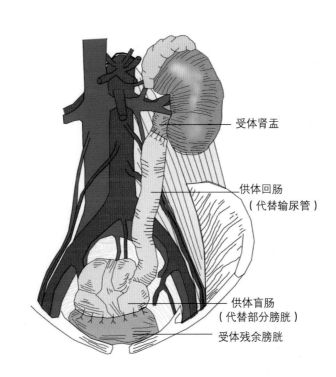

受体肾盂

供体回肠
（代替输尿管）

供体盲肠
（代替部分膀胱）

受体残余膀胱

图8-6 回盲部移植代替膀胱和输尿管

当小肠功能失调和肠蠕动异常时，特别是在肠管有新生物的情况下，一段肠管则可能按顺蠕动方向套入另一段肠管内，称为肠套叠，是引起机械性肠梗阻的常见原因之一。回盲部是最容易发生肠套叠的肠管；婴儿回盲瓣系带不发达，回盲瓣内平滑肌发育不良，故肠套叠发病率较成人的高。肠套叠发生时，回肠及其系膜常一并套入回盲口，肠系膜血管受到压迫，可导致回肠末段缺血坏死，需要及时外科处理，早期复位。超过48小时不能复位的肠管可能发生肠坏死，则需做肠切除手术。

阑尾的形态

婴儿的阑尾基底部较宽，呈漏斗状，似盲肠尖端的延续；成年阑尾为一段细小的大肠，在回肠末端下方2 cm处附着于盲肠的后内侧壁。阑尾的长度一般为6~9 cm，有的可长达10 cm，也可短到2 mm；外径可细达0.5 cm，粗达1.5 cm。阑尾的末端游离，通常卷曲在回盲后隐窝内，从外形上看很像蚯蚓，故有蚓突之称。

阑尾的长度与年龄有关，新生儿到青春期之前，阑尾的长度和外径随年龄的增长而递增；但青春期后直至老年期阑尾的长度和外径却有递减之势；阑尾的长度和外径最高均发生在青春期。如果计算阑尾与身高的相对长度，在婴幼儿期（1~2岁）、学龄前期（3~6岁）、学龄期（7岁~青春期）、青春期、成年期至老年前期（18~59岁）、老年期（60~80岁）分别为身高的9/100、8/100、7/100、5/100、4/100和3/100。一生中婴幼儿的相对长度最长，说明阑尾的生长速度远不如身高生长速度快。

阑尾为腹膜内位器官，根部固定于盲肠内下方，盲端游离，全长被腹膜包绕，借三角形的阑尾系膜连于回肠系膜下方（图8-7）。阑尾系膜游离缘内有阑尾动脉走行，阑尾切除时需分离结扎系膜方能游离阑尾。2010年，Coughlin报道了一种迷走的阑尾系膜血管，其从腹前外侧壁连向小肠，从而导致了小肠的不完全性梗阻。此外，阑尾系膜对于限制阑尾炎症或肿瘤的扩散具有一定的作用，但是并不能完全屏蔽肿瘤的转移。

■ 盲肠和阑尾的位置

盲肠的位置

盲肠正常位于右髂窝内，或在右腹前外侧壁由右腹股沟韧带、右锁骨中线及髂嵴间线构成的三角中。

在胚胎早期，盲肠多位于右上腹、肝右叶下方，胚胎第4个月开始下降至右下腹，至胚胎第33~38周，降至髂嵴上方4.7 mm，出生时进入右髂窝直至成年。在由肝右叶下方逐渐下降到右髂窝

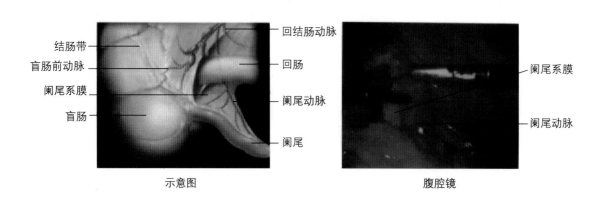

示意图　　　　　　　　　　　腹腔镜

图8-7　阑尾系膜及阑尾动脉

的过程中，盲肠可能因下降不完全而位置较高，也可能下降过多而落入盆腔。由于盲肠均有较大的活动性，如位置过低或长度较长而超出盆缘的盲肠，则易成为腹股沟滑动疝的疝内容之一。

阑尾的位置

阑尾一般位于右髂窝。在胚胎发生过程中，阑尾由右季肋区逐步下降到右髂窝，因此可能停留在从右季肋区到右髂窝之间的任何位置，也可能落入盆腔内（图8-8）。

阑尾游离端活动个体差异大，但其根部位置比较恒定，一般位于右髂窝内。

临床上常用麦氏点（McBurney point）或兰氏点（Lanz point）作为阑尾压痛点的体表定位标志（图8-8）。麦氏点位于右侧髂前上棘至脐连线的中、外1/3交点处，距右侧髂前上棘3.5~5 cm。兰氏点位于两侧髂前上棘连线的中、右1/3交点处。

根据解剖调查统计资料，只有不足20%的阑尾根部在上述压痛点上。急性阑尾炎时，右下腹有明显的压痛、反跳痛和肌紧张增加。上述的压痛点，只不过标志着局部压痛的一定范围。压痛点与阑尾根部解剖定位有一定关系，但压痛点随着阑尾位置个体不同、阑尾炎病理改变范围、个体敏感差异和测试者的轻重而有差别。

■ 盲肠和阑尾的毗邻

盲肠的毗邻

盲肠内侧邻接右侧腰大肌、输尿管和生殖股神经，后面邻接右侧髂肌和髂腹股沟神经，前面在右侧腹股沟韧带外侧半上方邻接腹前壁。盲肠空虚时，常有大网膜或小肠袢伸入盲肠与腹前壁之间。

阑尾的毗邻

根据阑尾游离端的指向不同，可以将阑尾分为下述不同位置（图8-8），不同位置的阑尾邻接不同的器官，在阑尾炎时引起不同的症状和体征。外科医师了解阑尾常见的位置变化，有利于对阑尾炎的诊断和手术治疗。

1. 回肠前位　国人此种阑尾最多见，占28%，此时，阑尾根部在盲肠后内侧壁，尖部指向内上方，从回肠末端前方跨过。此种阑尾最接近腹前壁，阑尾炎时腹前壁体征特别明显。

2. 盆位　国人此种阑尾同样多见，占26%，此时，阑尾尖端指向内下方，经回肠下方，跨过髂总血管，落入盆腔内，邻近输尿管盆段、膀胱和直肠侧壁，在女性还邻近右侧输卵管和卵巢。阑尾炎时，可引起膀胱或直肠刺激征。此型阑尾炎腹部的压痛和反跳痛比较弱，而闭孔内肌征明显，需与右侧输尿管结石或右侧附件炎相鉴别。

3. 盲肠或结肠后位　国人此种阑尾占24%，此时，阑尾位于盲肠后壁与腹后壁腹膜之间，其尖端伸向上方，甚至达到升结肠后方。盲肠或结肠后位阑尾发炎时，腹前壁的压痛和反跳痛不明显；手术时需翻起盲肠才能见到阑尾及其系膜。

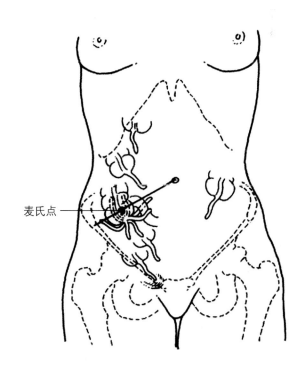

麦氏点 —

图8-8　阑尾位置的变异

有2%左右的阑尾贴附在盲肠或升结肠后方的腹膜外结缔组织内走行，属于腹膜外位器官，称为盲后腹膜外阑尾（图8-9）。此种阑尾既无游离端，亦无阑尾系膜存在，沿结肠带向下找不到阑尾，需切开后翻起腹膜在盲肠后壁寻找。由于阑尾直接邻接髂腰肌及其表面的神经，因而阑尾炎时对髂腰肌、髂腹股沟神经和生殖股神经的刺激严重，引起股前部或会阴部疼痛，髂腰肌征非常明显。

4. 盲肠下位　国人此种阑尾占6%，此时，阑尾根部位于盲肠后内侧壁，游离端指向内下方，位于髂窝内，有时达到小骨盆边缘。此种阑尾炎的症状和体征比较典型，手术切除也比较容易。

5. 回肠后位　国人此种阑尾占8%，此时，阑尾尖端与回肠前位类似，指向内上方，但跨过回肠末段后方。此种阑尾系膜往往很短甚至缺如。

此外，还有少量的盲外位（4%）或高位阑尾（4%）。

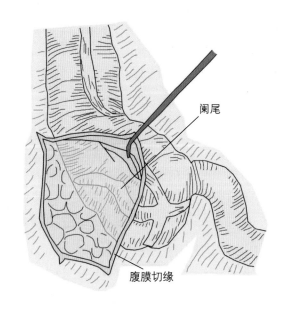

阑尾

腹膜切缘

图8-9　盲后腹膜外阑尾

在盲肠外侧切开腹膜，将盲肠从腹后壁分离、翻起，可见粘连在盲肠后壁的阑尾

盲肠和阑尾管壁的结构

■ 盲肠管壁的结构

盲肠壁由4层结构组成。盲肠的黏膜无绒毛，呈半环形皱襞；固有膜内肠腺发达，排列紧密，腺上皮由柱状细胞、杯状细胞、未分化细胞及内分泌细胞等组成，常有孤立淋巴小结延至黏膜下层；黏膜肌层较发达，由内环、外纵两层平滑肌组成，常分出少量肌束，伸入固有膜中。黏膜下层中除疏松结缔组织、血管、淋巴管和神经外，还含有较多的脂肪细胞。肌层由较厚的内环肌和外层的纵肌组成；纵肌聚成3条宽12 mm的结肠带，在结肠带之间纵肌则十分薄弱，并且不完整；环肌是构成半月形皱襞的基础，于回肠和盲肠交界处明显增厚，形成回盲瓣中的括约肌。

■ 阑尾管壁的结构

阑尾虽然细小，但仍然具有消化管的4层结构。

阑尾的黏膜层表面有单层柱状细胞和少量杯状细胞，以及运转抗原的M细胞；固有膜内的大肠腺短而小。黏膜下层很发达，结缔组织内有血管、淋巴管和神经，并有丰富的淋巴组织，使阑尾管腔狭小而不规则。肌层很薄，分为外纵肌层和内环肌层，纵肌层在阑尾根部延伸为结肠带；阑尾基部的环肌层增厚，有类似括约肌的功能。浆膜包绕阑尾外面，并延续为阑尾系膜，浆膜下有少量疏松结缔组织。

阑尾的黏膜层和黏膜下层均存在有许多淋巴滤泡，滤泡的外带有明显的成熟淋巴细胞，表明阑尾是消化系统的一个防御器官，其中的淋巴组织能对特异性的抗原引起免疫反应。婴儿时期阑尾的管径比较大，儿童和青年时期淋巴组织特别丰富；随着年龄的增长，管腔逐渐变窄，淋巴组织逐渐减少。由于阑尾是一个盲端肠管，粪便落入管腔内不能排出，从而可能引起阑尾的淋巴组织肿大、充血，伴有炎症反应，这是阑尾炎发生的原因之一。

从种系发生分析，阑尾是一段渐趋退化的肠管。从个体发生分析，阑尾是消化管的一个免疫器官。婴儿和儿童时期，阑尾上端呈漏斗状，管腔与盲肠相通，管壁厚，黏膜淋巴滤泡增多，淋巴组织功能活跃，局部免疫组织反应明显，表明阑尾在建立人体免疫机制过程中，处于功能旺盛时期。随着人体免疫机制的建立，对于由消化道摄入的特异性抗原的识别和反应能力增强，人体对系统免疫反应的依赖增强，阑尾局部免疫反应能力逐渐失去其原来的重要性。因此，中年以后，阑尾已经失去生理功能意义，随着年龄增长渐趋退化。

盲肠和阑尾的血管、淋巴管和神经

■ 盲肠和阑尾的动脉供应

盲肠和阑尾的血液供应来自回结肠动脉（ileocolic artery），是肠系膜上动脉向右发出的最下一个分支。Bertilli等的研究指出，50%的回结肠动脉与中结肠动脉管径相等，33%大于中结肠动脉，16%小于中结肠动脉。

回结肠动脉的分支

回结肠动脉绝大部分从肠系膜上动脉发出，极少数可直接从腹主动脉发出。血管在腹膜深面行向右下方，越过右侧输尿管、睾丸（或卵巢）血管和腰大肌，在盲肠附近分为回肠支、结肠支和盲肠支，分别供应回肠、阑尾、盲肠和升结肠（图8-10）。

1. 回肠支　由回结肠动脉分出后，沿回肠末段上方，向左下方走行，在肠系膜内与肠系膜上动脉终末支吻合成弓，供应回肠末端。有人将回肠支视为回结肠动脉的终末支。

2. 盲肠支　由回结肠动脉发出后行向右侧，在腹后壁分为2支。盲肠前动脉（anterior cecal artery）行于回盲上皱襞内，分布于回盲部和盲肠前壁。盲肠后动脉（posterior cecal artery）行于回盲部后方，分布于回盲部和盲肠后壁。

3. 结肠支　由回结肠动脉发出后，在腹后壁行向右侧，与右结肠动脉降支吻合，供应升结肠下段。

4. 阑尾动脉（appendicular artery）　是回肠支的重要分支，经回肠末段后方下行，进入阑尾系膜。在阑尾系膜内往往发出一返支与盲肠后动脉吻合。主干经阑尾系膜游离缘行至阑尾尖端，沿途分支供应阑尾。阑尾动脉为终动脉，一旦动脉栓塞，会引起阑尾坏死，以至穿孔。行阑尾切除术时，必须从阑尾根部开始结扎阑尾系膜和行于其内的阑尾血管，方能将阑尾连同系膜和血管

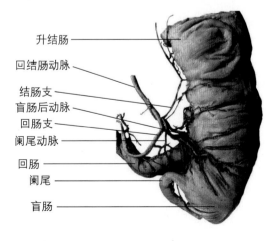

升结肠
回结肠动脉
结肠支
盲肠后动脉
回肠支
阑尾动脉
回肠
阑尾
盲肠

图8-10　回盲部动脉（后面观）

一并切除。

阑尾动脉的支数和来源，国内统计资料报道颇多，但是差异颇大。根据250例中国人体质调查统计，单支阑尾动脉者208例，占83.2%；两支阑尾动脉者42例，占 16.8%。阑尾动脉起源于肠系膜上动脉的回肠支者88例，占35.2%；回结肠动脉干者46例，占18.4%；盲肠动脉干者37例，占14.8%；盲肠后支者37例，占14.8%，来源于其他动脉有42例，占16.8%。

盲肠和阑尾动脉的变异

Bertilli等认为盲肠支、阑尾支是回结肠动脉的终末支，它们有2~5支，呈扇形向右下方分布，1支分布到阑尾，其余分布到盲肠。盲肠动脉和阑尾动脉存在如下9种变异情况（图8-11）。

1. 盲肠前、后动脉起自回肠支与结肠支之间的动脉弓，而阑尾动脉起自回肠支。

2. 盲肠前、后动脉起自结肠支，而阑尾动脉起自回肠支。

3. 盲肠前、后动脉共同起自动脉弓，而阑尾动脉起自回结肠动脉本干。

4. 盲肠前、后动脉起自动脉弓，而阑尾动脉起自结肠支。

5. 盲肠前、后动脉起自回结肠动脉的回肠支，而阑尾动脉起自盲肠后动脉。

6. 盲肠前、后动脉起自动脉弓，而阑尾动脉起自回结肠动脉的回肠支。

7. 回结肠动脉的回肠支与结肠支之间有多个

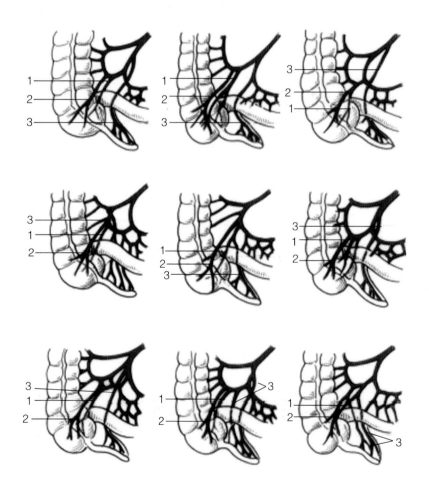

1.盲肠后动脉；2.盲肠前动脉；3.阑尾动脉。

图8-11　盲肠和阑尾动脉的变异

动脉弓，盲肠前、后动脉起自这些动脉弓，而阑尾动脉起自回结肠动脉的回肠支。

8. 盲肠前、后动脉起自动脉弓，而阑尾动脉有2支，一支起自动脉弓，另一支起自回结肠动脉的回肠支。

9. 盲肠前、后动脉起自动脉弓，而阑尾动脉有两支，分别起自盲肠前、后动脉。

■ 盲肠和阑尾的静脉回流

盲肠和阑尾的静脉与同名动脉伴行，注入回结肠静脉，经肠系膜上静脉回流到肝门静脉。

由于肝门静脉血流动力学原因，通常门静脉右支有较多的肠系膜上静脉的血流，而其左支主要是来自脾静脉和肠系膜下静脉的血流。因此，化脓性阑尾炎的细菌栓子，常可停留在肝右叶，引起肝右叶脓肿。临床对于肝右叶脓肿的病例，应考虑是否曾经有过化脓性阑尾炎的病史。同理，在阑尾切除术时，需要操作轻柔，避免挤压阑尾，以免炎症或细菌栓子沿静脉血流扩散，导致肝右叶脓肿发生。

■ 盲肠和阑尾的淋巴回流

盲肠的淋巴管随盲肠血管走行，首先注入位于盲肠前、后方的盲肠前、后淋巴结，其输出管随盲肠前、后血管回流到沿回结肠血管分布的回结肠淋巴结（ileocolic lymph node）。

阑尾的淋巴管首先注入位于阑尾系膜内的阑尾淋巴结（appendicular lymph node），阑尾淋巴结的输出管伴随阑尾血管，注入回结肠淋巴结，回结肠淋巴结的输出管伴随同名血管，向上注入肠系膜上淋巴结。

■ 盲肠和阑尾的神经支配

盲肠和阑尾的神经支配均来自肠系膜上丛，其中的副交感节前纤维来自迷走神经，交感节后纤维来自腹腔神经节，内脏感觉纤维伴随下胸部交感神经进入下胸部脊髓节。

阑尾炎早期可引起的内脏牵涉痛，主要表现在第10胸神经支配的脐区，这种内脏的牵涉痛具有迟钝、模糊、定位不明显的生理特点。经过2~6小时以后，阑尾的炎症刺激腹前壁的腹膜，引起右下腹部局部尖锐性疼痛。与内脏牵涉痛不同，右下腹局部痛属于躯体感觉，具有敏感、定位准确的生理特点，疼痛性质是尖锐性的。

阑尾炎疼痛的转移过程反映了病变由阑尾黏膜层向浆膜层的演变过程，具有重要的临床诊断意义。阑尾炎早期的内脏牵涉痛，需要与其他腹腔内脏疾患引起的牵涉痛相鉴别，如胃穿孔、胆囊炎、输尿管结石和附件炎等，这些疾病也可引起脐周疼痛，但伴有不同的症状和体征。待阑尾炎随病情进展到右下腹局部痛的阶段，可进一步明确诊断。

盲肠和阑尾的胚胎发育与先天畸形

■ 盲肠与阑尾的胚胎学发育

在胚胎第6周，中肠尾支的对系膜缘上出现一个囊状突起，呈憩室状，称为盲肠芽，是形成阑尾和盲肠的原基。盲肠芽的尖端长得比其他部位慢，因此阑尾最初就是盲肠上的一个小的憩室。阑尾生长较快，出生时是盲肠远端较长的管状结构，出生后由于盲肠生长的不均衡，阑尾逐渐移位到盲肠的中线侧（图8-12）。阑尾的位置有较多的变化，随着升结肠的延长，阑尾可以走行到盲肠的后方（盲肠后位阑尾）、升结肠后方（结肠后位阑尾），也可以越过骨盆缘下降到盆

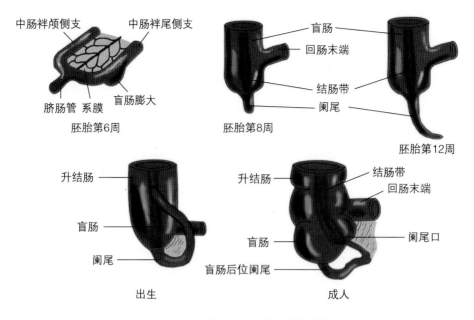

中肠祥颅侧支　　　中肠祥尾侧支

脐肠管　系膜　　　盲肠膨大

胚胎第6周

盲肠

回肠末端

结肠带

阑尾

胚胎第8周

胚胎第12周

升结肠

盲肠

阑尾

出生

升结肠　　　　　　结肠带

回肠末端

盲肠

阑尾口

盲肠后位阑尾

成人

图8-12　盲肠和阑尾的胚胎学发育

腔（盆位阑尾）；在中肠的旋转过程中的变化，盲肠和阑尾的位置也可以出现在移行路径的任何部位，如肝下阑尾。

■ 阑尾的先天畸形

盲肠的畸形较为罕见，极少数人存在双盲肠，这类患者必存在双阑尾，在阑尾切除术中需引起重视。

阑尾的先天性畸形有3种：①阑尾缺如，十分罕见；②先天性节段闭锁性阑尾畸形；③阑尾全部或部分重复畸形或多阑尾畸形。

据Spivack分类法，双阑尾可分为7型：①具有一共同末端；②具有一共同体部及分开的末端；③具有一共同的浆膜层及纵形肌层，但环肌层和黏膜层独立；④具有一共同根部及分开的体部和末端；⑤2条全部分开，1条在正常的3条结肠带汇合处，另1条在其外侧；⑥2条全部分开，1条在正常位，另1条在其后内侧；⑦2条全部分开，1条在正常位，另1条在其内侧。

盲肠和阑尾的临床解剖学应用要点

■ 开放性阑尾切除术的解剖要点

阑尾切除术是普通外科的最基本手术，一般情况下手术操作比较容易，但也不可一概而论，阑尾的位置各异、炎症程度不同，部分患者的手术操作也非常困难。手术过程中的解剖要点如下。

1. 切口　麦氏切口是阑尾切除术的标准切口，但是由于阑尾位置多变，切口位置的不准确会增加手术困难。需要根据患者腹部压痛点最明显处，对切口进行适当调整；诊断不明确者，需行右下腹经腹直肌探查切口。

2. 阑尾的暴露　切开皮肤和皮下组织后，按纤维方向切开腹外斜肌腱膜，血管钳交替插入腹内斜肌和腹横肌内撑开并扩大肌纤维裂口直到腹膜；然后以直角拉钩拉开腹内斜肌和腹横肌，充分暴露腹膜；术者和一助用两把血管钳交替2~3次钳夹提起腹膜，以避免夹住腹腔内组织，然后用手术刀按皮肤切口方向切开腹膜，进入腹腔；腹膜边缘钳夹于保护皮肤切口的纱布上，有条件的单位可置入相应大小的切口保护器，用阑尾拉钩牵开切口，充分暴露术野。

3. 阑尾的寻找　用湿盐水纱布将大网膜和小肠推向内侧，在右髂窝处寻到有结肠带、结肠袋和肠脂垂的盲肠；以卵圆钳将盲肠提至切口外，沿结肠带向下寻找到阑尾，用阑尾钳或Allis钳夹住阑尾系膜，随后将盲肠送回腹腔内。若因炎症或盲肠活动度关系而不能提出盲肠时，可用右手食指伸入切口触摸，感知由于炎症所致增粗的阑尾和增厚的阑尾系膜，用手指将阑尾勾出，或在左手食指的导引下用阑尾钳夹着系膜将阑尾取出。如反复探查无法找到阑尾，有可能系腹膜外位阑尾，此时应适当延长切口，切开盲肠外侧的侧腹膜，将回盲部抬起进行寻找。

4. 顺行性阑尾切除　在充分暴露阑尾及系膜的情况下，以血管钳穿过阑尾根部系膜的无血管区，钳夹、切断、结扎阑尾血管；若阑尾系膜较宽或肥厚，可分次处理，使阑尾根部完全游离。在距阑尾根部0.5 cm处的盲肠壁上，用4号丝线缝合一圈完成荷包缝合；用直血管钳在阑尾根部钳夹压榨，用4号丝线在压榨处结扎阑尾，用直蚊式钳靠近线结钳夹并剪断结扎线；在阑尾根部以无菌纱布保护，距结扎线远侧0.5 cm用血管钳钳夹阑尾，在血管钳与线结之前离断阑尾；阑尾残端消毒处理后，用血管钳夹住线结将阑尾残端送至盲肠腔内，助手收紧荷包线，退出血管钳，再次收紧荷包线，妥善打结完成荷包包埋阑尾残端。

5. 逆行性阑尾切除　当提出盲肠只能见到阑尾根部时，用血管钳穿过阑尾根部系膜，对阑尾稍做压榨后用丝线结扎；在结扎线远侧0.5 cm处用直血管钳钳夹阑尾，用蚊式钳夹住线结后，于血管钳与结扎线之间切断阑尾；两侧阑尾断端均消毒处理，做盲肠荷包缝合包埋阑尾残端；逐步

分段钳夹、切断、结扎阑尾系膜和血管，直至完整取出阑尾；若阑尾位于盲肠后位，则需切开盲肠侧腹膜，将盲肠翻向内侧才能显露阑尾，按上述处理。

6. 逐层关腹　检查腹腔内无活动性出血、积液或积脓后，用7号丝线间断缝合腹膜；以温盐水反复冲洗切口，以无菌干纱布蘸净冲洗液，再间断缝合腹外斜肌腱膜，最后用1号丝线缝合皮下组织与皮肤。

■ 腹腔镜阑尾切除术的解剖要点

临床实践中，有时急性阑尾炎的诊断并不如想象中的顺利。急性阑尾炎的误诊率可高达30%，阑尾阴性切除率也高达20%~30%。对于不明原因的右下腹疼痛患者，可采用传统手术，由于切口小、手术视野暴露有限，无法进行全面的探查来明确诊断，而腹腔镜技术能够很好地弥补这一缺陷。腹腔镜阑尾切除术特别适用于肥胖患者和右下腹疼痛诊断不明的绝经前妇女；对妊娠早中期合并阑尾炎患者实施腹腔镜阑尾切除术也有其独特的优势：母婴安全，相关并发症（如切口感染、裂开或盆腹腔感染）较少。实践证明，阑尾穿孔不是腹腔镜阑尾切除术的禁忌证。

1. 阑尾的暴露　腹腔镜下阑尾的暴露手法与传统开腹手术不同，为减少小肠肠管及网膜的遮挡，需要患者的体位变化以配合帮助暴露阑尾。患者取头低20°、左斜30°体位（图8-13A），将大网膜翻向上腹部，小肠及其系膜翻向左侧腹部，暴露盲肠、升结肠，顺盲肠3条结肠带容易找到阑尾。少部分阑尾异位或暴露困难的情况，可以打开侧腹膜，游离并提起盲肠后不难找到阑尾（图8-13B）。腹腔镜下的视野比传统开腹手术更大、更清晰和全面，特别对位置相对隐蔽的盲肠后位、回肠后位、盆位阑尾等的暴露有更明显的优势。

2. 阑尾系膜的辨认和处理　提起阑尾、展开

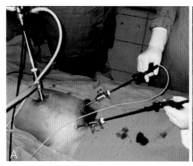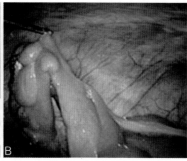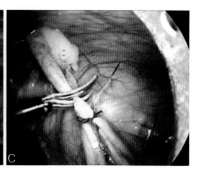

图8-13 腹腔镜阑尾切除术

阑尾系膜，在根部结扎。但部分阑尾位置隐蔽、系膜短卷曲，加之炎症水肿时，常规方法进行系膜的处理会很困难，由于腔镜下对细微解剖结构观察更加清晰，可以采用电刀或超声刀，进行仔细地分离、离断。

3. 术中需要仔细辨别阑尾的病变状况是否与临床症状吻合　必要时要进行腹腔探查，特别是距离回盲部100 cm以内的小肠、盆腔附件等，以减少误诊和漏诊。腹腔镜下的探查较开腹手术具有明显的微创性和有效性。

4. 阑尾残端的处理　阑尾残端的切断根据病变的情况及术者的技术可采用套扎、hemolock夹夹闭或切割闭合器离断（图8-13C）。

■ 阑尾切除术中可能发生的错误

1. 盲肠肠脂垂误认为阑尾切除　由于局部炎症水肿、组织外观辨认困难，过长的肠脂垂、阑尾系膜偏短或消失时，可能会将肠脂垂误认为阑尾而切除。鉴别时需注意：提起肠脂垂时，不似阑尾与盲肠壁间存在肌性、纤维性的连续；肠脂垂一般不在结肠带的汇聚点；切除的标本检查有没有肠腔。

2. 阑尾残端过长　看清阑尾的根部是手术的重要环节。特别是阑尾及周围的盲肠壁水肿，阑尾根部暴露困难时，如不在阑尾的根部离断，将导致术后阑尾残株炎。

（张　波　乔　庆）

主要参考文献

1. Susan Standring. 格氏解剖学. 41版. 丁自海, 刘树伟, 主译. 济南: 山东科学技术出版社, 2017.

2. 刘树伟, 杨晓飞, 邓雪飞. 临床解剖学丛书——腹盆部分册. 2版. 北京: 人民卫生出版社, 2014.

3. 林擎天. 普通外科临床解剖学. 上海: 上海交通大学出版社, 2014.

4. 林擎天, 黄建平. 普通外科临床解剖学. 上海: 上海交通大学出版社, 2013.

5. 刘树伟, 邢子英. 腹部应用解剖学. 北京: 高等教育出版社, 2007.

6. 刘树伟, 柳澄, 胡三元. 腹部外科临床解剖学图谱. 济南: 山东科学技术出版社, 2006.

7. 丁自海, 原林. 局部临床解剖学. 西安: 世界图书出版公司, 2009.

8. 柯重伟, 郑成竹. 腹腔镜外科手术学. 上海: 上海科学技术出版社, 2006.

9. 潘凯. 腹腔镜胃肠外科手术学. 北京: 人民卫生出版社, 2010.

10. 裘法祖, 王健本, 张祜曾. 腹部外科临床解剖学. 济南: 山东科学技术出版社, 2001.

11. 张雪峰, 金红旭. 小肠结肠外科手术操作要领与技巧. 北京: 人民卫生出版社, 2012.

12. 中国解剖学会体质调查委员会. 中国人解剖学数值. 北京: 人民卫生出版社, 2002.

13. Moore K, Persaud TVN, Torchia MG. The developing human(10e). Philadelphia: Elsevier Health Sciences, 2016.

14. Richard LD, Vogl AW, Mitchell AWM, *et al*. Gray's atlas of anatomy (2e). Philadelphia: Churchill Livingstone, 2012.

15. 贡庞君. 腹腔镜阑尾切除术的阑尾根部及系膜的两种处理方法的对比. 河北医学, 2019, 25(12): 2011-2014.

16. 杨来华, 王芬, 丁冬生, 等. MSCT 4期增强扫描在正常成人阑尾显示中的应用. 中国中西医结合影像学杂志, 2017, 15(2): 141-143.

17. 刘洪, 高靳, 周瀚, 等. 成人急性阑尾炎病变阑尾解剖位置的多层螺旋CT评价. 四川医学, 2016, 37(7): 823-826.

18. 柳允. 阑尾手术中寻找阑尾的解剖学技巧. 浙江临床医学, 2011, 13(8): 899-900.

19. 杜国元, 许怀瑾. 急性异位阑尾炎78例临床分析. 临床外科杂志, 2010, 18(2): 115-117.

20. 俞金龙, 黄宗海, 陈海金, 等. 基于64层螺旋CT断层图像的影像后处理——大肠三维重建及虚拟内镜. 世界华人消化杂志, 2009, 17(5): 524-528.

21. 刘斌, 王虎, 王守安, 等. 回盲部器官表面动脉的形态特点. 局解手术学杂志, 2009, 18(5): 304-306.

22. 邹昌旭, 张琰君, 武胜昔. 阑尾的大体解剖学研究及其影像学意义. 解剖科学进展, 2008, 14(2): 145-147.

23. 包炎毅, 阎波, 朱雯怡, 等. 腹腔镜阑尾切除术阑尾系膜不同处理方法的比较. 腹腔镜外科杂志, 2008, 13(1): 57-58.

24. 王锡明, 武乐斌, 李振家, 等. 多层螺旋CT在大肠分区及肠壁厚度测量中的价值. 医学影像学杂志, 2005, 15(2): 144-146.

25. 苏海茜, 侯宝华, 陈学和, 等. 回盲部肠管代胃术的应用解剖. 中国临床解剖学杂志, 2003, 21(3): 229-232.

26. 王虎, 钟震亚, 王庆林, 等. 回结肠动脉的观测. 局解手术学杂志, 2003, 12(4): 262-263.

27. 窦杰贵, 赵咏梅, 倪振贤. 回盲襞的观测及其临床意义. 解剖与临床, 2002, 7(1): 63.

28. 李春明, 周伟鹤, 周斌. 阑尾盲肠交界处的解剖类型与全阑尾切除术. 中国解剖与临床, 2001, 6(3): 149-150.

29. 窦杰贵, 赵咏梅, 倪振贤. 阑尾的应用解剖学探讨. 中国局解手术学杂志, 2001, 10(1): 6-7.

30. Manish K. Singh, Mani K. Kumar, Lalit Mohan. Suprapubic approach for laparoscopic appendectomy. J Nat Sci Biol Med, 2013, 4(2): 389-392.

31. Davila D, Russek K, Franklin ME, Jr. Laparoscopic appendectomy: vascular control of the appendicular artery using monopolar cauterization versus clips. J Laparoendosc Adv Surg Tech A, 2012, 22(2): 165-167.

32. Shafik AA, Ahmed IA, Shafik A, *et al*. Ileocecal junction: anatomic, histologic, radiologic and endoscopic studies with special reference to its antireflux mechanism. Surg Radiol Anat, 2011, 33(3): 249-256.

33. Rasalkar DD, Paunipagar BK, Sonavane B. Migrating biliary stent with final destination at the ileocecal junction causing intestinal obstruction and obstructive biliopathy. Indian J Radiol Imaging, 2010, 20(4): 304-306.

34. Coughlin LM, Sparks DA, Chase DM, *et al*. Aberrant mesoappendix vasculature: a unique cause of partial small bowel obstruction. JSLS, 2010, 14(2): 292-295.

35. Awapittaya B, Pattana-arun J, Tansatit T, *et al*. New concept of ileocecal junction: intussusception of the terminal ileum into the cecum. World J Gastroenterol, 2007, 13(20): 2855-2857.

36. Ouattara D, Kipre YZ, Broalet E, *et al*. Classification of the terminal arterial vascularization of the appendix with a view to its use in reconstructive microsurgery. Surg Radiol Anat, 2007, 29(8): 635-641.

37. Cserni T, Magyar A, Nemeth T, *et al*. Atresia of the ileocecal junction with agenesis of the ileocecal valve and vermiform appendix: report of a case. Surg Today, 2006, 36(12): 1126-1128.

38. Maeda A, Yokoi S, Kunou T, *et al*. Intestinal obstruction in the terminal ileum caused by an anomalous congenital vascular band between the mesoappendix and the mesentery: report of a case. Surg Today, 2004, 34(9): 793-795.

39. Shafik A, El-Sibai O, Shafik AA. Physiological assessment of the function of the ileocecal junction with evidence of ileocecal junction reflexes. Med Sci Monit, 2002, 8(9): 629-635.

40. Bertelli L, Lorenzini L, Bertelli E. The arterial vascularization of the large intestine. Anatomical and radiological study. Surg Radiol Anat, 1996, 18(Suppl 1): A1-6.

41. Docktor B, Gray R. Ileocolic artery arising directly from the aorta. J Vasc Interv Radiol, 1996, 7(1): 150-151.

9

结　肠

结肠（colon）是自回盲口以上到直肠上端的大肠，包括升、横、降和乙状结肠。升、降结肠为腹膜间位器官，借腹膜固定在腹后壁；横结肠和乙状结肠为腹膜内位器官，借系膜连于腹后壁，活动度比较大。食糜经回盲瓣进入结肠，主要营养成分已被消化吸收，结肠只是吸收部分水分、电解质和维生素，运送和储存食物残渣，并提供细菌酵解的场所。

结肠的形态及分部

■ 结肠的一般形态

结肠除位置与小肠不同外，尚有以下一般形态特点可以与小肠区别：管腔大、管壁薄；肠壁内面无环状皱襞和绒毛；肠壁外面纵肌层集中形成3条结肠带，由于结肠带较肠管短，使后者皱褶成结肠袋，沿结肠带有肠脂垂分布（图9-1）。

结肠带起自盲肠末端，经盲肠壁汇集于阑尾根部，续为阑尾的纵肌层，是手术中寻找阑尾的重要标志；结肠带纵贯结肠，经乙状结肠至直肠上端，再重新分散为直肠的纵肌层。3条结肠带以等距离排列于结肠壁上，其间的纵行肌较薄弱，依其位置3条结肠带命名为：①系膜带，位于横结肠的后缘横结肠系膜附着处，升、降和乙状结肠的后内侧缘；②网膜带，位于横结肠的前上缘大网膜附着处，升、降和乙状结肠的后外侧缘；③独立带，位于横结肠下缘，升、降和乙状结肠的前面。

纵肌层张力使结肠的长度缩短，使得结肠肠壁向外突出，形成许多结肠袋；各袋之间有较发达的环肌层向肠腔内深陷，形成结肠半月皱襞，浆膜下脂肪聚集而在肠壁表面形成许多大小不等的肠脂垂，主要沿独立带和网膜带两侧分布，形成大小不等的脂肪突起。临床上，手术过程中区别大肠、小肠的主要根据是有无结肠带和肠脂垂。

结肠袋向外膨出，充盈钡剂或气体时具有特征性的X线影像：结肠的阴影呈边缘整齐的串珠状，当纵肌收缩时更为典型。这种串珠状阴影又以升结肠最为明显，降结肠次之，乙状结肠多不明显（图9-2）；当用钡剂灌肠时，结肠被充盈，可见其明显扩张和延长，呈边缘光滑而粗大的管状阴影，使结肠袋影像暂时消失。大肠的混合运动在结肠袋中进行，称袋形运动，主要是环肌不规则收缩的结果，使结肠内容物在肠腔内来回移动，充分混合，以便更好地与黏膜接触，便于水分的吸收，使内容物由液态变为半固态。

■ 结肠的分部

结肠在右髂窝内接盲肠，终止于第3骶椎体平面连接直肠，全程酷似英文字母M而将十二指肠、空肠和回肠包围在内。结肠全长约150 cm，自盲肠依次可分为升结肠、横结肠、降结肠和乙状结肠4部（图9-2）。结肠的直径自盲肠端的6 cm逐渐递减为乙状结肠末端部分的2.5 cm。乙状结肠狭窄的内腔和较固态的内容物，使相对较小的病灶产生明显的梗阻。

升结肠

升结肠（ascending colon）长15~20 cm，在右髂窝内起自回盲口，沿右侧腰方肌和右肾前方向上伸延至右季肋区。下端平髂嵴，上端至右第10肋与腋中线相交处平面。

升结肠在肝右叶的下方转向左侧，形成结肠右曲（right colic flexure），又称肝曲（hepatic flexure），向左续为横结肠。

横结肠

横结肠（transverse colon）长约50 cm，起自结肠右曲，由右季肋区先转向左下方，然后向左上方达左季肋区，形成向下的弓形弯曲。横结肠弯曲的最低点视横结肠的长短和充盈程度而定，一般在上腹区或脐区，个别可达髂嵴平面甚或进入小骨盆内。横结肠为腹膜内位器官，借横结肠系膜连于腹后壁，其体表位置很难确定，不仅有个体差异，而且同一个体在不同充盈情况下亦有差别。

横结肠在左季肋区形成一个弯曲，称结肠左曲（left colic flexure），位于脾的下方，故又称脾曲（splenic flexure）。结肠左曲的位置较结肠右曲高而深，弯曲的角度也较锐利，由此急转向前向下，续为降结肠。

降结肠

降结肠（descending colon）长约25 cm，从左季肋区向下达左腰区，在左肾外缘和腰方肌前面，向下达髂嵴平面续接乙状结肠。降结肠管径较升结肠细小，位置较深。

乙状结肠

乙状结肠（sigmoid colon）长约40 cm，为结肠末段，位于降结肠与直肠之间，上端平左侧髂嵴起自降结肠，下端在第3骶椎前方连接直肠，因其似"S"形或"乙"形而命名。乙状结肠可分为3段：第1段沿骨盆左侧壁下降，形成第1个弯曲，位置比较恒定；第2段男性在膀胱与直肠之间，女性在子宫与直肠之间向右横过盆腔，此部弯曲度不等，有的弯达小骨盆右侧壁；第3段转向后方达第3骶椎处续接直肠。由于第2、3段位于盆腔，故又有盆结肠之称。

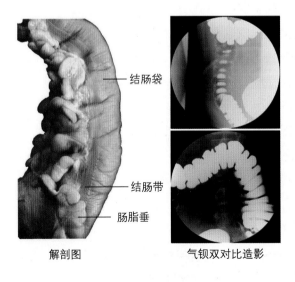

结肠袋

结肠带

肠脂垂

解剖图　　　　气钡双对比造影

图9-1　结肠的一般形态

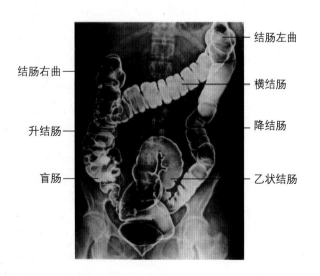

结肠左曲

结肠右曲

横结肠

升结肠

降结肠

盲肠

乙状结肠

图9-2　大肠X线造影

结肠的毗邻

■ 升结肠

升结肠前面和两侧均有腹膜覆盖，后面借疏松结缔组织贴于腹后壁，位置比较固定，在疏松结缔组织内有股外侧皮神经、髂腹下神经和髂腹股沟神经经过。升结肠外侧为升结肠旁沟，由外侧腹膜反折而成，此沟向下经右髂窝通入盆腔，向上通肝周间隙，为阑尾脓肿扩展的重要途径。升结肠的内侧缘邻接右腰大肌和十二指肠降部，并与小肠系膜根围成右肠系膜窦；内侧缘的前部有时与大网膜右缘及部分小肠袢相邻。升结肠后方隔疏松结缔组织邻接右侧髂腰肌和腹横肌的筋膜，以及右肾筋膜下外侧部，升结肠前方邻接小肠和大网膜。

结肠右曲在右肾与肝之间，上方邻接肝右叶，内侧邻接胆囊底和十二指肠降部，前方有腹膜覆盖，后方借疏松结缔组织连于十二指肠降部和胰头前面。做胰头和十二指肠降部外科手术时，往往在结肠右曲外侧切开腹后壁的腹膜，由此处向内侧做钝性剥离，可将结肠右曲、升结肠和横结肠右半翻向内侧，以便显露胰头和十二指肠降部，以及它们深面的右肾和输尿管。

■ 横结肠

横结肠上方邻接肝、胆囊、胃大弯，胆囊与横结肠右端紧贴，甚至有时胆囊结石可通过瘘管形成而进入横结肠；下方邻接小肠袢；前面邻接腹前壁；后面邻接十二指肠降部、胰和十二指肠空肠曲。

结肠左曲上方邻接胰尾和脾，后面邻接左肾前面。

■ 降结肠

降结肠前面和两侧为腹膜覆盖，后面借Toldt筋膜连于左肾下部外侧的肾筋膜，其疏松结缔组织内有左侧的肋下神经、髂腹下神经、髂腹股沟神经、第4腰动脉和股外侧皮神经跨过。降结肠上部前方邻接小肠袢，而下部前方往往无肠袢覆盖，因此，通常可在腹前壁左下方直接扪及降结肠下段。降结肠外侧为左结肠旁沟，此沟向上由膈结肠韧带阻隔，因此不与膈下间隙相通，向下则可沿乙状结肠外侧直至盆腔。降结肠的内侧与小肠袢毗邻，并与小肠系膜围成左肠系膜窦，此窦向下开放，与盆腔相通，并易为积液聚集之处。

■ 乙状结肠

在小骨盆内，乙状结肠外侧邻接髂外血管、闭孔神经、卵巢或输精管和骨盆外侧壁。后方邻接髂内血管、输尿管、梨状肌和骶丛。下方男性邻接膀胱，女性邻接子宫和膀胱。上方和内侧邻接回肠袢。

结肠管壁的结构

与其他消化器官管壁一样，结肠壁从外向内由浆膜层、肌层、黏膜下层和黏膜层构成，各层组织结构与小肠相似。

■ 外膜

横结肠和乙状结肠的最外层为浆膜，是腹膜的延续。升结肠和降结肠的前壁为浆膜，后壁为纤维膜，借疏松结缔组织与腹后壁结构相连。外膜结缔组织中常有脂肪组织聚集形成肠脂垂。

肌层

结肠肌层分内环肌层和外纵肌层：环肌较厚，包绕整个肠管，突入半月襞内，并加深半月襞的形成；纵肌集中形成3条结肠带，带间的纵行肌菲薄，甚至缺如。由于纵肌短于结肠长度，加之半月襞突入肠腔，结肠管腔在半月襞之间向外突出形成结肠袋。

黏膜下层

结肠黏膜下层由疏松结缔组织构成，在结缔组织内含有血管、淋巴管和神经丛，可有成群的脂肪细胞。

黏膜层

结肠黏膜表面光滑、无绒毛，在结肠袋之间的横沟处有半月形皱襞。上皮为单层柱状，上皮间夹杂大量杯状细胞和吸收细胞。固有层比较厚，有许多孤立淋巴结和稠密的大肠腺。大肠腺呈单管状，含吸收细胞、大量杯状细胞、少量干细胞和内分泌细胞。黏膜肌层与小肠相同。

上皮和肠腺能分泌肠液，杯状细胞分泌大量黏液，起到润滑肠管、保护肠管壁的作用，同时有利于食物残渣的运送。黏膜上皮层具有渗透的特性，能吸收并分泌水分和盐类，灌注一定的透析液于结肠内，可以进行肠管透析。

结肠镜是目前诊断大肠癌的最佳方法，对于术前的病变定位非常关键。结肠镜的准确定位依赖于3点：进镜的深度（不同分部结肠的长度）、肠腔内皱襞的形态和腹壁透光部位。由于肠镜操作不当，极易导致肠管的缩短或延长，故仅根据进镜深度必然会出现定位错误。镜下，结肠黏膜多呈淡橘红色，正常黏膜皱襞的形态如下。①乙状结肠：肠腔迂曲多变，黏膜面稍微有粗糙感，皱襞呈类圆形，低矮而密集。②降结肠：肠腔呈类圆筒形，很少弯曲，视野较深广，皱襞呈浅的正三角形。③脾曲：呈盲袋状，黏膜平滑有光泽，可见与心跳一致的传导性肠壁搏动，约半数患者可见一圆形淡蓝色的脾压迹，左季肋部可见透光。④横结肠：皱襞呈完整的倒立深三角形，均匀分布。⑤肝曲：可见斜坡腔壁或囊状盲腔，黏膜下可见肝脏的压迹呈淡蓝色、边缘锐利的投影，无传导性搏动。⑥升结肠：皱襞呈正三角形，比降结肠更深（图9-3）。

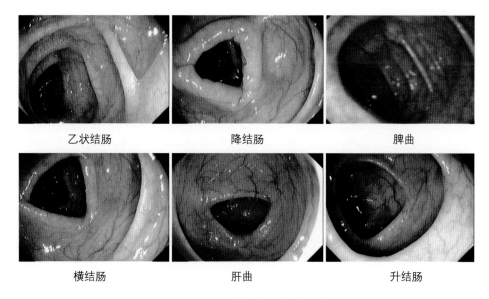

| 乙状结肠 | 降结肠 | 脾曲 |
| 横结肠 | 肝曲 | 升结肠 |

图9-3 不同分部结肠的内镜图像

结肠与腹膜的关系

■ 结肠的系膜

横结肠系膜

横结肠沿双层腹膜构成的横结肠系膜（transverse mesocolon）连于腹后壁，系膜根部附着线横跨第2腰椎水平，从结肠右曲起横过右肾中部，经十二指肠降部、胰头前面和胰体下缘，达左肾上部，止于结肠左曲。横结肠系膜中部较长，两侧较短，逐渐消失于结肠左曲和右曲。右侧横结肠系膜内有结肠中动脉和静脉走行，做结肠后胃空肠吻合术时，为了避免损伤横结肠的血供，应在系膜左侧的无血管区切开横结肠系膜，将空肠拉向上方，穿过横结肠系膜，进入网膜囊，与胃的切口吻合（图9-4）。

从胚胎发育的角度来说，原始横结肠系膜源于胚胎时原始背侧系膜的遗留，当网膜囊越过横结肠时，胃背系膜后层衍生的胰腺前、后筋膜与原始横结肠系膜紧贴在一起并发生融合，共同组成通常意义上的横结肠系膜（图9-5）。换句话说，横结肠系膜前叶是胰腺前、后筋膜融合形成的，横结肠系膜后叶是原始背侧系膜形成的，这也是胰腺癌侵犯横结肠系膜的解剖学基础之一。横结肠系膜前叶可与胃结肠韧带的后层相贴，甚至发生融合，因此在打开胃结肠韧带时，若对网膜融合没有清晰的认识（尤其是右侧），很容易导致横结肠的血液供应阻断。

横结肠系膜缘的相对侧，有大网膜附着于横结肠前下缘，横结肠与胃大弯之间的大网膜称为胃结肠韧带，胃结肠韧带为网膜囊的前壁，切开后可进入网膜囊，显露网膜囊后壁的结构。做结肠前胃空肠吻合手术时，需切开胃结肠韧带，将空肠肠袢从横结肠前方拉向上方，与胃的切口吻合（图9-4）。

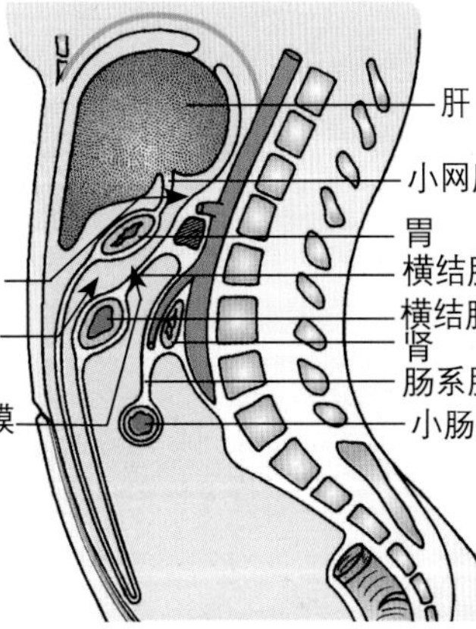

图9-4　网膜囊手术入路

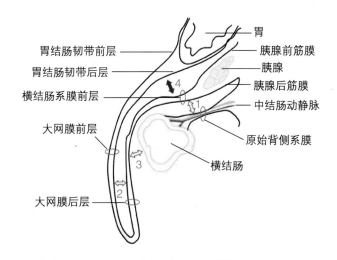

1.胰腺前后筋膜与原始背侧系膜融合为横结肠系膜；2.包被胃和十二指肠的前后两层筋膜、包被横结肠（胰腺）的前后两层筋膜相互融合形成大网膜；3.大网膜后两层与横结肠表面浆膜融合，与横结肠系膜相延续；4.横结肠系膜前层有时与胃结肠韧带后层融合。

图9-5　横结肠系膜与大网膜的融合（矢状面）

乙状结肠系膜

乙状结肠为腹膜内位器官，表面有腹膜覆盖，腹膜形成乙状结肠系膜（sigmoid mesocolon），将肠管联系在左侧盆壁，系膜内有肠系膜下动脉和直肠上动脉走行（图9-6）。系膜根附着线呈"A"形，"A"形附着线顶端对向左侧髂内、外动脉分权处，亦是左侧输尿管跨入盆腔处，是寻找输尿管的标志之一。

乙状结肠系膜中部较长，肠管活动度较大，因此乙状结肠中部发生肠扭转的机会较多，偶尔此段肠管落入异常扩大的腹股沟管腹环，成为腹股沟斜疝的内容物。直肠癌患者常利用此段肠管做结肠造口，如果系膜过短往往不便在此处做造口术。乙状结肠两端系膜较短，故乙状结肠与降结肠或直肠连接处位置比较固定。

赵玉洲等发现乙状结肠系膜中部常存在粘连，粘连点位置影响了乙状结肠系膜的长短，进而对系膜的切除和肠管的吻合造成影响。根据粘连部位的不同，将乙状结肠系膜分为4型：Ⅰ型，常见型，占82.5%，粘连位于左侧，呈点状或线状；Ⅱ型，双侧粘连型，占8%，左、右两侧均可见乙状结肠系膜粘连；Ⅲ型，右侧粘连型，占6%，粘连仅位于右侧；Ⅳ型，高位折返融合型，占3.5%，粘连位于左侧，同时乙状结肠与升结肠粘连并沿升结肠向上并行达到或超过1/2升结肠高度。Ⅰ型患者乙状结肠系膜较长，手术切除的余

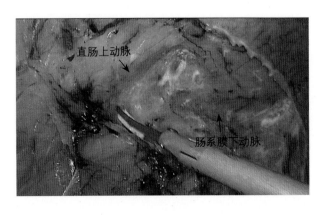

图9-6　乙状结肠系膜和直肠上动脉（腹腔镜）

地较大，不易损伤乙状结肠边缘弓；Ⅱ型和Ⅲ型乙状结肠系膜较短，进行系膜切除的同时易损伤边缘弓，导致吻合口近端肠管缺血；Ⅳ型患者必须首先进行结肠脾曲的游离才能完成肠管的吻合。

升结肠遗留系膜

在胚胎发育过程中，由于中肠旋转不良，可存在升结肠遗留系膜，此时，升结肠可与结肠右曲和盲肠一齐移动。移动的升结肠本身可无症状，但可引致盲肠扭转和回盲肠套叠，甚或导致右肾下垂；也可向下牵拉肠系膜上动脉，致使后者将十二指肠水平部压迫于脊柱腰部的前方而产生肠系膜上动脉压迫综合征。处理游离的升结肠时，可将其缝合固定于腹后壁腹膜。

■ 与结肠手术有关的筋膜平面

Toldt筋膜与融合筋膜间隙

胚胎发育过程中，升结肠和降结肠的系膜旋转，与腹后壁腹膜融合形成Toldt筋膜，使得结肠固定于侧腹壁而形成腹膜间位器官。Toldt筋膜本质上是由原来的双层腹膜形成，在生长发育过程中逐渐演化成为疏松结缔组织，联系并隔离于结肠系膜和肾前筋膜之间。Toldt筋膜内潜在间隙称为融合筋膜间隙，是结肠手术的安全平面所在（图9-7），在此间隙内，不仅能做到基本无血的操作，还能够保留结肠系膜及其后方肾前筋膜的完整性，维护肿瘤学安全。根据其部位，融合筋膜间隙可分为以下几个。

1. 右结肠后间隙　容纳右结肠系膜和右肾前筋膜之间的疏松结缔组织，肾前筋膜覆盖右侧输尿管和生殖血管。该间隙的上界为十二指肠降段和水平段下缘，在此与横结肠后间隙、胰后间隙交通；下界是小肠系膜末端、回盲部；外侧界是升结肠旁沟腹膜返折线；内侧界是肠系膜上静

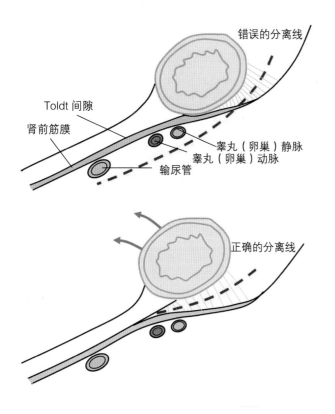

图9-7　经Toldt间隙分离肠管（示意图）

脉，在此与左结肠后间隙相通。在此间隙内手术，可以避免右侧输尿管、生殖血管、右结肠血管及其分支的损伤。

2. 左结肠后间隙　容纳左结肠系膜和左肾前筋膜之间的疏松结缔组织，肾前筋膜覆盖左侧输尿管和生殖血管。该间隙的上界为胰体尾下缘，在此与横结肠后间隙、胰后间隙交通；下界是骶岬，在此与直肠后间隙交通；外侧界是降结肠旁沟腹膜返折线；内侧界是肠系膜上静脉，在此与右结肠后间隙相通。在此间隙内手术，可以避免左侧输尿管、生殖血管、肠系膜下静脉和左结肠血管及其分支的损伤。

3. 横结肠后间隙　位于横结肠系膜与胰十二指肠之间，是左、右结肠后间隙贯通的部分。

Toldt线

在升结肠和降结肠的外侧，结肠系膜和侧腹壁之间有一纵行的白色愈合线，即Toldt线。该线内侧是结肠系膜的黄色脂肪及其表面覆盖的脏腹膜，外侧是侧腹壁白色的腹横筋膜和壁腹膜，因此Toldt线被形象地称为"黄白交界线"。在乙状结肠第一曲外侧缘肠壁或系膜与左侧腰大肌筋膜和腹膜之间，存在固定的粘连带，沿着此粘连带向头侧，可见降结肠外侧的Toldt线，可在此作为腹膜切开点（图9-8）。

从胚胎发育的角度看，Toldt线是结肠系膜在发育过程中与后外侧腹壁的愈合边界；从解剖学角度看，Toldt线是结肠系膜脂肪与侧腹壁结缔组织的分界线和两者表面腹膜的返折部位；从外科学角度看，Toldt线是结肠外侧分离的腹膜切开线，是寻找正确外科平面的标志。在Toldt线切开腹膜后，只需轻柔分离就能将结肠向中线侧翻转，进入充满疏松结缔组织的Toldt间隙。

■ 结肠的韧带

右膈结肠韧带

肝曲外侧有腹膜形成的皱襞，称为右膈结肠韧带，将结肠右曲固定在腹后壁上。右膈结肠韧带位于升结肠旁沟上端，但是该韧带比较薄弱细小，患者平卧时，不足以阻挡腹膜腔积液顺升结肠旁沟内向上蔓延至肝肾隐窝。

左膈结肠韧带

脾曲借腹膜形成的左膈结肠韧带连于腹后壁，该韧带位于脾的下方、左肾上极前外方，做脾切除时必须切断，方可扩大手术野，便于游离脾。Saunders等根据左膈结肠韧带的有无及长短将脾曲分为3型（图9-9）。①固定型：短的韧带将脾曲固定在左上腹。②活动型：韧带很长或缺乏，脾曲游离，活动度大。③覆盖型：脾曲的左上1/4被腹膜所覆盖，横结肠与降结肠之间形成一个锐角。赵玉洲等将这3种类型分别称为系膜型、游离型和粘连型脾曲，各占72%、10%和18%，脾曲的不同分型在肠镜检查和分离过程中均有一定的意义。

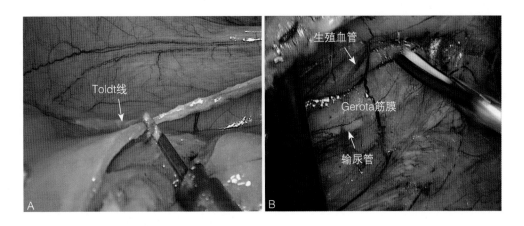

图9-8 腹腔镜下的Toldt线和Toldt间隙
A.左侧结肠Toldt线；B.左侧结肠Toldt间隙内可见生殖腺血管、输尿管等

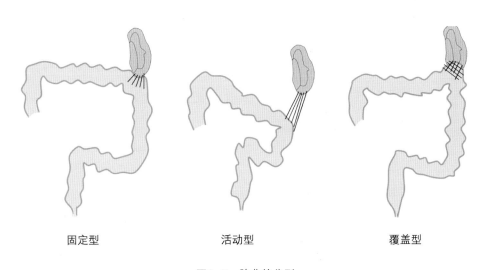

固定型　　　　　　活动型　　　　　　覆盖型

图9-9 脾曲的分型

■ 结肠的隐窝

乙状结肠间隐窝（intersigmoid recess）是乙状结肠系膜与后腹壁系膜移行时出现缺损所致。虽然经典的解剖学描述该隐窝常见于胎儿和婴儿，随年龄的增长而消失，但是，近年来无论尸体解剖还是外科手术均在成人中发现乙状结肠间隐窝。小肠或大网膜能进入隐窝而形成内疝。

隐窝的位置较为恒定，位于直肠上动脉、乙状结肠动脉和乙状结肠系膜三者围成的区域与腹后壁腹膜之间，形态可为卵圆形、弧形、圆形和三角形。隐窝的后壁有输尿管通过，左侧壁有乙状结肠动脉通过，右侧壁有直肠上动脉通过。乙状结肠间隐窝的存在为直肠癌手术提供了天然的入径切口部位，由隐窝处开始切开侧腹膜，游离乙状结肠和直肠，解剖层次清晰，可以避免左输尿管及血管的损伤。

结肠的血管、淋巴管和神经

■ 结肠的动脉供应

结肠的血液供应来自肠系膜上动脉和肠系膜下动脉（图9-10）。

肠系膜上动脉

肠系膜上动脉主干行于小肠系膜内，其行程和分支已述于前，分布到结肠的动脉如下所述。

1. 回结肠动脉（ileocolic artery） 为肠系膜上动脉右侧最下一个分支，详述于盲肠和阑尾部分。除分支供应回肠、盲肠和阑尾以外，还发出结肠支供应升结肠下部。结肠支分为升支和降支，升支与右结肠动脉吻合，降支与盲肠支吻合。

2. 右结肠动脉（right colic artery） 发自肠系膜上动脉干中点右侧，在腹后壁腹膜后行向右侧，跨过睾丸（卵巢）动脉和静脉、输尿管和腰大肌前方，在升结肠内侧分为升支和降支。降支

沿升结肠内侧下行，与回结肠动脉的结肠支吻合。升支沿升结肠内侧上行，在结肠右曲附近与中结肠动脉右支吻合。右结肠动脉供应升结肠上2/3和结肠右曲。

右结肠动脉的数目和起点变异很大，根据国人的资料，此动脉为1支者占74%，其中以单干起自肠系膜上动脉者占28%；与回结肠动脉共干起自肠系膜上动脉者占23%；与中结肠动脉共干占22%；与中结肠动脉和回结肠动脉三者共干起自肠系膜上动脉者占 1%。右结肠动脉为2支者占5%，右结肠动脉缺如者占21%。

Bertilli 等的研究指出，右结肠动脉通常为2~3支，在他们的资料中有3支右结肠动脉者占88%，2支者占12%。常见的3支右结肠动脉的模式是：2支右结肠动脉由肠系膜上动脉分出，另1支来自中结肠动脉或中结肠动脉右支或回结肠动脉。比较少见的2支模式是：1支来自中结肠动脉，另1支来自回结肠动脉。

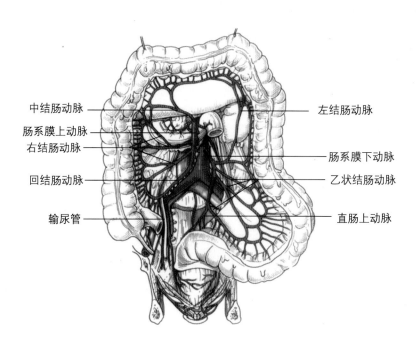

图9-10 结肠的动脉

3. 中结肠动脉（middle colic artery）　在胰腺的下缘发自肠系膜上动脉，向前下方进入横结肠系膜内，向右走行，至结肠右曲附近分为左、右两支。右支与右结肠动脉的升支吻合，供应横结肠右侧1/3；左支沿横结肠行向左侧，在结肠左曲附近与发自肠系膜下动脉的左结肠动脉升支吻合，供应横结肠左侧2/3。

中结肠动脉为1支者占81%，其中以单干起自肠系膜上动脉者占58%；与右结肠动脉共干起自肠系膜上动脉者占22%；与右结肠动脉和回结肠动脉共干起自肠系膜上动脉者占1%。中结肠动脉为2支者占14%，其中1条称为副中结肠动脉（accessory middle colic artery），独立于中结肠动脉行于横结肠系膜左侧，在结肠左曲附近与左结肠动脉升支吻合，代替中结肠动脉左支部分。中结肠动脉与副中结肠动脉均起自肠系膜上动脉者占12%，中结肠动脉与右结肠动脉共干、而副中结肠动脉起自肠系膜上动脉者占12%。中结肠动脉缺如者占5%，这时横结肠的血液供应大部分由扩大的左结肠动脉升支代替。

中结肠动脉的数目和起点的变异有重要的临床意义，做横结肠后胃空肠吻合手术时，需要切开横结肠系膜，切开前需注意中结肠动脉的变异情况，避免盲目操作而损伤血管，如损伤共干的中结肠动脉，将有可能导致一段横结肠缺血坏死。

肠系膜下动脉

肠系膜下动脉比肠系膜上动脉细小，管径在4~7 mm。平对第3腰椎高度发自腹主动脉前壁，在腹后壁腹膜深面沿腹主动脉前壁下行，继续行向左侧，在左输尿管内侧跨过髂总血管前方，行于乙状结肠系膜内，发出分支供应降结肠和乙状结肠，其本干进入小骨盆，向下延续为直肠上动脉，后者详见直肠和肛管部分（图9-11）。

1. 左结肠动脉（left colic artery）　为肠系膜下动脉的最上一条分支，发出后在腹膜深面行向左侧，跨过左侧输尿管和睾丸（卵巢）血管，在降结肠内侧分为升支和降支。升支向上走行，在左肾前方、结肠左曲附近进入横结肠系膜，沿肠管系膜缘行向右侧，与中结肠动脉左支吻合，降支沿降结肠内侧缘向下走行，进入乙状结肠系膜，与乙状结肠动脉升支吻合。左结肠动脉供应降结肠，结肠左曲和横结肠左半，有时可以代替部分中结肠动脉的分布范围，特别是当中结肠动脉细小或缺如的情况下。

左结肠动脉以单干起自肠系膜下动脉者占53%，与乙状结肠动脉共干者占46%。左结肠动脉升支与中结肠动脉左支之间的吻合，是肠系膜上、下动脉之间的重要交通，当肠系膜上动脉梗死时，肠系膜上动脉的血流可以通过中结肠动脉左支，供应结肠左曲和降结肠，甚或乙状结肠。有时在肠系膜上、下动脉或它们的第1级分支之间，存在1条吻合支，称为Riolan弓，多位于横结肠系膜根部，靠近十二指肠空肠曲处，其出现率为6%。

2. 乙状结肠动脉（sigmoid arteries）　常为2~3支，在左结肠动脉稍下方发自肠系膜下动脉，经腹膜深面行向左下方，跨过左侧睾丸（卵巢）动脉和静脉和左侧输尿管，进入乙状结肠系膜。每条乙状结肠动脉都分为升支和降支，相邻的升降支彼此吻合。最上一条乙状结肠动脉的升支与左结肠动脉降支吻合，最下一条乙状结肠动脉的降支与直肠上动脉吻合，分布至乙状结肠下段与直肠上段。

乙状结肠最下动脉（sigmoid ima artery）分布到乙状结肠和直肠的邻接区。Bertilli等的研究表明乙状结肠最下动脉可能缺如，可能发自乙状结肠动脉，也可能发自直肠上动脉或直肠后动脉。

边缘动脉

供应结肠的5条动脉（回结肠动脉、右结肠动脉、中结肠动脉、左结肠动脉和乙状结肠动脉），在结肠边缘彼此吻合成一个大的动脉弓，

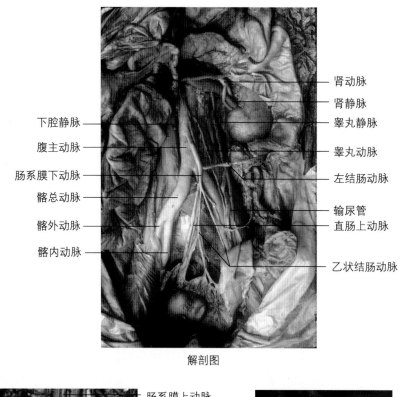

下腔静脉 —
腹主动脉 —
肠系膜下动脉 —
髂总动脉 —
髂外动脉 —
髂内动脉 —

— 肾动脉
— 肾静脉
— 睾丸静脉
— 睾丸动脉
— 左结肠动脉
— 输尿管
— 直肠上动脉
— 乙状结肠动脉

解剖图

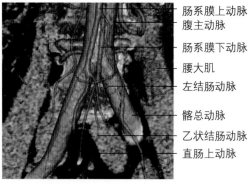

肠系膜上动脉
腹主动脉
肠系膜下动脉
腰大肌
左结肠动脉
髂总动脉
乙状结肠动脉
直肠上动脉

螺旋CT三维重建

肠系膜下动脉
左结肠动脉
乙状结肠动脉
直肠上动脉

腹腔镜

图9-11　肠系膜下动脉

称为边缘动脉，沿结肠走行，上自回盲部，下达直肠上段。边缘动脉一般距离结肠1~3 cm，最远可达8 cm。边缘动脉可以视为整个胃肠道动脉弓体系的一部分，这个动脉弓体系包括胃大、小弯旁的动脉弓，胰十二指肠前、后动脉弓，小肠系膜内的动脉弓和结肠边缘动脉弓。动脉弓体系适应胃肠道蠕动功能需要，调节各段肠管血液供应。

由边缘动脉发出许多直小动脉（vesa recta）供应各段结肠肠管。直小动脉的走向与肠管长轴垂直，由结肠系膜缘进入肠管，平行分布到肠壁。直小动脉有长支和短支2类，短支数目多，管径小，行程短，分布于靠近系膜缘1/3的肠管窄；长支数目少，管径大，行程长，而分布广。长支行于结肠浆膜下，分出小支到肠脂垂，然后穿入肌层，分布于远离系膜缘的肠管壁，在肌层和黏膜下层与短支吻合成丛（图9-12）。如果在肠脂垂处将长支一并结扎，将会使肠脂垂以远的肠壁缺血坏死。估计损伤1条长支，可能导致2.5 cm的肠管缺血。

沿肠管长轴纵行的外科切口最好选择在系膜相对缘的肠壁进行，如在其他部位做纵向切口，有可能切断横行于肠管壁的长支或短支。在切除肠脂垂结扎血管时，切勿过度牵拉，以免误扎行于浆膜深面的长支。结肠切除结扎边缘动脉应在距离吻合口 1 cm处进行，即保留的边缘动脉需超出吻合口 1 cm，保证吻合口的肠管有直小动脉分布，以保证吻合口血运充分。结肠切除的吻合口，应采取开放角度，即多保留系膜缘的肠管壁，多切除系膜相对缘的肠管壁，不仅可以扩大吻合口，而且使吻合口血液供应丰富，术后愈合良好。

■ 结肠的静脉回流

结肠的静脉血流经肠系膜上、下静脉回流（图9-13）。

肠系膜上静脉

肠系膜上静脉（superior mesenteric vein）起自右髂窝，伴行于肠系膜上动脉右侧，沿肠系膜根部上行，跨过右侧输尿管、下腔静脉、十二指

肠水平部前方和胰的钩突，在胰颈后方，与脾静脉会合成门静脉，沿途接受空肠回肠静脉、回结肠静脉、左结肠静脉和中结肠静脉。这些静脉接受同名动脉分布区的血液回流，并与同名动脉伴行。肠系膜上静脉接收横结肠右半、升结肠、盲肠、阑尾、空肠、回肠、十二指肠和胰头的静脉回流。此外，胰颈后方还接受胃的大部和大网膜的静脉回流。

肠系膜下静脉

肠系膜下静脉（inferior mesenteric vein）收集直肠、乙状结肠和降结肠的血液回流。肠系膜下静脉起自直肠上静脉，跨过小骨盆上行，在左输尿管内侧跨过髂总血管，伴行于同名动脉的左侧，在壁腹膜深面上行，越过左侧腰大肌后，逐渐离开同名动脉，行于十二指肠旁皱襞内，继经十二指肠空肠曲和Treitz韧带左侧上行，达胰体后方注入脾静脉，经脾静脉汇入门静脉，或注入肠系膜上静脉，或注入肠系膜上静脉与脾静脉汇合处。

在十二指肠旁隐窝明显时，肠系膜下静脉往往行于该隐窝前方腹膜的十二指肠旁皱襞内，当十二指肠旁隐窝发生腹内疝时，往往容易压迫肠系膜下静脉，在进行手术复位时，须注意避免损伤皱襞深方的肠系膜下静脉。肠系膜下静脉的属支包括左结肠静脉、乙状结肠静脉和直肠下静脉，皆与同名动脉伴行。

■ 结肠的淋巴引流

结肠淋巴组织分为壁内丛、中间丛和壁外丛，以回盲部最多，乙状结肠次之，降结肠最少。壁内丛包括肠黏膜、黏膜下层、肌间和浆膜下淋巴网，围绕肠壁交通；中间丛为连接壁内丛和壁外丛的淋巴管。壁外丛为结肠壁外淋巴管和淋巴结。

从末梢到中枢，结肠的淋巴结可分为4组。

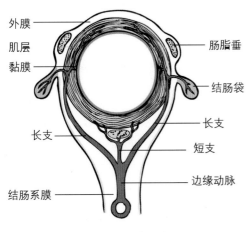

外膜
肌层
黏膜
肠脂垂
结肠袋
长支
长支
短支
边缘动脉
结肠系膜

图9-12 边缘动脉

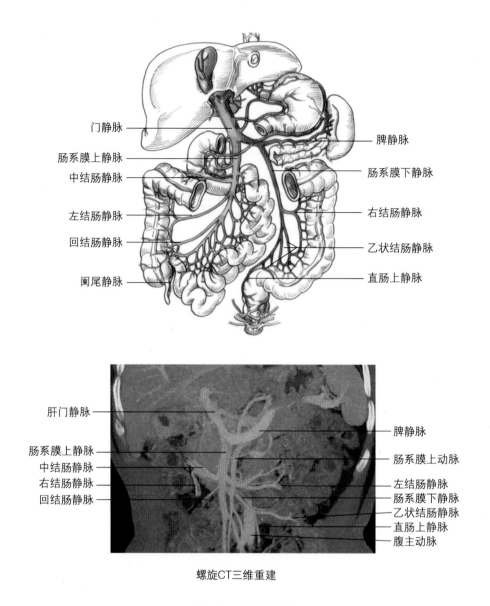

门静脉

肠系膜上静脉

中结肠静脉

左结肠静脉

回结肠静脉

阑尾静脉

脾静脉

肠系膜下静脉

右结肠静脉

乙状结肠静脉

直肠上静脉

肝门静脉

肠系膜上静脉

中结肠静脉

右结肠静脉

回结肠静脉

脾静脉

肠系膜上动脉

左结肠静脉

肠系膜下静脉

乙状结肠静脉

直肠上静脉

腹主动脉

螺旋CT三维重建

图9-13 结肠的静脉

①结肠壁淋巴结：分布于结肠壁上。②结肠旁淋巴结：沿升结肠和降结肠的内侧缘，以及横结肠和乙状结肠的系膜缘排列（即沿结肠边缘动脉排列）。③结肠中间淋巴结：沿右结肠动脉、中结肠动脉、左结肠动脉和乙状结肠动脉分群排列，各群淋巴结与动脉同名，收集同名动脉分布区的淋巴回流。④主淋巴结：沿肠系膜上、下动脉排列（图9-14）。

各部位淋巴引流沿相应动脉有一定的次序，常由壁内丛经过中间丛到结肠壁淋巴结，再到结肠旁淋巴结，然后经过各结肠动脉附近的中间淋巴结至主淋巴结。引流过程中，有时会超过一组，直接至近侧淋巴结。

升结肠的淋巴管与阑尾和盲肠的淋巴管有交通吻合，横结肠的淋巴管与大网膜和胃的淋巴管有交通吻合，乙状结肠的淋巴管与直肠上段的淋巴管有交通吻合。肠系膜上、下淋巴结与腹主动脉两侧的腰淋巴结有交通吻合。

■ 结肠的神经支配

结肠受内脏神经支配，升结肠和横结肠右2/3的交感神经来自腹腔节和肠系膜上节，而副交感

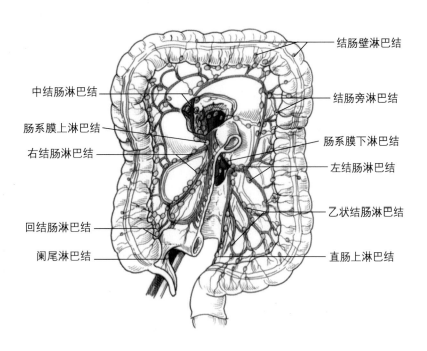

图9-14　结肠的淋巴引流（示意图）

神经来自迷走神经，神经纤维组成肠系膜上丛，伴随肠系膜上动脉及其分支分布。横结肠左1/3、降结肠和乙状结肠的交感神经来自肠系膜下节，而副交感神来自盆内脏神经。盆内脏神经参与腹下丛，部分纤维随下腹下丛分布至直肠和肛管上部，部分纤维在腹下丛中上行，随上腹下丛腹主动脉丛，参与肠系膜下丛，沿肠系膜下动脉及其分支分布。

分布至结肠的交感神经节前纤维来自下胸部和上腰部的脊髓侧角，而交感神经节后纤维均来自腹腔节，肠系膜上、下节。副交感神经均为副交感节前纤维，它们在结肠壁内的黏膜下神经丛、Meissener丛或肌间神经丛、Auerbach丛内与副交感神经节后神经元突触，由副交感节后神经元的轴突组成副交感节后纤维，随交感神经节后纤维一同分布至结肠肠管的腺体和平滑肌。一般来说，交感神经抑制肠腺分泌和肠壁平滑肌收缩，而副交感神经促进肠腺分泌和肠壁肌层收缩。

结肠的胚胎发育和常见先天畸形

■ 结肠的胚胎学发育

结肠由原始消化管发育而来，盲肠、升结肠及横结肠右2/3由中肠发育而来，其胚胎学发育在中肠的胚胎学演变中进行了阐述；横结肠左1/3、降结肠、乙状结肠及肛管上段由后肠发育而来，将在后肠的演变中进行阐述。

■ 常见的结肠先天畸形

结肠先天性畸形包括先天性结肠闭锁及狭窄、结肠重复畸形、先天性巨结肠、乙状结肠冗长症等。

先天性巨结肠

先天性巨结肠（congenital megacolon）是因为远端结肠或直肠壁神经节细胞缺失导致病变部位肠管处于狭窄状态，丧失蠕动和排便功能，近端肠管内积气积便、肠管扩张、肠壁增厚。1886年由丹麦医生Harald Hirschsprung首先对此病做了详细报道，过去也将该病命名为赫什朋病（Hirschsprung disease），也有文献将其称为无神经节细胞性巨结肠。资料显示，先天性巨结肠是常见的先天畸形，发病率1：2 000~1：5 000。病因及发病机制还不十分清楚，目前研究认为先天性巨结肠的发生与遗传因素、肠壁内微环境的改变以及其他一些因素如巨细胞病毒感染、肠壁缺血等导致病变段肠壁神经节细胞缺失有关。

先天性巨结肠症是胚胎时期神经元转移障碍引起的先天性肠管缺乏副交感神经节细胞的疾病。胚胎早期，神经嵴部分细胞随中胚层向尾侧转移至原肠管，形成原肠管内的副交感节后神经元，分布在黏膜下神经丛和肌间神经丛内，构成副交感神经节，这部分副交感节后神经元与来自中枢副交感节前神经元轴突末梢突触，中继来自中枢的内脏运动（包括腺体的分泌或抑制）神经冲动；同时也与某些来自周围感觉神经元突触，完成肠管壁的某些局部反射活动。由于某些未知的原因，胚胎第5~12周，神经嵴部分细胞转移失败，使结肠壁内无副交感神经节形成。

这种先天性异常通常发生在结肠下段或直肠，也可能涉及整个结肠或部分小肠。由于涉及的肠管缺乏副交感神经节，肠蠕动和分泌障碍，从而导致结肠远段机械性肠梗阻。胎儿时期因肠蠕动障碍而发生便秘，但由于胎粪很少，不至于影响胎儿发育生长。婴儿出生后开始进食，结肠肠管容量增大，因结肠肠管蠕动障碍，肠内容物不能排出，开始便秘，同时产生机械性肠梗阻，梗阻近侧段肠管容量增大，肠管壁代偿性增粗，一段时间以后，肠壁代偿能力丧失，导致肠管极度扩张，慢性便秘加重，以至呕吐食物中混合粪便，严重者可能发生盲肠穿孔或毒血症。新生儿诊断先天性巨结肠症需要与获得性巨结肠症相鉴别，便秘产生的时间是鉴别诊断的关键。先天性巨结肠症的便秘开始于胚胎时期，出生后无排便能力；获得性巨结肠症的便秘发生于出生后，曾经有过排便。然而，确切的诊断需要依靠病理活检，即从病变肠管取全层肠壁组织做病理检查。活检组织学观察证实肠管壁缺乏副交感神经节，副交感节前纤维增生，神经纤维粗大、排列紊乱，呈波浪状或旋涡状，肠管壁肌层薄弱，黏膜可能有慢性溃疡存在。临床主要表现为肠管的痉挛、蠕动的消失，随着病变的加重，近端的肠管长期积气积便、肠管扩张、肠壁肥厚，外观可似胃壁。手术切除是治疗的最佳选择。早期诊断、及时手术切除病变肠管，可以获得满意结果。

结肠冗长症

结肠冗长症（redundant colon）是一种先天性异常。升降结肠位置固定，不易发生冗长；盲肠、横结肠可能发生冗长并因肠管的活动度过大导致腹痛、腹胀等不适，乙状结肠冗长可能导致慢性便秘，需长期服用泻药，一些患者灌肠效果也不理想，严重影响生活质量。结肠的冗长常伴有系膜过长，可因肠管的活动度过大导致乙状结肠扭转。文献中对结肠冗长症没有确切统一的定义。以钡剂灌肠检查及测量肠段的长度协助诊断，一般以左髂嵴到第1骶椎为标准，测量成人乙状结肠超过40 cm、小儿1岁超过20 cm、5岁超过30 cm可考虑为乙状结肠冗长；横结肠下垂超过两侧髂嵴连线水平可考虑为横结肠冗长。结肠冗长伴发顽固性便秘，内科治疗无效可考虑外科手术治疗。目前对于乙状结肠冗长的切除范围多数学者主张扩大切除范围，需要进行全乙状结肠切除术，并游离松解脾曲。近年来随着腹腔镜技术的成熟与广泛开展，腹腔镜下进行全乙状结肠切除较传统的开腹手术创伤小、术后恢复快，更具微创性。

结肠憩室

结肠憩室（colonic diverticulum）分为真性和假性结肠憩室。真性结肠憩室少见，是先天性结肠重复畸形中的一种类型，憩室壁与肠壁结构一致。后天性结肠憩室是由于肠腔内压高或肠壁的外在牵拉导致肠黏膜通过缺损的肌层向外突出形成假性憩室。憩室可发生于结肠的任何部位，单一乙状结肠多发，腹膜返折以下直肠极少见（图9-15）。多发性结肠憩室称为结肠憩室病(colonic diverticulosis)。单纯憩室可长期无症状，可体检时意外发现；临床症状多为炎症、穿孔、出血、腹膜炎或梗阻。

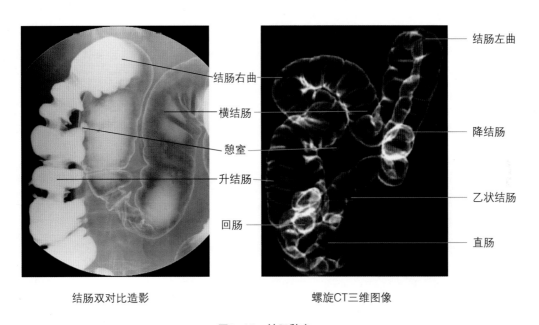

结肠双对比造影 　　　　　　　螺旋CT三维图像

图9-15　结肠憩室

腹腔镜下结肠癌手术的临床解剖学应用要点

自1991年Jacobs完成第一台腹腔镜下结肠切除术至今，腹腔镜技术在结肠癌手术中的应用已经取得了飞跃式发展。腹腔镜下的结肠手术的技术核心是要求在正确的外科手术平面进行分离，确切的高位血管处理技术、彻底的淋巴结清扫以及重要解剖结构如输尿管及自主神经的保护。相对于传统开腹手术，借助腹腔镜的放大效应，通过对细微解剖结构、解剖层面进行精准识别来实施更加精准的解剖式手术是腹腔镜技术的微创优势得以淋漓尽致体现的根本保障。

■ 外科解剖

结肠系膜的胚胎学发育

深刻理解结肠及系膜在胚胎发育中的变化对于在手术识别并完整切除结肠系膜、彻底清扫血管根部的淋巴结至关重要。在胚胎发育过程中，结肠系膜发生了两个主要变化。第一，伴随着肠管的发育、旋转，左、右侧结肠系膜与腹后壁或其周围的组织结构发生了融合与固定。肠系膜是由覆盖在原始消化道表面的脏腹膜延续形成的双层腹膜结构，将通向消化管的神经血管包含在系膜内，形成背侧及腹侧系膜将消化管固定于前后腹壁。在胚胎发育过程中，除部分前肠（胃及部分十二指肠）外，腹侧系膜很快消失，仅背侧系膜保留。胚胎第10周，随着小肠及系膜退回腹腔，结肠及其系膜也逐渐退回腹腔，并继续进行逆时针旋转180°，使得盲肠、升结肠倒向右侧后腹壁；降结肠倒向左侧后腹壁。在胚胎第5个月，腹后壁的原始壁腹膜与其相贴合的升、降结肠系膜的脏腹膜融合，将左、右侧结肠固定于后腹壁。第二，随着肠管的旋转，系膜根部偏离了原始的正中矢状面。供应和引流相应肠管的血管及淋巴经系膜根部出入结肠系膜内。按照胚胎学发育，盲肠、阑尾、升结肠及右侧1/2~2/3的横结肠来源于胚胎期的中肠，由肠系膜上动静脉供血。左侧1/3~1/2的横结肠、降结肠、乙状结肠、直肠及肛管上部由肠系膜下动静脉供血。识别左、右侧结肠的系膜根部的胚胎学变化有助于术中实施血管根部的显露及淋巴结清扫。

Toldt线及融合筋膜间隙

胚胎早期，腹后壁为原始壁腹膜覆盖。升、降结肠经旋转倒向两侧后腹壁后，结肠系膜的脏腹膜后叶（背侧）与原始壁腹膜发生融合。升、降结肠及结肠系膜的脏腹膜与侧腹壁的壁腹膜相互移行处，称为Toldt线，本质是左、右侧结肠及系膜的脏腹膜与原始壁腹膜相融合的边界。原始壁腹膜与覆盖在其表面的左、右侧结肠系膜的脏腹膜发生融合后，在原始左、右侧结肠背侧与原始壁腹膜之间遗留潜在的筋膜间隙，被称为融合筋膜间隙；这些融合筋膜间隙是胚胎时期不同组织来源的天然边界。因此，沿筋膜间隙进行分离符合解剖学及胚胎学原则，可以将结肠及系膜进行完整切除。融合筋膜间隙是潜在的，当垂直牵拉其两侧筋膜时，扩大的筋膜间隙内充满泡沫样疏松结缔组织，无大的血管、神经等重要组织通过。因此，腹腔镜下精准识别并在融合筋膜间隙进行分离可以创造无血、清晰的手术视野，是可以减少周围组织损伤的最优外科平面。从Toldt线进行分离，是进入融合筋膜间隙的最佳路径。

结肠系膜的新认识

既往解剖学、胚胎学及手术学对结肠系膜的认识存在差异。从胚胎学角度认为，结肠系膜是胚胎期中肠及后肠背侧系膜的残留，胚胎时期中后肠的旋转、移位及与原始后腹壁的融合、固定后，升、降结肠的系膜消失。基于这样的胚胎学认识，大多数的解剖学上也认为升、降结肠没有系膜。Treves在对系膜的解剖学观察中发现36%的个体存在左侧结肠系膜，26%的个体存在右侧结肠系膜。与传统解剖学和胚胎学观点不同，目前临床手术解剖中观察到，升降结肠存在

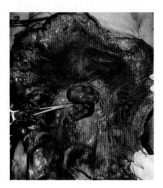

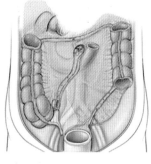

解剖图　　　　　　　　　　　示意图

图9-16　全结肠系膜

完整的系膜，从回盲部到乙状结肠，结肠系膜是连续的，乙状结肠系膜与直肠系膜相延续（图9-16）。在 Heald 等提出全直肠系膜切除（total mesorectal exision）概念的基础上，Hohenberger等学者提出了全结肠系膜切除或结肠完整系膜切除（complete mesocolic excision，CME）概念。在左右侧结肠系膜后方的无血管、充满疏松结缔组织的筋膜间隙内分离，可以将升、降结肠及系膜完整地从腹后壁分离。结肠系膜是胚胎期原始背侧系膜的残留，内含脂肪及支配相应肠管的神经血管及淋巴系统结构。依系膜内脂肪的含量，结肠系膜的厚度不同；升、降结肠系膜内部分脂肪缺乏区域，结肠系膜后叶与后腹膜融合在一起。

■ 结肠癌手术D3根治术的技术要点

CME的技术要点包括：①锐性游离，保持结肠系膜的完整；②肠系膜根部淋巴结清扫；③中央血管的高位结扎。CME 强调将包绕肿瘤、血管及淋巴结的脏层筋膜完整剥离切除，防止脏层筋膜在分离中发生破损，强调的是保持结肠系膜的完整性和连续性；血管的高位结扎，要求在结肠系膜的根部充分暴露血管，清扫第三站淋巴结即肠系膜根部淋巴结，因此，理论上，CME 使淋巴结清扫达到最大化，这样确保了根治的目的，从而提高生存率。

根据不同部位的结肠及系膜的活动度不同，与开腹手术中的直接暴露法不同，腹腔镜下结肠癌手术需要按照不同部位结肠及系膜的形态，采用体位变换、手术床角度的倾斜及手术中的牵拉，避开活动度较大的小肠及系膜的遮挡，帮助我们展平系膜及肠管进行良好暴露。

腹腔镜下右半结肠切除术（D3）

1. 回结肠动、静脉辨认和分离　适当牵拉盲肠的系膜可以辨认系膜内条索状的回结肠血管干及右结肠系膜下的十二指肠的水平段，回结肠血管的根部位于十二指肠水平部的下缘。特别要注意防止将肠系膜上动脉误认为回结肠血管被切断。回结肠动静脉的形态分为两种：A型，回结肠动脉在肠系膜上静脉的前方走行；B型，回结肠动脉在肠系膜上静脉的后方走行。B型的清扫更加困难。

2. 外科干的清扫　位于回结肠静脉根部与Henle胃结肠静脉干之间的肠系膜上静脉，被称为外科干。以外科干为中心的肠系膜上动脉右侧范围是右半结肠D3根治术的清扫范围，是腹腔镜下右半结肠D3根治术的重点和难点。外科干范围内的回结肠动静脉分支恒定、变异少，是手术中恒定的解剖学标志。

3. Henle干及结肠中动静脉根部的显露与分离　沿肠系膜上动静脉表面上行，至胰腺下缘，显示、清扫Henle干及结肠中动脉根部淋巴结，在副右结肠静脉及结肠中动静脉右支根部切断、结扎。腹腔镜扩大右半结肠癌D3根治术在胰头前方分离胃结肠静脉干，离断胃网膜右静脉和右结肠静脉，保留胰十二指肠前静脉是手术的难点。胰十二指肠前静脉是术中出血的主要血管之一，胃结肠静脉干短壁薄，与胰腺关系紧密，胃结肠干损伤时过度牵拉可导致SMV的撕裂，出血。了解胃结肠干的血管分支情况可以很好地指导术中的分离。Gang Jin通过尸体解剖总结了胰头前肠系膜上静脉的分支变异情况。

4. 分离平面的确认，右半结肠及系膜的分离

（1）中间入路分离平面的确认：回结肠血管离断后，继续向外、向上分离结肠系膜，确保在十二指肠前方、结肠系膜与肾前筋膜之间的分离平面进行分离，是防止系膜后方输尿管及生殖血管损伤的重要措施。

（2）侧方入路分离平面的确认：辨认并沿Toldt线切开腹膜，是进入结肠系膜与肾前筋膜之间分离平面的解剖标志；沿Toldt线进行分离，可以顺利地将盲肠、升结肠、结肠肝曲及系膜顺利从腹后壁分离。

（3）结肠肝曲的游离：向下牵拉结肠肝曲，切断部分右侧胃结肠韧带，在十二指肠降段、胰腺前方的分离平面将结肠肝曲完全游离。

5. 肠切除、吻合，进行消化道重建。

腹腔镜下左半结肠切除术（D3）

1. 视野的显露　采取轻度右倾体位，将横结肠上举，小肠及系膜推向右侧腹，将左侧结肠系膜展平，充分显露手术视野。术中在处理不同部位时，常需要采取体位的变化，利用肠管自身的重力，协助视野的暴露。

2. 中间入路肠系膜下动脉及其周围淋巴结清扫　根据病变的部位决定淋巴结清扫的范围及血管的结扎部位，进展期肿瘤需要进行D3根治术。向左上腹适当牵拉降结肠、乙状结肠系膜、显露结肠系膜根部与腹后壁交界线，进入结肠系膜与肾前筋膜之间的平面分离，显露肠系膜下动脉系膜根部，注意保护其下方肾前筋膜下的上腹下丛，沿肠系膜下动脉干向远端分离，清扫左结肠动脉根部淋巴结，左结肠动静脉根部切断，结扎。如果进行D2清扫，则保留肠系膜下动脉，只需要在左结肠血管及乙状结肠血管根部清扫结扎。了解肠系膜下动脉的血管分支情况可以有力地指导术中的分离及对血供状况的评估。

肠系膜下动脉起源于十二指肠水平部下缘1~3 cm、腹主动脉分叉上约5 cm处的腹主动脉前壁，常偏左侧。由于降结肠及乙状结肠系膜固定在左侧后腹壁，肠系膜下动脉从腹主动脉发出后向左侧走行，进入结肠系膜内。肠系膜下动脉的分支情况形态变化较多，Girrifiths总结了6种形态（图9-17）。

3. 结肠中动脉的显露及淋巴结清扫　位于结肠脾曲的病变需要清扫结肠中动脉主干但保留右支。

4. 游离降结肠、乙状结肠及系膜　辨认并沿左侧Toldt线切开腹膜，是进入融合筋膜间隙分离，是将降结肠、乙状结肠及系膜从腹后壁分离并保护肾前筋膜下方输尿管、生殖血管的技术关键。

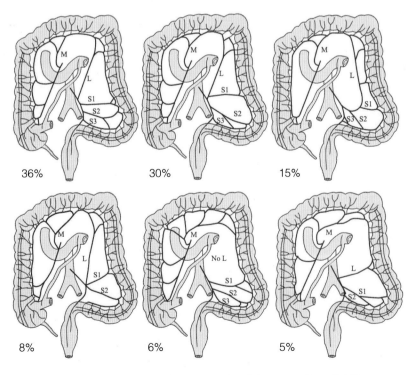

36%　　　30%　　　15%

8%　　　6%　　　5%

M.中结肠动脉；L.左结肠动脉；S.乙状结肠动脉；No.左结肠动脉缺乏。

图9-17　肠系膜下动脉分支的变异示意图

5. 游离结肠脾曲　结肠脾曲的游离是保障无张力吻合、减少吻合口并发症的关键。切断部分左侧胃结肠韧带、脾结肠韧带，保持在结肠系膜后，十二指肠水平段、升段，胰腺前方分离平面将结肠脾曲完全游离。部分患者脾曲位置较高，

贴近脾门前方，注意寻找结肠脾曲与脾门之间正确的筋膜平面，是减少脾门血管损伤、减少出血、防止肠壁损伤的关键。

6. 肠切除、吻合，进行消化道重建。

（张　波　乔　庆）

主要参考文献

1. Susan Standring. 格氏解剖学. 41版. 丁自海, 刘树伟, 主译. 济南: 山东科学技术出版社, 2017.

2. 刘树伟, 杨晓飞, 邓雪飞. 临床解剖学丛书——腹盆部分册. 2版. 北京: 人民卫生出版社, 2014.

3. 林擎天. 普通外科临床解剖学. 上海: 上海交通大学出版社, 2014.

4. 林擎天, 黄建平. 普通外科临床解剖学. 上海: 上海交通大学出版社, 2013.

5. 刘树伟, 邢子英. 腹部应用解剖学. 北京: 高等教育出版社, 2007.

6. 刘树伟, 柳澄, 胡三元. 腹部外科临床解剖学图谱. 济南: 山东科学技术出版社, 2006.

7. 丁自海, 原林. 局部临床解剖学. 西安: 世界图书出版公司, 2009.

8. 方先业, 刘爱国. 腹部外科手术技巧. 3版. 北京: 人民军医出版社, 2012.

9. 柯重伟, 郑成竹. 腹腔镜外科手术学. 上海: 上海科学技术出版社, 2006.

10. 李正. 先天畸形学. 北京: 人民卫生出版社, 2000.

11. 裘法祖, 王健本, 张祐曾. 腹部外科临床解剖学. 济南: 山东科学技术出版社, 2001.

12. 张雪峰, 金红旭. 小肠结肠外科手术操作要领与技巧. 北京: 人民卫生出版社, 2012.

13. 中国解剖学会体质调查委员会. 中国人解剖学数值. 北京: 人民卫生出版社, 2002.

14. Moore K, Persaud TVN, Torchia MG. The developing human(10e). Philadelphia: Elsevier Health Sciences, 2016.

15. Richard LD, Vogl AW, Mitchell AWM, *et al*. Gray's atlas of anatomy (2e). Philadelphia: Churchill Livingstone, 2012.

16. 王旭, 苏军龙, 马延生, 等. 右半结肠毗邻层面的应用解剖学观察及其临床意义. 中华结直肠疾病电子杂志, 2020, 9(1): 68-75.

17. 翁爱婷, 涂颖珊, 王倩倩, 等. 降结肠与左肾位置关系的CT解剖学研究. 中国临床解剖学杂志, 2018, 36(2): 162-164, 173.

18. 陶凯雄, 刘兴华. 乙状结肠解剖特点在腹腔镜手术中的应用. 中华胃肠外科杂志, 2018, 21(8): 871-874.

19. 叶凯, 陈琦玮, 许建华, 等. 腹腔镜右半结肠切除术血管解剖及处理. 中华胃肠外科杂志, 2017, 20(8): 953-954.

20. 肖毅, 陆君阳, 徐徕. 肠系膜上血管及其属支临床解剖研究. 中国实用外科杂志, 2017, 37(4): 420-424.

21. 吴楚营, 林联拯, 叶凯, 等. 腹腔镜辅助右半结肠癌根治性切除术中的血管解剖分析. 中华消化外科杂志, 2017, 16(11): 1136-1143.

22. 牟胜男, 付宇, 王权, 等. 结肠癌手术相关血管解剖的研究进展. 中国实验诊断学, 2017, 21(4): 731-734.

23. 刘晓平, 曾祥福, 邓伟, 等. 腹腔镜右半结肠切除术中完整结肠系膜切除的解剖学观察. 局解手术学杂志, 2016, 25(7): 497-499.

24. 高志冬, 赵轶国, 叶颖江. 右半结肠CME的外科解剖基础. 外科理论与实践, 2016, 21(6): 472-475.

25. 余志和, 李永浩, 吴汉明, 等. 腹腔镜下降结肠腹膜后筋膜的解剖学观察. 解剖学研究, 2015, 37(6): 498-500, 519.

26. 林国乐, 肖毅, 邱辉忠. 腹腔镜右半结肠癌根治术的应用解剖. 中华胃肠外科杂志, 2015, 18(6): 525-528.

27. 龚建平. 右半结肠癌根治术的外科膜解剖. 中华结直肠疾病电子杂志, 2015, 4(6): 600-601.

28. 管玥, 陈华成, 朱宏, 等. 正常乙状结肠系膜的 MSCT 表现. 实用放射学杂志, 2014, 30(8): 1313-1315, 1340.

29. 张策, 薛琪, 李国新, 等. 腹腔镜右半结肠切除术相关血管的活体解剖学观察. 中国临床解剖学杂志, 2012, 30(3): 256-259.

30. 张策, 于海涛, 丁自海, 等. 腹腔镜右半结肠切除术外科间隙的解剖学观察. 中华胃肠外科杂志, 2012, 15(8):

819－823.

31. 池畔, 黄颖. 腹腔镜全结肠系膜切除术. 中华消化外科杂志, 2012, 11(1): 49－51.

32. 赵丽瑛, 李国新, 张策, 等. 腹腔镜下右半结肠血管解剖及血管并发症分析. 中华胃肠外科杂志, 2012, 15(4): 336－341.

33. 赵玉洲, 韩广森, 任莹坤, 等. 结肠脾曲及乙状结肠解剖学变异对左半结肠癌切除术后消化道重建方式的影响. 中华医学杂志, 2011, 91(37): 2627－2629.

34. 所荣增, 甘建琛, 王晖, 等. 中国人乙状结肠间隐窝及毗邻关系的观察与临床应用. 中华胃肠外科杂志. 2010, 13(8): 620－621.

35. 卢榜裕, 张慧明, 蔡小勇, 等. 腹腔镜结直肠癌术中避免输尿管损伤的解剖学因素探讨: Toldt 筋膜的分离和显露. 中华腔镜外科杂志（电子版）, 2009, 2(1): 9－12.

36. 于海涛, 李国新, 张策, 等. 腹腔镜中间入路法右半结肠切除术解剖学观察. 中国临床解剖学杂志, 2008, 26(5): 477－480.

37. 李国新, 丁自海, 张策, 等. 腹腔镜下左半结肠切除术相关筋膜平面的解剖观察. 中国临床解剖学杂志, 2006, 24(3): 298－301.

38. 王长月, 李云生, 所荣增, 等. 乙状结肠间隐窝的解剖学观测及其临床意义. 解剖与临床, 2006, 11(3): 154－155.

39. 张策, 李国新, 余江, 等. 腹腔镜全直肠系膜切除术中输尿管保护的临床解剖. 解剖学杂志, 2006, 29(3): 360－361.

40. 韩方海, 詹文华, 张肇达, 等. 与结肠癌、直肠癌根治手术有关的腹腔和盆腔筋膜及其间隙. 中国现代手术学杂志, 2003, 7(4): 316－320.

41. Alatise OI, Ojo O, Nwoha P, et al. The role of the anatomy of the sigmoid colon in developing sigmoid volvulus: a cross－sectional study. Surg Radiol Anat, 2013, 35(3): 249－257.

42. Bourgouin S, Bege T, Lalonde N, et al. Three－dimensional determination of variability in colon anatomy: applications for numerical modeling of the intestine. J Surg Res, 2012, 178(1): 172－180.

43. Culligan K, Coffey JC, Kiran RP, et al. The mesocolon: a prospective observational study. Colorectal Dis, 2012, 14(4): 421－428.

44. Akinkuotu A, Samuel JC, Msiska N, et al. The role of the anatomy of the sigmoid colon in developing sigmoid volvulus: a case－control study. Clin Anat, 2011, 24(5): 634－637.

45. Chadha R, Choudhury SR, Pant N, et al. The anomalous clinical anatomy of congenital pouch colon in girls. J Pediatr Surg, 2011, 46(8): 1593－1602.

46. Maleux G, Van Geet C. Replaced middle colic artery originating from the coeliac trunk. Pediatr Radiol. 2010, 40 (Suppl 1): S121.

47. Frimmel H, Nappi J, Yoshida H. Centerline－based colon segmentation for CT colonography. Med Phys, 2005, 32(8): 2665－2672.

48. Madiba TE, Haffajee MR, Sikhosana MH. Radiological anatomy of the sigmoid colon. Surg Radiol Anat, 2008, 30(5): 409－415.

49. Wadhwa S, Barua MP. Anomalous middle colic artery originating from common hepatic artery: a case report. Clin Anat, 2008, 21(8): 798－799.

50. Rusu MC, Vlad M, Voinea LM, et al. Detailed anatomy of a left accessory aberrant colic artery. Surg Radiol Anat, 2008, 30(7): 595－599.

51. Sakorafas GH, Zouros E, Peros G. Applied vascular anatomy of the colon and rectum: clinical implications for the surgical oncologist. Surg Oncol, 2006, 15(4): 243－255.

52. Ichihara T, Takada M, Fukumoto S, et al. Lymphadenectomy along the middle colic artery in laparoscopic resection of transverse colon. Hepatogastroenterology, 2004, 51(56): 454－456.

53. Ignjatovic D, Stimec B, Finjord T, et al. Venous anatomy of the right colon: three－dimensional topographic mapping of the gastrocolic trunk of Henle. Tech Coloproctol, 2004, 8(1): 19－21.

54. Yildirim M, Celik HH, Yildiz Z, et al. The middle colic artery originating from the coeliac trunk. Folia Morphol (Warsz), 2004, 63(3): 363－365.

55. Shatari T, Fujita M, Nozawa K, et al. Vascular anatomy for right colon lymphadenectomy. Surg Radiol Anat, 2003, 25(2): 86－88.

56. Yamaguchi S, Kuroyanagi H, Milsom JW, et al. Venous anatomy of the right colon: precise structure of the major veins and gastrocolic trunk in 58 cadavers. Dis Colon Rectum, 2002, 45(10): 1337－1340.

直肠与肛管

直肠（rectum）和肛管（anal canal）是消化管的终末段，长约16 cm。直肠上端在第3骶椎上缘高度与乙状结肠相连接，下端与肛管相连接，肛管的末端向体外的出口为肛门。该段肠管从外观上看，直肠和肛管与乙状结肠及其以上的结肠有显著区别，不存在结肠带、肠脂垂和结肠袋（图10-1）。直肠功能主要是分泌黏液，以利于粪便的排出；肛管的功能是控制和排泄粪便。

直肠和肛管的形态

本小节首先论述直肠与乙状结肠、直肠与肛管的分界；然后分别介绍直肠和肛管的形态，其中直肠的形态主要指的是壶腹部；肛管的形态不仅包括解剖学的肛管，还包括外科学的肛管；最后介绍肛门的形态。

■ 直肠和肛管的界线

直肠与乙状结肠相接之处无明显界线，一般认为乙状结肠系膜消失之处，即为直肠开始之处。乙状结肠与直肠相移行处称乙状结肠直肠曲，在人体取头低卧位时，乙状结肠滑入腹腔内，使此曲消失。临床上有时很难判断生长在该曲附近的肿瘤，究竟属于乙状结肠还是直肠，因而统称为直肠乙状结肠肿瘤。由于直肠乙状结肠体位变化时的移动性，腹膜返折高度的差别，有人主张以左侧骶髂关节高度为乙状结肠与直肠的分界标志。

直肠与肛管的分界主要存在两种看法：①解剖学基于胚胎发生的观点，将来源于后肠末段泄殖腔的部分肠管称为直肠，将来源于肛凹内陷的部分肠管称为肛管，两者之间以齿状线为分界线，齿状线上下的被覆上皮、血液供应、神经支配和淋巴回流均有不同；②外科学基于临床应用的观点，将肛直线至齿状线的直肠下段划分在肛管范围之内，称之为外科肛管（图10-2）。

外科学划分直肠与肛门分界的方法具有两大优点：①肛管直肠环上界在齿状线以上1.5 cm

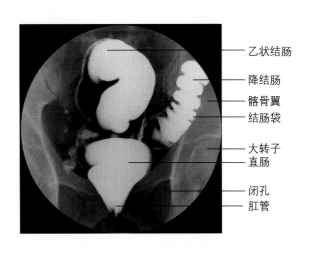

乙状结肠
降结肠
髂骨翼
结肠袋
大转子
直肠
闭孔
肛管

图10-1　直肠X线造影

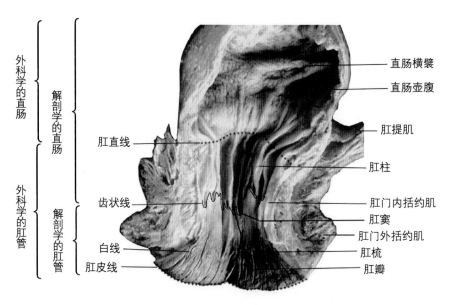

外科学的直肠
解剖学的直肠

外科学的肛管
解剖学的肛管

肛直线

齿状线

白线
肛皮线

直肠横襞
直肠壶腹
肛提肌
肛柱
肛门内括约肌
肛窦
肛门外括约肌
肛梳
肛瓣

图10-2　直肠与肛管的分界

处，将直肠下部划分在肛管范围内有利于施行肛管括约肌保留手术；②直肠下部的肛柱、肛窦、肛瓣，作为肛管的结构比较合理，有利于避免部分名词的混乱。虽然这种划分便于临床应用，但是也带来一些概念上的误差：例如直肠癌和肛管癌，前者一般是指腺癌而言，后者是扁平上皮癌，根据解剖学关于直肠和肛管的划分，概念清楚，容易区分；但是依照外科肛管的概念，对发生在肛管的直肠腺癌就必须加以注解，否则会被误解为上皮癌。临床外科的趋向是放弃外科肛管的名词，而用肛管直肠取代，同时涵盖解剖学肛管和外科学肛管。

后文从临床解剖的角度出发，沿用解剖学的概念分界直肠和肛管；同时又考虑到外科实际应用的需要，将肛直线到齿状线之间的一段肠管在肛管内一并叙述。

■ 直肠的形态

直肠长12~15 cm，上端管径为4 cm，上部扩大为壶腹部（rectal ampulla），其管径随充盈情况不同而异；下部因肛管直肠环环绕而缩小，被称为肛管直肠（anorectum）（图10-2）。直肠

的形态结构不同于乙状结肠，肠管表面无系膜、结肠袋、肠脂垂和结肠带。构成结肠带的纵行肌束，从乙状结肠末端开始散开成扇状，形成两束比较宽的纵行肌束，沿直肠前后壁下降，并逐渐分散，到直肠下段已成为均匀分布于肠管表面的纵肌层。

直肠的命名源自低等哺乳动物。人体的直肠并非直形肠管，无论是从矢状位还是从冠状位观察，都略成"S"状弯曲。从矢状位观察，直肠和肛管在骶骨和尾骨前方形成两个弯曲，上一个弯曲随骶骨凸向后，称为骶曲，距肛门7~9 cm；下一个弯曲在直肠下部穿过盆膈处，凸向前，称为会阴曲，距肛门3~5 cm。男性会阴曲位于前列腺后方，尾骨尖前下方；女性位于阴道下段和会阴体后方，尾骨尖前方。从冠状位观察，直肠局部偏离正中线，形成3个侧方弯曲：上部与乙状结肠连接处弯向右侧，中部弯向左侧，下部弯向右侧，直肠起始部和下部都在正中线上（图10-3）。直肠镜检时，必须充分注意这些弯曲的高度和方向：由肛门插入镜管时，首先应对向前上；进管3 cm后，上端已达前列腺与尾骨之间时，镜管应徐缓转向后上方，以便镜管绕过会阴曲；进管5 cm以后，镜管再逐渐转向上方，

以便沿着骶曲进入直肠上部；最后转向左侧，进入乙状结肠。

在直肠壶腹部的黏膜面，存在数条半月状高低不等的横行皱襞，称为直肠横襞（transverse fold of rectum），又称Houston瓣，直肠充盈时，更为明显。横形皱襞由黏膜、黏膜下层和肌层参与构成，与直肠冠状位上弯曲的形成密切相关。横行皱襞分为两类：一类深面有环行和纵行肌纤维参与，因而在直肠表面有 明显的凹沟，位置比较恒定；另一类深面无纵形肌纤维参与，直肠表面无明显凹沟，位置不恒定。比较恒定的横形皱襞一般有3~5个（图10-4）：①最上方的一个叫上直肠横襞，它接近于直肠和乙状结肠的交界处，距肛门约11 cm，绝大多数位于直肠的左壁，个别出现在右壁；皱襞偶可环绕肠腔1周，在这种情况下，肠腔有不同程度的缩窄；②中间的一个叫中直肠横襞，正对向直肠前方的腹膜返折处，距肛门约7 cm，位于肠腔的前右侧壁。该横襞大而明显、位置恒定，是结肠镜检时腹膜腔最低点的定位标志，也常用来判定直肠肿瘤的位置。横襞的内部环肌层特别发达，因此有"肛门第三括约肌"之称；③最下一个横形皱襞往往不恒定，有时缺如，距肛门约5 cm，位于中直肠横襞下方2.5 cm处直肠左侧壁。做直肠镜检时，须注意绕过这3个横形皱襞，切勿暴力顶着横襞推

进，以免穿破直肠。

肛管的形态

肛管长约3.7 cm，上端起自肛直线，续接直肠，下端抵达肛皮线。肛管上部因其深面有直肠内静脉丛，黏膜呈深紫色，黏膜形成6~8条纵行皱襞，称为肛柱（anal column），又称Morgagni柱。肛柱长1~2 cm，基部较宽，向上逐渐细小。肛柱在儿童十分明显，但在成人已不太明显。每一条肛柱的深面均有一条直肠上动脉的终末支和静脉根（图10-4），肛管左侧、右前方和右后方的静脉根特别大，如果这3条静脉根扩大迂曲，往往形成原发性内痔。肛柱的黏膜突出于肠腔内，便于感受内容物的刺激，其上皮对温度和触觉十分敏感。

相邻肛柱下端有半月形的黏膜皱襞彼此相连，称为肛瓣（anal valve）（图10-2，4），有的肛瓣边缘有上皮突起，形成肛乳头（anal papilla），其出现率约20%，形态和数目个体差异较大。肛乳头深面有纤维结缔组织，包含淋巴管。肛乳头出现的位置正是胚胎时期肛膜破裂的位置，是内胚层和外胚层的衔接部位，一般认为肛乳头是外胚层肛窝退化的遗迹。肛管处的感染、外伤或其他刺激常促使其肥大或增生。肛乳

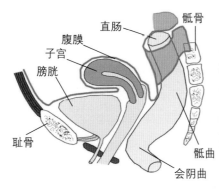

示意图（矢状位）

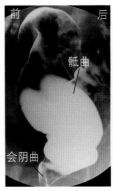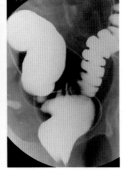

直肠矢状位（左侧）和冠状位（右侧）X线造影

图10-3　直肠的弯曲

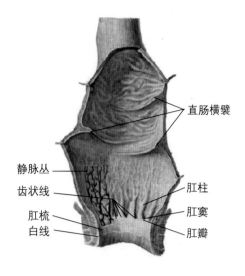

图10-4 肛管的形态

图中标注：直肠横襞、静脉丛、齿状线、肛梳、白线、肛柱、肛窦、肛瓣

头肥大通常无症状，过大时可突出肛门之外，容易被误诊为直肠息肉。

肛柱之间、肛瓣以上的肠腔凹陷，形成肛窦（anal sinus），又称肛隐窝、Morgagni窝（图10-2，4）。肛窦呈漏斗状，窦口向上，窦底向外下，窦深不足0.5 cm，窦底有肛腺开口。肛管后壁的肛窦特别深，容易隐藏粪便而引起肛窦炎，肛窦炎可以破坏肛瓣，也可引起肛裂（anal fissure）。肛腺（anal gland）为肛管黏膜下腺，数目和位置变化很大，通常位于肛窦局部，可向上下伸延，也可向深处伸延，甚或穿过肛管括约肌层，伸延到肛门直肠连接部以上，每个腺体由1~6个螺旋形或直的腺管构成，腺管可分支，多开口于直肠后壁的肛窦壁。肛腺分泌黏液，可减少排便时粪便对管壁的刺激。有时腺管开口不通，腺泡扩大，可形成囊肿，也可因感染而引起脓肿或肛裂。肛腺的发育与性激素有关，青春期肛腺发育、增长，因此肛腺排泄不畅而引起肛窦炎者显著增多，老年人肛腺渐趋萎缩，肛腺炎和肛瘘的发病率随年龄增长而降低。

肛瓣附着缘在肛管壁上的连线形成齿状线（dentate line），又称梳状线（pectinate line），此线对向肛门内括约肌中部（图10-2，4）。一般认为齿状线是胚胎早期肛膜所在的位置，它标志着肛管的两个不同胚层来源部分的连接部位，齿状线以上来源于泄殖腔的内胚层，齿状线以下来源于肛窝的外胚层，因此齿状线是黏膜与皮肤相移行之处，故又称为黏膜皮线（mucocutaneus line）。齿状线区有高度特化的感觉神经末梢分布，刺激此区可以诱发排便感觉。齿状线上、下两部分肛管的血液供应、静脉和淋巴回流以及神经支配均不相同，详见后述。

齿状线以下15 mm的肛管壁为肛梳（anal pecten），此处黏膜的复层柱状上皮与皮肤的复层扁平上皮呈锯齿镶嵌，故又称为移行带。肛梳的复层扁平上皮角化层少，无汗腺，因其深面有痔内静脉丛下部，故又称痔环（hemorrhoidal annulus）（图10-2，4）。肛梳表面呈灰紫色，深面有比较致密的结缔组织，将肛梳的上皮与其深面的肛门内括约肌层紧密结合，肛门内括约肌在此处环行增厚。致密结缔组织将静脉丛紧密连接在肛门内括约肌表面，因此外科手术剥离环形内痔并保留肛门内括约肌比较困难，不仅难以剥离，而且出血严重。慢性炎症刺激，引起结缔组织增生，常可导致肛管狭窄变形。

肛梳下方终止于白线，又称Hilton线，白线标志肛门内括约肌与肛门外括约肌皮下部的分界（图10-2，4）。活体肛门指检可在此处察觉肛门内、外括约肌之间有一浅沟，肛管的联合纵束的纤维止于此处。实际上白线呈暗红色，肉眼难以分辨，因此有人建议采用肛管括约肌间沟（anal intersphincteric groove）的名称代替白线。内痔环切除手术切口一般应以白线为标志，切口过高或过低都容易引起肛管狭窄。白线以下有一条肛皮线(anocutaneous line)，临床称为肛缘（anal verge）。肛皮线以下为角化的复层扁平上皮覆盖，呈灰白或棕黄色，有汗腺、皮脂腺和毛囊。

■ 肛门的形态

肛门（anus）是肛管的下口，是消化管最末端，由肛缘围成，它位于会阴中心腱和尾骨之间，实际上是一个前后纵行的裂孔。前后长2~3 cm。肛门的周围皮肤，可见许多放射状皱襞。排便时肛门扩张成圆形，皱襞也因扩张而消失。

肛门周围的皮肤有放射状皱纹，富有色素，呈暗褐色，成年男子长有硬毛，并具有毛囊汗腺（或称为肛周腺）和丰富的皮脂腺。因此，可使肛门周围的皮肤保持润泽状态，保护肛门不致因排便扩张时造成损伤。但汗腺和皮脂腺易发生梗死、感染化脓而成肛周疖肿。因此，经常保持肛门部的清洁卫生十分必要。肛门周围皮肤的真皮层较其他处为厚，且乳头层排列丛密，与皮下组织紧密粘着，故不易剥离。根据肛门皮肤的解剖特点和深部括约肌、神经与血管行径和分布规律，对肛门附近的疖肿、瘘管和外痔的切口，应该取放射状，以减少术中出血和术后的瘢痕形成。

直肠和肛管的位置与毗邻

■ 直肠和肛管的位置

直肠位于盆腔，平对第3骶椎高度续接乙状结肠，沿第4~5骶椎和尾骨前面向下，达尾骨尖平面续接肛管。直肠上段管腔较宽大，下段管腔缩小，在肛柱上端的肛直线延续为肛管，肛直线是直肠柱上端的一条假想的连线，大致平对尾骨尖，直肠壶腹在此处变窄，肛管由此处转向后下方，形成会阴曲，开口于会阴处的肛门。

肛管位于盆膈下部，由尾骨尖转向后下方，穿过盆膈，在肛管直肠环的包绕下开口于肛门，肛门位于会阴部的肛门三角。

■ 直肠和肛管的毗邻

直肠后面正中邻接最下3个骶椎和尾椎、骶正中血管、奇神经节和直肠上血管。直肠后外侧邻接梨状肌、最下3对骶神经和尾神经前支、交感下、骶外侧血管、盆神经丛、尾骨肌和肛提肌的髂骨尾骨肌。直肠前方的紧邻男女不同：男性在腹膜反折线以上邻接膀胱底部，以及落入直肠膀胱陷凹内的回肠和乙状结肠肠襻，腹膜返折线以下直肠邻接膀胱底下部、精囊腺、输尿管、输精管和前列腺；女性在腹膜返折线以上邻接子宫和阴道上部，以及落入直肠子宫陷凹内的回肠和乙状结肠肠襻，腹膜返折线以下邻近阴道下部（图10-5）。

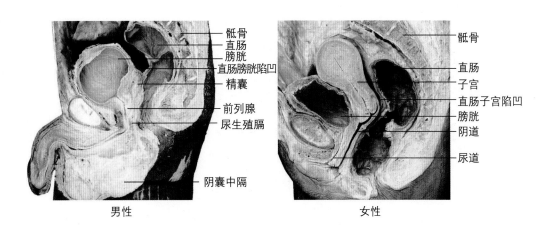

男性：骶骨、直肠、膀胱、直肠膀胱陷凹、精囊、前列腺、尿生殖膈、阴囊中隔

女性：骶骨、直肠、子宫、直肠子宫陷凹、膀胱、阴道、尿道

图10-5　男、女性盆腔正中矢状面

肛管后壁借肌纤维性的肛尾韧带连于尾骨尖；前壁借肌性的会阴体，男性连于尿道膜部和球海绵体，女性连于阴道下端；外侧壁与坐骨肛门窝为邻。肛管全长被肛门括约肌环绕，由于该肌的张力影响，肛管腔经常处于关闭状态。

直肠和肛管管壁的结构

■ 直肠管壁的结构

直肠的组织结构与盲肠和结肠大致相似，从内向外依次为黏膜层、黏膜下层、肌层和外膜。

黏膜层

与结肠相比，直肠的黏膜肥厚，大肠腺长约0.7 mm，几乎全是杯状细胞；固有膜内有很多淋巴小结，常常冲断黏膜肌膜，侵入黏膜下层，在黏膜上形成许多孤立的淋巴结小凹，大小约如大头针的针头；黏膜肌层由2~3层平滑肌组成，至肛瓣附近，逐渐稀疏，直至消失。

直肠在排空的情况下，黏膜存在一些横形皱襞，由黏膜、黏膜下层和环肌层构成。镜检时可见横襞游离缘菲薄、柔软、透明而光滑，呈淡红色；如见其表面浑浊、增厚、变红，常表明黏膜水肿并有急性炎症；如见其表面苍白、萎缩，常表明直肠黏膜有过慢性炎症（图10-6）。

黏膜下层

直肠的黏膜下层有丰富的弹性纤维网，直肠下段的黏膜下层内有丰富的直肠静脉丛，走行迂曲、腔大壁薄、缺少静脉瓣，故在直肠下段容易形成静脉曲张，即所谓"痔"。

直肠下段黏膜仅疏松地依附在肌层上，在黏膜下是一层疏松的结缔组织，因此，如果因病变致大便次数增多，或经常用力排便，直肠黏膜可脱出肛门口之外，临床上称为不全性脱肛或黏膜性脱肛。

肌层

直肠的肌层分为内环、外纵两层。外纵肌由乙状结肠3条结肠带移行至直肠分散而成，在直肠上部的前后壁较厚，下行至直肠中下段时，逐渐变薄，形成一层较均匀的纵肌层，继续下行，最后附于肛门周围的结缔组织内。环形肌在肛管处特别增厚，形成肛门内括约肌，当其收缩时可压迫肛管，帮助排便，同时也有助于直肠静脉丛的血液回流。

外膜

直肠肌层外包有外膜，直肠上1/3段的前面和两侧面的外膜为浆膜，中1/3段仅在前壁有部分浆膜，其他处均为纤维膜。

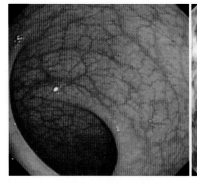 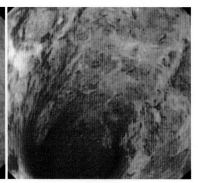

| 正常直肠横襞 | 溃疡性直肠炎 |

图10-6　直肠内镜观

■ 肛管管壁的结构

黏膜层

在齿状线以上的肛管黏膜结构与直肠相似，仅在肛管上端出现了纵行黏膜皱襞（肛柱）（图10-7）。在齿状线处，单层柱状上皮骤变为轻度角化的复层扁平上皮，大肠腺和黏膜肌消失。白线以下为与皮肤相同的角化复层扁平上皮，含有很多黑色素；固有层出现了环肛腺（大汗腺）和皮脂腺。

肛窦被覆以单层或复层高柱状上皮，肛柱的表面则被覆以复层扁平上皮。肛窦和肛瓣的上皮向黏膜下层凹陷，形成一些小管，这些小管被覆以复层扁平上皮或高柱状上皮。一部分学者认为肛门瘘管是上述小管化脓感染后形成的。

黏膜下层

肛管黏膜下层的结缔组织中有密集的直肠静脉丛，该静脉丛走行迂曲、腔大壁薄、缺少静脉瓣，故容易发生静脉淤血曲张，形成"痔"。

肌层

肌层由两层平滑肌构成，其内环形肌增厚形成肛门内括约肌；近肛门处，外纵行肌周围有骨骼肌形成的肛门括约肌。

■ 肛门括约肌及相关结构

直肠末段和肛管周围环绕着一系列的括约肌，可分为肛门内括约肌和肛门外括约肌。由于该肌环绕肛管而非肛门，因此外科建议将肛门括约肌称为肛管括约肌，虽然这种命名方法符合事实，但是根据中国解剖学会规定的标准名词，目前仍采用肛门括约肌。由于肛门内、外括约肌的张力，通常使肛管和肛门保持关闭状态，排便时这些肌肉松弛，肛管下部开放，因而肛管下部的皮肤呈现于肛门表面。排便后肛门外括约肌收缩，能使肛门紧闭。

肛门内括约肌

肛门内括约肌（internal anal sphincter）由直肠肠壁环行肌层增厚而形成，位于肛管与直肠连接线以下、白线以上，厚5~8 mm。该层平滑肌环绕肛管的上3/4，大约30 mm的肠管，该肌受内脏神经支配：交感神经兴奋或交感神经递质去甲肾上腺素增加能使肛门内括约肌收缩，副交感神经兴奋或去甲肾上腺素降低能使肛门内括约肌松弛。平时肛门内括约肌保持一定的张力，使肛管处于关闭状态，直肠或乙状结肠扩张时会立刻引起肛门内括约肌反射性松弛。肛管慢性炎症刺激可以引起肛门内括约肌和肛门外括约肌痉挛收缩，从而加剧肛裂的形成。

肛门外括约肌

肛门外括约肌（external anal sphincter）为横纹肌，环绕肛管下段，按其纤维所在部位分为3部分（图10-8）。

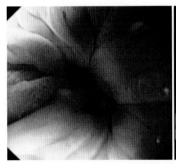
正常肛管黏膜

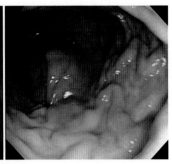
内痔

图10-7 肛管内镜观

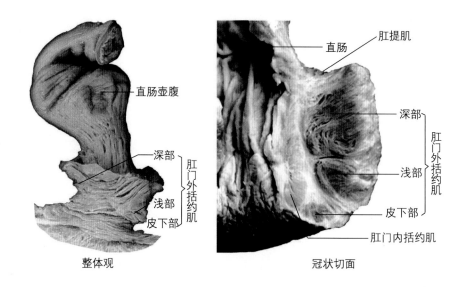

整体观

冠状切面

图10-8　肛门外括约肌

1. 肛门外括约肌皮下部　为扁平的肌束，宽约15 mm，环绕肛管下部，位于肛门周围皮下，肛门内括约肌的下缘，最内侧的肌纤维在白线以下肛管皮肤深面。前方有少量肌纤维参与会阴体或会阴浅横肌，后方有少量肌纤维参与肛尾韧带。部分肛门外括约肌皮下部的肌纤维在前方交叉，并延续为肛门外括约肌深部。一般来说手术切断皮下部的肌纤维，不至于引起肛门括约肌功能障碍。女性此部环行肌纤维束明显横架于会阴皮下，分娩或会阴切开手术中，切断肛门外括约肌皮下部，可引起肛门关闭能力减弱。

2. 肛门外括约肌浅部　为椭圆形的肌束，位于皮下部的深面，以一正中位的纤维膜起自末节尾骨前面，这一纤维膜称为肛尾缝，肌纤维向前绕过肛门内括约肌下部，部分肌纤维向前止于会阴体，少量肌纤维向前交叉后，延续为会阴深横肌，男性还延续为球海绵体肌，女性还延续为阴道括约肌，表明肛门括约肌收缩参与性功能活动。浅部为肛门外括约肌中最长、最大、收缩力最强的部分肌束。

3. 肛门外括约肌深部　较厚，呈环状，绕过肛门内括约肌上部和联合纵行纤维束外侧，其最深部的纤维与耻骨直肠肌后部纤维密切联系，两者不容易分离，其最前部有部分纤维交叉延伸参与会阴浅横肌（特别是在女性），后方常有肌束附着于肛尾韧带。

尽管肛门外括约肌可以分为上述3部，但是有人认为它们是同一肌束，特别是在前部，3部往往会合于会阴体。肛门外括约肌的功能有赖于各肌束附着点的支持，有效保持肌束的延续性是肛管直肠外科手术的一条基本原则。如果切断肛门外括约肌后部，会使肛门前移，丧失括约功能。肛门后方切口需采取后正中线纵行方向，避免切断肛尾韧带。肛门两侧切口需与肛门外括约肌纤维的弧形方向平行，切口向后不得超越正中线，避免切断后方的附着点。肛门外括约肌的神经支配来自阴部神经的肛门神经和来自第4骶神经的会阴支，属于躯体神经支，可随意识控制。

联合纵肌鞘

直肠穿过盆膈时，在肛门外括约肌皮下部与肛门内括约肌之间，直肠纵肌层与耻骨直肠肌及其筋膜愈合，包绕肛管形成一个平滑肌、横纹肌与筋膜纤维混合的筒状纤维肌性复合体，称联合纵肌鞘。齿状线以上，鞘内以平滑肌和横纹肌为主；齿状线以下，两种肌纤维逐渐减少；到肛门内括约肌下缘以下，除少量平滑肌外，绝大部分为结缔组织纤维，形成中央腱。中心腱位于肌鞘的下端与肛门外括约肌皮下部之间的环行间隙内，分出小的纤维隔，向内止于肛管皮肤，向外逐渐消失在坐骨肛门窝的脂肪组织中，向下穿过外括约肌皮下部，止于肛周皮肤。

联合纵层鞘的肌肉成分，根据其起源的不同，分为内侧、中间和外侧3层（图10-9）：①内侧纵肌是直肠纵肌层的延续，属平滑肌，与内括约肌相邻，有些纤维穿行于内括约肌之间并与之相融合；②中间纵肌是肛提肌向下延为肛门悬带的部分，属于横纹肌，上半部位于外括约肌深部与内侧纵肌之间，下半部位于内、外侧纵肌之间；③外侧纵肌是耻骨直肠肌和外括约肌深部向下的延伸，属横纹肌，位于外括约肌与中间纵肌之间。

联合纵肌鞘的纤维成分，主要来自盆膈上、下筋膜和直肠深筋膜，筋膜纤维向下延伸，穿插分隔各肌层，形成6个环状筋膜间隔（图10-9）：①肛门内侧隔即肛管黏膜下层；②肛门外侧隔位于外括约肌的外侧面，是肛提肌下面筋膜的直接延续；③括约肌间内侧隔位于内括约肌与内侧纵肌之间，为直肠纵肌与环肌之间筋膜层的延续；④括约肌间外侧隔位于联合纵肌的外侧面，先穿行于外括约肌深、浅层之间，后沿外括约肌浅部与外侧纵肌之间下降，是肛门外侧隔向内侧的延伸；⑤纵肌内侧隔是直肠深筋膜的直接延续，沿内侧隔和中间纵肌之间下降；⑥纵肌外侧隔是肛提肌下面筋膜的直接延续，上部在中间纵肌与外括约肌深部之间，下部在中间纵肌与外侧纵肌之间。

联合纵肌鞘是肛管结缔组织系统的中轴，其上方固定于盆膈及其筋膜，下方固定于肛周皮肤，中部发出大量离心纤维传入肛门内、外括约肌内，通过结缔组织网将肛管各部捆扎在一起，牢牢地固定在纵肌本身。从功能上看，联合纵肌鞘的功能是支持肛管和协助排便。排便时，直肠纵肌和肛提肌收缩，通过联合纵肌使得肛管上缩，管腔扩大，肛周皮肤外翻，肛门张开，形成排便前的准备动作；终止排便时，外括约肌收缩，皮下部由外上方滑向内下方，牵动中央腱，间接拉紧了联合纵肌，对内括约肌施加侧压力，阻止该肌放松。即联合纵肌可间接地增强外括约肌的随意性抑制作用，协助外括约肌维持肛门自制。

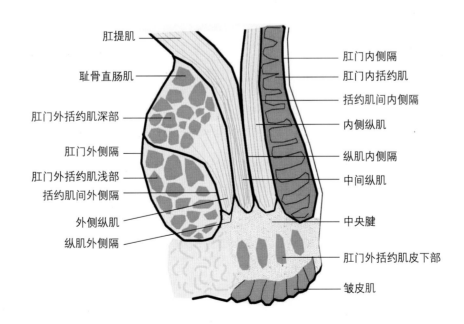

图10-9　联合纵肌鞘

肛门直肠环

肛门直肠环（anorectal ring）是肛管下段的肌性结构，由3个"U"形肌袢绕肛管末段构成，像吊带一样将肛管拉向前方和后方，并固定在骨性结构上，以加强肛管的关闭能力（图10-10）。①上袢：由肛门外括约肌深部与耻骨直肠肌共同构成，绕肛管上部两侧和后方，向前止于耻骨支，其作用是将肛管后壁拉向前方，该肌受肛门神经支配。②中间袢：由肛门外括约肌浅部构成，绕过肛管中部两侧和前方，肌纤维向后止于尾骨尖，其作用是将肛管前壁拉向后方，该肌受第4骶神经组成的会阴支支配。③下袢：由肛门外括约肌皮下部构成，环绕肛管下段两侧和后面，向前附着于会阴体和会阴部的皮肤，其作用是拉肛管后壁向前，该肌受肛门神经支配。

上述3束肌袢从不同的方向压迫肛管，使肛管经常处于闭合状态，3个肌束从不同的力学方向，维持直肠肛管的会阴曲；3束肌作由上而下地轮替收缩，使肛管产生蠕动，将粪团排出肛门。如果手术单独伤及1束肌纤维都不至于引起肛门失禁，只有损伤2束以上才会影响肛管的闭合能力。肛管闭合能力减弱，并不影响排便的控制能力。

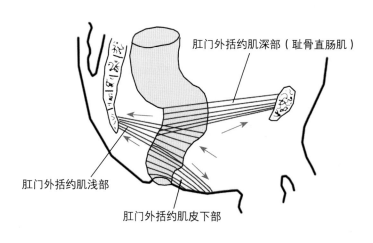

肛门外括约肌深部（耻骨直肠肌）

肛门外括约肌浅部

肛门外括约肌皮下部

图10-10　肛门直肠环拉力方向

直肠和肛管的固定装置及周围筋膜间隙

直肠的稳固装置是盆膈上、下方的筋膜、韧带及肌肉和骨盆壁与直肠周围脏器相连接所成。在直肠周围的筋膜及韧带间，形成一些筋膜间隙。直肠的各种疾病，往往不可避免地波及或侵犯其周围的韧带、筋膜和筋膜间隙。

■ 直肠和肛管周围的肌肉

位于直肠和肛管周围的肌肉主要有肛提肌、尾骨肌和肛门括约肌等（图10-11），其中肛门括约肌如前所述。

肛提肌

肛提肌（levator ani）位于耻骨和坐骨盆面之间，附着在骨盆内壁，起始于盆筋膜被覆闭孔内肌增厚部之白线处，两侧肛提肌向肛管处会合，形成漏斗状，尖向下方，封闭肛门三角区大部分及尿生殖三角的一部分。肌的上面覆盖着盆膈上筋膜，下面衬有盆膈下筋膜，构成坐骨肛门窝的内侧壁；肌的后外侧缘被结缔组织与尾骨分隔；

两侧肛提肌前内缘之间的三角形裂隙为盆膈裂孔，居直肠与耻骨联合之间，被尿生殖膈封闭，女性有尿道和阴道通过，男性有尿道通过。肛提肌的主要功能不仅仅是提举肛门，还是构成盆膈的主要肌肉，有固定盆腔脏器以及与肛门的括约功能关系甚大，肛提肌收缩时，上提盆膈和肛管、增加腹压、节制排便。当肛提肌发育不良，某些部位肌束缺乏，出现薄弱的肌间隙，此部仅由盆膈上、下筋膜组成，易在此间隙处发生会阴疝。构成盆膈和肛门外括约肌，加强盆腔底部承托的张力。肛提肌是一组肌群的总称，包括耻骨直肠肌、耻骨尾骨肌和髂骨尾骨肌等。

1. 耻骨直肠肌（puborectalis） 该肌是肛提肌中与肛管关系最密切的一组肌肉。起自耻骨体的盆面，肌纤维向后内下行，肌的内侧是耻骨前列腺肌（女性为耻骨阴道肌），肌的外侧是耻骨尾骨肌的肌束，达直肠后，在直肠的后方与对侧肌互相融合，环抱直肠会阴曲，其肌纤维附着在直肠壁上，形成向前开放的"U"形肌袢。当该肌收缩时，"U"形肌袢向前紧缩，牵拉直肠会阴曲部的直肠后壁向前移位，增大了直肠会阴曲的曲度，同时也使该段肠管的闭合，有利于控制粪便的排出，它对排便起着重要的括约作用。手术时，若将此"U"形肌袢切断，则可

致大便失禁。

2. 耻骨前列腺肌（puboprostatae）或耻骨阴道肌（puboverginalis） 肛提肌最前内侧的肌纤维束在男性形成耻骨前列腺肌，在女性形成耻骨阴道肌。肌起自最内侧耻骨盆面，位于耻骨直肠肌内侧，在男性经前列腺两侧，抵止会阴中心腱；在女性该肌沿尿道和阴道两侧而行，并同尿道壁的肌层交织，然后同对侧肌构成"U"形肌袢围绕阴道，并止于阴道侧壁、后壁和会阴中心腱。该肌的主要功能是固定前列腺或收缩阴道。

3. 耻骨尾骨肌（pubococcygeal muscle） 该肌起始于耻骨盆面及盆膈白线腱弓的前部，其内侧是耻骨直肠肌，其肌纤维在髂骨尾骨肌之上向后内走行，前部肌纤维止于肛尾韧带，后部则止于尾骨的上端和侧缘。耻骨尾骨肌与直肠的纵肌层有肌纤维交织，并沿肛管纵肌层下降，深部至肛门内括约肌，浅部至肛门外部括约肌。

4. 髂骨尾骨肌（iliococcygeus muscle） 该肌主要起自肛提肌腱弓的后方与坐骨棘的盆面，肌纤维向下后方斜行，不与盆腔任何脏器相接触，最后止于尾骨侧缘和肛尾韧带。髂骨尾骨肌是肛提肌中最宽的肌肉，构成盆膈的大部分，对直肠末端及在妊娠时都起着重要的支托作用。髂骨尾骨肌虽较宽大，但其肌纤维较薄弱，有时可

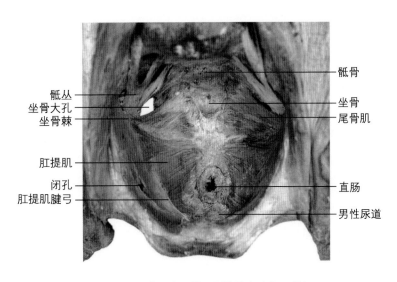

图10-11 直肠和肛管周围的肌肉（上面观）

出现部分肌缺如或被大部分纤维组织所代替。其后部有时出现副肌束，为髂骶肌。

尾骨肌

尾骨肌（coccygeus）亦称坐骨尾骨肌，是一对薄弱的三角形肌，位于肛提肌的后方，起自骶棘韧带和坐骨盆面，肌的纤维束呈扇形向后内侧放散，止于最下两个骶椎和尾骨的侧缘。该肌上缘与梨状肌相接，下缘与肛提肌相接，外面附着在骶棘韧带。此肌发育情况及抵止极不恒定，有的发育较好，有的发育较差，有的仅以少量肌纤维混入骶棘韧带内。尾骨肌构成盆膈的后部。此肌在人类属于退化性结构，具有辅助骨盆下口和固定骶尾骨的作用。

肛管周围肌肉的配备特点

综观肛管周围肌肉的配布，其两侧和前后的肌肉显著不同。肛管两侧的肌肉层较厚，肌纤维连续不中断，其伸缩性均较大，强韧有力。而肛管前后的肌纤维则有两种形式：①肌纤维不中断，如肛门内括约肌、肛门外括约肌浅部、深部和耻骨直肠肌的一部分纤维；②作为肌肉的起止部，与两侧肌肉相交叉，配布在肛管的前后，如肛门外括约肌的浅部、耻骨直肠肌的大部分纤维。这种配布形式，造成肛管前后的肌肉收缩力差，因为肌肉附着处的结缔组织多，所以局部的弹性也差。

肛管前后由于肌的交叉配布，造成了肛管的前后正中线处的"V"形薄弱区。这种配布特点虽有利于排便，但易造成局部损伤。因为排便时，两侧肌肉松弛，肛管由纵行裂隙变为管状，有利于粪便的排出。排便后，又将肛管紧缩为前后纵行裂隙。但是由于会阴曲的存在，肛管的前后壁受到粪便的冲击力较大。后壁受力更大，加上肛门前后部组织的弹性较小，当便秘时用很大压力排出硬粪块，易造成肛管前后软组织撕裂伤或摩擦伤，该部位一经损伤，较难自愈。这就是

肛裂为什么易发生肛管的前后部，特别是在后部的解剖学因素之一。

■ 直肠和肛管周围的筋膜

盆内筋膜

腹内筋膜越过骨盆界线后，贴附于小骨盆的内面，向下延伸至盆膈，覆盖于盆膈和尿生殖膈的上面。在盆膈中部遇有脏器后，随脏器向上返折，呈管状包绕脏器的表面，并充填于小骨盆的腹膜、脏器和骨盆壁三者之间的间隙中。

1. 盆筋膜壁层　盆筋膜壁层为致密结缔组织与腹内筋膜相延续，其前部固定于耻骨联合和耻骨弓状韧带的盆面；后部紧密贴附于骶骨的盆面，厚而坚韧，称为骶前筋膜；两侧部，前半为较厚的闭孔内筋膜，附着于闭孔内肌的表面，后半为较薄的梨状筋膜，附着于梨状肌盆面。

骶前筋膜（presarcal fascia）是盆筋膜壁层增厚的部分，位于骶骨前面，上方附着于第3骶椎前面，下方在直肠与肛管之间连于直肠筋膜，此筋膜与骶骨之间夹有骶前静脉丛。骶前静脉是椎静脉丛最低的一部分，椎静脉丛无瓣膜，骶前静脉丛与椎静脉丛自由交通，一旦损伤，出血严重，难以制止。直肠切除手术应控制在骶前筋膜前方进行，注意保护骶前筋膜，避免损伤骶前静脉丛。患直肠癌时，此筋膜可阻隔癌肿向后早期扩散，使骶丛免受侵犯，所以直肠癌肿早期疼痛不明显，但亦因此而延误早期诊断与治疗。

2. 盆筋膜脏层　由于盆腔脏器均位于盆腔前后正中位，并向下穿过盆膈和尿生殖膈，止于会阴部。盆筋膜壁层在接近脏器时，向脏器外壁返折，呈管状包绕脏器表面，形成盆筋膜脏层。此筋膜向上逐渐变薄，消失于各脏器的侧壁。

直肠筋膜（rectal fascia）是由盆筋膜脏层从直肠基底部向上返折，呈管状包绕在直肠表面形成，形如鞘状，又称直肠筋膜鞘。筋膜下部结缔

组织较厚，向上逐渐变薄，到直肠中上段消失。直肠筋膜借疏松结缔组织连于直肠外膜，是支持保护直肠的重要结构。此鞘的前半部分是由胚胎时期分割泄殖腔的中胚层间充质团发育而成，比较厚，上连直肠膀胱陷凹的腹膜返折处，下抵盆膈上筋膜，称为腹膜会阴筋膜（腹膜会阴隔）。男性，直肠隔此筋膜与膀胱的下部、前列腺、输精管壶腹等相邻；腹膜会阴筋膜与前列腺包膜及精囊腺之间附着疏松，因此，在施行直肠癌手术分离直肠前壁时，应在腹膜会阴筋膜与前列腺包膜之间进行分离。在女性，直肠隔此筋膜与阴道相邻，在正常情况下，此筋膜较疏松，手术中易于将直肠与阴道分离开；但在发生炎症或癌肿扩散侵蚀后，则难剥离，术中不慎，易造成直肠阴道瘘。

直肠筋膜鞘的后方是骶前筋膜，两者之间结合疏松，手术易于剥离开来。在男性，直肠筋膜前方与膀胱筋膜愈合，形成比较致密的直肠膀胱筋膜（vesicorectal fascia），在发生上它是膀胱直肠陷凹深面腹膜向下返折形成的，并与盆内脏筋膜粘连愈合而形成的额状位的筋膜隔，下方达尿生殖膈上筋膜后缘，又称为直肠膀胱隔（vesicorectal septum）（图10-12），外科常称为Denonvilliers筋膜，界于膀胱底部、精囊腺、输精管、前列腺和直肠之间，将直肠外侧间隙与膀胱周围间隙分隔，膀胱尿道前列腺部破裂引起的尿外渗，通常不波及后方的直肠外侧间隙；直肠癌早期的转移亦往往只是局限于直肠外侧间隙内。在女性，直肠筋膜前方与子宫阴道后方的筋膜会合，形成直肠阴道隔（verginoreclal septum）（图10-12），上自子宫直肠陷凹腹膜反折处，下达尿生殖膈后缘，将直肠与阴道分隔。直肠的外科手术主要是在直肠膀胱隔或直肠阴道隔的后方进行。

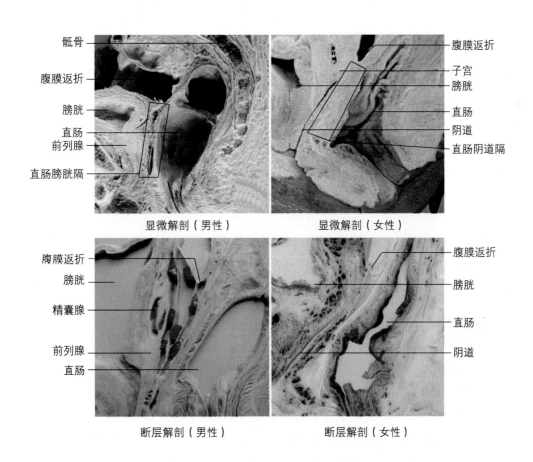

图10-12　直肠膀胱隔与直肠阴道隔

盆外筋膜

盆外筋膜在肛门周围分为深、浅两层，是会阴筋膜的后半部。浅层为皮下筋膜，较薄弱，位于肛周皮下组织内，为含有脂肪的纤维结缔组织层，出肛门三角区后即移行于附近各区的浅筋膜。深层是覆盖于闭孔筋膜表面、肛提肌和尾骨的下面，称之为盆膈下筋膜，该筋膜在闭孔筋膜表面的部分，上方大部分与闭孔筋膜紧密愈合，其下部距坐骨结节下缘2~4 cm处。深、浅两层筋膜分离形成管状，称阴部管或阿尔科克（Alcock）管，阴部内血管和神经穿经该管到会阴部。

■ 直肠和肛管周围的韧带

盆内韧带

1. 直肠外侧韧带（lateral rectal ligament）　直肠外侧韧带是由直肠筋膜鞘于直肠两侧会合形成，厚约1 cm，贴于骨盆的后壁，并向骨盆后外侧壁延伸，韧带的下端止于盆膈上筋膜的后面，与骨盆后外侧壁的壁层筋膜相连续，而前面与膀胱直肠陷凹两侧的腹膜相连续，上缘向上逐渐消失。直肠外侧韧带虽为冠状位，但它与骨盆后外侧壁的弯曲相应。韧带内含有较丰富的脂肪组织，其厚度与人的肥胖程度有密切关系。来自髂内动静脉的直肠中、下动静脉，淋巴组织和分布到直肠的内脏神经均走行于此韧带内。在施行直肠切除手术时，需切断该韧带，以游离直肠侧壁。

直肠筋膜外侧下部有一束结缔组织，从直肠外侧连于小骨盆侧壁，称为直肠外侧韧带，为直肠筋膜下部增厚并向盆腔侧壁伸延的部分。直肠外侧韧带将直肠下部固定于骨盆侧壁，支持直肠的正常位置。两侧直肠下动脉和静脉在直肠外侧韧带中走行，由骨盆侧壁向内侧分布于直肠。直肠切除时，需在直肠侧壁结扎血管，切断直肠外

侧韧带方可游离直肠。

根据Sato的研究，直肠外侧韧带分为外侧部和内侧部，外侧部又分为前上和后下两个分支，前上分支内含有直肠下动脉，后下分支内含有由下腹下丛分布到直肠的内脏神经，前上和后下两个分支向内侧延续为直肠外侧韧带的内侧部。直肠外侧韧带的内侧部往往不含血管，主要含内脏神经和结缔组织。Muntean认为，直肠上血管和淋巴管走行于直肠筋膜内，而到下腹下丛（盆丛）去的盆内脏神经包容在骶前筋膜和直肠膀胱隔（或直肠阴道隔）内，在直肠筋膜外侧走行。直肠借两个筋膜构成的直肠蒂分别连于前方的直肠膀胱隔（或直肠阴道隔）和后方的骶前筋膜。前外侧的直肠蒂连于直肠下部，后外侧的直肠蒂连于直肠上部和中部。

直肠切除术时，应靠近直肠筋膜剥离直肠，不至于损伤神经。切断椎前筋膜与直肠筋膜的连接后，下方的直肠蒂（又称直肠旁蒂）明显可见，靠近直肠壁切除，不会损伤下腹下丛。

2. 闭孔内肌腱弓　闭孔内筋膜向下延伸至耻骨联合与坐骨棘连线一带时，则呈弓状增厚，并分为上、下两片，上片沿盆膈肌的上面向中线延伸，下片则贴闭孔内肌内面下降出盆腔。呈弓状增厚的筋膜部分，称为闭孔内肌腱弓。因为此腱弓是肛提肌大部分肌纤维的起点，所以又称为肛提肌腱弓。

盆外韧带

1. 肛尾韧带（anococcygeal ligament）　该韧带比较粗大，是肛管周围的一束重要韧带，位于肛管的背侧。韧带的浅部与肛门后面皮肤紧密粘连，其深部与肛门周围肌群之间借疏松结缔组织相连。肛门外括约肌的浅部、深部及耻骨直肠肌，均有部分纤维附着于肛尾韧带。韧带的深部含有较多的疏松结缔组织。肛尾韧带是两侧坐骨肛门窝的后内侧隔。当一侧坐骨肛门窝脓肿扩大蔓延时，可以穿过肛尾韧带深部向对侧坐骨肛门

窝扩散，引起对侧坐骨肛门窝脓肿。

2. 会阴中心腱（perineal central tendon）又称会阴体，是由肌纤维与结缔组织共同交汇而成的肌纤维性结构，长约12.5 cm，位于会阴缝深部，两侧会阴肌间。在男性，介于前列腺尖部与肛管之间，呈结节状；在女性，位于阴道和肛管之间，比较发达、更富有弹性，在分娩时有重要作用。会阴中心腱是肛门外括约肌的浅部、会阴浅横肌、会阴深横肌、球海绵体肌、肛提肌的附着处。其表面是产科会阴区。会阴中心腱有加固盆底、固定肛管并牵肛管向前方的作用。

直肠和肛管周围的筋膜间隙

直肠周围间隙

1. 直肠外侧间隙（lateral rectal space） 在直肠筋膜外侧，盆膈上筋膜上方，腹膜深面的疏松结缔组织形成成对的直肠外侧间隙，又称骨盆直肠间隙（图10-13）。此间隙范围大，但又不易辨认，其底为盆膈肌与盆膈上筋膜，上界是直肠旁窝处的盆腔腹膜返折部，外侧壁是盆壁肌，前壁在男性为膀胱和前列腺、在女性为子宫阔韧带，后侧壁为直肠壁与直肠侧韧带。直肠外侧间隙容量很大，位置很深，如有感染，全身症状明显，而其局部症状隐晦不明，因其病变潜藏在盆腔底部，往往延误诊断。间隙内积脓若不及时引流，可能穿入直肠、膀胱、阴道，也可能穿过盆膈，引起坐骨肛门窝脓肿。

直肠外侧间隙深部有下腹下丛，由第2~4骶神经前支发出的副交感节前纤维构成的盆内脏神经，参与下腹下丛，下腹下丛的副交感神经节后纤维随阴部血管分布到阴茎海绵体，也随膀胱前列腺丛分布到膀胱和前列腺，或随子宫阴道丛分布到子宫和阴道，管理阴茎勃起反射和膀胱排尿反射。盆内脏神经又被称为勃起神经，直肠切除术如果伤及盆内脏神经、下腹下丛或其分支，可能引起术后阴茎勃起障碍和尿潴留。剥离直肠外侧壁时尽最保持直肠筋膜完整，结扎直肠下动脉时，应事先分离清楚，避免误扎下腹下丛及其分支或盆内脏神经，以免术后发生尿潴留和阴茎勃起障碍。

2. 直肠后间隙（retrorectal space） 在直肠肛管连接处，直肠筋膜后方与骶前筋膜之间的疏松结缔组织构成直肠后间隙（图10-14）。此间隙的前界为直肠后壁及其筋膜，后界为骶前筋膜、骶骨和尾骨后部，下界为盆膈肌及盆膈上筋膜，上界在骶岬前向上与腹膜后间隙相延续，两侧壁借直肠外侧韧带与直肠外侧间隙分隔。直肠癌病变如果穿过直肠筋膜并向后侵犯直肠后间隙，可以向上扩散到腹膜后间隙。

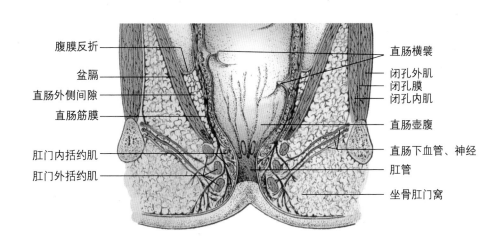

图10-13　直肠和肛管冠状切面示意图

左侧标注（从上到下）：
腹膜反折
盆膈
直肠外侧间隙
直肠筋膜
肛门内括约肌
肛门外括约肌

右侧标注（从上到下）：
直肠横襞
闭孔外肌
闭孔膜
闭孔内肌
直肠壶腹
直肠下血管、神经
肛管
坐骨肛门窝

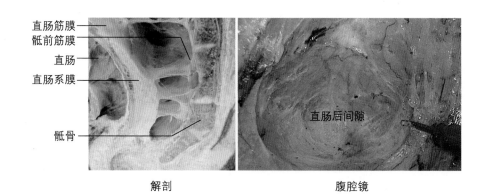

直肠筋膜 —
骶前筋膜 —
直肠 —
直肠系膜 —

骶骨 —

直肠后间隙

解剖　　　　　　　　　　　腹腔镜

图10-14　直肠后间隙

在腹会阴联合术中，在切断肛提肌之后，应当在直肠与肛管连接处，横向切断骶前筋膜与直肠筋膜的联系，以便进入盆腔，并保持手术操作在直肠后间隙内进行。如果不切断骶前筋膜与直肠筋膜的连接，可能由会阴直接进入骶前间隙，不但不能分离直肠，而且会造成不可控制的大出血；还可因剥离骶前筋膜过高，伤及骶部副交感神经，导致术后尿潴留和勃起障碍。腹部入路直肠切除手术在直肠后间隙内向下分离直肠，并与会阴入路会合，即可防止错误地进入骶前间隙。

肛门直肠周围间隙

1. 坐骨肛门窝（ischioanal fossa）　旧称坐骨直肠窝，是盆膈下面肛管两侧的楔形筋膜间隙，在肛管后方左右相通（图10-13）。窝底为会阴部体表的皮肤，尖对向上方，实际上是由闭孔内肌与肛提肌表面的筋膜会合而成的长嵴构成，内侧为肛门外括约肌、肛提肌、尾骨肌和盆膈下筋膜，外侧为坐骨结节和闭孔内肌及其筋膜，向后可沿臀大肌深面伸达骶结节韧带，前方达到尿生

殖膈后缘。坐骨直肠窝向前、后方向伸延，形成两个隐窝，后隐窝在臀大肌深面，骶结节韧带与尾骨肌之间；前隐窝达肛提肌与尿生殖膈之间。坐骨肛门窝内填充着脂肪组织，由许多纤维隔分隔，脂肪组织对肛管有支持作用，脂肪容易改变形态和位置，有利于肛管的排便活动。阴部血管和神经行于外侧壁的阴部管内，它们分出的肛门血管和神经由外向内横行跨过坐骨肛门窝，分布到肛管末端。坐骨肛门窝是感染的好发部位，肛管下段的肛窦炎和肛瘘均易累及坐骨肛门窝，从而引起坐骨肛门窝脓肿，一侧坐骨肛门窝脓肿可以经肛门前方和后方波及对侧，形成肛周脓肿。脓肿亦可向上穿过盆膈，侵犯盆腔，引起盆腔炎。

2. 肛门后间隙　位于肛门后面皮肤与肛提肌之间，以肛门外括约肌浅部为界，将肛门后间隙分为浅、深两部。浅部位于肛门外括约肌的浅部与肛门皮肤之间。深部位于肛门外括约肌与肛提肌之间，此间隙与坐骨肛门窝的后部相延续。此间隙易受感染，形成肛周脓肿，穿破皮肤则形成肛瘘。

直肠和肛管的血管、淋巴管和神经

■ 直肠和肛管的动脉供应

直肠和肛管的血液供应来自直肠上动脉、直肠下动脉、骶正中动脉和肛门动脉（图10-15）。

直肠上动脉

直肠上动脉（superior rectal artery）又称为痔上动脉（superior hemorrhoidal artery），是肠系膜

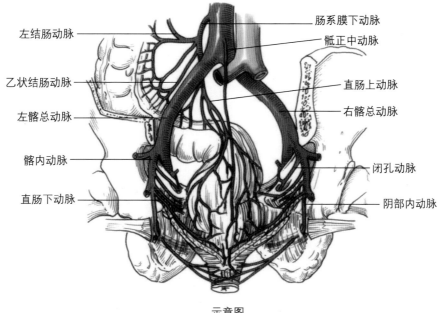

示意图

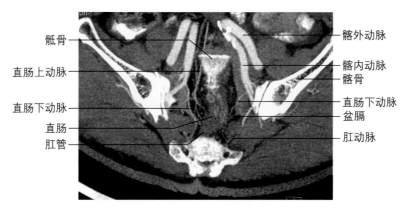

螺旋CT三维重建

图10-15 直肠的动脉

下动脉最下一个分支，有人认为是肠系膜下动脉的延续。该动脉走行位置恒定，极少变异。直肠上动脉在乙状结肠系膜内下行，跨过左侧髂总血管，进入小骨盆，在第3骶椎高度分为左、右两终支，贴肠管两侧下行分布至直肠壶腹部，通常右支比左支大。直肠上动脉分支供应直肠上部，并与直肠下动脉和肛门动脉吻合。

直肠上动脉在分支以前，常分出发出1~4支直肠乙状结肠动脉，与主干平行上升，分布至乙状结肠下段和直肠上段。过去认为直肠乙状结肠动脉与乙状结肠动脉之间的吻合不佳，与直肠上动脉之间的吻合也不明显，因此切断直肠乙状结

肠动脉可能导致直肠上段和乙状结肠下段缺血。研究已经证实乙状结肠动脉，直肠乙状结肠动脉，直肠上、下动脉之间都有吻合存在，因此直肠可以在任何水平切断，不必担心血液供应不良。

Bertilli等1996年发现直肠上动脉普遍发出直肠后动脉（posterior rectal artery），分布到直肠后壁。其分支处通常在直肠上动脉发出两个终支之前，或者与最下乙状结肠动脉共干发出。

直肠上动脉右支穿过直肠肌层，进入黏膜下层内下降，在直肠中点分为右前支和右后支，分别沿直肠右前和右后壁内下降，末支终止于痔内丛。直肠上动脉左支同样分为左前支和左后支，

但左前支又分出前正中支。直肠上动脉的5条分支在肛直线处形成痔丛，向肛柱的黏膜下延伸，达肛门内括约肌水平，在肛瓣处彼此吻合，但在肛柱基部仍然保存一条较大的中心血管。

直肠下动脉

直肠下动脉（inferior rectal artery）又称为痔中动脉（middle hemorrhoidal artery），为髂内动脉的分支，有的发自阴部内动脉和臀下动脉，常与膀胱下动脉共干，行于直肠外侧韧带内，在直肠下段穿过肌层，进入直肠壁内，主要分布于直肠下部，与直肠上和肛门动脉吻合。常在进入直肠之前发出小支，与膀胱下动脉吻合，男性供给精囊腺和前列腺，女性分支到阴道上段。

肛门动脉

肛门动脉（anal artery）又称为痔下动脉（inferior hemorrhoidal artery），是阴部内动脉在坐骨肛门窝的分支。阴部内动脉由髂内动脉前干分出，行向前外侧，达坐骨大孔，在梨状肌与尾骨肌之间穿过梨状肌下孔，离开盆腔，进入臀区，绕坐骨棘背侧，进入坐骨小孔，通过闭孔内肌筋膜形成的阴部管，在坐骨肛门窝外侧壁沿坐骨支前行，在男性分出阴茎背动脉和阴茎深动脉，供给阴茎，因此男性的阴部内动脉比女性的粗大，女性发出阴蒂动脉。此外还发出会阴动脉和肛门动脉。

肛门动脉在坐骨结节上方由阴部内动脉发出，穿出阴部管后分为2~3支，由外向内横跨坐骨直肠窝，供给肛门周围的皮肤，肛门内、外括约肌和肛瓣以下的肛管，在肛门下段，肛门动脉与直肠上、下动脉发生吻合。肛门动脉还在会阴区坐骨肛门窝内与会阴动脉发生吻合。

骶正中动脉

骶正中动脉（median sacral artery）在腹主动脉分叉点上方1 cm处的后部发出，在第4~5腰椎、骶椎和尾骨的前面下降，最后终止于尾骨体。动脉干多偏向左侧下降，大部分被腹膜遮避。骶正中动脉的壁支主要是最下腰动脉、骶外侧支、骶骨支等。其脏支为直肠支，其分支数为0~3支不等，向前下方至直肠下袢段后部，其分支与直肠上动脉、两侧的直肠下动脉和肛门动脉相吻合。骶中动脉的壁支和相邻动脉间存在着广泛的吻合。该动脉有时相当粗大，而直肠上动脉细小，骶正中动脉几乎取代直肠上动脉供血。骶骨前出血是直肠切除术最严重的并发症，也是患者致死的主要原因。这可能是由于在骶骨前游离直肠时损伤骶中动脉的直肠支，有的临床医师认为它们是一些小动脉，多采用局部压迫止血，因止血不彻底，造成术后大出血。所以一些学者主张对骶正中动脉直肠支以常规的结扎止血为宜，可以减少出血。必要时亦可结扎骶正中动脉。

■ 直肠和肛管的静脉回流

直肠和肛管的静脉回流与痔（hemorrhoid）的发生有关。直肠和肛管的静脉在肠管壁形成静脉丛，称为直肠静脉丛（rectal venous plexus）。静脉丛分内、外两部，肌层以外直肠外静脉丛，分布在直肠周围、腹膜外筋膜间隙内，男性与膀胱前列腺丛交通，女性与子宫阴道丛交通；肌层以内为直肠静脉丛，分布在直肠黏膜下层和肛管皮下组织内，与直肠外静脉丛存在广泛的交通（图10-16）。

直肠内静脉丛

直肠静脉丛是门静脉与腔静脉之间的重要交通途径，也是痔的发生部位，有重要外科意义。直肠静脉丛可以齿状线为界分上、下两部，齿状线以上称为痔内丛（internal hemorrhoidal plexus），分布在直肠下段特别是肛柱黏膜的深面；齿状线以下为痔外丛（external hemorrhoidal plexus）。

痔内丛为一系列纵行扩大的静脉，由横支彼此相连，在直肠下端肛瓣上方形成环形的静脉丛，

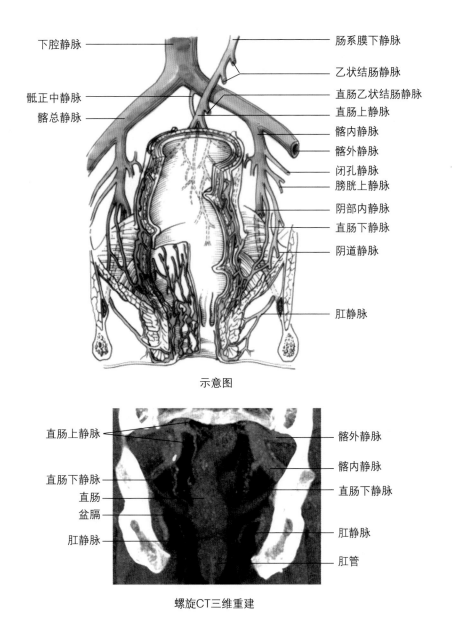

下腔静脉 —— 肠系膜下静脉
—— 乙状结肠静脉
骶正中静脉 —— —— 直肠乙状结肠静脉
髂总静脉 —— —— 直肠上静脉
—— 髂内静脉
—— 髂外静脉
—— 闭孔静脉
—— 膀胱上静脉
—— 阴部内静脉
—— 直肠下静脉
—— 阴道静脉

—— 肛静脉

示意图

直肠上静脉 —— —— 髂外静脉

—— 髂内静脉
直肠下静脉 ——
直肠 —— —— 直肠下静脉
盆膈 ——

肛静脉 —— —— 肛静脉

—— 肛管

螺旋CT三维重建

图10-16 直肠和肛管的静脉

但在左侧、右前外侧和右后外侧三点比较突出，这或许与前述的直肠上动脉的分支走向有关，直肠上动脉的终支在此三点上平行下降，加强静脉丛的血流。这3点往往是内痔的好发部位。痔内丛向上会合成7~8条静脉，在距肛门以上7.5 cm处穿出直肠肌层，注入两侧的直肠上静脉（superior rectal vein）。直肠上静脉为肠系膜下静脉的属支，经门静脉回流。直肠壶腹处的痔内静脉丛注入两侧的直肠下静脉（inferior rectal veins），直肠下静脉向上注入髂内静脉，经下腔静脉回流，因而痔内丛构成门静脉系和腔静脉系之间的重要交通吻合途径，门静脉高压时往往出现痔内丛静脉曲张。齿状线以下的肛管静脉丛称为痔外丛，分布在肛管下端皮下组织内，与痔内丛有广泛的吻合存在，痔外丛注入肛门静脉（anal vein），在坐骨直肠窝内伴随肛门动脉，向外侧注入阴部内静脉，后者也属于下腔静脉的属支。

直肠外静脉丛

直肠外静脉丛可分为上、中、下组。上组位

于腹膜返折线以上、直肠周围，收集肌层以外的静脉回流及黏膜下层的静脉回流，合成直肠上静脉。中组静脉丛位于腹膜返折线以下，肛提肌以上，与膀胱前列腺丛或子宫阴道丛交通，向两侧会合成直肠下静脉注入髂内静脉。下组静脉丛主要位于肛门外括约肌与肛门皮下组织之间，其前部经阴囊或大阴唇后部注入股前部的大隐静脉属支；后部经肛门外括约肌浅、深部之间的小静脉注入尾骨静脉丛；中部静脉丛较大，向外侧经肛门静脉注入阴部内静脉。

内痔和外痔

痔内静脉丛迂曲扩大，形成内痔，原发于齿状线以上，肛柱下段的黏膜静脉丛。由于此处在左侧、右前内侧和右后外侧三点比较突出，原发性内痔多发生在此三点上，即截石位的3、7、11点钟的位置，而继发性内痔多由此三点扩大而成多个。齿状线以下的肛管皮下静脉丛迂曲扩大，形成外痔，外痔可见于肛门皮下，由于皮下感觉神经分布特点，肛门神经是躯体神经，所以外痔痛感明显。齿状线上、下的静脉丛，同时迂曲扩大，可形成混合痔，此时内痔和外痔相互融合，括约肌间沟消失，甚或肛管黏膜外翻，为痔环脱垂。

痔的形成原因很多，其一是因为痔静脉丛包含在疏松结缔组织形成的筋膜间隙内，不能像其他静脉一样得到周围组织的支持，痔静脉丛的血管壁对管内血压增加的宽容度小，受到黏膜下或皮下间隙的限制；其二是因为直肠上静脉回流所经过的静脉，包括门静脉的各级属支均无静脉瓣存在，静脉血容易因体位重力而淤积在肛管周围；其三是因为静脉丛四周的肌层收缩而使静脉压力增高，特别是排便活动；其四是因为直肠上静脉为门静脉系统的最下一个属支，任何上一级属支的梗阻都会引起它的压力增高。

■ 直肠和肛管的淋巴引流

直肠和肛管周围淋巴结的分群

大肠的肿瘤半数发生在直肠，在我国直肠癌发病率远远高于西方国家。直肠癌的转移与淋巴回流关系密切，直肠癌根治手术必须切除有关的淋巴结。直肠的淋巴回流始于直肠黏膜下和肛管的皮下毛细淋巴管丛，会合肌间淋巴管丛，构成淋巴管由肠管内向肠管外回流，注入直肠周围的直肠旁淋巴结（pararectal lymph node），直肠旁淋巴结位于直肠和肛管周围。多沿直肠上动脉排列，大致可以划分为上、中、下组，各组直肠旁淋巴结的输出管除

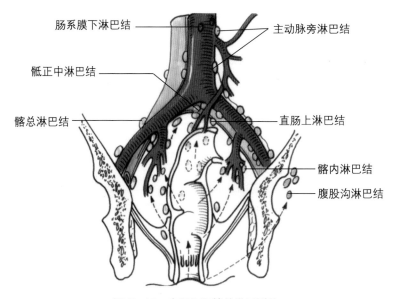

图10-17　直肠和肛管的淋巴引流

相互连接以外，还有各自的行程（图10-17）。一般来说，直肠旁淋巴结的输出管向上注入乙状结肠血管周围的淋巴结，乙状结肠血管周围的输出管注入肠系膜下血管周围的淋巴结。

1. 上组淋巴管　收集直肠壶腹部的淋巴回流，它们的输出管沿直肠上血管走行，会合乙状结肠来的淋巴管，注入肠系膜下淋巴结群，经腹主动脉旁淋巴结群回流。这是直肠的主要淋巴回流途径，也是直肠癌向腹部转移的主要途径，特别是直肠上段直肠癌。

2. 中组淋巴管　收集直肠壶腹以下至齿状线以上的淋巴回流，它们的输出管有以下几种回流途径：①淋巴输出管沿直肠下血管走行，经直肠外侧韧带向外侧注入髂内淋巴结群，再经髂总淋巴结群，向腹部回流，这是直肠癌向盆腔转移的主要途径。②部分直肠后壁淋巴输出管向后注入骶中淋巴结，骶中淋巴结的输出管沿骶中血管向上注入腹主动脉旁淋巴结，也可以与盆腔侧壁的淋巴管交通吻合。直肠后壁的直肠癌可向盆腔后壁和侧壁转移，也可以转移到腹部。③部分淋巴输出管向下穿过盆膈，进入坐骨肛门窝，注入沿阴部内血管排列的淋巴结，再注入髂内淋巴结。

3. 下组淋巴管　汇集齿状线以下肛管和肛门周围皮下淋巴管丛的淋巴回流，它们采取前后两种不同的途径回流：向前经会阴和股内侧部的皮下组织，注入腹股沟浅淋巴结群，再经腹股沟深淋巴结注入髂外淋巴结和髂总淋巴结，向后经尾骨后面皮下淋巴管与臀部会合，绕股外侧皮下，跨过髂嵴，从外侧汇入腹股沟浅淋巴结。

淋巴引流

一般认为，齿状线是肛管淋巴回流的分水岭，齿状线以上的淋巴管汇入盆腔的淋巴结，而齿状线以下的淋巴管汇入腹股沟淋巴结。解剖学专家强调，由于胚胎来源不同，齿状线上、下淋巴回流方向不同。然而，临床学专家认为，齿状线附近的直肠癌更容易向上、下两个不同方向转移，已观察到肛门癌患者在直肠旁淋巴结出现转移。近年来，在齿状线上、下注射普鲁士蓝氯仿溶液，能清楚地见到被填充的淋巴管向上、下回流。

通过上述淋巴回流途径的分析，关于直肠癌的转移可以得出以下结论：①肠和肛管各段淋巴回流既相互关联，又各有差别。②局部肠管癌变侵犯到肌层，在切除病变局部及其上、下5 cm的肠管的同时，需摘除直肠旁淋巴结，必要时需要考虑摘除骶淋巴结和髂内淋巴结。③直肠旁淋巴结输出向上回流是主要途径，但在癌细胞阻塞淋巴管的情况下，直肠旁淋巴的输出管可以有多种回流途径。④齿状线上、下的淋巴回流方向虽然不同，但有淋巴管吻合交通。齿状线附近的直肠癌变的转移不一定遵循淋巴回流方向的原则。⑤除了淋巴转移途径之外，直肠癌的局部浸润不容忽视，男性可以侵犯膀胱、前列腺、精囊腺；女性可以侵犯子宫和阴道上段。

■ 直肠和肛管的神经支配

直肠和齿状线以上的肛管由内脏神经支配，其交感神经来自上、下腹下丛，随直肠上血管走行，分布到直肠下部和肛门内括约肌。其副交感神经来自盆内脏神经，沿骶神经前行，参与直肠两侧的下腹下丛，副交感神经促进直肠肌层运动，抑制肛门内括约肌收缩。一般认为，直肠壁的生理膨胀感觉冲动是由伴随副交感的感觉神经传入的，而直肠壁的痛觉冲动是由伴随交感和副交感的感觉神经传入的。齿状线以下的肛管由躯体神经支配，第4骶神经前支经阴部神经分出的肛门神经，分布到肛管下段的皮肤和肛门外括约肌，因此肛管下段皮肤感觉敏锐，外痔肿胀或感染常有剧烈疼痛，直肠肛管的排便活动既可因内脏神经反射引起，又可受躯体神经的随意控制。

外科切除直肠，剥离时需尽量靠近直肠壁，在直肠筋膜之外进行，以免损伤其周围的下腹下丛，如果损伤这些神经，可以引起膀胱排尿困难和阴茎勃起功能障碍。

后肠的演变与直肠肛管常见先天畸形

■ 后肠的演变

后肠的分化

随着中肠退回腹腔及旋转，后肠移行到左侧腹，形成横结肠左半1/3、降结肠、乙状结肠、直肠及肛管上段。横结肠的血供由肠系膜上动脉的分支转变为肠系膜下动脉分支供应处，即为中后肠的分界。与升结肠相同，降结肠及系膜与部分乙状结肠系膜倒向左侧腹后壁后与原始壁腹膜相融合固定，乙状结肠及系膜保留部分游离部。乙状结肠系膜与直肠系膜相延续。

泄殖腔的形成与分化

后肠的末段膨大称为泄殖腔（cloaca），在直肠肛管的发育中具有极其重要的地位。泄殖腔与其腹侧的憩室样尿囊相连，其末端的泄殖腔膜封闭。在胚胎第6~7周时，尿囊与泄殖腔之间的间充质-尿直肠隔不断向下生长，逐渐与泄殖腔膜相延续，将泄殖腔分隔形成腹侧及背侧两部分（图10-18）。背侧部分分化为直肠和肛管的上部；腹侧部分称为尿生殖窦，主要发育为膀胱和尿道。

肛管的形成

尿直肠隔向下延伸与泄殖腔膜相延续，并将泄殖腔膜分隔成腹侧的尿生殖膜及背侧的肛膜，肛膜的外侧有一浅凹，称为肛凹或原肛。胚胎第7~8周，尿生殖膜及肛膜分别破开与外界相通。肛管的上2/3由后肠分化而来，内衬源于后肠内胚层的柱状上皮细胞；肛管下1/3由肛凹（原肛）发育而来，内衬源于外胚层的复层鳞状上皮细胞；不同上皮的交界线，由肛瓣游离缘和肛柱下缘形成，呈锯齿状，被称为"梳状线"或齿状线。由

于胚胎学起源不同，肛管上2/3与肛管下1/3的血供、淋巴引流及神经支配不同。齿状线以上的肛管上2/3由肠系膜下动脉的分支直肠上动脉供血，经直肠上静脉会流入肠系膜下静脉，淋巴主要引流到肠系膜下动脉根部的淋巴结，主要受自主神经支配；齿状线以下的肛管下1/3主要由阴部内动脉分支直肠下动脉供血，经直肠下静脉会流入髂内静脉，淋巴主要会流入腹股沟淋巴结，主要受源于体神经的直肠下神经的支配，对疼痛、温度、切割等敏感。因此，齿状线具有重要的临床意义。

■ 常见的先天直肠肛门畸形

先天性肛门直肠畸形占消化道畸形的第一位，文献报道新生儿发病率为1/（1 500~5 000）。多数的直肠肛管先天畸形与尿直肠隔不完全分隔泄殖腔有关，男女先天性畸形的发生原则一致，只有解剖结构上的区别。根据胚胎学发育过程，肛门直肠先天性畸形主要涉及3个方面。

1. 原肛异常　如未能形成肛凹，则导致肛门缺如；如肛凹位置异常，则导致下段肛管与上段肛管直肠不相通。

2. 肛膜的破裂异常　肛膜完全未破裂导致先天性无肛门；部分肛膜破裂常伴有肠腔的再通障碍，可能导致先天性直肠肛门狭窄或闭锁。肛膜破裂异常伴有尿直肠隔的发育异常。

3. 尿直肠隔的异常　尿直肠隔的分隔异常伴有肛膜未破或部分破裂。根据分隔不全的位置高低、性别不同可有不同的临床类型，如直肠阴道瘘、直肠膀胱瘘、直肠尿道瘘，生殖道、尿道、消化道共用一个出口，将形成泄殖腔残留。原肛凹处无肛管形成，肛管直肠上段开口于肛凹前方的会阴部称为直肠会阴瘘。

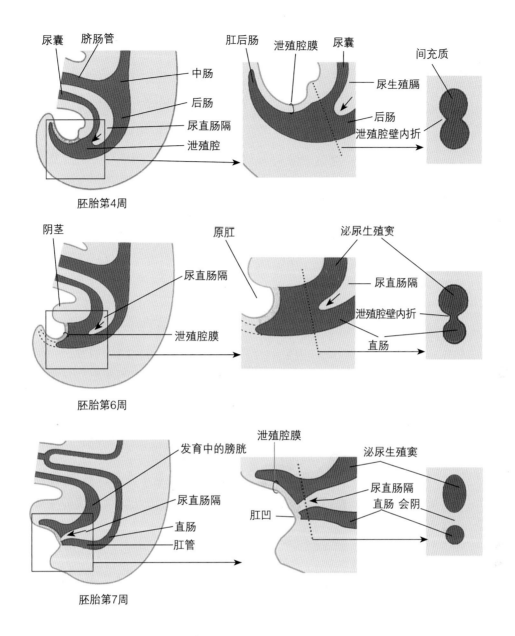

图10-18　泄殖腔的形成与分化

直肠和肛管的临床解剖学应用要点

■ 腹腔镜下直肠癌手术

目前全直肠系膜切除（total mesorectal excision，TME）是直肠癌手术的金标准。腹腔镜下直肠癌手术遵循TME原则，以解剖学为指导，要求在正确的筋膜间隙进行锐性分离来确保完整切除直肠系膜、防止肿瘤残留及直肠系膜外自主神经损伤、输尿管及骶前静脉损伤、减少手术并发症。TME是在解剖学证据引导下实施兼顾肿瘤根治性和功能保护的手术典范。扎实的解剖学知识是提高手术精准性、确保手术微创性和疗效的根本保障。

外科解剖基础

1. 盆筋膜　直肠癌TME手术是在盆腔脏器之间充满疏松结缔组织的筋膜间隙中进行分离的。了解盆腔内的筋膜层次对于正确实施直肠癌根治手术具有重要的临床意义。盆腔筋膜是位于腹膜外骨盆内、盆膈之上的结缔组织膜。覆盖于盆内脏器表面的筋膜层称为盆筋膜脏层；覆盖于盆壁肌、盆膈肌表面的筋膜称为盆筋膜壁层，两者之间相互连续。盆筋膜脏层包裹在盆腔各脏器、血管、神经的表面，多形成脏器的包裹或鞘，在不同的部位有不同的名称，如直肠筋膜深筋膜、前列腺筋膜鞘。盆筋膜壁层在不同的部位也有不同的名称，覆盖闭孔内肌和梨状肌盆面的，称为闭孔筋膜和梨状肌筋膜；覆盖骶骨、骶前静脉丛前面的称为骶前筋膜（或Waldeyer筋膜），与骶骨附着紧密。

随着临床应用解剖学对盆筋膜研究的深入，目前证实盆筋膜包含多层筋膜结构。但是由于没有统一的命名标准，目前盆腔筋膜的命名混乱。唯一一致的认识是直肠深筋膜（或命名为脏层筋膜）包绕直肠及其周围脂肪形成直肠系膜。2007年日本学者Kinugasa通过组织学观察提出在壁层筋膜与直肠深筋膜之间存在另外一层单独的筋膜结构，覆盖在腹下神经前方，并将其称为腹下神经前筋膜（pre-hypogastric fascia），提出TME手术中直肠后侧方最优分离平面在直肠深筋膜与腹下神经前筋膜之间（图10-19）。覆盖于盆壁与盆腔内脏表面的筋膜在一些部位相互延续，形成特殊的结构。如在耻骨联合后到坐骨棘之间的盆筋膜脏层与壁层相互移行处，盆壁筋膜增厚，形成盆筋膜腱弓；直肠侧方与盆壁筋膜移行处形成的直肠侧韧带；直肠后方脏壁筋膜移行处形成的直肠骶骨筋膜（rectosacal ligament）等。与传统解剖学中对韧带样结构的解剖学描述不同，盆筋膜壁层移行处形成的所谓"韧带"样结构在形态上是疏松结缔组织膜，而非真正的致密结缔组织纤维束。因此这些命名也常常导致对韧带样结构认识上的争议和歧义。

2. 直肠系膜　按照传统观念对小肠系膜、横结肠系膜、乙状结肠系膜的理解，既往认为直

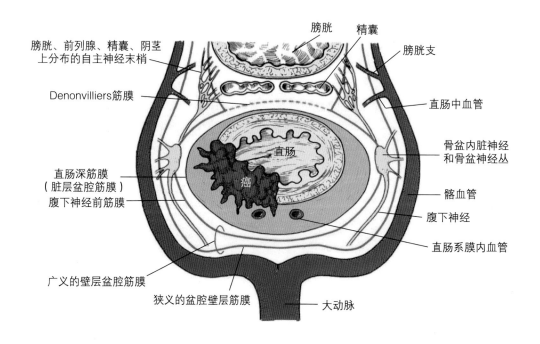

膀胱、前列腺、精囊、阴茎上分布的自主神经末梢

Denonvilliers筋膜

直肠深筋膜（脏层盆腔筋膜）

腹下神经前筋膜

直肠

癌

膀胱

精囊

膀胱支

直肠中血管

骨盆内脏神经和骨盆神经丛

髂血管

腹下神经

直肠系膜内血管

广义的壁层盆腔筋膜

狭义的盆腔壁层筋膜

大动脉

图10-19　盆腔内筋膜（横断面）

肠没有系膜。随着对解剖学和人胚胎发育学研究的深入,目前一致公认,直肠存在系膜,直肠深筋膜(盆腔脏层筋膜)包被直肠及其周围的脂肪,供应或引流直肠的血管、淋巴组织形成直肠系膜。基于对直肠系膜的形态学及胚胎学的认识,1982年著名英国学者Heald提出"全直肠系膜切除"的概念,在直肠深筋膜和盆筋膜壁层之间的、由疏松结缔组织构成的筋膜间隙进行分离,完整切除直肠系膜。在近30年的实践中证实TME概念在直肠癌手术中的应用,可明显改善直肠癌的手术疗效。虽然形态不同,但结肠系膜与直肠系膜相延续。

3. Denonvilliers筋膜 熟悉Denonvilliers筋膜的形态特点,对于确定直肠前方的分离平面具有重要的临床意义。临床上,恶性肿瘤、病理性积液、脓肿很难穿通此筋膜结构进行直接扩散和转移,除非肿瘤直接浸润。尽管对Denonvilliers筋膜的认识还存在很多的不足和争议,目前认为,Denonvilliers筋膜是一个存在于直肠前壁与膀胱、精囊腺、前列腺(或子宫、阴道后壁)之间的筋膜结构(图10-20);胚胎时期盆腔腹膜融合形成一层结缔组织筋膜结构,上起自直肠子宫陷凹腹膜,向下延续到会阴体;两侧的界线不明确,似乎参与了直肠侧韧带的形成。Denonvilliers筋膜

与直肠前壁深筋膜之间的腔称为直肠前腔,与精囊腺、前列腺之间的腔称为前列腺后腔。一般男性的Denonvilliers筋膜较厚,多数在前列腺中部与前列腺被膜紧密粘连,分离困难,此处强行分离将导致不易控制的出血;女性的Denonvilliers筋膜较薄,也称为直肠阴道隔,在其前后间隙分离均容易下达到盆底(图10-21)。关于Denonvilliers筋膜的分层,有是一层或两层结构的争议;目前多数研究支持Denonvilliers筋膜是一层结构,Denonvilliers筋膜与直肠壁之间有一层菲薄的筋膜覆盖直肠前壁及其周围的脂肪组织,从胚胎学角度考虑认为它与Denonvilliers筋膜的形成机制不同,属于直肠深筋膜。

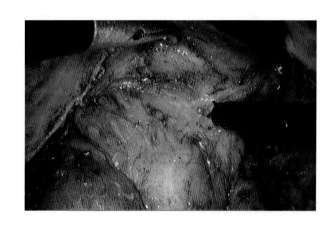

图10-20 腹腔镜下的Denonvilliers筋膜

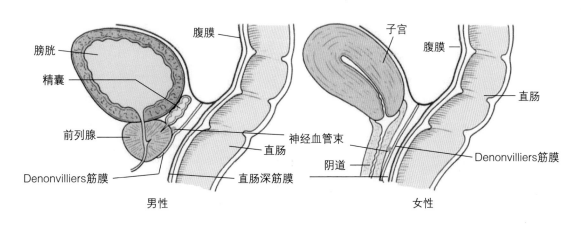

图10-21 Denonvilliers筋膜

4. 直肠侧韧带　直肠侧韧带是在直肠癌TME手术中直肠侧方处理中的重要组织结构。最初Heald提出TME概念时并没有提到对侧韧带的处理；1988年Heald描述直肠侧韧带位于直肠系膜前方2点钟及10点钟处，为直肠系膜与盆腔外侧壁之间的蒂样结缔组织结构，是盆神经丛直肠支及侧方淋巴管进入直肠的通路。过去认为直肠中动脉从髂内动脉发出，经侧韧带进入直肠，目前一些研究认为，直肠中动脉在侧韧带内的出现率并不高；膀胱下动脉终末支经精囊或阴道的外上角进入直肠者增多，是造成直肠侧方游离时出血及神经血管束损伤的重要原因。只有切断直肠侧韧带才能顺利将直肠从侧方盆壁分离（图10-22）。直肠侧韧带的离断过程中，可能损伤位于直肠侧韧带下的盆腔神经丛，引起直肠癌术后排尿和性功能障碍。

5. 直肠癌手术相关自主神经系统　直肠癌术后的排尿和性功能障碍是手术后影响患者生存质量的常见并发症。手术损伤是主要的发病因素。直肠癌手术中为保障术后的膀胱和性功能，必须了解相关自主神经的形态位置及其与盆筋膜层次的关系（图10-23）。直肠周围的交感神经主要是由腰交感干发出的左、右$L_{2\sim4}$内脏神经由腹主动脉的侧方斜行到腹主动脉的前方，与腹主动脉丛的下行神经纤维汇合形成上腹下丛，从腹主动脉表面下行到髂内三角，在骶骨岬下附近分成左、右腹下神经，沿骨盆侧壁走行到腹膜返折以下，在直肠侧方汇入呈扁平网状的盆神经丛。副交感神经主要是从$S_{2\sim4}$骶神经发出的副交感节前神经纤维，在盆筋膜壁层下行到盆侧壁加入盆神经丛。盆腔神经丛发出内脏支到直肠后，发出到泌尿生殖系统的神经支与阴部内动静脉末梢支混合形成神经血管束，走行在精囊腺、前列腺或阴道的后外侧，在直肠侧方分离时容易发生损伤（图10-24）。Denonvilliers筋膜外侧覆盖神经血管束表面，在Denonvilliers筋膜与直肠前侧壁间分离，是保护神经血管束的重要解剖层面。腹下神经主要与射精功能相关、$S_{2\sim4}$副交感神经支主要与勃起相关；盆神经丛参与排尿、勃起及排便等相关功能。

腹腔镜下直肠癌低位切除术的手术解剖技术要点

1. 游离松解乙状结肠

（1）外侧入路法：仔细辨认并从Toldt线切开侧腹膜进入融合筋膜间隙；在融合筋膜间隙内将乙状结肠及系膜从腹后壁分离（图10-25）。保持在正确的筋膜平面分离，可见肾前筋膜下方的输尿管及生殖血管；在正确平面手术是防止输尿管损伤的重要措施。根据吻合的部位和张力，

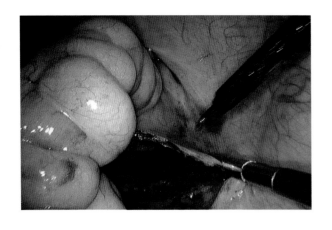

图10-22　腹腔镜下的直肠侧韧带

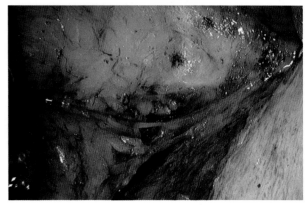

图10-23　直肠右侧盆神经（腹腔镜）

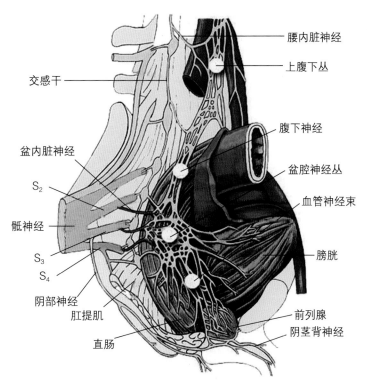

图10-24　直肠癌手术相关自主神经系统

必要时游离降结肠脾曲。

（2）中间入路法：向腹侧提起乙状结肠系膜，在腹主动脉前方切开后腹膜，在融合筋膜间隙内从中线侧向侧方将乙状结肠系膜从腹后壁分离（图10-26）。在融合筋膜间隙中保持肾前筋膜的完整是防止肾前筋膜下上腹下丛及腹下神经损伤的重要措施。

2. 中枢侧淋巴结的清扫　对于进展期直肠癌需要进行肠系膜下动脉（inferior mesenteric artery，IMA）根部尖群淋巴结的清扫。左侧L$_{2~4}$腰内脏神经束与IMA根部关系密切，手术时需要特别注意，是上腹下丛容易损伤的部位之一。

3. 直肠的游离及远端直肠的切断　在直肠后间隙内，保持在直肠深筋膜与腹下神经前筋膜之间进行锐性分离，是防止上腹下丛及骶前静脉损伤的关键。保持在Denonvilliers筋膜与直肠前壁的直肠深筋膜之间进行分离，保持精囊腺或阴道壁前侧方约2点钟及11点钟处的Denonvilliers筋膜完整是防止血管神经束损伤的技术关键。在侧韧带

离断中，不要过度牵拉，借助腹腔镜对解剖结构可以精细观察的优势，切断侧韧带内的直肠支，保护盆神经丛。

4. 消化道的重建及吻合　进行直肠癌手术的低位吻合时，需要将两侧直肠侧韧带、后方的骶直肠韧带这些直肠固定装置切断，进行直肠周围充分游离可以延长肛提肌上的直肠3~4cm，大大提高了直肠低位吻合的机会。

■ 肛门、直肠周围脓肿形成与手术的解剖学基础

肛门、直肠周围脓肿发生在肛管、直肠周围软组织的外科解剖间隙内，是常见的肛肠感染性疾病。依照所感染所发生的部位不同，临床表现、感染扩散和转归及手术处理手段不同。肛门、直肠周围脓肿分为以下几种（图10-27）。

1. 肛门皮下脓肿　位于坐骨肛管横膈以下、肛管皮下间隙的脓肿，是最常见的类型。由肛周

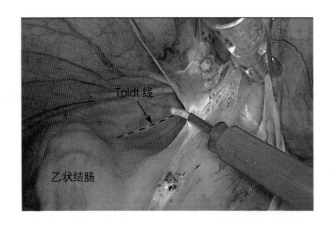

图10-25 腹腔镜下直肠癌外侧入路

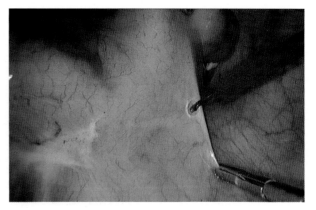

图10-26 腹腔镜下直肠癌中间入路

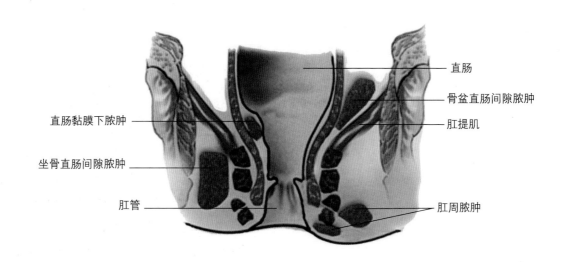

图10-27 肛门、直肠周围脓肿的常见部位

皮肤穿破，形成低位肛瘘；脓肿向上可扩散形成坐骨肛门间隙脓肿；脓肿可经肛管后左、右两侧相通，形成低位肛管后间隙内的马蹄形脓肿。由于位置比较表浅，应行单纯放射状切开引流或同时挂线手术。

2. 坐骨肛门间隙脓肿　在肛提肌下、坐骨肛管横膈以上、肛管两侧的坐骨肛门窝内。左、右侧经肛管后相通形成高位肛管后间隙内的马蹄形脓肿。在诊断性穿刺定位下切开引流，脓腔要充分引流，手指分离脓腔时要防止阴部内动脉及肛门动脉撕伤导致的大出血。

3. 骨盆直肠间隙脓肿　位于腹膜返折以下、肛提肌之上的直肠两侧的骨盆直肠间隙内。脓肿位置深在，全身症状较重，肛门周围局部症状不甚明显。脓肿向上可穿破腹膜形成盆腹腔脓肿，向下穿破肛提肌形成坐骨肛门间隙脓肿。

4. 直肠后间隙脓肿　位于肛提肌以上的直肠与骶骨之间。临床上比较少见。可向两侧与骨盆直肠间隙扩散。

5. 对于直肠黏膜下脓肿、高位括约肌间脓肿可采用经直肠内切开引流术。

■ 肛垫的解剖与痔上黏膜环切术

痔是一种由来已久的常见病，早在公元前500年就有记载，我国也一直有"十男九痔"的说法。关于痔的发生机制，对过去的"静脉曲张学说""肛黏膜滑动学说"一直存在争议。1975年Thomson发表的论文（*The nature of haemorrhoids*）提出"肛垫学说"，1994年Lorder提出的"肛垫下移学说"，对现代痔治疗理念的改变具有划时代的意义。

肛垫的解剖

解剖学研究认为，肛垫是胚胎期形成的人体正常的解剖结构，是指齿状线上方宽约1.5 cm呈环状增厚的直肠柱区，也常常被称为"痔区""肛管直肠移行区""肛源区"等。肛垫借"Y"形沟分割成右前、右后和左中瓣，主要表现为肛管内局部黏膜下组织增厚。肛垫的主要成分包括：①静脉或静脉窦；②结缔组织；③Treitz肌构成的复合体。肛垫内有大量静脉丛及血管窦，借助肌性纤维分隔、支持，构成如阴茎海绵体状的结构，通过血供量变化，肛垫体积发生变化，可协助括约肌完成肛门闭合、大便的自制。Treitz肌是肛垫内重要的肌性纤维，部分联合纵肌穿过内括约肌进入肛垫，另外，Treitz肌可能也接纳部分内括约肌、外括约肌、直肠纵肌及直肠黏膜肌的部分纤维，与弹性纤维等混合形成纤维复合体，在内括约肌的内侧面形成网络状纤维肌性结构；Treitz肌在肛垫内的静脉丛周围形成网络状的支持结构；部分纤维直接分布于齿状线下的皮肤，将肛垫固定于内括约肌上，Parks等将这部分纤维称为"黏膜悬韧带"；一部分纤维附着于肛周皮肤。Treitz肌厚1~3 mm，肌纤维细密、平行排列，随着年龄的增长，肌纤维开始退行变性、断裂、扭曲和疏松，弹性纤维减少，因此，随着年龄的增长，肛垫有突出肛管腔的趋势，肛垫的支持结构异常将会导致肛垫的下移。肛垫上皮为移行上皮，感觉神经末梢器极为丰富，肛垫区的肛管移行区上皮是诱发排便的感觉中心，又称触发区，如果此区完全破坏，排便感即消失，直肠内的粪便淤滞。目前多数学者接受"肛垫学说"，认为肛垫是人体正常的组织结构，我国2000年制定、2002年进行了修订的《痔诊治暂行标准》中将痔定义为肛垫病理性肥大、移位及肛周皮下血管丛血流淤滞形成的团块。

痔上黏膜环切术的技术要点

近年来肛垫的重要生理功能日益受到临床医师的重视，在治疗理念上已放弃"逢痔必治"的观念，《痔诊治暂行标准》指出：无症状痔无须治疗。有症状痔的治疗目的重在消除、减轻痔的主要症状，而非根治。手术方法从过去尽可能彻底地解剖学痔切除，改为尽可能保留肛垫的结构，以达到术后不影响或尽可能少地影响精细控便能力的目的。痔上环黏膜切除术（procedure for prolapse and hemorrhoids，PPH）是在肛垫下移理论基础上设计的一种新术式，1998年由意大利学者Longo首先报道运用PPH手术治疗环状脱垂痔。主要适用于环状脱垂的Ⅲ~Ⅳ度内痔及反复出血的Ⅱ度内痔。PPH的原理在于将齿状线以上2~3 cm的直肠黏膜环行切除并钉合，使肛垫恢复正常的解剖位置并固定。手术的技术要点是在齿状线上2.5~4 cm做荷包缝合，使得吻合口在齿状线上1~1.5 cm；如荷包位置过高，则肛垫向上悬吊不足，痔核回缩不佳，术后仍有不同程度的脱垂；如荷包位置过低，肛垫切除过多，术后精细控便功能可能受损；荷包的深度应在黏膜下层，如过浅则可能导致黏膜撕裂，切除组织不全，术后脱垂症状改善不明显；如深达肌层，可导致过多切除肌层组织引起术后肛门失禁（图10-28）。

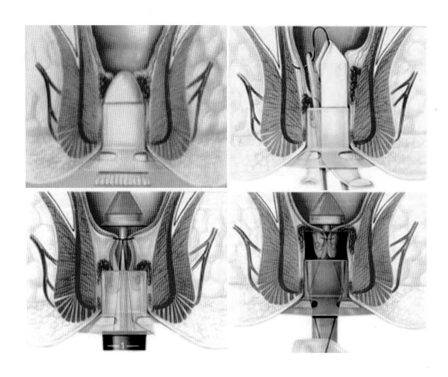

图10-28　PPH手术

（张　波　乔　庆）

主要参考文献

1. Susan Standring. 格氏解剖学. 41版. 丁自海, 刘树伟, 主译. 济南: 山东科学技术出版社, 2017.

2. 刘树伟, 杨晓飞, 邓雪飞. 临床解剖学丛书——腹盆部分册. 2版. 北京: 人民卫生出版社, 2014.

3. 林擎天. 普通外科临床解剖学. 上海: 上海交通大学出版社, 2014.

4. 林擎天, 黄建平. 普通外科临床解剖学. 上海: 上海交通大学出版社, 2013.

5. 戴朝六, 张宏. 直肠肛门外科手术操作要领与技巧. 北京: 人民卫生出版社, 2012.

6. 刘树伟, 邢子英. 腹部应用解剖学. 北京: 高等教育出版社, 2007.

7. 裴法祖, 王健本, 张祐曾. 腹部外科临床解剖学. 济南: 山东科学技术出版社, 2001.

8. 中国解剖学会体质调查委员会. 中国人解剖学数值. 北京: 人民卫生出版社, 2002.

9. Moore K, Persaud TVN, Torchia MG. The developing human(10e). Philadelphia: Elsevier Health Sciences, 2016.

10. Richard LD, Vogl AW, Mitchell AWM, et al. Gray's atlas of anatomy (2e). Philadelphia: Churchill Livingstone, 2012.

11. 韩加刚, 王振军. 低位直肠癌相关神经解剖. 中华外科杂志, 2020, 58(2): 157-160.

12. 臧怡雯, 项建斌. 括约肌间切除术的病理和功能学解剖基础. 中华胃肠外科杂志, 2019, 22(10): 937-942.

13. 梁志平, 杨永裕, 武天同, 等. 直肠癌手术相关腹膜后自主神经的筋膜解剖学观察. 中国临床解剖学杂志, 2019, 37(2): 121-125.

14. 胡祥. 直肠周围间隙和盆底解剖. 中国实用外科杂志, 2019, 39(7): 663-667.

15. 池畔, 王枭杰. 膜解剖——推动精准腔镜与机器人结直肠外科的动力. 中华胃肠外科杂志, 2019, 22(5): 406-412.

16. 常毅, 刘海龙, 江慧洪, 等. 直肠深筋膜与脏筋膜的解剖学关系. 中华胃肠外科杂志, 2019, 22(10): 949-954.

17. 林谋斌, 刘海龙, 常毅. 全直肠系膜切除术: 膜手术还是腔室手术. 中华消化外科杂志, 2018, 17(2): 133-137.

18. 古朝阳, 王自强, 邓祥兵. 低位直肠癌手术中直肠系膜周围解剖与操作平面要点. 中国实用外科杂志, 2017, 37(6): 686-691.

19. 冯波, 张森, 严夏霖, 等. 腹腔镜直肠前间隙的解剖分离技巧. 中华消化外科杂志, 2017, 16(7): 691-694.

20. 王毅, 梁小波. 从膜外科角度对Denonvilliers筋膜应用解剖的再认识. 中华结直肠外科杂志, 2016, 19(10): 1092-1096.

21. 牛坚, 刘斌, 朱乐乐. 基于盆腔自主神经为解剖标志的腹腔镜下直肠癌系膜全切除术. 中国普通外科杂志, 2016, 25(10): 1402-1407.

22. 池畔. 膜解剖指导下的腹腔镜全直肠系膜切除术. 中华胃肠外科杂志, 2016, 19(10): 1088-1091.

23. 申占龙, 叶颖江, Atallah, 等. 直肠癌经肛门全直肠系膜切除解剖层面及盆腔神经保护. 中国实用外科杂志, 2015, 35(8): 847-849.

24. 黄江龙, 郑宗珩, 刘健培, 等. 直肠侧韧带解剖和腹腔镜下观察的对比研究. 中华消化外科杂志, 2015, 14(9): 755-758.

25. 严雪冰, 彭佳远, 朱庆超, 等. Denonvilliers筋膜的应用解剖学研究. 中华普通外科杂志, 2014, 29(2): 108-111.

26. 王毅, 马国龙, 梁小波. Denonvilliers筋膜解剖特点及在直肠癌手术中的应用. 中华消化外科杂志, 2014, 13(1): 77-80.

27. 马国龙, 王毅, 梁小波. 直肠切除术中保留盆腔内脏神经的解剖学基础及要点. 中华胃肠外科杂志, 2014, 17(6): 570-573.

28. 杨晓飞, 李国新, 钟世镇, 等. 肠系膜下动脉根部自主神经保护的解剖学基础. 中国临床解剖学杂志, 2013, 31(5): 497-500.

29. 林谋斌, 尹路. 低位直肠癌保功能手术的解剖学基础. 中华胃肠外科杂志, 2013, 16(8): 721-722.

30. 吴学东, 周健, 杨新文, 等. 经肛门乙直肠切除术中直肠毗邻的应用解剖. 中国临床解剖学杂志, 2012, 30(2): 153-156.

31. 刘海防, 陈旭, 刘彦. 中国育龄期女性直肠阴道间隔应用解剖. 解剖学杂志, 2011, 34(4): 528-530.

32. 王世栋, 邓雪飞, 韩卉, 等. 直肠全系膜切除术中安全平面的解剖学观察. 中华胃肠外科杂志, 2011, 14(1): 44-47.

33. 汪庆明, 傅传刚, 孟荣贵, 等. 直肠下动脉与直肠系膜关系的解剖学观察. 中国实用外科杂志, 2011, 31(1): 72-75.

34. 张策, 丁自海, 余江, 等. 直肠周围筋膜和间隙环形分布模式的解剖学观察. 中华胃肠外科杂志, 2011, 14(11): 882-886.

35. 倪俊声, 尹路, 林谋斌, 等. 直肠系膜两个无血管层次的

解剖特征. 外科理论与实践, 2009, 14(1): 49-51.

36. 翟丽东, 刘瑾, 袁武, 等. 直肠阴道隔的解剖学研究及其临床意义. 中国临床解剖学杂志, 2009, 27(4): 405-407.

37. 林谋斌, 陈伟国, 金志明, 等. 直肠系膜全切除的解剖学基础. 中华医学杂志, 2008, 88(5): 299-301.

38. 姜金波, 李雪梅, 张维东, 等. 人骨盆标本中直肠侧韧带的解剖学研究. 中华医学杂志, 2006, 86(35): 2475-2478.

39. 姚学清, 林锋, 卿三华, 等. 直肠系膜的形态学特点及其临床意义. 中国临床解剖学杂志, 2006, 24(4): 398-401.

40. 张策, 丁自海, 李国新, 等. 全直肠系膜切除相关盆自主神经的解剖学观察. 中国临床解剖学杂志, 2006, 24(1): 60-64.

41. 傅卫, 马朝来, 张自顺, 等. 直肠侧韧带的临床解剖研究. 中华普通外科杂志, 2004, 19(10): 608-610.

42. Açar HI, Kuzu MA. Important points for protection of the autonomic nerves during total mesorectal excision. Dis Colon Rectum, 2012, 55(8): 907-912.

43. Wang GJ, Gao CF. The anatomy of the lateral ligaments of the rectum: a new perspective. World J Surg, 2011, 35(1): 227-228.

44. Acar HI, Kuzu MA. Perineal and pelvic anatomy of extralevator abdominoperineal excision for rectal cancer: cadaveric dissection. Dis Colon Rectum, 2011, 54(9): 1179-1183.

45. Thakur S, Somashekar U, Chandrakar SK, et al. Anatomic study of distribution, numbers, and size of lymph nodes in mesorectum in Indians: a autopsy study. Int J Surg Pathol, 2011, 19(3): 315-320.

46. Willaert W, Pattyn P, Van De Putte D, et al. New insights into the surgical anatomy of the rectum: a review. Acta Chir Belg, 2011, 111(5): 261-272.

47. Wang GJ, Gao CF, Wei D, et al. Anatomy of the lateral ligaments of the rectum: a controversial point of view. World J Gastroenterol, 2010, 16(43): 5411-5415.

48. Zhang C, Ding ZH, Li GX, et al. Perirectal fascia and spaces: annular distribution pattern around the mesorectum. Dis Colon Rectum, 2010, 53(9): 1315-1322.

49. Zhai LD, Liu J, Li YS, et al. Denonvilliers' fascia in women and its relationship with the fascia propria of the rectum examined by successive slices of celloidin-embedded pelvic viscera. Dis Colon Rectum, 2009, 52(9): 1564-1571.

50. Bennett AE. Correlative anatomy of the anus and rectum. Semin Ultrasound CT MR, 2008, 29(6): 400-408.

51. Gaudio E, Riva A, Franchitto A, *et al*. The fascial structures of the rectum and the "so-called mesorectum": an anatomical or a terminological controversy? Surg Radiol Anat, 2010, 32(2): 189−190.

52. Clausen N, Wolloscheck T, Konerding MA. How to optimize autonomic nerve preservation in total mesorectal excision: clinical topography and morphology of pelvic nerves and fasciae. World J Surg, 2008, 32(8): 1768−1775.

53. Abendstein B, Petros PE, Richardson PA, *et al*. The surgical anatomy of rectocele and anterior rectal wall intussusception. Int Urogynecol J Pelvic Floor Dysfunct, 2008, 19(5): 705−710.

54. Perez RO, Seid VE, Bresciani EH, *et al*. Distribution of lymph nodes in the mesorectum: how deep is TME necessary? Tech Coloproctol, 2008, 12(1): 39−43.

55. Nano M, Prunotto M, Ferronato M, *et al*. The mesorectum: hypothesis on its evolution. Tech Coloproctol, 2006, 10(4): 323−328; dicussion 327−328.

56. Baessler K, Schuessler B. Anatomy of the sigmoid colon, rectum, and the rectovaginal pouch in women with enterocele and anterior rectal wall procidentia. Clin Anat, 2006, 19(2): 125−129.

57. Sakorafas GH, Zouros E, Peros G. Applied vascular anatomy of the colon and rectum: clinical implications for the surgical oncologist. Surg Oncol, 2006, 15(4): 243−255.

58. Uz A, Elhan A, Ersoy M, *et al*. Internal anal sphincter: an anatomic study. Clin Anat, 2004, 17(1): 17−20.

59. Diop M, Parratte B, Tatu L, *et al*. "Mesorectum": the surgical value of an anatomical approach. Surg Radiol Anat, 2003, 25(3−4): 290−304.

直肠上动脉血供范围有多大？

直肠上动脉为肠系膜下动脉的直接延续。该动脉在乙状结肠系膜内下行，跨过左髂总血管，进入小骨盆，在乙状结肠末端附近常分出1~4支直肠乙状结肠动脉，与主干平行下降，分布于乙状结肠下段和直肠上段。在第3骶椎高度，直肠上动脉分出直肠后动脉后分为左、右终支，右支在直肠中点分为右前、后支，分别沿直肠右前、后壁内下降，终于直肠丛；左支分为左前、后支，左前支又分出前正中支。这5条分支在肛直线处形成直肠丛，向肛柱的黏膜下延伸，并分支与直肠下动脉分支吻合。直肠上动脉供应直肠上3/4段，直肠下动脉仅分布于下1/4段。过去认为直肠乙状结肠动脉与乙状结肠动脉及直肠上动脉分支之间吻合不佳，切断直肠乙状结肠动脉可能导致直肠上段和乙状结肠下段缺血。但从铸型标本上看，三者之间有完善的吻合网，因此在直肠任何水平切断，都不可能出现血供障碍。

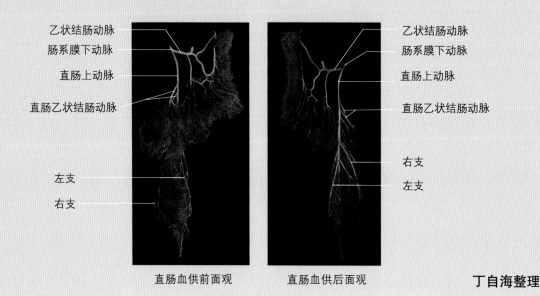

直肠血供前面观　　　　直肠血供后面观

丁自海整理

肝

肝（liver）是人体最大的腺体，成人的约占体重的1/50，胎儿和新生儿相对较大，约占体重的1/20。肝血液供应丰富，呈红褐色，质软而脆，易破裂而较难缝合。

肝的形态

■ 肝的外形结构

肝略似楔形，右端宽大而圆钝，左端扁薄。肝有膈面和脏面、下缘和后缘。

膈面

膈面（diaphragmatic surface）对向膈穹隆，又可分为上、前、右、后4个面，各面是依其在人整体上朝向而定，前、上、右三面之间无明确界线。前、上面有矢状位的镰状韧带附着线而将肝分为外形上的左、右叶（图11-1）。后面与上面以左、右冠状韧带前（上）层的附着线为界，后面左侧部分窄，右侧部分宽。后面中部偏左，因邻脊柱而形成凹陷。后面由于左、右冠状韧带前、后层附着线之间形成一三角形的无腹膜包被区，称为裸区（bare area）（图11-2），以

疏松结缔组织直接连于膈肌，内有腔静脉系与肝门静脉系之间的很多细小的静脉交通支（Retzius静脉），门静脉高压时，亦可在此区形成侧支循环。裸区也是不经腹膜腔的肝穿刺的进路（肩胛线第11肋以下进针）。

裸区左侧部分处有一纵行的深沟，少数人（Heloury报道有56.7%）可以是穿肝实质的管道，容纳下腔静脉上段（下腔静脉肝后段），称腔静脉沟（sulcus for vena cava）。如果是管道，是由于肝尾状叶伸出的腔静脉后突（retrocaval process）越过下腔静脉连于肝右叶后部所形成。但有的是由连于尾状叶和肝右叶后面的结缔组织束（腔静脉后韧带，见本章肝静脉部分）部分遮盖下腔静脉。近腔静脉沟上端处，沟底有肝左、中、右静脉之出口，称第二肝门，在此

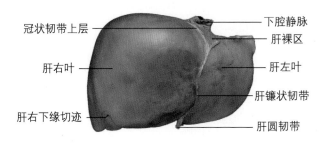

图11-1　肝的上面观

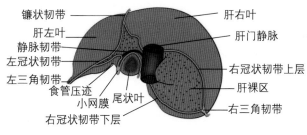

图11-2　肝的后面观

下方有数量不等的肝的小静脉之出口（一般为1~8个，有的多达31个），称第三肝门。腔静脉沟之左侧，是由肝脏面延续而来的肝尾状叶。尾状叶之左侧是一深陷的裂隙，称静脉韧带裂（fissure for ligamentum venosum），内容胎儿期的静脉导管——出生后闭锁而形成的静脉韧带（ligamentum venosum）。静脉导管连于肝门静脉左支（胎生时左脐静脉注入处）与下腔静脉（肝左静脉注入处）之间。

脏面

脏面（visceral surface of liver）亦称下面，对向左后下方。在右侧和前方以较锐的下缘（或称肝前缘）与膈面分界；在肝后部右侧部分，右叶和尾状叶的后面与下面以钝圆的面互相移行，而无后缘，左侧部分即肝左叶后缘，较薄（图11-2）。

肝下面近中部有一横行的裂，有肝固有动脉、肝门静脉分支、肝管、神经和淋巴管等出入，称肝门（porta hepatis），也称第一肝门。从肝门之右端起始一纵行向前下方达肝前缘的深窝，容纳胆囊，称胆囊窝（fossa for gallbladder）。肝门之左端，也有一纵行向前下达肝前下缘的深裂，称肝圆韧带裂（fissura for ligamentum teres hepatis），亦称脐静脉窝（fossa of the umbilical vein），容纳肝圆韧带，后者是胎儿时的（左）脐静脉闭锁后形成的（图11-4）。肝圆韧带裂在肝门之左端连于静脉韧带裂之下端，此处也即肝门之直部。此处常部分或完全被肝实质的"桥"遮覆，而使肝左叶与方叶连接起来，做肝左外叶切除时需要分开此桥，以分离左叶之血管（图11-5）。肝门及这一窝一裂，加上在肝下面也可见到的前已述及的肝后面的腔静脉沟和静脉韧带裂之下端，即形成通常所说的肝下面的"H"形沟。"H"形沟把肝分为外形上的4个叶，即左叶、右叶及肝门前方之方叶（quadrate lobe）和肝门后方之尾状叶（caudate lobe）。尾状叶前部右侧有一舌状的肝实质突起，称尾状突

（caudate process），通常较小，在肝门后方横向连于肝右叶，从而使胆囊窝之后端与腔静脉沟下端隔开，尾状突位于肝后下腔静脉下端的前方，有的甚至是无病理情况而膨大，就可能妨碍下腔静脉的显露（例如做门-腔静脉分流术时）；尾状叶前部左侧部分呈一圆隆状凸起，称乳头突（papillary process），通常较膨大。

肝下缘

肝下缘（inferior border of liver）亦称前缘或前下缘，除右端（右叶外侧面下缘，在整肝上

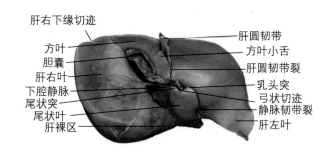

图11-3　肝的下面观

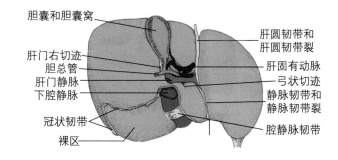

图11-4　肝脏面"H"形沟

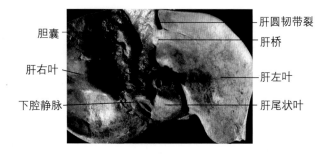

图11-5　肝桥

即右面下缘）较圆钝外，其他部位均锐薄，直达左叶左端。下缘有2个切迹，左侧的为肝圆韧带切迹（notch for ligamentum teres hepatis），是肝圆韧带裂之前下端；右侧者为胆囊切迹（notch for gallbladder），是在胆囊窝之前下端，胆囊底突出于此。此外，在胆囊切迹右侧常有一切迹称右切迹，国人75%的有此切迹，吴孟超认为此切迹有时可作为右叶间裂的标志。

肝后缘

肝后缘（posterior border）亦可说是后下缘。右侧大部分圆隆，是右叶和尾状叶的后面与脏面的延续而不成缘状；左侧部分锐薄，恰在静脉韧带裂之左侧，有一凹陷，称食管压迹（esophageal impression），亦称食管切迹或沟，食管腹部经此沟向下接胃贲门。肝的前、后缘在肝左叶之左端会合，该处肝实质消失而成一纤维结缔组织束，故称肝纤维垂（fibrous appendix of liver）。

■ 肝门和肝蒂

肝门（porta hepatis）是肝下面位于方叶与尾状叶尾状突之间的横行深裂，有肝门静脉、肝固有动脉、肝神经丛和肝管及淋巴管等（不包括肝静脉）由此进出肝，临床上称为第一肝门。肝门

由3部分构成：①横部，即肝下面的"H"形沟的横裂，也即肝门；②肝门右切迹，是横裂的右端向右前下方伸延的短沟，常被胆囊颈、胆囊管遮被（图11-6），国人约75%的有此切迹；③肝门直部，在横裂之左端，是呈前后方向的、连接静脉韧带裂和肝圆韧带裂的直裂。

肝蒂（hepatic pedicle）通常指肝十二指肠韧带上端及其包含的进出肝门的肝门静脉、肝固有动脉、肝神经丛和肝管及淋巴管的总称（图11-7）。构成肝蒂的肝门静脉、肝固有动脉以及肝总管和胆囊管会合成的胆总管在肝十二指肠韧带下段（即构成网膜孔前界的一段）内，三者正常（肝固有动脉及胆总管合成的变异后述）时均多是单一的干，且位置排列也规则，常称肝十二指肠韧带内三要件，亦称肝蒂三要件，直达肝内仍相似，三者共同行于小网膜（即肝十二指肠带）右缘处，胆总管居肝门静脉之右前方，肝固有动脉居左前方，肝门静脉位于前二者之后方（多是偏左），故临床外科在一些肝或胆道手术时（例如肝破裂暂时止血、肝部分切除、肝移植）可经网膜孔用手指或器械捏夹肝十二指肠带，以阻断血流，或在此处显露肝蒂之各管道。

由于肝门静脉和肝固有动脉近肝门处都分为左、右支，而肝左、右管在此合成肝总管，故在

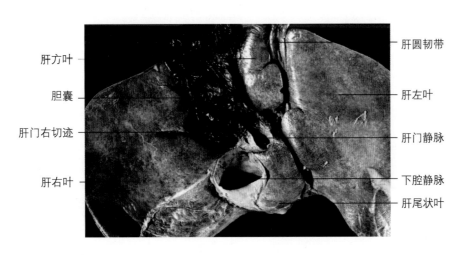

肝方叶 —
胆囊 —
肝门右切迹 —
肝右叶 —

— 肝圆韧带
— 肝左叶
— 肝门静脉
— 下腔静脉
— 肝尾状叶

图11-6　肝门右切迹

进出肝门时3种管道位置关系有变化。在肝门处，一般肝左、右管在前偏右，肝固有动脉左、右支居中偏左，肝门静脉左、右支在后。到右半肝的管道经肝门右部分入肝，肝右管位于前上方，偏左；肝门静脉右支位于后下方，偏右；肝固有动脉右支居中。由于肝门右部分邻近胆囊颈和胆囊管，特别是有肝门右切迹的个体，要显露肝门右部分的管道，在切除胆囊之后则较容易。到左半肝的各管道，经肝门之左侧部分入肝。肝左管居右前上方，

从手术角度而言可说是较深；肝固有动脉左支位于左前下方，较浅在；肝门静脉左支居中而位于前二者之深面，肝门静脉左支可延至肝门左端之直部。至左半肝之各管道位置较浅，因此有人说至左半肝的各管道不在肝实质内，易显露、剥离清除肝门小网膜起始部及其内之结缔组织（即有人说的门板）即可显露。一般而言，肝左、右管会合为肝总管，会合点最高（手术角度看即最深），肝固有动脉分叉点最低，而肝门静脉分叉点居中。

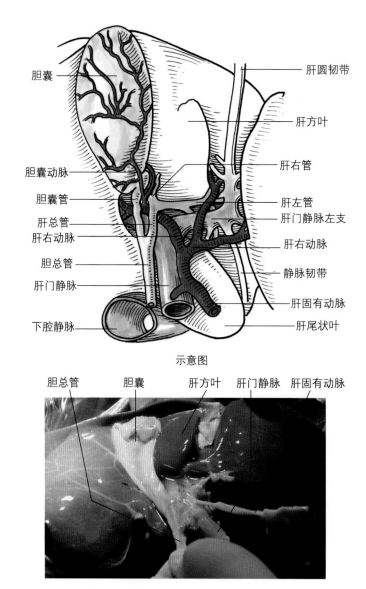

示意图

术中所见

图11-7　第一肝门及肝蒂

第二肝门

在腔静脉沟的上部，肝左、中、右静脉出肝处称为第二肝门（图11-8），被冠状韧带上层所覆盖。第二肝门的肝外标志是沿镰状韧带向上后方的延长线，此线正对着肝左静脉或肝左、中静脉合干后注入下腔静脉处，手术中可按此标志寻找、暴露第二肝门。在第二肝门处，有的还有左、右后上缘静脉或左叶间静脉出肝注入下腔静脉，故在第二肝门处，静脉的开口数目可达5~6个，术中解剖第二肝门时应仔细辨认。

第三肝门

在腔静脉沟下部，肝背静脉处称第三肝门（图11-9）。肝背静脉主要包括肝右后静脉和尾状叶静脉，国人多数有1~8条，管径从小至针孔大小到1.8 cm不等。肝背静脉可分为右侧组和左侧组：右侧组称肝右后静脉，主要引流Ⅶ段上部、Ⅶ段中部、肝裸区深面近下腔静脉区域，以及Ⅵ、Ⅶ段下部肾压迹处的静脉血，自右前方进入下腔静脉，较粗短；左侧组主要引流肝尾状叶的静脉血，在左前方及左侧壁进入下腔静脉，数目较多且细小。

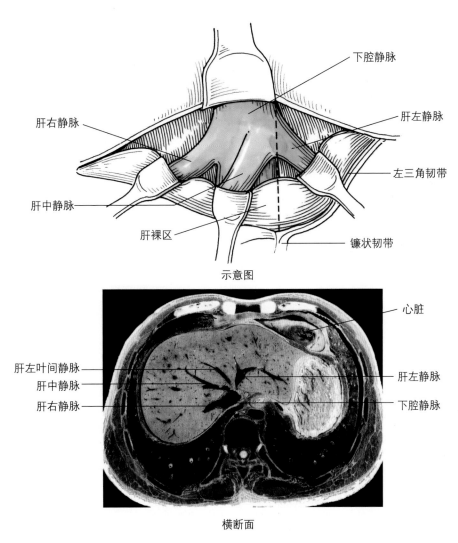

示意图

横断面

图11-8　第二肝门

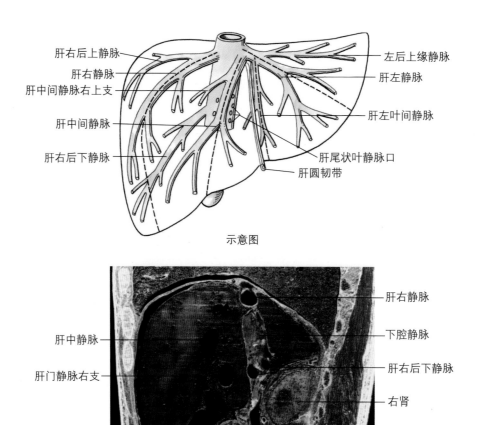

肝右后上静脉
肝右静脉
肝中间静脉右上支
肝中间静脉
肝右后下静脉

左后上缘静脉
肝左静脉
肝左叶间静脉
肝尾状叶静脉口
肝圆韧带

示意图

肝中静脉
肝门静脉右支
胆囊

肝右静脉
下腔静脉
肝右后下静脉
右肾

矢状断面

图11-9　第三肝门

肝的位置、毗邻和体表投影

■ 肝的位置

　　肝大部位于右季肋区，小部分位于腹上区和左季肋区。肝膈面最高点与膈穹隆最高点一致，肝膈面前下缘右侧大部低，一般与右肋弓一致。肝的位置可随呼吸和体位的不同，以及相邻器官、结构之形态改变而有一定的变化，如站立和吸气时稍下降，而仰卧和呼气时稍有上升。

■ 肝的毗邻

　　右肝膈面之右面和前面一部分隔着膈肌与右膈肋窦及胸廓前、外侧壁相对（图11-10，11），

故取肝组织活检或对肝右叶的脓肿穿刺引流时，有时在胸侧壁（腋中线）胸膜下界以下（第10肋间）或通过（第7~9肋间）已经粘连闭锁的膈肋窦进行穿刺。右叶上面隔着膈肌、右膈肋窦与右肺底相对。肝左叶上面隔着膈肌中心腱对向心包和心的膈面。肝右叶前面一部分和左叶前面的部分在胸骨下角处直接与腹上区腹前壁接触，左叶前面余部隔着膈肌与左膈肋窦前部及左肺下缘相对。

　　膈面的右叶后面裸区、下腔静脉沟之右侧直接邻右肾上腺；在下腔静脉沟之左侧是尾状叶，它构成网膜囊上隐窝之前壁，尾状叶后面隔着网

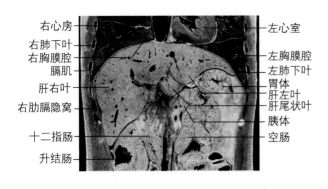

左心室 — 右心房
左胸膜腔 — 右肺下叶
左肺下叶 — 右胸膜腔
胃体 — 膈肌
肝左叶 — 肝右叶
肝尾状叶 — 右肋膈隐窝
胰体
空肠 — 十二指肠
— 升结肠

图11-10 肝的位置与毗邻（冠状断面）

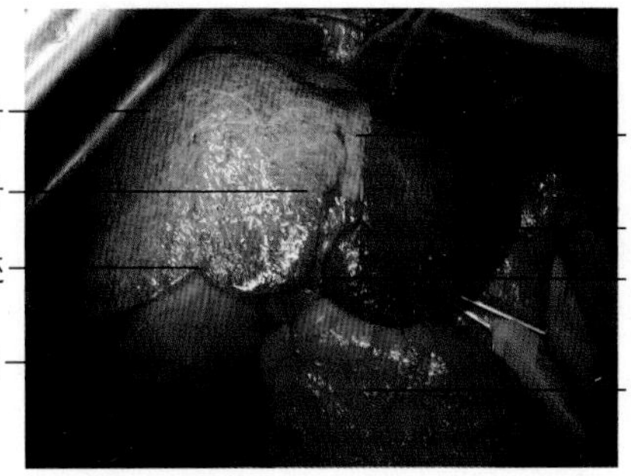

肝右前叶 — 肝镰状韧带
肝左内叶 — 肝左外叶
胆囊切迹 — 脐裂
胆囊 — 胃体

图11-11 肝的位置与毗邻（术中所见）

膜囊上隐窝后壁邻膈肌之右脚，右膈脚及经过其前方上行之右膈下动脉，二者将尾状叶与腹主动脉上端隔开。肝尾状叶之乳头突向下，腹主动脉处之前方。肝移植切取供体肝或切除受体肝时，应注意这些解剖关系。膈面的左叶后部，在静脉韧带裂（此处有小网膜起始，见后）之左侧，食管腹部经此而形成食管压迹（切迹）。

肝的脏面对向左后下方，微凹。左叶下面邻贲门及胃前壁大部分，在其右侧有圆形隆起，称网膜结节（omental tuberosity），邻接小网膜。方叶邻接胃幽门及十二指肠上部。右叶下面前1~3部接触结肠右曲及横结肠；后部接触右肾。二部之间右叶下面内侧部接触十二指肠上曲（图11-10，12）。

■ 肝的体表投影

肝的体表投影：肝上界与膈穹隆一致，呈一略弯曲的弧形线，起于右侧腋中线第7肋处，弧形斜向左上方，达右锁骨中线平第5肋，续向左，在前正中线越过剑胸结合，直至左锁骨中线第5肋间隙。肝下界与肝下缘一致，起于右侧腋中线第11肋，沿右侧肋弓下缘向左，至右第8、9肋软骨相结合处突出肋弓下缘，继斜向左上经左侧第7、8肋软骨结合处，至左第5肋间隙锁骨中线处接肝上界之左端。肝下界在右锁骨中线之右侧与肋弓相

一致，而在胸骨下角处突出右肋弓下缘，于前正中线处可低于剑突2~3 cm，故在腹上区可扪及肝下缘。小儿肝下界低于肋弓，但多不超过2 cm，7岁以后肝下界多不超过肋弓下缘。

活体肝的大小与肝上、下界常有改变，临床体检确定肝的大小时应用肝的体表投影的上、下界。肝上界在右腋中线处平第7肋，右锁骨中线处平第5肋。肝下界在右锁骨中线右侧与肋弓下缘一致，于右第8、9肋软骨相接处突出肋弓下缘，于前正中线处可低于剑突2~3 cm。但在确定肝的大小或位置是否有改变（高、低）时，必须同时注意肝上、下界的变化，因为肝的大小、上下界变化不仅仅是肝本身的变化，也可能是肝邻近器官结构的病变所致，例如胸膜、肺等之病变也可能影响肝上、下界的改变。

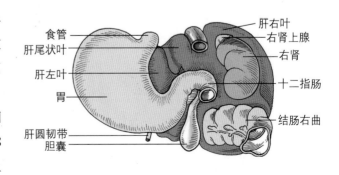

食管 — 肝右叶
肝尾状叶 — 右肾上腺
— 右肾
肝左叶 — 十二指肠
胃 — 结肠右曲
肝圆韧带 —
胆囊 —

图11-12 肝脏面的毗邻

肝的分叶和分段

前述以肝外形结构将肝分为左叶、右叶、方叶和尾状叶，但其与肝内构造不完全符合。以肝的内部构造将肝分叶、分段，即以出、入肝的血管和胆管之分支分布，以及它们所供血和汇集胆汁和静脉血的那部分肝实质而称为一个"叶"或"段"。以肝内管道分叶包括：①以Glisson系统分叶，即以肝固有动脉、肝门静脉和胆管及其分支分叶，例如将肝分为左、右半肝，亦称左、右叶；②以肝静脉系统分叶，例如将肝分为左、中、右三叶。现在肝的分叶分段主要是依据Glisson系统（图11-13）。

■ 肝的裂

已如前述，Glisson系统的管道是行于肝叶内（叶之中央），而肝静脉及其所属分支是行于叶与叶之间，有薄层结缔组织包被，而形成肝叶之间的一个"层面"，从Glisson系统的血管来说，此层面是相对较少或无血管的（而肝静脉系统恰在此层面内），即在此层面处无入肝血管（肝动脉和肝门静脉）和胆管的大分支，也可以说是界定入肝血管、胆管分布区之"劈开面"（cleavage plane），临床外科肝叶、段切除外文文献常用planned resection，即指在此层面处切开。在Glisson系统管道铸型标本上，此层面似一无血管的裂隙，因而被命名为肝叶间裂。肝部分切除所谓"经裂入路"（by fissural approach）就是在裂处切开。肝内有3个叶间裂（正中裂、左叶间裂和右叶间裂）和段间裂（左段间裂、右段间裂和背裂）（图11-14）。

1. 主裂（main fissure） 又名肝中裂，是一斜面，在肝的脏面，其由胆囊窝的中线向左上后与肝门交叉后达下腔静脉窝；在肝的膈面，无明显的标志，而可以从肝下（前）缘胆囊切迹起始向左后上跨过膈面达下腔静脉之左前壁（肝左静脉汇入处）的假想线为标志，因此主裂亦称Cantlie线（图11-15）。主裂与正中矢状

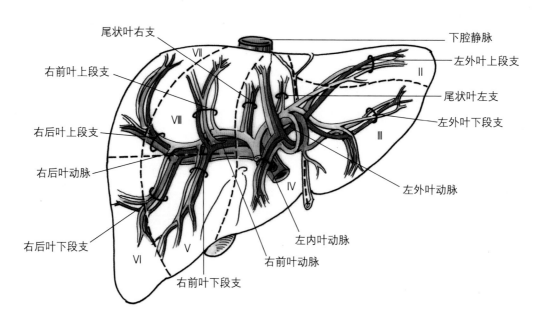

图11-13 Glisson系统与肝段

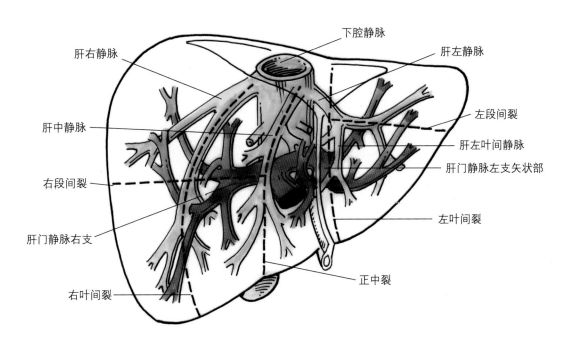

图11-14　肝内管道与肝裂的关系

面约成35°角。主裂将肝分为几乎相等的左、右半肝（left、right hemiliver）或部（pars）、区（area）和叶（lobe）。肝中静脉行于主裂内。国人资料，多数人主裂微偏于左侧（即在上述标志线之左侧），主裂恰经肝门静脉分叉点者有12.74%（33/259），主裂在肝门静脉分叉点左侧者有74.52%（193/259），而在右侧者有12.74%（33/259）。

2. 左叶间裂（left interlobar fissure）　表面投影在肝的膈面相当于镰状韧带附着线，而在脏面即相当于左纵裂（静脉韧带裂及肝圆韧带裂）（图11-15）。此裂将左半肝分为左内叶和左外叶。裂的上部有肝左静脉经行，裂的下部有肝左静脉之叶间支经行。国人的左叶间裂多数稍偏于镰状韧带之左侧。左外叶即外形上的左叶，而左内叶的下部即方叶。

3. 右叶间裂（right interlobar fissure）　在肝膈面之投影线即从肝下（前）缘右端至胆囊切迹

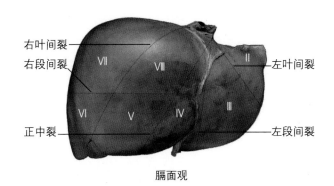

膈面观

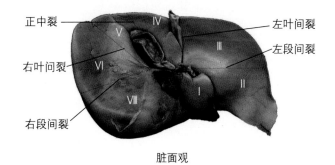

脏面观

图11-15　肝裂在肝膈面和脏面的投影

之间的中、外1/3交点（此点即前述的肝下缘右切迹）处起，向左后上跨膈面而达后面肝右静脉注入下腔静脉处的连线（图11-15）。此裂是一向左倾斜的面，与水平面成向前开放的30°～45°角。右叶间裂将右半肝分为右前叶和右后叶。肝右静脉行于此裂内。

4. 左段间裂（left intersegmental fissure） 在左外叶内，内端起于肝圆韧带裂上1/3处，几乎呈冠状位，向外侧达肝下缘，把左外叶分为上、下二段。此裂在肝表面很难定出一确切的投影线。

5. 右段间裂（right intersegmental fissure） 在右后叶内，是约自肝门右切迹向右达右叶外侧面下缘的一个斜面，将右后叶分为上、下段。

6. 背裂（dorsal fissure） 位于肝后上部中部，是肝左、中、右静脉主干经行的"层面"，呈向前凸的冠状位，也是尾状叶的前界。

■ 肝的分叶

国内通常应用的以Glisson系统将肝分为5叶6段（图11-15）。由以上6个裂将肝分为左、右半肝；5叶即左内叶、左外叶、右前叶、右后叶和尾状叶；6段是左外叶上、下段，右后叶上、下段和尾状叶左、右段。后者是主裂，将尾状叶分为2段面，分属于左、右半肝。对肝的分叶、分段即使是根据肝的管道铸型标本，国内外各研究者之间也还存在差异，而且命名也不尽相同，故尚有5叶10段（即左内叶、右前叶也分为上、下段）或8段等分法。还有的把肝分为左、右叶，而把相当于5个叶称段，5个叶再分为亚段等方法。

国外常用Couinaud的8段分法。Couniaud将尾状叶称为Ⅰ段，左外叶上、下段为Ⅱ、Ⅲ段，左内叶为Ⅳ段，右前叶下部和上部分别为Ⅴ、Ⅶ段，而右后叶下段和上段分别为Ⅵ、Ⅶ段。也有人把左内叶又分为Ⅳa和Ⅳb两部分（图11-16）。

从临床应用看，目前肝部分切除有左、右半肝（亦称左、右叶）切除，国外多称左、右肝（叶）切除（left or right hepatectomy or lobectomy），即切Ⅰ～Ⅳ段或Ⅴ～Ⅷ段；左3叶切除（即切去左外、左内和右前叶）、右3叶切除（即切去右前、右后叶和左内叶），外文为extended left or right hepatectomy或trisegmentectomy；扩展的左或右肝切除或3段切除，即切Ⅰ～Ⅴ段和Ⅷ段，或切Ⅳ～Ⅷ段；肝中叶切除（middle lobectomy）是切去右前叶和左内叶，即切Ⅳ、Ⅴ、Ⅷ段；肝左外叶切除即外文为left lobotomy or left segmentectomy（外文之所以称segmentectomy，差别是切或不切尾状叶）。前已述，由于尾状叶的供血血管和胆管均是多支，故切除尾状叶技术困难。

肝段的切除现在可行的是Ⅲ段切除，Ⅱ段理论上说可能，但实际操作困难，乃由于引流Ⅲ段的肝静脉支是穿行于Ⅱ、Ⅲ段之间，切Ⅱ段时易损伤该静脉。Ⅳ、Ⅴ、Ⅵ段分别切除用解剖的和非解剖的肝切除技术，已经成功。Ⅶ、Ⅷ段不能分别切除，因切该二段的切面常可阻断在该二段腹侧的Ⅴ、Ⅵ段的肝静脉支，但Ⅶ和Ⅷ段肝切除已有成功的报道。

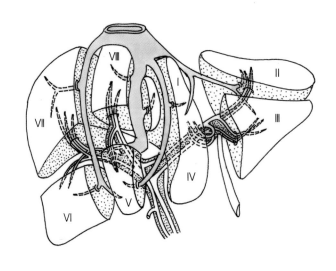

图11-16 Couinaud肝段（8段法）

肝与腹膜的关系及其韧带和间隙

肝表面大部均覆以腹膜，而肝后面裸区及脏面之各沟、裂处无腹膜（除胆囊窝外，多是腹膜转折处）。腹膜与肝实质间有一层结缔组织，称纤维膜（Glisson囊），临床上习惯称肝包膜。此膜在肝门处发达，并包被出入肝门之肝管、肝固有动脉、肝门静脉及其分支、淋巴管和神经等，形成这些结构的结缔组织鞘，有人称为Glisson鞘，并随各管道的分支伸入肝实质，而称Glisson系统，其在肝门处临床也常称肝门板（hepatic hilar plate），经肝门深入肝实质内，构成肝小叶间结缔组织（门管区）。肝表面之腹膜自肝移行至膈肌和邻近器官形成许多韧带，把肝连于膈肌和腹前壁。

■ 肝有关的韧带

1. 镰状韧带（falciform ligament of liver） 是一矢状位的镰形双层腹膜折襞，将肝的前上面连于膈肌下面和脐以上腹前壁后面，有固定肝的作用（见图13-1）。镰状韧带上端往肝上面后部与膈肌下面之间向左、右转折形成肝（左、右）冠状韧带的前层（叶）；镰状韧带在肝下缘（肝圆韧带切迹处）与脐之间形成游离缘，其内含有由已闭锁的左脐静脉形成的肝圆韧带以及其周围一些小的静脉——附脐静脉（paraumblical vein）。已如前述，过去以镰状韧带在肝前上面之附着线将肝分为外形上的左叶和右叶。根据对肝内管道（胆管、肝动脉、肝门静脉分支）配布而分叶和段的研究，证实此附着线是将肝左叶分为左内叶和左外叶之间叶间裂的表面标志。肝镰状韧带在膈肌与肝前上面之间的部分较宽而薄，肝左外叶切除后，可用它来覆盖残肝的切面。镰状韧带从肝下缘脐切迹至脐，附于

腹前壁的部分稍偏位于中线之右侧，偶见其形成一孔或裂隙，肠袢可能穿过它而引起部分或完全肠嵌顿。做肝部分切除（如右半肝）后，需将已切断的镰状韧带和肝圆韧带固定于原位，以防术后发生肝下垂。

2. 肝圆韧带（ligamentum teres hepatis） 不是腹膜形成的韧带，而是胎儿时的左脐静脉（右脐静脉早已退化）闭锁后形成的一个结缔组织索，位于肝镰状韧带游离缘内，从脐达肝下面肝圆韧带裂，至肝门左端连于肝门静脉左支囊部顶端。胎儿时脐静脉血经肝门静脉左支与即将注入下腔静脉的肝左静脉之间的静脉导管（duct venosus）入肝左静脉、下腔静脉回心。出生后脐静脉部分闭塞或不闭塞，国人肝圆韧带肉眼可见通畅率达79.7%，而组织学切片证实即使肉眼不能见通畅者也有潜在管隙存在。因此有人经未闭的脐静脉（或先经器械扩张后）插管测肝门静脉压或注入造影剂或抗癌药物，以诊断肝内占位病变或对肿瘤施行局部用药治疗。在肝圆韧带的周围存在一些细小静脉称附脐静脉，它们是肝门静脉与腹壁脐周围静脉的侧支通道，肝门静脉高压时，肝门静脉血可经此路径而达腹壁，在脐周形成静脉曲张。有时腹壁这些发生侧支循环的扩张静脉，于听诊时可听见一种连续的静脉"营营声"（Cruveihier-Baumgarten综合征）。在肝部分切除（左半肝切除）时常还可利用切断的肝圆韧带肝侧残端将肝向下牵拉，以利于分离左半肝。

3. 肝冠状韧带（coronary ligament） 连于肝上面及肝后面与膈之间，对肝也有一定的固定作用，分左、右冠状韧带，由前、后两层（亦有人称上、下叶）腹膜形成。冠状韧带前层是镰状韧带上端约达肝上面与后面（约下腔静脉沟上端处）交界处向左、右两侧转折而成冠状位连

于膈下面与肝之间，其外端分别向左、右（右侧者向右而后转向下）达肝后面之两端，与冠状韧带后层贴合而形成左、右三角韧带。前层转折线最高点多数人相当于第9~10肋平面（背部）。冠状韧带后层是肝脏面腹膜向腹后壁或膈肌转折形成的。肝右叶下面之腹膜向后几达肝后面之下缘即转折向下覆盖右肾上部形成肝肾韧带（hepatorenal ligament），其延续处在肝下面与肾上端之间形成微向上的凹陷称肝肾隐窝（hepatorenal recess）。自肝肾隐窝向右，冠状韧带后层向右达肝后面右端即与冠状韧带前层贴合形成右三角韧带；自肝肾隐窝向左，冠状韧带后层向下遮覆于下腔静脉前面而形成网膜孔之后界；冠状韧带后层之左侧部分是从肝尾状叶后缘转折于膈肌下面形成网膜囊上隐窝之后壁。冠状韧带后层转折线（在肝右叶后面）多数人约平齐第11肋或第11肋间。冠状韧带前、后层转折线之间的肝后面无腹膜遮被，即前述之肝裸区。外科要显露胃-食管结合部或游离肝左叶时需切开左三角韧带和左冠状韧带，应注意勿损伤膈下动、静脉和肝左静脉。

4. 左三角韧带（left triangular ligament） 由左冠状韧带前、后层在肝后面近左端下缘上方处贴合形成，将肝左端紧紧连于膈肌下面。左三角韧带向左，前、后（亦可说上、下）两层延续形成游离缘。三角韧带之后（下）层向右，于肝后面之静脉韧带裂之上端延续于小网膜的前层（经食管前面）。左三角韧带位于食管腹部、小网膜上端和胃底的前方。左三角韧带之外科应用意义是：①在探查和显露胃-食管结合部时，需切断左三角韧带，因肝左静脉距左三角韧带边缘5~15 cm，在分离该韧带时肝左静脉常易被损伤，一般分离左三角韧带应与肝左静脉保持一定距离，如只剪至正中线处，如此即可避免损伤肝左静脉；②若手术需要（如显露迷走神经），切断左三角韧带后，肝左外叶可游离活动，但随后

应再固定三角韧带，以免发生并发症如肝下垂及食管和胃的梗阻；③左三角韧带内常有血管、胆管、肝细胞索、神经束，切断韧带必须注意出血和胆漏；④左三角韧带居食管腹部前方，韧带之后层延续于肝胃韧带前层而达食管腹部（前面）和胃小弯。三角韧带两层间有小静脉亦属Retzius静脉，在肝门静脉高压时可与食管腹部后面无腹膜遮盖区之静脉形成侧支通路，故行胃底横断术有时尚需切断左三角韧带结扎该处的血管。

5. 右三角韧带（right triangular ligament） 不如左三角韧带明显，是右冠状韧带前、后层在肝后缘右端处会合形成一"<"形的皱襞，其右缘游离。为显露下腔静脉和肝右静脉，需移动肝右叶，则需切断右三角韧带和肝肾韧带。此时需注意勿损伤就在肝肾韧带深面的右肾上腺及其静脉。

6. 小网膜（lesser omentum） 由两层腹膜相贴而成，它由包被肝的腹膜于静脉韧带裂和肝门处转折向下连于食管腹部前面、胃小弯及十二指肠上部的起始部（约2 cm长），因此小网膜又可分为肝胃韧带和肝十二指肠韧带两部分。①肝胃韧带（hepatogastric ligament）：是小网膜之左侧大部分。近贲门部较致密称小网膜之致密部（pars condensate），至胃小弯部分甚薄，有的网孔化，又名小网膜之松弛部（pars flaccida）。厚薄视两层间所含结缔组织特别是脂肪组织量的多少而定。肝胃韧带内有胃左动、静脉自网膜囊后壁达贲门处入韧带两层间沿胃小弯而右行。值得注意是约有23%的人胃左动脉分出一"副肝左动脉"（实质是变异起点的肝左动脉或肝左动脉的某一叶支或段支）经肝胃韧带而达肝，经静脉韧带裂入肝，在肝移植切取供肝时应注意在肝胃韧带处检查和保留此动脉。肝胃韧带内尚有迷走神经前干于胃小弯处分出的肝支经此韧带而达肝门。此外，尚有许多淋巴结和淋巴管。还应当了解有极少数个体肝门静脉左支或其某一分支是由

胃左静脉发起经肝胃韧带而达肝门；②肝十二指肠韧带（hepatoduodenal ligament）又名小网膜之游离部（pars libera），是小网膜之右侧部分，较左侧部分厚，前、后两层互相延续形成小网膜右侧的游离缘，成为网膜孔之前界。韧带内有肝固有动脉、胆总管、肝门静脉干、血管周围的神经丛（肝丛）和淋巴结、淋巴管等。

7. 肝肾韧带（hepatorenal ligament） 由单层腹膜形成，也可说是右冠状韧带的后层。肝右叶脏面腹膜向后达肝后面近下缘处转折（即形成肝冠状韧带后层），向下遮被右肾上部和右肾上腺。游离肝右叶时，需切开此韧带，即可见右肾上腺静脉注入下腔静脉，应注意保护肾上腺及其静脉。

8. 肝结肠韧带（hepatocolic ligament） 是一不恒定的腹膜皱襞。偶尔小网膜延展到网膜孔通常位置的右侧，是从胆囊经十二指肠上部前方至大网膜或结肠右曲；或者是肝右叶下面的腹膜从肝前缘延续于结肠右曲，均称肝结肠韧带。若是从胆囊至十二指肠上部则称为胆囊十二指肠韧带（cholecy stoduodenal ligament）。

■ 肝周围有关的腹膜间隙

由于腹膜在肝与膈肌及邻近各器官间连续和转折，其间就形成了一些间隙，称肝周围间隙（perihepatic spaces）。因位于肝与膈肌之间和肝与其下方各器官结构之间而分为肝上间隙和肝下间隙；又因均位于膈肌以下，故又总称为膈下间隙（subphrenic spaces）。

1. 右肝上间隙（right suprahepatic space） 位于膈下面与肝右叶前上面之间，后界为右冠状韧带之前层，左界为镰状韧带，前界和右界均为肝下缘。此间隙向前下通腹膜腔大囊。此间隙可形成右肝上间隙脓肿。

2. 左肝上前间隙（left suprahepatic anterior space） 位于膈下面与肝左叶前上面之间，后界为左冠状韧带前层，右界为肝镰状韧带，左侧绕过左三角韧带游离缘与左肝上后间隙、胃底周围之腹膜腔大囊相通。此间隙向前下跨过肝下缘即左肝下前间隙。此间隙可形成左肝上间隙脓肿。

3. 左肝上后间隙（left suprahepatic posterior space） 位于左三角韧带下面与肝后缘之间。此间隙之有无、大小与左三角韧带的位置有关，如左三角韧带完全附于肝后缘或肝的左端，此处常无肝实质而是结缔组织束，称肝纤维垂（fibrous appendix of the liver），与网膜囊相隔开，向左即通胃底周围的腹膜腔大囊，此间隙范围小而浅，故一般多不单列。

4. 右肝下间隙（right subhepatic space） 位于肝右叶下面与右肾上端之间，也称肝肾隐窝（hepatorenal recess）。此处是人体平卧时腹膜腔的最低点。此间隙下界是十二指肠降部、横结肠及结肠右曲。此间隙有液体可向左经网膜孔入网膜囊，向右绕肝下缘右侧部分，向上通向右肝上间隙，向右下经升结肠旁沟达右髂窝。

5. 左肝下前间隙（left subhepatic anterior space） 位于肝左叶下面与小网膜前面和胃前壁之间，下界是横结肠。肝下缘分界左肝上、肝下前间隙。

6. 左肝下后间隙（left subhepatic posterior space） 即网膜囊。

7. 腹膜外间隙（extraperitoneal space） 亦称右腹膜外间隙，位于肝后面冠状韧带前、后层，肝裸区与膈之间，由结缔组织将肝后面直接连于膈，内有许多小静脉称Retzius静脉。裸区是肝的"薄弱区"，肝右叶后部脓肿易向此间隙溃破，故可经此间隙穿刺或切开引流。

肝的组织结构

肝复杂的微细结构是与其在血液循环通路上所处的特殊位置及多元化的功能相适应的。血流经过内脏循环—肝窦体循环—肝窦这一运行过程之后，肝脏遂与远端器官如脑、心、肾、肌等建立起一个完整的、特殊的循环通路，从而保障了它们的需求，借此又将信息反馈至肝，使肝有可能调节人体物质代谢的平衡。肝是人体内最大的代谢器官，蛋白质、脂肪、糖类、激素和维生素等物质均在此合成、分解、转化和储存。一些化学物质（包括药物）和某些毒素在肝内解毒。肝又是人体内最大的腺体，兼有内、外分泌的功能。肝通过分泌胆汁直接参与肠肝循环，胆汁经胆道进入十二指肠，有利于脂肪的消化和吸收。肝细胞生成的血浆蛋白质及其他生物活性物质，以及肝内非主质细胞，如肝巨噬细胞、肝星形细胞等，所产生的细胞因子经血液循环在机体维持正常生理活动和在某些病理生理过程中均起着重要调节作用，犹如内分泌腺。肝内极丰富的血窦（即肝窦），又使其成为人体内重要的贮血器官之一；肝窦内的非主质细胞具有吞噬、杀伤及清除作用，为抵御由肠道进入的异物、病原因子的重要防线。胚胎期及某些病理条件下的肝脏还能造血。

■ 肝小叶

肝小叶为肝组织的基本结构和功能单位。对肝小叶的划分有经典肝小叶、门小叶和肝腺泡3种不同观点（图11-17）。但无论何种学说均不外乎有以下结构要素：肝板（肝细胞索）、肝窦、中央静脉和汇管区。

经典肝小叶：由Kiernan（1833年）首先提出。它们为多角形棱柱体，直径约1 mm，高约2 mm。经典肝小叶主要由肝细胞板（以下简称肝板）围绕中央静脉呈辐射状排列而成，肝板间充填着肝窦。在相邻肝小叶之间的结缔组织中，小叶间动脉、小叶间静脉和小叶间胆管三者伴行，即构成了汇管区。肝板由单层多角形的肝细胞排列组成，相邻的肝板又分支吻合。在小叶周围则筑起一层形似围墙的界板（图11-18）。在肝的组织切片中，肝细胞呈索条状由中央静脉向四周做辐射状排列，常称之为肝细胞索（图11-19）。肝板间的肝窦纵横交错，通过肝板上的孔连成网状迷路，肝窦汇流至小叶中心，均直接开口于中央静脉。在小叶周围，它们并不与汇管沟通。

门小叶：Theile等（1844年）提出门小叶的概念。门小叶为三角形或楔形的棱柱体，包括3个或3个以上经典小叶的一角。分泌物汇流于一个共同的小叶间胆管，为门小叶的中轴。从胆汁分泌及血液流向来看，门小叶与多数外分泌腺相同，胆汁由门小叶周围流至中央，而血流则由中央流向周围，恰与经典肝小叶相反。

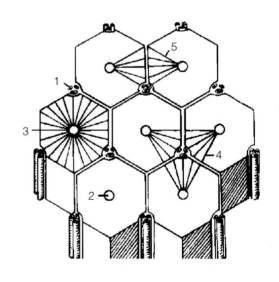

1.汇管区；2.中央静脉；3.经典肝小叶，线条表示肝细胞板及肝窦汇集于中央静脉；4.三角形之门小叶；5.金刚石形之肝腺泡中央静脉和汇管区。

图11-17 肝小叶横切面

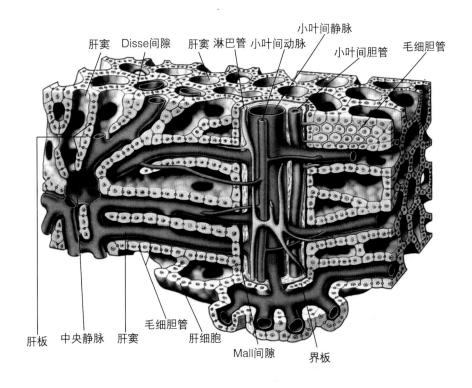

图11-18　部分肝小叶之模式图（引自Williams PL，et al. Gray Anatomy. London: Churchill Livingstone, 1995, 略做修改），经典肝小叶的轮廓在正常人肝中并不明显

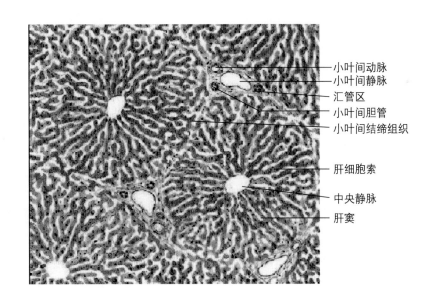

图11-19　肝的显微镜下观（低倍镜下）

■ 肝腺泡

1. 肝腺泡的结构　Rappaport（1954年）系统研究了大鼠活体肝的微循环后提出：肝实质的基本结构和功能单位是肝腺泡（liver acinus）。

肝接受来自内脏循环富含各种养分的血液，同时又接受体循环经肝动脉输入的含氧量较高的血流。由小肠吸收的以及从脾、肠道、胰分泌的物质，通过肝门静脉入肝，经肝代谢、生物转化及贮存，又重新合成并分泌入体循环以供应其他器官的需求，这些功能是在肝的微循环单元肝腺泡水平实现的。

活体观察肝循环证实围绕着中央静脉的肝细胞并非属于同一腺泡，而是包含着多个不同腺泡的肝细胞。单个肝腺泡可视为一团较小的肝组织，呈卵圆形或菱形，介于2个或2个以上中央静脉之间，包括2个相邻经典肝小叶的一小部分。肝腺泡的中轴为汇管终末分支，血流单向地从肝门静脉、肝动脉的终末分支注入肝窦，流向中央静脉，而胆汁流向相反。每一个肝腺泡均由单层肝细胞组成的肝板与肝窦错综交杂而成。汇管与中央静脉之间的单列肝细胞为15~25个。肝细胞浸浴在肝窦内，致使每一个肝细胞始终能与来自体循环及内脏循环的混合血相接触。

2. 肝腺泡分带的生理和病理学意义　尽管肝窦广泛交通，但Rappaport发现每个肝腺泡有特定的血管供应，且肝细胞围绕着腺泡中轴形成一些同心带，靠近中轴的为1带，向外逐渐移行为2带和3带（图11-20），其间并无明确界线。

由于肝细胞接受单向渐进性的血流灌注，摄入的物质也因此有序地进行转化，在肝腺泡不同部位肝细胞的功能必然出现梯度差异，因而提出了肝腺泡内不同区域内，功能的不均一性。

肝腺泡1带的肝细胞最先接受富含各种溶质及氧浓度较高的血流，而3带的肝细胞灌注的却是经过前方肝细胞改造后、氧浓度较低的血流。1带细胞较活跃，细胞内线粒体、溶酶体和内质网均较发达，三磷酸腺苷和有关糖代谢的酶含量也较高。进食后糖原首先出现于此带，渐次为2带、3带。

肝腺泡1带肝细胞的再生能力也较强。在生理情况下，有丝分裂仅见于1带邻近汇管的3~5个肝细胞，它们承担着细胞更新的功能，新生的肝细胞陆续被推移到腺泡的不同部位，离汇管第5位以远的肝细胞即失去有丝分裂能力。近中央静脉端的肝细胞通过凋亡而移去，在正常肝内，这是一个缓慢的过程。近年来的研究证实，当部分肝切除或在药物、缺氧情况下，这一过程可被细胞损伤所激发，复制现象可遍及肝板内绝大多数细胞。在这些实验模型中还可见到一种卵圆形的异形细胞（卵圆细胞），或称干细胞，它们可视为一种储备细胞，必要时（如肝细胞损伤或癌变时）可双向分化为肝细胞或胆管细胞。在人体原发性肝癌超微病理的观察中，见到存在此类细胞，它们分化较低，尤多见于混合型肝癌。

血源性中毒性肝疾患往往先罹及1带肝细胞，显然由于它们首先接触毒素。在一般病理情况下，2带、3带肝细胞易受损害。若因血供障碍，如肝淤血等引起的缺氧，3带肝细胞反应最敏感。酒精中毒时，肝细胞内脂肪囤积，亦先见于3带。在药物、毒素的生物转化中起重要作用的细胞色素P450酶系，主要位于2带、3带，或在这些部位的肝细胞内诱导产生。如苯巴比妥诱导的P450B1及P450B2自离汇管第8位肝细胞开始出现，至第12~14位肝细胞内最盛。这或可用以解释为何临床使用对肝细胞有害的药物多损及2带、3带。有可能这些肝细胞内高浓度的P450所产生的毒性中间产物远远超过肝细胞自身清除这些化合物的能力，以致损及肝细胞。

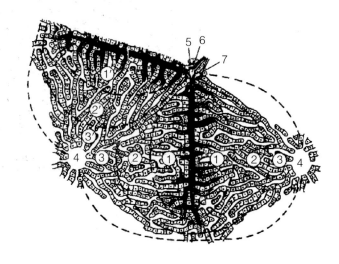

肝窦中血液的氧分压和养分随1~3带之顺序依次递减。1.肝腺泡1带；2.肝腺泡2带；3.肝腺泡3带；4.中央静脉；5.小叶间胆管；6.小叶间静脉；7.小叶间动脉。

图11-20　肝腺泡的分带和血液供应

近年来，通过原位分子杂交和蛋白质免疫定位技术，对肝腺泡基因表达的区位分布研究证实它有一个更为复杂的分带。几乎所有肝细胞均具有白蛋白的基因表达，而在正常情况下，甲胎蛋白（AFP）的基因表达受抑。排列于最末位、邻近中央静脉的两个肝细胞有其特殊性，它们表达谷氨酰胺合成酶及碳酸酐酶2和3，具有除氨作用，故被视为清道夫。其他，如肝窦微环境（底物、辅助因子、氢、氧及神经功能等）的差异，细胞间接触的差异，细胞与外环境、肝细胞与非主质细胞之间的关系等，似均与肝腺泡内基因表达的异质性有关。延续了3个世纪有关肝脏结构和功能单元的讨论并未终止，Desmet（2001年）指出：人的肝脏是一个不可分割的连续体，并无明确界定的结构单元，只是它们特殊的血管布局形成不同区域结构与功能的异质性。

■ 肝的间质

1. 肝内血管　肝内血管极其丰富，从而为肝完成其多种功能提供了保证。每100 g人肝组织每分钟接受100~130 mL血，肝的总血流量约占心排血量的1/4。入肝的血源有肝门静脉和肝动脉，其中70%~75%的血由肝门静脉供给，其余来自肝动

脉。出肝的血管则为肝静脉。

（1）肝门静脉：肝门静脉为肝的功能血管，血中含有从胃肠道吸收来的各种营养物质，为肝提供了丰富的原料。肝门静脉在肝内逐渐分支形成叶间静脉、小叶间静脉。小叶间静脉又不断分出短小的终末支，穿过界板，经入口静脉，注入肝窦。肝窦内的血液自肝小叶的周围部分向中央缓慢流动，使肝细胞能充分进行物质交换，然后流入中央静脉。

（2）肝动脉：肝动脉的血液含丰富的氧，为肝的营养血管。肝动脉入肝后，先后分支形成叶间动脉和小叶间动脉。肝动脉的血液，一部分供应肝的被膜和肝内间质（包括结缔组织、胆管等）的营养需要，另一部分则经小叶间动脉的终末支，穿过界板，与肝门静脉的血液共同注入肝窦内，故肝窦所含的是混合血。

（3）肝静脉：中央静脉可视为肝静脉的终末支，它们汇合于小叶下静脉，小叶下静脉与小叶间静脉不同，单独走行于小叶间结缔组织中。小叶下静脉进而汇合成集合静脉、肝静脉，出肝后注入下腔静脉。

2. 肝内胆管　胆汁由毛细胆管流至Hering管，穿过肝界板而入小叶间胆管（图11-21），

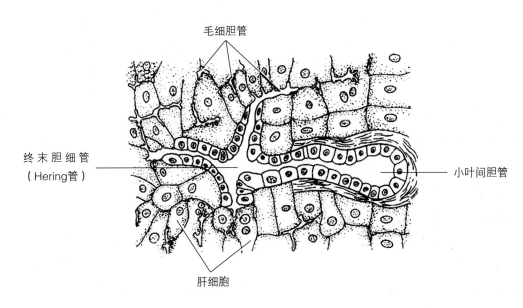

图11-21　肝内胆管

小叶间胆管向肝门方向汇集成较大的肝管，最后在肝门附近形成左、右两支较大的肝管而出肝。肝内小胆管系统包括：毛细胆管Hering管（Hering壶腹，或称终末细胞胆管）、细胆管、小叶间胆管、间隔小胆管。毛细胆管系肝细胞膜的一部分，因此无上皮细胞作为内衬，亦无基底膜。Hering管系肝细胞和胆管细胞之间的过渡，管腔由不完整的上皮细胞组成，开始有少量基底膜。细胆管和小叶间胆管有完整的内腔，衬以上皮细胞，并有基底膜。Hering管为直径10~15 μm的短小管道，起初由1个或2个梭形胆管细胞与一个肝细胞围成，以后其管壁则衬以2~4个立方状的胆管细胞，外围以基底膜。随着肝内胆管的管腔逐级变大，上皮由立方细胞变为单层柱状细胞，细胞核靠近基底部，侧表面的细胞膜呈犬牙交错地相互毗邻着。细胆管无基层，小叶间胆管外开始有少许平滑肌，以后肌层逐渐形成。

3. 肝内胆管的异质性　肝内胆管上皮细胞在形态和功能上不一致。小胆管的上皮细胞直径约为8 μm，不表达胰泌素和生长抑素2受体，也无囊性纤维化透膜转导蛋白（CFTR）、Cl^-与HCO_3^-交换体和P450 2E。反之，较大胆管的上皮细胞直径约为15 μm或15 μm以上的具有以上受体、透膜蛋白和P450 2E。这些表明较大胆管上皮细胞在胆流形成中的作用。

4. 肝内结缔组织　小叶内的结缔组织主要为网状纤维构成的支架，介于肝细胞板及肝窦内皮细胞之间，起着支持肝细胞的作用，并使肝窦保持开放。研究证明，当肝损伤后，如果网状支架得以保存，肝细胞的再生较快而有序。小叶间结缔组织中除网状纤维外，还含胶原纤维、弹性纤维以及少量成纤维细胞、巨噬细胞、浆细胞和淋巴细胞。有些肝小叶间结缔组织中含有汇管分支，即小叶间动脉、小叶间静脉和小叶间胆管，这部分就称为汇管区，汇管区除汇管分支外，尚含有淋巴管和神经等。小叶间结缔组织中含有小叶下静脉，但不构成汇管区。肝的结缔组织增生，即肝的纤维化，是慢性肝病和肝硬化的早期病理学特征。一般光镜下所见的肝纤维化多出现在汇管区、小叶间，使小叶界线由此变得显著。结缔组织还常出现于中央静脉及小胆管周围，或围绕着病变和再生的肝细胞。一般认为，肝细胞的损伤或退变均能刺激结缔组织增生。当肝细胞在中毒、炎症或外伤等情况下，其退变坏死往往与再生相伴而行，此时，结缔组织常形成不规则的分隔，包围着再生的肝细胞团，形成大小不等的假小叶。增生的结缔组织阻碍了这些肝细胞与血管、胆管的有机联系，并抑制了它们的生长，致使肝组织失去正常结构与功能。

5. 肝内淋巴　肝内淋巴除一小部分（约10%）由胆周毛细血管丛渗漏形成外，绝大部分源自窦周间隙内的组织液。肝内输出的淋巴流量颇丰，占胸导管输入淋巴总量的25%~50%，正常人每日产生1~3 L；其蛋白质浓度约为血浆蛋白的80%，较人体其他部位高；白蛋白、球蛋白的比率也略高于血浆。以上特征均与肝窦内皮细胞的特殊结构有关，致使血浆和内皮下组织液之间很少甚至不存在渗透压的梯度差异。而淋巴的形成主要受制于肝窦内压，在肝硬化或肝外引流受阻的情况下，患者淋巴生成量每日可达11 L，为腹水的成因之一。在窦周间隙内生成的淋巴随着伴行的血管穿过界板上的窗孔，渗入汇管区结缔组织与界板之间的组织间隙（Mall间隙），由此扩散至小叶间结缔组织内，由汇管区的毛细淋巴管收集流入较大的淋巴管。

6. 肝的神经　来自腹腔的交感神经丛和迷走神经的分支，它们伴随着肝血管不断深入肝实质，分布于小叶间结缔组织内的血管和胆管上。进入小叶内的神经纤维末梢多见于汇管周围区域内，可分布于肝窦内皮细胞、肝巨噬细胞、肝星形细胞及部分肝细胞上。对于肝细胞来说，广泛的神经支配并非必要，因为它们可以凭借相邻肝细胞上的间隙连接互递信息。

肝的血管、淋巴管和神经

■ 入肝的血管及其在肝内的分支

入肝的血管有肝门静脉和肝固有动脉。二者入肝后反复分支，最后形成（肝）小叶间静脉和动脉，后经它们的最终分支共同开放于肝细胞板之间的肝窦，最后汇入肝小叶的中央静脉。肝窦接受的血液75%来自肝门静脉，25%来自肝动脉，而肝所需氧的50%来自动脉，另50%来自肝门静脉。二血管入肝后分支分布基本相似，故命名也相似。

肝的功能上的分叶、分段实际上就是以肝固有动脉、肝门静脉各级分支分布的区域而分为叶、段。动脉和肝门静脉分支是行于肝的各叶和各肝段之内。

肝门静脉、肝固有动脉分支经肝门入肝时有肝的纤维囊（Glisson囊）的结缔组织包囊，称Glisson鞘，并随血管的各分支直达肝小叶间。包于Glisson鞘内的还有肝的输出管——胆管（其达肝门时已汇为肝左、右管），而形成了门管区三要件。在肝门处包囊3种管道的Glisson鞘在人体呈冠状位，有人称之为肝门板。Glisson鞘向下与肝十二指肠韧带内的结缔组织是延续的。在肝门处Glisson鞘的前层较致密而厚，后层疏松而薄。因此有人认为肝门处肝门静脉后方无Glisson鞘包被。此点在做经颈静脉肝内门腔静脉分流（TIPSS）术时，在肝门静脉分叉处穿刺可能发生腹膜内出血，即与肝门静脉后方无Glisson鞘有关。

肝固有动脉

肝固有动脉（proper hepatic artery）起于肝总动脉，后者来自腹腔干。

腹腔干（celiac trunk）又称腹腔动脉（celiac artery），亦称腹腔轴（celiac axis），是腹主动脉的第一大分支，长约1.25 cm，位于网膜囊后壁腹膜后，约平第12胸椎，在主动脉裂孔稍下方起于腹主动脉前壁，旋即分为3大支：胃左动脉（left gastric artery）、脾动脉（splenic artery）和肝总动脉（common hepatic artery）。腹腔干两侧有腹腔神经丛，腹腔神经节及膈肌左、右脚，下方邻胰腺上缘。肝总动脉是3大支里中等大小的动脉，分出后在网膜囊后壁肝胰襞内向前、向右微下行，达十二指肠上部上面，网膜孔内侧下方，横过肝门静脉之前，至胰头上缘，此处肝总动脉已在小网膜两层之间，分为肝固有动脉和胃十二指肠动脉（图11-22）。

肝固有动脉分出后，上行于肝十二指肠韧带内，近肝门处一般分为左、右支。分叉点较进出肝门的其他两种管道之分叉点稍低，且偏左。分叉的高低及形式是有差异的。左、右支入肝后的各级分支现尚没有统一的标准名词，本书暂按国内临床应用习惯分为叶支、段支。

1. 右支　亦称肝右动脉（right hepatic artery），较长。分出后，向右上行，经肝总管（前）和肝门静脉分叉点（后）之间进入胆囊三角，即Calot三角，在此分出胆囊动脉（后述），继续向右上入肝门右部。国人79.5%的肝右动脉经肝总管之后，有13.25%的经肝总管之前入Calot三角，其他的可能经肝门静脉的后方或是有"副肝右动脉"。肝右动脉入肝后向右上行，位于肝管之右下方，肝门静脉右支之前下方，分出尾状叶支至尾状叶右半后，分为右前叶支和右后叶支。国人肝右动脉分支形式见图11-23。

（1）右前叶支：有人称之为前段动脉（此命名法是把肝右叶分为前、后段，而不是分为前、后叶）（图11-13），分出后向前下方胆囊

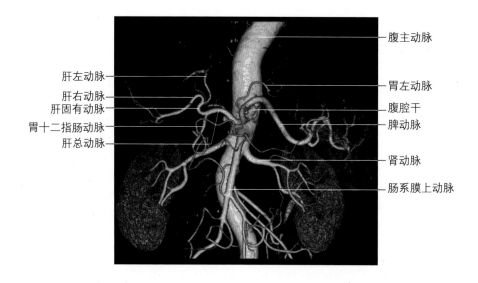

图11-22 肝动脉多层螺旋CT三维重建

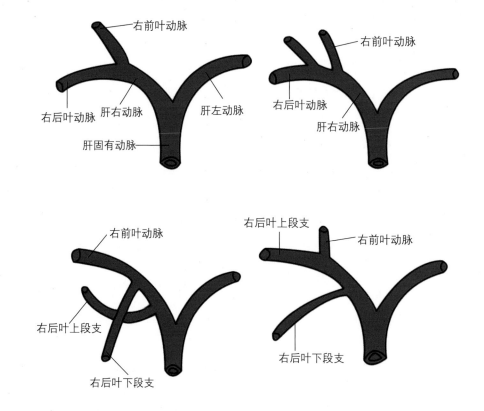

图11-23 肝右动脉的分支形式

颈的方向走行，行径屈曲，然后突然转向上伴右前叶之胆管，肝门静脉支而行，并分为右前叶上、下段支。右前叶支向下行的一段靠近胆囊窝底（即在窝底肝实质内），在胆囊手术中可能容易被损伤。在做肝中叶、左三叶切除时在肝门右切迹内或向外侧分离，可显露肝右动脉之右前叶支（以及其他两种管道之支）。右前叶上、下段支分别向后上、前下行至右前叶上、下段内。极个别例子的右前叶上段支起于肝左动脉。

（2）右后叶支（后段动脉）：较右前叶支直、向外行，分为右后叶上、下段支分别向后上和前下行，分支分布于该二肝段（图11-13）。肝右动脉至尾状叶右半的分支，常可起于右后叶支。单独的右后叶切除较少应用，即使切除，也是先从结扎肝右静脉入手，而后分离肝实质过程中遇见肝右动脉的右后叶支（肝门静脉、胆管之支）时结扎切断。

2. 左支 亦称肝左动脉（left hepatic artery），由于肝固有动脉的分叉偏左，肝左动脉较肝右动脉短，入肝门居左肝管之左下方，肝门静脉左支前下方，与二者伴行达肝门的直部、肝门静脉脐部处分为左内叶和左外叶动脉（图11-24）。行左外叶肝切除即在肝门静脉脐部之外侧结扎左外叶动脉和左外叶的肝门静脉支及肝管。国人肝左动脉在肝门直部分为左内叶和左外叶支者只有35%（图11-25）。Healey报道70例中此类形式分支者仅占40%。肝左动脉入肝门后一般在其干上向后发出尾状叶支至尾状叶左半部。

（1）左内叶支：有人称内侧段动脉（此种命名法是把肝左叶分为内、外侧段，而不是分为内、外侧叶），有70%的标本左内叶支分出2个至左内叶上部的动脉和2个至左内叶下部的动脉，后者至方叶内（图11-13）。Healey的70例中有25%左内叶支在肝门外起于肝右动脉，而国人如此形

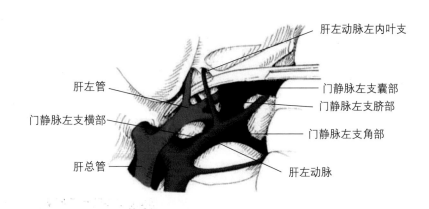

图11-24 肝左动脉（肝下缘向上翻起）

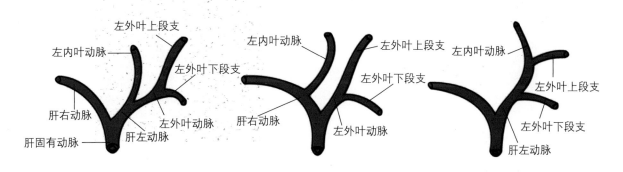

图11-25 肝左动脉的分支形式

式者有27%。也有在肝门外起于肝左动脉、而无真正的肝左动脉，它为左外叶支代替。这种起于肝右动脉之左内叶支，在肝外解剖时见到常被定名为肝中动脉。实际上这种"肝中动脉"实质是某肝叶或肝段的动脉，国人曾报道2例"肝中动脉"确证是到右前叶的支。在行肝右三叶、肝中叶切除时，在肝门处需确证至左内叶的肝蒂三要件后方可结扎。由于至左内叶的动脉是多支，故左内叶也难于再分为段。

（2）左外叶支：有人称之为外侧段动脉，是肝左动脉的终支。通常在肝外相当于肝镰状韧带与肝圆韧带所在平面（即左叶间裂）处，在肝内相当于肝门静脉左支的角部，左外叶支分为左外上段支和左外下段支，分别至左外叶上、下段（图11-13）。Healey的70例中有35%者左外下段支起于左内叶支。做肝左外叶切除，从肝门分离达肝圆韧带裂（也即在肝门静脉左支脐部之外侧），在其偏左分别结扎切断左外叶上、下段之肝蒂三要件。一般先处理下段肝蒂，而后在其后方2~3 cm处找出上段之肝蒂结扎切断。

（3）尾状叶动脉：尾状叶的动脉有多支。Heloury报道26个尾状叶有65支动脉，每个尾状叶有2.5个动脉支。动脉支来源于肝左、肝右动脉，没有优劣之分。也有人认为尾状叶有3个动脉蒂：尾状突的来自肝右动脉，尾状叶左部分的来自肝左动脉，而尾状叶右部分的（有人称中间蒂）来自肝右动脉。

3. 肝的动脉的变异　包括肝固有动脉及分支的变异，以及肝固有动脉起始于肝总动脉来源异常在此一并叙述。因为肝移植切取供者肝时，其动脉必须一直追溯至腹腔动脉起于主动脉处切断待用；而切除受者肝时，必须仔细检查追溯肝的所有动脉之来源，对其中大的动脉分离切断，并应当"控制"其近断端，以备与供肝之腹腔干吻合之用，故可见肝总动脉起源之变异有其临床应用意义。

（1）肝总动脉起源变异：肝总动脉正常起于腹腔干，国人约为96.47%（1 583/1 641），而有3.53%（58/1641）起点变异，包括起于肠系膜上动脉（国人218例肠系膜上动脉中有5.05%发起肝总动脉）（图11-26）或其他动脉，如腹主动脉、腹腔肠系膜动脉干（celiacomcsenteric trunk，国人中有1.38%是腹腔膜系膜动脉干）等。Rolles（1979年）曾见2例无腹腔干，其中1例胃左动脉与肝总动脉共干，脾动脉单独起于腹主动脉；另一侧，胃左和肝总动脉共干，与脾动脉、肠系上动脉三者共成一总干起于腹主动脉（图11-27）。Daly（1984年）报道1例，胃左动脉与脾动脉共干，而肝总动脉起于肠系膜上动脉。

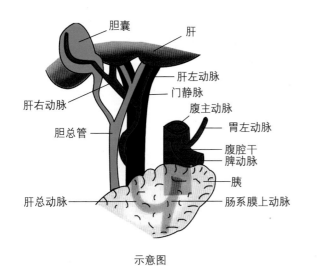

示意图

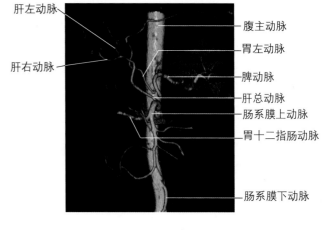

多层螺旋CT三维重建

图11-26　肝总动脉起于肠系膜上动脉

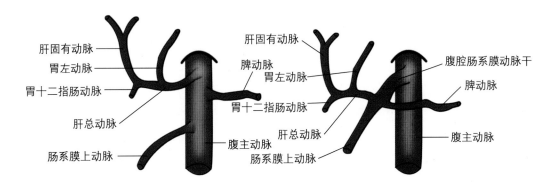

图11-27 无腹腔干

起于肠系膜上动脉的肝总动脉多是在胰后方起始，向上经肝门静脉起始段之后方（少数经肝门静脉前方），继向上达肝十二指肠韧带下段时，可在胆总管与肝门静脉之间转而向前达肝门静脉前方向上，而后分为肝左、右动脉（图11-26）。Michels（1951年，1966年）报道200例解剖，见肝总动脉起始变异的占4.5%，其中2.5%的肝总动脉起于肠系膜上动脉，起于主动脉者占1.5%，0.5%起于胃左动脉，1966年报道只提了前两项。而Haitt 1 000例肝移植供肝解剖，肝总动脉异常起始（肠系膜上动脉、腹主动脉）有1.7%。肝移植切取供肝时需追溯肝总动脉起于腹腔干处（其他变异起点亦同），再追溯至腹主动脉而一并切取，在此过程中常由于膈下动脉起于腹腔干而造成麻烦的出血，故解剖中需谨慎结扎膈下动脉（常是左膈下动脉）。起于肠系膜上动脉的肝动脉（肝总动脉或肝右动脉）是一长而弯曲的血管，在胰和胆总管的后方，位近胰头上缘，有时可穿入胰实质内。当切除胰体、胰尾时，此肝动脉可能被损伤；在胰十二指肠手术需结扎、切断十二指肠动脉时，必须注意不能误扎此肝动脉。

（2）肝固有动脉及其分支变异：包括无肝固有动脉、肝固有动脉之起点、行程变异，以及文献中常提到的"副动脉"（accessory artery）、"迷走动脉"（aberrant artery）和"替代动脉"（replacing artery）等。无肝固有动脉实质上是

肝固有动脉正常的分支——肝左、右动脉分别起于某个动脉。肝固有动脉起点、行程变异多是如前述因肝总动脉起源异常，而致肝固有动脉起点位置、行程随之有改变。而"副动脉""迷走动脉"和"替代动脉"其实质是肝左、右动脉本干或它们的某一分支的起始点（甚或起于另外某一动脉）、行程和入肝部位变异。"副、迷走或替代动脉"，它们都是独立供应肝的一定部分（半肝、叶、段或更小部位）肝组织血液的动脉支，因此有重要的临床意义。例如在肝部分切除时，应该或不应该结扎、切断某个动脉，必须先确证该动脉对肝的供血范围，而后方可进行；肝移植切取供肝时，应分离其所有入肝动脉，并追溯至其起始之大干，切断、保留，以备与受者相应血管吻合，而不能结扎，如结扎将可使供肝部分坏死，而在切除受者的肝时，也应追溯所有入肝之动脉，至其起始之母干，切断、保留、控制近断端（受体端），以备与供肝血管吻合选用。此外早期文献常用"肝中动脉"（middle hepatic artery）这个名词，其实肝中动脉是肝右或肝左动脉分支的变异，故此名词应该废止。

1）无肝固有动脉：据文献综合，国人78.3%（1 089/1 327）有肝固有动脉，无肝固有动脉者21.7%（288/1 327）。国外报道51%~76%有正常的肝固有动脉，而48%~24%无肝固有动脉，差异颇大。无肝固有动脉者其肝左、右动脉多数分别

起自胃左动脉和肠系膜上动脉；其次是肝右动脉起自肠系膜上动脉，而肝左动脉起于肝总动脉；极少数肝左、右动脉起于肝总动起始段甚或腹腔干上。起自胃左动脉的肝左动脉或其某一叶支或段支，多是经肝胃韧带而至肝（图11-28）。Couinaud曾报道300例肝手术，见1例起于胃左动脉的"迷走肝动脉"分支分布于全肝。像这样的例子，如行肝左叶切除时，若在肝蒂内扪不到动脉搏动，即应转移注意力排除胃左动脉分支供给全肝的可能性。

2）肝左动脉之变异：肝左动脉正常起始国人有77.51%（889/1 147）；有10.72%（128/1 147）起自其他动脉（即替代肝左动脉），其中包括起自胃左动脉（图11-29）、腹腔干、肠系膜上动脉等；而另外11.77%（135/1 147）有"副肝左动脉"（有正常的肝左动脉，"副叶左动脉"实际是肝左动脉之某支或段支），起于胃左动脉、肝右动脉、肝总动脉、脾动脉、肠系膜上动脉、胃右动脉、胃十二指肠动脉和腹主动脉等。

3）肝右动脉之变异：肝右动脉正常起始国人有79.38%（598/747），有15.98%（119/747）起于其他动脉（即替代肝右动脉），包括肝总动脉、肠系膜上动脉（国人218例肠系膜上动脉中有5.96%发出肝右动脉或"副肝右动脉"）、腹

腔干、胃十二指肠干、胰十二指肠后动脉和腹主动脉（图11-30）；而另外有4.69%（35/747）有"副肝右动脉"（实际是某一叶支或段支），可以起自肝左动脉和胃十二指肠动脉等。从399例肝右动脉起源看，起于肝固有动脉（正常）82.96%，肝总动脉10.82%，肠系膜上动脉3.76%，腹腔干0.75%，胃十二指肠动脉1.75%，胰十二指肠后动脉0.25%，和腹主动脉0.25%。起于肠系膜上动脉和腹主动脉（多数）的肝右动脉经肝门静脉后方上行，继在肝十二指肠韧带内可经肝门静脉与胆总管之间上行，达肝门。肝右动脉极少见的变异是起于右肾动脉的近端，Braun等（1991年）报道1例，Bergman（1984年）曾对此变异有过描述。这一变异对肝、肾切除或肝、肾移植，以及肝肿瘤的介入治疗等均有重要意义。Price（1993年）报道另一极少见的行程变异的肝右动脉。因胆囊炎而行胆囊切除术时，在胆囊管内侧1 cm见一直径2~3 mm的血管从前方横过肝总管而达胆囊的内侧壁，外观似胆囊动脉，因其过大，未即结扎，而从胆囊窝顺行分离胆囊，即清楚地看见该血管不是胆囊动脉而是肝右动脉，其在胆囊窝内前行7~8 cm后，180°急转弯而反向行向肝门入肝。该例无真正的胆囊动脉，而是由肝右动脉发出5~6支小血管至胆囊。

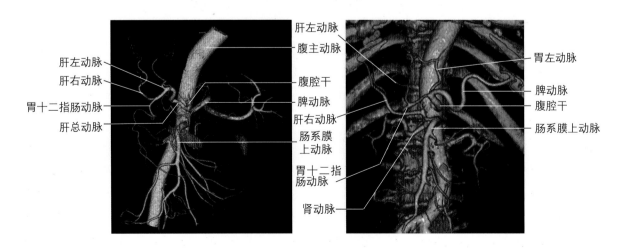

图11-28　无固有动脉的多层螺旋CT三维图像

综上所述，"代替""副"和"迷走"肝动脉有重要临床意义，而异常起始的肝总动脉、肝固有动脉以及肝左、右动脉，其行程的临床意义更为重要，特别是起于肠系膜上动脉或腹主动脉者，它们多数是经胰头、肝门静脉后方上行，进而在肝十二指肠韧带内，其与胆管和肝门静脉间的位置关系不似正常而也有改变。其临床重要性在于：①在肝外科方面，肝移植（特别是劈离式、活体部分肝移植）、肝部分切除术时，均应在术前做动脉造影，对肝动脉的情况有所了解；②在胆道外科、胰头手术方面，医师应有这方面的解剖知识，以避免损伤异常起始于腹主动脉和肠系膜上动脉并行走于胰头和肝门静脉后方的肝动脉（肝总、肝固有或肝左、右动脉）。这样的异常所占比率达5%或更多，不容忽视。

4. 肝动脉的侧支吻合 已有文献报道，在肝实质以外有小动脉支间的不定的吻合，其中最重要的是在肝的结缔组织被囊（Glisson囊）内以及囊结缔组织伸入肝内部分。在肝冠状韧带两层间即裸区，以及镰状韧带附着处有肝被囊之小血管与膈肌的血管之间有吻合。肝动脉和胰十二指肠动脉的分支至肝外胆管，这些动脉分支间的侧支吻合也是肝侧支循环的另一途径。虽然有时在健康人的血管造影或者尸体血管灌注标本不能看见

有吻合，但是在结扎肝动脉后，吻合可以重新发展起来。肝内段动脉间的侧支吻合可能在结扎动脉后10~15小时（也有说4小时）出现。结扎动脉后肝段的存活是由于：①从肝门静脉血中增加氧的摄取；②肝外侧支循环的建立；③对结扎的反应而形成肝内侧支循环的结果。

肝动脉不是终动脉，可以结扎，但肝组织坏死仍有可能发生。由于肝缺血而引起低血糖，也应预先给予充分重视。虽大部分病例可耐受肝动脉的结扎，但最好还是应该避免，因为结扎肝动脉后代谢改变并发生肝的多种酶增加，将使术后处理复杂；加之结扎了未确认的血管，而将该

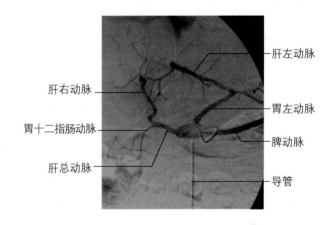

图11-29 替代肝左动脉起自胃左动脉（DSA）

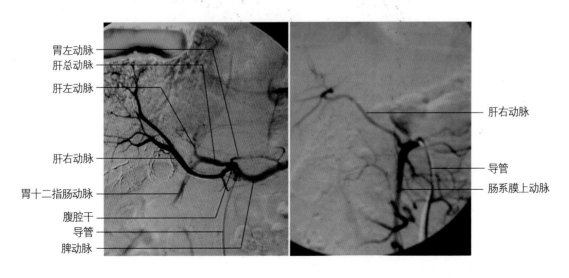

图11-30 替代肝右动脉（DSA）

扎的血管未扎从而导致出血，以及随之企图迅速控制出血就容易损伤邻近结构，如胆管、十二指肠、肝动脉等。

肝门静脉

肝门静脉（hepatic portal vein）在肝十二指肠韧带内上行，近肝门处分为左、右支（图11-31），分叉处肝门静脉干变宽，曾有肝门静脉窦（portal sinus）之名（Rauber-Kopsch Anatomic des Mensehen）。肝门静脉分叉与肝方叶关系，约有各1/3位于方叶的中间部，方叶的内（左）侧部和方叶靠近胆囊窝部分。国人有85.8%（568/662）者肝门静脉分为左、右支形式（图11-32）。另一报道210例肝内动脉肝门静脉造影，肝门静脉近肝门处分为左、右支者有69.52%（146/210）（Cheng）。国外报道不一，尸检肝标本有82.52%（85/103）（Couinaud）；肝标本铸型分左、右支者有96%（24/25）（Uflacker），动脉肝门静脉造影CT、超声检查分左、右支者分别有79.9%（405/507），99.1%（18 533/18 550）（Fraser，Atri）。肝门静脉干多数是在肝门处分为左、右支，但尚有一些是在肝实质内或在肝

门内贴近肝实质处才分支。有报道31例尸检肝解剖，肝门静脉分叉在肝门外有54.8%，而后两种情况（肝实质内和贴近肝实质）分别是25.8%和25.4%（Schultz）；25例肝铸型标本肝门静脉分叉在肝门外有60%（Uflacker）。在肝门外肝门静脉与肝动脉及肝管一起均有从肝延续来的肝被膜（临床习惯称肝被囊，即Clisson鞘）包被，其在肝门三要件腹侧结缔组织较厚，而背侧较薄。Schultz仔细解剖了肝门和肝门静脉后，认为肝门静脉分叉在肝门外者是在肝被囊之外。肝门静脉分叉处与此被膜的关系有重要临床意义。在做经颈静脉肝内门-体（腔）静脉分流（transjugular intrahepatic portosystemic schunt, TIPSS）时，肝门静脉分叉位于肝外可能导致腹膜内（注：肝十二指肠韧带内，从解剖学来说应是腹膜外）出血，乃是因肝门静脉分叉无肝被膜包被的缘故。

1. 右支 肝门静脉右支较短，国人83例成人肝标本测量，长0.5~3.0 cm。Uflacker对25个成人肝铸形标本测量，长1.1~1.6 cm，管径1.3 cm。右支从肝门静脉干分出后向右上经肝门右部分或肝门右切迹入肝，与肝右动脉、肝右管伴行，肝门静脉在肝内位于肝右管（位前上方偏左）、肝

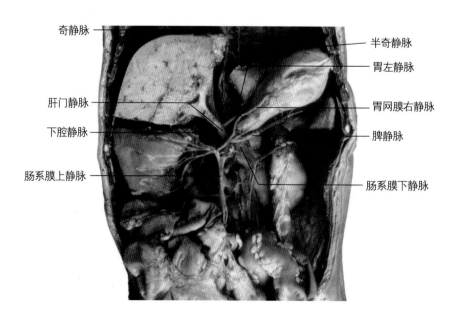

图11-31　肝门静脉系

（左侧标注，从上到下）
奇静脉
肝门静脉
下腔静脉
肠系膜上静脉

（右侧标注，从上到下）
半奇静脉
胃左静脉
胃网膜右静脉
脾静脉
肠系膜下静脉

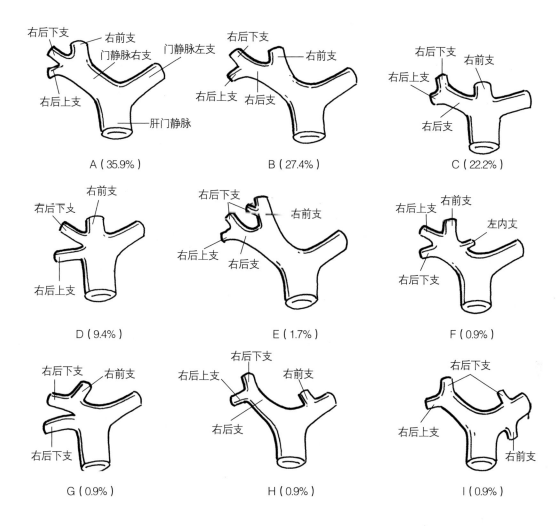

图11-32　肝门静脉的分支类型

右动脉（位居中）的偏右后下方，三者相互关系一般维持达肝内它们分支处。但有的有变异（见后）。右支一般在分出后1 cm长范围内向后发出1~3支至尾状叶右半的细支，而后多数分为右前叶支和右后叶支（国外有人称段支，segmental vessels）、各支再分为上、下段支（国外又称亚段支，subsegmental branches）。国人肝门静脉右支分为前、后叶支者约占64.3%（129/204），其他分支形式多是右前叶支起点之变异或某一段支起始之变化（多是右后上段支）（图11-33）。

右前叶支起点变异有：①起于肝门静脉分为左、右支分叉处（9.3%，19/204）；②起于肝门静脉左支（8.2%，17/204）；③与右后叶支共干或起于右后上段支（19.1%，39/204）。右前叶支、右

后上段支起点之变异有临床实用意义，在"肝中叶"（肝中静脉引流区，包括左内叶和右前叶，也即Couinaud Ⅳ、Ⅴ、Ⅷ段）切除、肝右叶切除时必须先确认各血管，并确定应于何处结扎各该血管后，方可结扎、切断，以免误伤，引起不良后果。在肝门处Glisson囊所包3个结构中，肝门静脉最明显而易显露，但在分离过程中也最易受到损伤。在肝门静脉右支的上壁常有一些小支分出，而壁之上部有肝组织遮盖，分离时可能被损伤，故解剖有时有困难。

20世纪90年代兴起经颈静脉肝内门-体（腔）静脉分流术（从肝右静脉穿刺达肝门静脉右支、肝门静脉分叉或肝门静脉左支，并在其间安置金属支撑）治疗门静脉高压。作TIPSS，肝

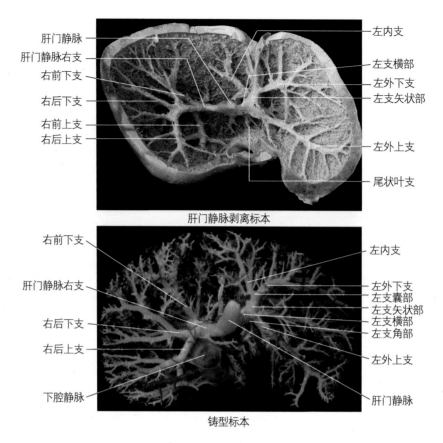

肝门静脉 ── 左内支
肝门静脉右支 ── 左支横部
右前下支 ── 左外下支
右后下支 ── 左支矢状部
右前上支 ──
右后上支 ── 左外上支
── 尾状叶支

肝门静脉剥离标本

右前下支 ── 左内支
肝门静脉右支 ── 左外下支
── 左支囊部
── 左支矢状部
右后下支 ── 左支横部
── 左支角部
右后上支 ── 左外上支
下腔静脉 ── 肝门静脉

铸型标本

图11-33　肝门静脉的分支

门静脉的长短，其与肝管、肝动脉之间的关系，肝门静脉与肝右静脉间穿刺通道上肝管、肝动脉和肝门静脉三者间的位置变化等至关重要。Uflacker报道52%（13/25）的标本，在肝右静脉（距注入下腔静脉1 cm处）与肝门静脉肝门分叉处之间的穿刺通道上没有大的血管和胆管。一般胆管和动脉是在肝门静脉支的前上方。但有48%（12/25）的标本，在肝右静脉与肝门静脉分叉之间的穿刺通道上有肝门静脉、胆管和动脉的分支插入的出现率比较高；仅有1例（4%）动脉和胆管是在肝门静脉左支的后方，或在从肝中静脉或肝左静脉到肝门静脉穿刺的通道上，这些血管和胆管通常是在肝门静脉左支的前方。当选用肝门静脉外周（在肝门静脉右支第1个分叉处水平，该处相对应于肝右静脉距注入下腔静脉处下方2 cm）穿刺法时，应当考虑有96%的标本上见到Ⅶ段和Ⅷ段的动脉和胆管是在肝门静脉右支分叉的上方，如果穿刺就可能损伤动脉或胆管。故从解剖

学上看，做TIPSS应当在肝门静脉右支后下面或肝门静脉分叉处后面穿入。在肝门静脉右支更外周处（指肝门静脉右支或左支远端）穿入不一定是一个安全的方法。

2. 左支　肝门静脉左支较右支长而管径细。国人报道长2.5~9.0 cm（横部+矢状部，$n = 134$）。Uflacker报道管径1.0（0.9~1.2）cm。左右入肝后在其第1个1cm长范围内，或在肝门静脉分叉处，分出至尾状叶的1~5个细支。左支在肝门外起始入肝横部向左行达肝门之直部（即肝圆韧带裂与静脉导管裂接续处），这一段肝门静脉左支居于肝左管（在右前上方）与肝固有动脉左支（在左前下方）之间。肝门静脉左支达肝门直部后即以90°~130°角急转向前下行于肝圆韧带裂内，距肝下（前）缘2 cm处终止。末端扩大成囊状，囊顶端连接闭锁的左脐静脉–肝圆韧带及其周围之附脐静脉。肝门静脉左支未埋于肝组织内，而是由Glisson囊延续而来的结

缔组织包绕，从肝门向左可以分离结缔组织而完全显露肝门静脉左支及肝左管。已如前述，常常有肝实质的"桥"从肝左叶至方叶（也即左内叶下部）跨过肝圆韧带裂，将肝左叶与方叶连接起来，此种情况下如果要完全显露肝门静脉左支（从肝脏面肝门入路）则必须分开此部肝组织。按行程将肝门静脉左支分为4部（图11-33）。①横部（pars transversus）：亦称水平段，国人长20~60 mm（66例统计）。②角部（pars angularis）：指转折处，有闭锁的静脉导管形成的静脉韧带从此处起始，向后上连于下腔静脉。③脐部（pars umbilicus）：或称矢状部（pars sagittal），在肝门直部和肝圆韧带裂内呈后上向前下矢状位走行，长5~30 mm。脐部实质上是脐静脉的残留部分。国外文献中常称为脐隐窝（recessus umbilicalis），法文文献称Rex隐窝（Rex's recessus）。④囊部（pars diverticulum）：指末端之扩大，与脐部无分界，其末端约距肝的下缘2 cm，接续肝圆韧带的小静脉和多支附脐静脉。一些文献把左支只分为横部和脐部（从角部至囊部顶端止）2部。

肝门静脉左支之分支如下。

（1）尾状叶静脉：1~5支，起于横部至尾状叶左半。

（2）左内叶后静脉：亦称方叶上静脉，1~3支，起于横部。

（3）左内叶下静脉：亦称方叶下静脉，1~5支，起于脐部和囊部之右侧壁。

（4）左内叶上静脉：起于脐部之右壁，分布至左内叶之上部（近肝的膈面部分），1~7支。

（5）左外叶上段静脉：多是一干（96.18%，151/157）起自角部之凸侧。

（6）左外叶下段静脉：也多是一干（95.52%，192/201），起自脐部或囊部之左侧壁。

肝左外叶切除时即在肝圆韧带裂之左侧结扎左外叶之肝蒂三要件。由于肝门静脉左支长，分支也迟，且左支大部位于肝门横部内，故左半肝切除分离肝门静脉左支较右半肝切除分离肝门静脉右支容易。

3. 肝门静脉尾状叶支 近年切除尾状叶手术增加，对尾状叶形态和血管的研究也有深入。肝门静脉尾状叶支可起于肝门静脉分叉处和肝门静脉左、右支，数目多达100支以上。Francoschini和Ortale将尾状叶支分为3组：1组至乳头突，82%个体有1支或2支，3支或5支者有9%，而有9%的个体无至乳头突的分支。2组至下腔静脉区（尾状叶在下腔静脉前方的部分），包括尾状突的左部分，94%个体有1支或2支，有3支或无此支者各有9%。3组至尾状突的右部分，有1支或2支的有37%，而63%的个体无此支。

4. 肝门静脉在肝门处分支之变异 所谓肝门处肝门静脉分支变异是它不像正常的肝门静脉分为2支（85.8%，568/662分2支），而是3支、4支或其他类型（图13-21），其实质是多出来的支实际是某一叶支（前、后叶）或某一段支起点变异。这些变异因在肝门处，故在行肝部分切除时必须谨慎确证（如暂时阻断该血管，观察缺血变色肝区）是某血管，以免误伤。

5. 肝门静脉肝内变异 肝门静脉变异包括在肝门处分支变异和肝门静脉干或肝叶支的重要变异，总变异率国人尸检有14.2%（94/662）。另一组动脉肝门静脉造影报道有30.47%（64/210）。国外报道不一，尸检肝标本有17.47%（18/103）；动脉肝门静脉造影有0.09%（17/18 550）、20.1%（102/507）。肝门静脉在肝门处变异已见上述。肝门静脉肝内变异最重要的是肝门静脉不分叉变异，即肝门静脉不分为左、右支，很少见。Couinaud（1957年）在103例肝标本中见有1例（0.97%）。他称为肝门静脉不分叉变异。Fraser-Hill和Airi（1990年，1992年）用二维超声和彩色多普勒超声检查患者见肝门静脉不分叉变异出现率分别是0.037%（7/18 550）和0.19%（1/507），他们称为肝门静脉左支无水平段（absence of the horizontal segment of the portal

vein）。国人尸检肝标本（解剖和铸型），以及210例动脉肝门静脉造影均未见有肝门静脉不分叉变异。Hardy（1969年，1977年）在解剖肝标本和做肝部分切除时见2例肝门静脉不分叉变异。肝门静脉不分叉变异在肝内行径和分支情况，以上作者描述基本类同。按Hardy所见，肝门静脉由肝门深入肝，直角向后至肝右叶，分出右后叶支，后者又分为二支至右后叶上，下段（Ⅶ段、Ⅵ段），而后肝门静脉主干弯向前上，再弯转向左行。逐渐变浅（指距离脏面）。横过肝主裂，直达肝圆韧带裂后上端。肝门静脉主干向左横行的这一段即相当于正常的肝门静脉左支之横部；有的转而向下至肝圆韧带裂，成为肝门静脉矢状部，但有的无矢状部或成一细的结缔组织索而终。肝门静脉在右叶内转弯处分出两支中等大小的分支，分别至右前叶上、下段（Ⅷ段、Ⅴ段）。在"横部"上方分出6个小支，以及其在肝圆韧带后上端处分出一较粗短的干，均至肝左内叶之上部，在"横部"末端之下面发起4个小支，至肝左内叶之下部；而到左外叶的支由"横部"顶端分出（FraserHill报道有矢状部的则从矢状部发起），其分支如正常的形式（图11-34）。

这种肝门静脉无分叉变异，对做肝部分切除

术有重要意义，若未能识别这种变异，则可能误扎肝门静脉主干，从而导致灾难性后果。因为即使在手术中，这种误伤也并非都能识别出，乃因被扎肝门静脉支供血区的肝组织尚有肝固有动脉良好的供血，而能维持肝的正常色泽，术后24~48小时逐渐发现这一问题，但要挽回则相当困难。Cauinaud主张根据放射影像学检查诊断这一变异，其特征是：肝门静脉左支消失，在检查肝中静脉时，它不在任何一支静脉之前方（正常肝中静脉在肝门静脉左支的前方，图11-35）。用超声检查，向颅侧方向移动超声探头时，在肝中静脉前方即可见一粗大的静脉，即为肝门静脉。

正常肝门静脉在肝内各级分支，左、右支（左、右半肝），叶支，和段支与肝动脉，肝管各级分支基本并行，并包于同一Glisson鞘内，形成各级肝蒂三要件。Cheng文报道胆管与肝门静脉分支变异情况下，它们中的大部分二者之间还是有一定的连属关系，但是还有一些二者是分离的，疏忽或对这种解剖上的分离关系无所知，在做肝部分切除时，如果按通常情况笼统地将拟切除部分的肝蒂钳夹、结扎，则就有可能造成某部分肝组织的肝门静脉血灌流不足或胆管阻塞。做左半肝切除时，不考虑上述肝内胆管、肝门静

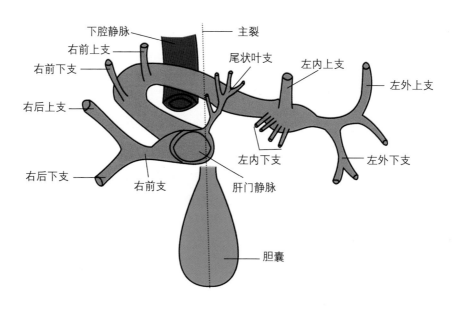

图11-34　肝门静脉主干不分叉变异

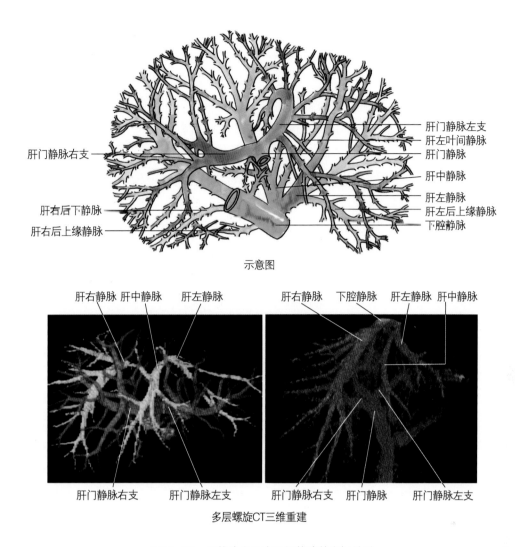

肝门静脉右支

肝右后下静脉
肝右后上缘静脉

肝门静脉左支
肝左叶间静脉
肝门静脉
肝中静脉
肝左静脉
肝左后上缘静脉
下腔静脉

示意图

肝右静脉 肝中静脉 肝左静脉

肝门静脉右支 肝门静脉左支

肝右静脉 下腔静脉 肝左静脉 肝中静脉

肝门静脉右支 肝门静脉 肝门静脉左支

多层螺旋CT三维重建

图11-35 肝静脉和肝内肝门静脉的空间关系

脉分支变异的解剖学差异，就可能引起胆管或肝门静脉发生并发症，其发生的危险因数分别是11.43％和7.14％，故此手术前的有关各种影像检查、术中在肝门处暂时阻断肝门静脉血流观察因肝缺血而颜色改变的肝区域，以及术中做胆管造影均是防止产生错误的必要措施。

■ 出肝血管

出肝血管包括肝静脉和肝小静脉。

肝固有动脉、肝门静脉之血于肝窦内混合，而后汇入肝小叶中央静脉，再后汇入小叶之间单独行走的小叶下静脉，再经数级会合最后形成肝左、中、右静脉，于肝后面的下腔静脉沟之上部出肝，注入下腔静脉的前外侧壁。注入下腔静脉的还有来自尾状叶的多支肝小静脉。由于肝的静脉均汇入肝后下腔静脉，且其位置与肝关系密切，有重要临床意义，故在此也一并叙述。

肝静脉

肝静脉（hepatic vein）分肝左、中、右静脉，穿出肝处称第二肝门，亦称上肝门（upper hilum）。而这些静脉有人又称为肝上蒂（upper hepatic pedicle）。3个肝静脉肝外段长为0.5~1.5 cm，这个长度对临床外科有重要的实用意义，在肝部分切除时，在切肝组织前需结扎肝静脉（防止肝癌切除时癌细胞随血流播散，但尚是争论的问题），如果静脉的长度（从注入下腔静脉处至有属支汇入该静脉处的长度）不足1 cm，则结扎有困难。肝上蒂、第二肝门在腹膜外，如从肝上面显露肝上蒂就需切开肝冠状韧带前层。

已如前述，肝固有动脉、肝门静脉各级分支以及肝管所属分支是行于各肝段、肝叶之内，并以它们的分布区而将肝实质划分为叶、段；而肝静脉则不同，它们是单独行于各肝段、肝叶之间，它们汇集与之相邻的肝段、肝叶之静脉血（图11-36）。这些静脉在肝内所经行的"面"（planes），人们称之为段间裂、叶间裂（intersegmental、interlobular lissure），实际不是真正的"裂"，而仅是薄层结缔组织。这样出肝的血管——肝静脉是单独行走，并不与入肝的血管（肝动脉、肝门静脉）伴行。入肝血管以肝门为中心呈放射状分支分布，而出肝的肝静脉是以尖对向下腔静脉的扇状分布，外科学家Stucke将出、入肝血管的解剖关系形象地比喻为双手手指互相交叉状。

肝静脉管径大，整个静脉系统容量大；管壁薄，其外有很少的纤维结缔组织包被（这不同于门管区三要件有Glisson鞘包被），并使肝静脉管壁紧紧连于周围肝实质。在肝的切面上，肝静脉（包括其所属分支）管腔保持着张开，而不塌陷，以此而容易与肝门静脉之支区别，后者多多少少有些塌陷，并有肝动脉、胆管之支伴行。肝静脉壁薄且固定，手术中容易损伤、破裂、出血猛烈。在肝部分切除时应避免损伤或剥离肝静脉（如保留部分肝中或肝左静脉），因其可导致肝静脉血栓形成，引起肝静脉回流障碍，从而可能产生Budd-Chiari症候群。近年开展TIPSS，肝静脉特别是3支大的静脉的解剖更有重要的实用意义。

肝的3支大静脉收集的静脉血范围各研究者报道基本上是一致的。各静脉的属支尚无统一的命名，各学者报道可能虽是同一静脉而名称各异，故很难综合各家报道统计出国人肝静脉属支的型支。本书暂参照Linder和Elias所用名而叙述。

1. 肝右静脉（right hepatic vein）　是3个肝静脉中最大的，口径0.8~2.0 cm，国人161例解剖，肝右静脉为一主干者占78.15%。Uflacker报道肝右静脉为1个主干者有64%（16/25），还有的是有2支等大而平行的肝右静脉，或是干甚短（1 cm）而分叉为2个等大平行的静脉（占12%，3/25），另有24%（6/25）有副肝右静脉（其实是来自右后叶下段的后下静脉）。肝右静脉主干位于肝右叶间裂内，呈向右凸的弧形弯曲。出肝后即汇入下腔静脉沟内的下腔静脉上段右前外侧壁（60%），注入处较肝左、中静脉稍低。肝右静脉注入下腔静脉处（口上界）距膈腔静脉孔0.7±0.3 cm（0.3~1.5 cm）。

肝右静脉属支有：

（1）前上段支（anterior superior segmental branch）：引流右前叶上段静脉血。

（2）后段支（posterior segmental branch）：引流右后叶上段静脉血。

（3）后下段支（posterior inferior segmental branch）：引流右后叶下段静脉血。

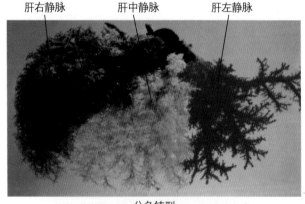

分色铸型

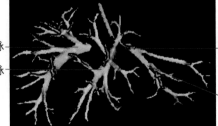

多层螺旋CT三维重建

图11-36　肝静脉

有的肝右静脉的1~2个属支在其即将注入下腔静脉邻近处（<1 cm）汇入肝右静脉，或直接注入下腔静脉，有人称之为右后上缘静脉。其实就是右后段支和（或）前上段支独立注入下腔静脉（图11-37）。

肝右静脉常见的变异是肝右静脉较大或中等大小或较小，而相应的又有一小的或较大的（口径0 5~1 cm）或有一大的（最大的口径有1.8 cm）后下静脉（posteroinferior vein），在下腔静脉沟下部直接汇入肝后下腔静脉下段（图11-38），引流肝右后叶下段的静脉血。这些小的静脉在相应部位的肝切除时应予慎重处理。另外，有的有肝右前叶上段的静脉直接汇入下腔静脉（2.4%，2/83），或者汇入肝中静脉（4.8%，4/83），或

汇入肝中、肝左静脉二者之总干（6%，5/83）。

已如在肝门静脉节所述，做TIPSS是经颈静脉、上腔静脉、右心房、下腔静脉到肝静脉，如果是从肝右静脉向肝门静脉右支或肝门静脉分叉处（常用，更好）穿刺，则应在肝右静脉注入下腔静脉处下方1cm处的前下壁穿刺向肝门静脉右支后下面或肝门静脉分叉处的后面（图11-35）。据Uflacker对25例肝铸型标本观察测量，从肝右静脉前下壁（距下腔静脉1 cm处）至肝门静脉分叉处的后上壁，其间的距离为4.4（2.7~5.4）cm（不包括肝右静脉是2支的）。52%（13/25）的标本在穿刺的通道上无大血管和胆管，而48%（12/25）的标本在穿刺的通道上有肝门静脉支、胆管和（或）动脉支。

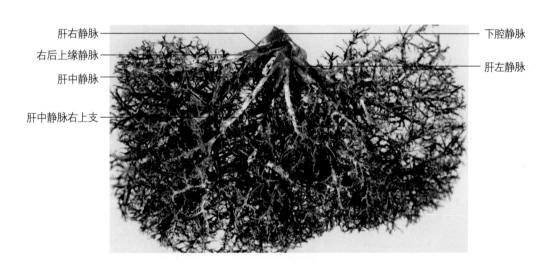

图11-37 右后上缘静脉（铸型）

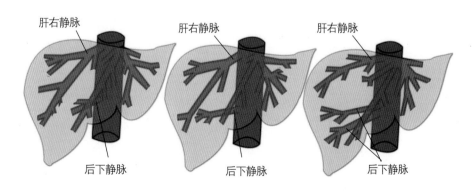

图11-38 肝右静脉和后下静脉的变化

2. 肝左静脉（left hepatic vein） 较肝右静脉稍细，口径0.7~1.6 cm。国人161例有1个主干者占27.2%。Nakamura报道肝左静脉是1个独立干的有15.66%（13/83）。Uflacker报道有1个长主干者有44%（11/25），另外是1个短干（1~2 cm）是由3个或4个属支合成（40%，10/25），还有16%（4/25）是2个肝左静脉；25例肝左静脉均是单独注入下腔静脉，而不与肝中静脉共干。国内报道肝左静脉干行于肝左段间裂内，行于叶间裂内的是肝左静脉的1个小属支。Linder认为肝左静脉是位于左叶间裂的上部分。肝左静脉注入下腔静脉前壁，注入处稍高。肝左静脉的属支有：

（1）内上段支（medial superior segmental branch）：引流左内叶上部的静脉血。

（2）外上段支（lateral superior segmental branch）：引流左外叶上段静脉血。左外叶上段上部有时有一静脉，在肝上面深部、平行于肝上面，由左向右行，称左上静脉（left superior vein），该静脉出现率1%~1.2%，在肝左静脉注入下腔静脉近旁上方单独直接注入下腔静脉，做左外叶或左半肝切除时应注意防止意外损伤而造成出血。

（3）外下段支（lateral inferior segmental branch）：引流左外叶下段静脉血。

3. 肝中静脉（middle hepatic vein） 又称矢状静脉（sagittal vein），口径0.8~1.6 cm。国人161例是1主干的有74.5%。另综合统计国人成人和儿童有65.7%（293/446）是肝中静脉汇入肝左静脉或与肝左静脉共干（口径0.9~2.4 cm）注入下腔静脉，而肝中静脉单独注入下腔静脉的有33.18%（148/446）。Nakamura报道，肝中静脉是1单独的干有15.66%（13/83），肝中静脉与肝左静脉共干84.33%（70/83）。Uflacker报道25例中20%（5/25）是独立注入下腔静脉，80%（20/25）与肝左静脉合干。肝中静脉位于肝主裂内，其行程中位于肝门静脉左支横部之前方1 cm。国内报道

（1989年）曾见1例肝中静脉的1个较粗的支（直径0.5 cm），在邻近肝右前、后叶肝管汇合成肝右管处的腹侧跨过。在做肝右管切开时应注意防止损伤该静脉支。Francescnini曾见1例肝中静脉在肝门静脉分叉的深面（后方）与之交叉。在观察超声影像和肝门部手术时应该注意识别。肝中静脉注入下腔静脉处居肝左、右静脉之间。肝中静脉的属支有：

（1）左下支（left inferior branches, rami quatrate）：引流左内叶下部（方叶）静脉血。

（2）右前下支（right ant inferior branch, rami centrales）：引流右前叶下段静脉血。

肝中静脉本干居肝门静脉分叉处的右后上方，肝中静脉下面（距下腔静脉1 cm处）距肝门静脉分叉和肝左静脉的后上面间，相当于做TIPSS穿刺的通道的直线距离是3.9（2.4~4.5）cm。肝中静脉和肝左静脉也可作为TIPSS的通道，或者是当观察到肝右静脉分流不够时作为附加的通道。

肝左、中静脉有临床意义的解剖学变化是：①肝左、中静脉共干长1 cm的只有10.8%（9/83），肝左、中静脉各自独立，且在1 cm长之内无属支注入者有7.2%（6/83），其他大部分各自独立或共干长均不足1 cm；这些情况即告诫人们在扩大的右肝叶切除（即右三叶肝切除）时，肝左静脉易受损伤，而在左肝叶切除时肝中静脉易受损伤。②有的有左上静脉（来自左外叶上部）在肝左静脉注入下腔静脉处近旁独立注入下腔静脉（4.8%，4/83）。③有右前上静脉（来自右前叶上段）汇入肝中静脉（4.8%），或汇入肝中、肝左静脉之总干，或在肝中静脉或总干近旁直接注入下腔静脉。此外，有极个别肝左静脉穿过膈汇入冠状窦或右心房。

Nakamura等检查了83例尸体，其中70例肝左、中静脉总干长1.0±0.5（0.2~1.7）cm，他们认为1 cm长度之内没有属支注入的肝静脉即足

够结扎，如以此为标准，他们尸检60%的肝右静脉可以结扎，而肝左和肝中静脉可结扎者只有11%。故此有时需要带部分肝组织一起结扎肝静脉。Nakamura资料显示，从下腔静脉至肝中、肝左静脉分叉处长1.0±0.5（0.2~2.2）cm。陈孝平等在B型超声引导下做5例左半肝和肝左外叶切除，超声测得肝左静脉距肝上缘深度为0.7~2.0 cm，肝左静脉内径为0.3~0.7 cm［另据国人26例解剖资料，肝左静脉口径1（0.4~1.6）cm］。陈氏在肝上下腔静脉左侧2 cm处肝上缘做一深的缝扎，而未按常规进针深度为1.5 cm，以防漏扎肝左静脉。在肝部分切除时（如肝右叶、左叶等），分离、结扎某一肝静脉时谨防损伤，另外的肝静脉或下腔静脉，由于肝左、中静脉有合干与否的问题，以及肝右前叶上段静脉有的注入肝中或肝左静脉等原因，故在肝切除术中，在未切肝以前应避免结扎肝左、肝中静脉，而大部分患者（60%）可以先结扎肝右静脉再切肝。

肝小静脉

肝小静脉（small hepatic vein）也称肝背静脉（dorsal posterior hepatic vein），又称肝副静脉（accessory hepatic vein）或肝短静脉。肝小静脉在国人多数有1~8支，也有多达19~31支，国外报道有达50支者。管径从针孔大到1.8 cm，小于1 mm的无临床意义。它们主要是尾状叶的静脉，从肝后面下腔静脉沟处出肝即注入肝后下腔静脉下段前、侧壁。肝小静脉出肝处也称第三肝门。由于尾状叶的入肝血管——肝门静脉和肝固有动脉的分支都是多支，而出肝血管——肝小静脉也是多支，故临床手术切除尾状叶比较困难。肝小静脉常有1~2支较大者，有人称之为后下静脉（postroinferior vein），其实是变异的右后叶下段静脉。在某些病理情况下，尾状叶的静脉回流有其重要意义，在Budd-Chiari综合征时，由于肝的3大静脉阻塞，通过肥大的尾状叶的多支肝小静

脉，肝的静脉血回流得以保证。

肝静脉支之间的吻合问题

吻合存在与否，意见不一。一般认为正常人肝静脉间无侧支吻合，若某肝叶或段静脉阻塞或被阻断，其受累部分肝必将发生严重的循环障碍，故此肝静脉间的侧支吻合之有无有外科意义。国内有人用尸体肝血管灌注标本研究肝静脉吻合，有报道不仅在3大肝静脉支之间，而且在肝小静脉与3大肝静脉支之间均有吻合存在。但在正常活体如何，尚没有确切的证明，而且尸体标本的研究，还涉及死亡时间的长短，灌注压力的设定和控制等多方面因素均会影响研究结果，因此正常的活体肝静脉支间有无吻合，尚难定论。实验和临床证明，有条件地结扎某支肝静脉，动物或患者可耐受，并且在一定时期之后患者可康复，肝叶之间产生静脉侧支循环（吻合），但这些吻合支明显扩大，而且不规则，这说明在肝实质破坏之后形成新的吻合支。

肝后下腔静脉和肝上下腔静脉

肝后下腔静脉（retrohepatic inferior vena cava）是位于肝后面腔静脉沟内的一段下腔静脉，出肝的血管——肝静脉和肝小静脉均汇入肝后下腔静脉。约有10%的个体右膈下静脉和右肾上腺静脉注入肝后下腔静脉，这外科意义（取肝、肝切除）。在肝后下腔静脉后方有腔静脉后韧带（retrocaval ligament）。它由尾状叶后面跨下腔静脉至右叶后面，宽8（2~12）mm，厚1~2 mm，是局部Glisson囊的结缔组织增厚形成的，有25%的例子组织学检查该韧带内有肝细胞存在，提示腔静脉后韧带是尾状叶纤维结缔组织的残余。近年临床上企图用人工材料包裹压迫处理肝损伤，为探索合成网的固定点。人们对肝后面（包括肝后下腔静脉）、肝的韧带（包括腔静脉后韧带）等的研究特别重视。Rosset等已提出

3个解剖结构可用于放置固定合成网：镰状韧带（网缝合于其上）、镰状韧带附着处周围（最小范围）和肝圆韧带裂（防止网从肝上滑脱）。肝上、下腔静脉（suprahepatic inferior vena cava）是指从肝右静脉注入口上缘至膈下面的一段下腔静脉，长0.5（0~1.6）cm，其长度对肝移植时切取肝有重要意义。

■ 肝的淋巴回流

肝的淋巴产生的来源是肝窦周围间隙（Disse's space），而后流向肝小叶周围门管区包绕着肝动脉、肝门静脉支和胆管的Glisson鞘内的稍微扩大的组织间隙（Mall's spaces），肝的淋巴管以盲端起始于Mall间隙。二者不直接相通。近年有研究认为有很少极端细小的淋巴管伸入肝小叶的周围部分。肝的淋巴管分深、浅两部分。浅、深淋巴管间有广泛的吻合（图11-39）。

浅部淋巴管

肝浅部淋巴管在肝表面浆膜下Glisson囊内，分5条途径回流（图11-40）。

（1）膈面的上、前和右面之淋巴管：经镰状韧带内，穿膈的胸肋三角（foramen of Morgani）入膈上淋巴结前群和胸骨旁淋巴结（旧名内乳淋巴结）。

（2）肝后面、上面和下面（脏面）后部、尾状叶的淋巴管：伴下腔静脉穿腔静脉孔注入膈上淋巴结外侧群。

（3）左外叶后面的淋巴管：向食管裂孔流，注入贲门周围的胃左淋巴结。

（4）右叶后面的淋巴管：伴膈下血管注入腹腔淋巴结群（腹腔干周围）。

（5）肝前下缘及整个脏面的淋巴管：注入肝淋巴结。

深部淋巴管

肝的大部分淋巴经此回流。它们起始于肝小叶间门管区，逐渐汇合成深淋巴管分二组回流（图11-41）。

（1）伴肝门静脉各级支最后出第一肝门而注入肝淋巴结。或者也有注入胃左、右淋巴结，或直接注入胸导管。

（2）伴肝静脉所属分支最后出第二肝门，伴下腔静脉穿腔静脉裂孔，注入膈上淋巴结。也有直接注入腹腔淋巴结的。

肝淋巴结

肝淋巴结（hepatic lymph node）位于小网膜内，沿肝总动脉、肝固有动脉及其左、右支，以及胆道分布，其数目和位置变化不定，但有两个结是恒定的（图11-41）。

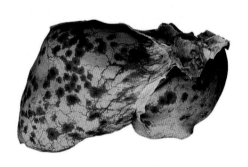

图11-39　肝的淋巴管

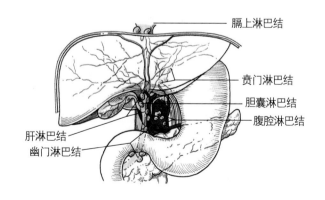

图11-40　肝浅部的淋巴回流

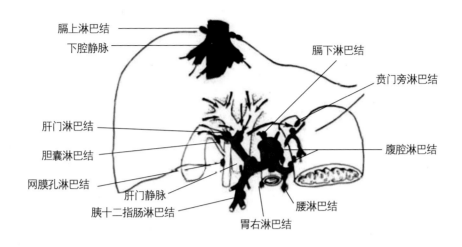

膈上淋巴结
下腔静脉
膈下淋巴结
贲门旁淋巴结
肝门淋巴结
胆囊淋巴结
腹腔淋巴结
网膜孔淋巴结
肝门静脉
腰淋巴结
胰十二指肠淋巴结
胃右淋巴结

图11-41　肝深部的淋巴回流

1. 胆囊淋巴结（cystic lymph node） 位于胆囊管与肝总管汇合处（即Calot三角内），大多数是在肝右动脉的浅面，是寻找肝右动脉和胆囊动脉之标志。

2. 网膜孔淋巴结（lymph node of omental foramen） 位于胆总管上部旁，故又名网膜孔前缘淋巴结。

肝淋巴结除接受肝、胆囊和胆总管的淋巴管外，还接受胃十二指肠和胰的淋巴管。病理性肿大的肝淋巴结可能压迫和阻塞肝门静脉。

■ 肝的神经支配

肝接受交感和副交感神经支配。交感神经节前纤维起于$T_{7\sim10}$脊髓节。在腹腔神经节中继后，随肝动脉经行，参加构成肝丛。副交感神经来自左迷走神经前干分出的肝支，经小网膜至肝蒂，参加肝丛；来自右迷走神经的纤维是经腹腔丛后伴肝动脉而参加肝丛。肝丛分肝前丛围绕肝动脉、肝后丛位于肝门静脉后方。神经纤维随血管之分支，直达肝小叶间门管区，支配血管和胆管壁之平滑肌。肝细胞有无神经支配还不清楚。

肝的传入神经有伴交感传出纤维而行的内脏感觉纤维，起于胸脊神经7~10的后根节，经胸交感干内脏神经、腹腔丛、肝丛而达肝。肝还有来自右膈神经的感觉纤维穿膈至肝膈面之腹膜、冠状韧带、镰状韧带及Glisson囊，这种感觉神经支配就是一些肝、胆疾患时右肩部牵涉痛的解剖基础。肝也有来自迷走神经下节的内脏感觉纤维。

从神经递质来说，支配肝的交感和副交感神经除含传统递质去甲肾上腺素（NA）和乙酰胆碱（ACh）外，20多年的研究，已知包括肝的传出和传入神经在内还含有多种多肽〔如神经肽铬氨酸（NPY）、神经紧张肽（NT）、血管活性肠肽（VIP）、生长抑素（SS）、P物质（SP）、降钙素基因相关肽（CGRP）等〕，它们作为神经递质或调质，均可能参与了器官功能活动的调控，这些方面的研究正在深入地发展中。

肝内胆道

肝内胆道（intrahepatic biliary duct）起始于肝细胞间的胆小管，后汇入肝小叶之间的小叶间胆管，逐渐会合形成肝段的、肝叶的肝管，最后在肝门处形成肝左、右管（图11-42）。从形态学描述方面，从胆总管直至肝内各级肝管犹如树之分支，故外文文献常用"胆树"（biliary tree）之名，将肝左、右管，肝叶肝管和各肝段肝管分别称为肝内1、2、3级肝管。肝左、右管及其所属各地、各段分支（即1、2、3级肝管）从肝门直至肝内始终与肝固有动脉左、右支、肝门静脉左、右支及它们的各级分支伴行（但也有变异，如肝门静脉节所述），并共同包于同一Glisson鞘内，形成（各级）肝蒂三要件（hepatic pedical triad）和肝门管区三要件（triad of portal field）。在肝部分切除时，对3种管道或做切开Glisson鞘分别结扎（鞘内结扎）切断，或带着鞘做一次结扎（鞘外结扎）切断。有的文献把肝左、右管出肝的肝门（也是肝动脉、肝门静脉分支处）称为一级肝门，肝叶肝管汇合成肝左、右管处称为二级肝门，肝段肝管合成肝叶肝管处称为三级肝门。应注意，一、二、三级肝门不同于第一、第二、第三肝门。

肝右管

肝右管（right hepatic duct）短，约0.9 cm，在肝门右部位置最高和偏左（手术时将肝下缘向上翻起时）。它是由肝右前、右后叶肝管汇合成。右前、右后叶肝管则是由各自的上、下段肝管合成（图11-43）。肝右管尚有尾状叶右半之肝管汇入。国人肝右管由右前、右后叶肝管合成者约占53.12%（119/224）。其他的变异型有临床应用意义的是：①右前叶肝管穿过主裂（见肝叶肝段）汇入肝左管。②右前叶上、下段肝管分别汇入肝右管，或某一段肝管汇入右后叶之一个段管。③右后叶下段肝管直接汇入肝总管。④右前、右后叶肝管分别汇入肝总管和肝左管。这些变异，如同肝固有动脉，肝门静脉之分支一样，在肝部分切除时应先确证是某些叶或段肝管后再结扎、切断，或待分离肝时直视下边分离边结扎，切断肝管。⑤胆囊肝管（cystic hepatic duct），是在胆囊窝内从肝右叶有小的肝管通入胆囊，较少见，在胆囊切除时易误伤，随之结扎即可。

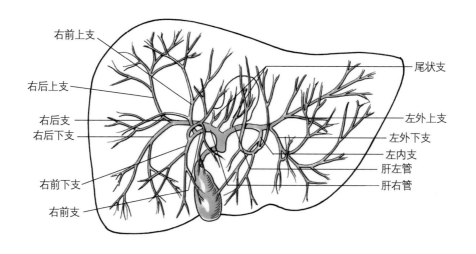

图11-42　肝内胆管

■ 肝左管

肝左管（left hepatic duct）较长，约1.6cm，在肝门左侧部分位居肝左动脉、肝门静脉左支之右前上方（即较深），它正常是由左内叶和左外叶肝管会合而成的，并有尾状叶左半之肝管汇入（图11-44）。国人此型者有52.44%（118/225），二管会合处多数（50%）是在左叶间裂处（肝表面肝镰状韧带附着线），或在该裂之右侧（42%）或左侧（8%）。正常肝左、右管管径等大，但在慢性阻塞性胆道疾病时不明原因的肝左管管径大于肝右管管径。正常左内叶肝管常接纳该叶上、下部（该叶一般不分段而是上、下部）各1对肝管；而左外叶肝管接受左外叶上、下段各1支肝管。左肝管所属各级分支变化（异）多者：①左内叶上、下部肝管有1~3支；②左外叶上、下段肝管会合形式有多种变化，如二叉形、三叉形，或汇入左内叶肝管，以上变化，做肝左内叶、左外叶切除需注意；③左外叶

上段肝管的分支伸入左三角韧带内（Healey统计53例约有5%），在胃全切除、食管裂孔疝、贲门肌切开等手术切断左三角韧带时注意检查、结扎此类迷走的肝管。

■ 尾状叶胆管

尾状叶胆管（caudate lobe bile duct）尾状叶左、右半的胆管（多数不是1支）汇入左、右肝管。Heloury等研究29个肝尾状叶，共有104个胆管，约各50%分别汇入肝左、右管，只1例汇入肝左、右管会合处，因此没有左或右优势问题。Healey和Schroy把尾状叶分为3部分：尾状突的胆管主要至肝右管；尾状叶的左部分胆管汇入肝左管；尾状叶右部分（也可以说是中间部分）胆管则汇入左或右肝管或二者。尾状突常可有一单独的肝管汇入肝右管。由于尾状叶的血管、肝管是多支，加之尾状叶位置深在，又紧邻下腔静脉，故切除尾状叶在技术上较困难。

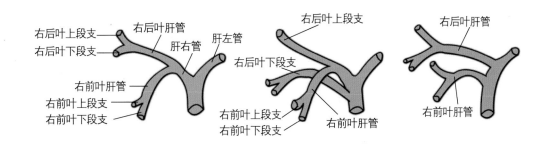

图11-43　正常肝右管及其变异

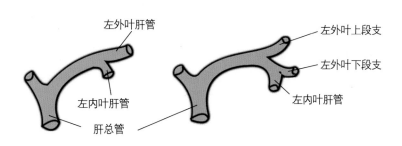

图11-44　肝左管组成及其变异

肝的胚胎学发育

肝是胚胎最早发生的器官之一，并为胎儿重要造血场所。当胚胎发育至第4周时，在前肠与卵黄囊柄交汇处，肠管内胚层向腹侧突起形成肝憩室，即为肝脏和胆囊的原基。随着胚胎发育，源自卵黄囊、胎盘的卵黄静脉、卵黄动脉和脐静脉在通向静脉窦的过程中，于原始横膈间充质内形成肝丛，成为肝血窦的前身，它们不仅为肝原基传输营养，并与之共同构筑成肝极为精致、复杂而又相对有序的结构。肝突和未来的十二指肠之间的连接逐渐变窄形成了胆道，胆道突出的部分发育成胆囊和胆囊管。肝细胞生长成条索状，与卵黄静脉和脐静脉混合形成了肝窦。与此同时，来源于横膈中胚层的造血细胞，Kupffer细胞和结缔组织也形成了。肝与腹侧腹壁和前肠之间为横膈中胚层，当肝突入腹腔内，这些结构就形成了薄膜，最终分别成为镰状韧带和小网膜。除了肝顶部的肝与中胚层直接接触形成了没有脏层的裸区外，其余肝表面的中胚层在发育过程中形成了脏腹膜（图11-45）。

早期的肝是胎儿血液循环的中枢。卵黄静脉在前肠（后来的十二指肠）周围形成静脉网，该静脉将血液从卵黄囊输送到这些静脉窦，后者汇入发育中的肝窦。这些卵黄静脉最终融合成肝门静脉、肠系膜上静脉和脾静脉。汇入胎心的肝窦最后变成了肝心通道，即后来的肝静脉和肝后下腔静脉。最初，脐静脉汇入静脉窦，但是在第5周的时候，它们开始注入肝窦。最终右脐静脉消失，而左脐静脉汇入静脉导管，后者越过肝窦直接汇入肝心通道。在成人肝中，左脐静脉的残留部分形成了肝圆韧带，与肝镰状韧带一起进入

脐静脉裂。而静脉导管的残留部分形成了静脉韧带，位于左肝下方小网膜的末端（图11-46）。

胎儿的肝在造血中起了重要作用，妊娠第10周的时候，由于肝窦正在发育以及活跃的造血活动，肝占体重的10%。在子宫内的最后2个月，肝的造血活动减少，占体重的比例也减少到5%。

妊娠第12周前后，肝细胞开始产生胆汁，同时胆管上皮细胞（胆管细胞）在肝内外胆管内发育，最终形成胆囊。因此胆汁可以排入前肠。

肝发育成熟时成为一个包含多种细胞的复杂系统，包括肝细胞、胆管细胞、神经内分泌细胞、肝祖细胞、肌纤维间质细胞（肝星状细胞和肝门静脉肌成纤维细胞）、巨噬细胞（Kupffer细胞）和血管内皮细胞。

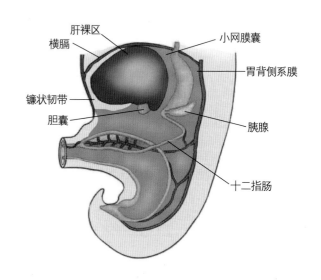

图11-45　肝和腹膜的发生

约36天的胚胎，随着肝突入腹腔，横膈开始扩展，延伸并形成小网膜和镰状韧带

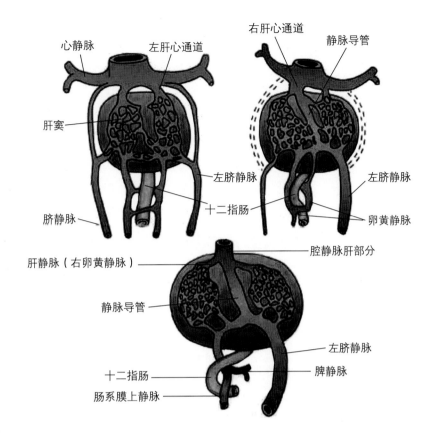

图11-46 肝周血管的发生

A. 胚胎发育第5周，脐静脉和卵黄静脉开始出现，肝窦形成，旁路血管越过这些肝窦汇入肝心通道；

B. 胚胎发育第2个月，卵黄静脉直接汇入肝窦，静脉导管形成并接受左侧脐静脉的含氧血流，静脉导管越过肝窦直接汇入肝心通道；C. 胚胎发育第3个月，卵黄静脉开始形成门静脉系统，右侧脐静脉消失，左侧脐静脉（后来的圆韧带）汇入静脉导管

肝的临床解剖学要点

■ 肝穿刺及脓肿切开有关的解剖学

肝穿刺。为诊断目的进行肝穿刺，可在超声导向下进行，穿刺部位一般可在右腋中线上第8~10肋间隙（即叩诊之浊音区），多用第10肋间隙，乃因胸膜囊下界（膈胸膜与肋胸膜转折线、也即肋膈隐窝最低点）在腋中线是第10肋处，在第10肋间隙穿刺不会影响胸膜腔。

肝周围间隙包括肝裸区（腹膜外间隙）在内有右肝上前、后间隙，左肝上前、后间隙，左肝下前、后间隙和右肝下间隙共8个。其中右肝上后

间隙在国人由于肝后缘右侧部分圆钝，右三角韧带位置低下几近后缘，且不如左三角韧带明显，故无右肝上后间隙；左肝上后间隙在国人虽存在，但很浅，向左即通于胃底周围的腹膜腔（即腹膜腔大囊），其在胃底前方部分即肝左下前间隙，实际肝左上后间隙也是腹膜腔大囊的横结肠上区的一部分，临床上形成膈下脓肿的肝周围的腹膜间隙包括右肝上、下间隙、左肝上前间隙（一般即称左肝上间隙、左、右肝上间隙临床亦称左、右膈下间隙）、左肝下前间隙和肝后面裸

区处的腹膜外间隙共5个。

膈下脓肿。除脓肿小、脓液稀者临床有时在B超定位及导向下行穿刺吸脓外，大多数还是行切开引流。其解剖入路有3个。①经腹前壁途径：沿肋弓下做斜切口，逐层切开，达腹膜外组织层，可将壁腹膜从膈下面分离，或者直接切开壁腹膜（视临床情况而定，其外科处理技术等在此不赘述），即可达脓肿部位。此法可引流右肝上间隙、右肝下间隙（肝肾隐窝）、左肝上前间隙脓肿。②经腹后壁（或称后腰部）途径：在竖脊肌外缘沿第12肋方向做皮肤切口，切开背部浅筋膜，切开或顺肌束方向分开背阔肌，显露第12肋，常规切除第12肋（注意勿损伤其前方的胸膜，也可向上推第12肋不切），然后在第12肋下方平第1腰椎高度横行切开胸腰筋膜（thoracolumbar facia，旧称腰背筋膜lumbodorsal fascia），此处胸腰筋膜已是其各层会合后呈腱膜状，并作为腹横肌或部分腹内斜肌肌束的起始点，国内外外科书常写为切开"肋床"（bed of rib or costal bed）。切开胸腰筋膜及覆于其内表面的腹横筋膜后即已进入腹膜后间隙右肾后方的部位，将右肾、右肾上腺及包于它们外面的肾筋膜一起向下推，向上即达肝后腹膜外间隙的脓肿。此法也用于引流右肝下间隙及左肝上前（亦即左膈下）间隙靠后的脓肿。③经胸壁切口途径：此法适用于右肝上间隙高位脓肿，因在右胸部侧壁第8、9肋处切口，并切除部分肋，切口是在胸膜下界以上（即胸膜腔肋膈隐窝范围内），故需做二期手术。第一期手术切除部分肋后，达壁胸膜（肋胸膜）外，用碘仿纱布填塞伤口，使肋胸膜与膈胸膜（在膈上面）粘连，从而使此处肋膈隐窝闭合消失。二期手术经原切口穿过粘连的胸膜和膈肌穿刺吸引，证实吸出脓后，即按穿刺针方向切开粘连胸膜和膈肌即到达脓肿腔。

■肝脏手术中的应用解剖要点

虽然早在20世纪50年代，在我国就已开展了肝切除手术，但迄今很多外科医师还未能掌握这一技术，主要原因是肝血管丰富，解剖结构复杂，出血难以控制。如果对肝解剖认识不足，就有可能以手术中的出血问题感到棘手，感到畏惧，就有可能在手术操作中误伤保留部分肝的输入或输出血管以及胆管，导致手术中或手术后大出血、术后肝组织坏死、胆道梗阻或胆汁性腹膜炎等恶果。因此，对一位外科医师来说，熟悉肝局部解剖，是做好肝切除术的必备条件。公认的治疗原发性肝癌的最佳选择为手术切除，主要分为解剖性肝切除（anatomical resection，AR）和非解剖性肝切除（non-anatomical resection，NAR）。其中，依据Couinoud肝解剖学分段为基础的解剖性切除逐渐被广泛认可。肝癌解剖性切除的依据是肝脏的解剖学划分，国内沿用较多的仍是Couinoud在1957年提出并在之后逐渐加以修改的肝脏8段划分方法，每一肝段都可视为独立的单位，依据肝段实施的切除即为解剖性肝切除。解剖性肝切除包括肝段切除、左外叶切除、左内叶切除、右前叶切除、右后叶切除、肝中叶切除、左三叶切除、右三叶切除以及后来提出的亚肝段切除。

开腹解剖性肝切除的技术要点

开腹解剖性肝切除的技术要点主要包括肝门解剖与手术范围的确定以及肝实质的离断及断面处理。在精准肝切除时代，对于肝脏解剖性切除的要求更加严格，目前判断切除范围的方法主要有以下几种。

1. 选择性肝门血管阻断法　选择性肝门血管阻断法包括以肝门板解剖为特点的入肝血流阻断及以第二肝门解剖为基础的出肝血流的阻断。该方法选择性阻断待切除肝脏的血流，然后根据缺血界线结合术中超声定位精准的切除。该方法主要适合解剖性半肝或扩大半肝切除。而对于解剖性肝段切除，单纯解剖入肝血流阻断较难，多需同时辅助术中超声进行定位阻断。由于先结扎入肝血管，选择性肝门血管阻断法更符合肝脏肿瘤切除的无瘤原则。对于肝门阻断方法的选择，有精准Glisson蒂横解剖法，该法是基于肝内Glisson系统走行特点，即每一肝段都有独立的Glisson系统供血，而各肝段之间没有较大的管道系统，为血管走行相对较少的区域，按照该平面进行肝切除可保证误伤相对小、出血少。术中首先解剖第一肝门，如行右叶各肝段的切除则须先切除胆囊，在肝门板与Glisson鞘间隙内进行游离，分离出Glisson系统的左支、右前支和右后支起始部，并各置一阻断带进行准备悬吊，之后分别阻断各分支的Glisson系统，根据缺血情况明确各肝段的解剖界限。对于左叶肝段解剖切除，应先找到左叶Glisson系统脐部及各分支起点，结扎相应分支后进行肝实质离断；对于右叶Ⅴ、Ⅳ肝段的解剖性切除，可先提起悬吊带，在其上方按照肝脏表面的缺血界限逐步解剖肝脏实质，游离至Glisson系统Ⅴ、Ⅵ肝段的起始部并结扎；对于右叶Ⅶ、Ⅷ肝段的解剖性切除，建议沿肝段缺血界限自上而下解剖肝实质，找到并离断相应的肝右及肝中静脉后可进一步解剖出所对应的Glisson系统，并结扎。若肝门被巨大的肿瘤挤压而改变了正常解剖关系时，不可盲目结扎，需对条索状组织细心解剖、游离，必要时结合术中超声，明确性质后再行离断，若肿瘤侵犯肝门导致无法解剖分离时，应在保护肝门结构的情况下，先行切除肿瘤，再进行肝门的清扫。对于第二肝门是否需要事先游离悬吊目前说法不一。由于第二肝门位置较深，在切肝前所进行的游离及悬吊势必会对肿瘤造成过多的挤压与翻转，亦促进肿瘤细胞的扩散，加重转移；同时亦有观点认为肝癌时，由于肝硬化以及肿瘤压迫等因素导致肿瘤细胞的静脉回流主要是通过肝门静脉实现，因此，事先解剖

第二肝门并不是十分必要。

2. 术中超声结合肝脏解剖标志法　肝脏表面一些明显的解剖结构可以作为手术的重要标志：肝中界面的解剖标志为自胆囊窝长轴至下腔静脉左侧的连线；肝左静脉的解剖标志相当于肝镰状韧带左侧1 cm与下腔静脉左侧壁的连线；肝右静脉的标志为下腔静脉右侧壁至肝右缘与胆囊窝连线中外1/3的交点；而Rouviere沟被认为是Ⅴ段与Ⅵ段的分界标志。然而，单单依据以上解剖标志所找到的分界线十分不精确，这在发生了重度肝硬化及肿瘤压迫导致的肝比例失调的患者尤为明显，因此，若要依据肝的表面解剖标志进行解剖性肝切除常需要术中超声的辅助。

3. 遵循肝中静脉的解剖性半肝切除法　在进行解剖性肝切除时，有时遇到巨大的肿瘤位于肝段的交界平面，其中最常见的是毗邻肝中静脉的巨大肿瘤，此时选用遵循肝中静脉的解剖性半肝切除法较为适合。该方法主要基于以下解剖基础：①肝中静脉走行于肝中界面内；②肝中界面几乎与缺血后形成的半肝分界线重叠；③即使血流阻断后找到了半肝界线仍需结合超声定位肝中静脉的位置。以往认为，若肿瘤与肝中静脉紧贴时，为了保证足够的无瘤边界，常需将肝中静脉一并切除，但这对严重肝硬化或所剩肝体积很少的患者显然不适合，目前认为，0.5 cm的间隙在结合术中超声时已足够完成肿瘤的切除。操作时可以预先降低中心静脉压，在超声辅助下从肝中静脉旁一侧肝实质开始离断，逐步找到肝中静脉的分支，一般先遇到汇入肝中静脉的Ⅳa段的分支，可以根据需要保留或切断该分支，然后显露全部肝中静脉。肝实质的切除平面由肝中静脉走行与肝脏表面切除线共同决定。肝中静脉的游离推荐使用超声刀，如遇小的分支逐一结扎离断，也可应用电凝、钛夹等方式，若术中发生肝中静脉小的破裂，应用6-0 prolene线缝合。

上述为确定肝切除范围的几种常用方法，在具体选择时应根据病变的位置和肝硬化的程度综

合考虑，有时几种方法的联合应用才是准确判断切除范围的好方法。

4.肝实质的离断及断面处理　对于肝实质离断的方法有很多，没有哪一种是最好的，只有医生最熟悉的方法才是最好的方法。最初应用的是血管钳法，即沿肝切除线用血管钳逐步钳夹并切断肝脏实质，这种方法目前仍被某些医生所应用。良好的肝断面处理不但可有效控制术中出血量，还能显著降低术后渗血、胆漏及感染等并发症的发生率。CUSA的使用及活体肝移植技术的普遍发展使肝实质离断技术更加完善。近年来有学者提倡临床采用超声刀、电刀或氩气刀和双极电凝的联用法进行肝实质离断，可有效地控制肝脏断面的出血；术中根据所处理血管、胆管口径的不同，可分别采用结扎离断、钛夹夹闭、缝扎或烧灼进行止血，以及血管闭合系统的使用，逐步实现肝实质的离断，同时实现创伤最小化，经过上述微创化的切肝技术处置，肝断面已近或为无血状态，或仅有少量渗血。断面渗血可用氩气刀直接喷灼，不确切处再用prolene线予以缝扎。目前，多不主张应用"U"形交锁缝合和"8"字缝合法处理肝断面，以免出现断端缺血、坏死、继发感染及流出流道梗阻的情况。对于肝静脉的处理，可以应用GIA血管线型切割吻合器进行离断，可获得良好的闭合效果。

腹腔镜解剖性肝切除技术要点

自1991年Reich等首次为肝脏良性病变患者成功施行腹腔镜肝切除术以来，腹腔镜手术的应用范围逐渐扩大。随着对肝脏解剖结构认识的深入，血管镜下缝合技术的进步以及医疗器械的发展，腹腔镜肝切除作为常规肝手术已成为现实。腹腔镜解剖性肝切除的解剖应用要点包括：第一肝门的阻断、肝周韧带及第二、三肝门的处理及肝实质的切除。

1.非选择性阻断第一肝门　先解剖第一肝门，打开肝胃韧带。将细尿管经剑突下操作孔或剑突下直切口送入腹腔。镜下将细尿管自温氏孔绕过第一肝门，把尿管两端均牵出体外，粗丝线结扎细尿管两端。然后穿过吸引器管腔，将吸引器管一端自原孔置入腹腔。调整吸引器管长度，以产生足够压力阻断肝门即可，用止血钳夹闭腹腔外端的吸引器管及细尿管备用。需肝门阻断时，则将吸引器管推向肝门处，将预置的细尿管收紧阻断肝门，重新夹闭固定吸引器管及细尿管，以达到阻断肝门的目的。

2.选择性阻断第一肝门　若行右半肝切除，可分离出肝右动脉和门静脉右支后阻断。若行右前或右后叶肝切除，可沿肝门横沟向右侧继续分离出肝动脉右前支和右后支以及门静脉右前和右后支，分别阻断。注意勿损伤肝门静脉的尾状叶属支。如果分离困难不必强行解剖，以免中转开腹，尤其是在因肝内胆管结石而行肝切除、扩张增粗胆管周围炎症严重波及动、静脉的患者。肝左外叶切除不必解剖第一肝门，可沿门静脉左支矢状部左侧直接分离出Ⅱ、Ⅲ段肝蒂并离断（图11-47）。

3.肝周韧带及第二、第三肝门的处理　视切除范围，切开肝圆韧带、镰状韧带、左右三角韧带、左右冠状韧带。右半肝切除时要充分游离裸区直至肝后下腔静脉右侧，打开腔静脉韧带。充分解剖第二肝门（图11-48A），显露腔静脉窝，肝右或肝左和肝中静脉干，分别预置阻断带。如果分离困难不必强行分离，以免发生大出血或空气栓塞。可以先分离肝实质，逐步显露出肝静脉根部，用Endo Gia将肝静脉连同其周围的少量肝实质一并切断（图11-48B）。第三肝门的分离主要是钳夹切断肝短血管，操作要轻柔。

4.肝实质切除　沿缺血线进行，主要采用超声刀，使用Endo Gia离断脉管结构。若肝实质硬化明显，可先用双极电凝烧灼止血，再用超声刀离断，出血少。切除肝实质要采用由浅入深的方法。用超声刀钳夹肝组织不要太多，要采用边加压边烧灼的技巧。用超声刀的工作臂剃除脉管周

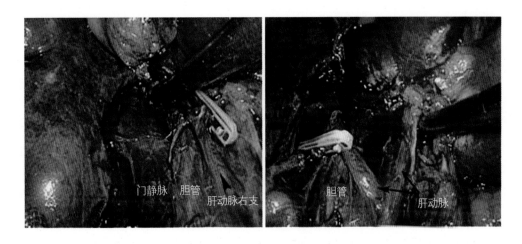

图11-47　腔镜下解剖第一肝门

围的肝组织、清楚显露脉管走向后再钳夹切断。肝断面采用电凝止血。术中采用低血压和低中心静脉压技术（LCVP）。

如何预防和处理肝切除手术中血管损伤引起的大出血

由于肝外科解剖学的发展，人们对肝内血管、胆管的分布及走向有了较清楚的认识，为肝切除手术中控制出血技术的发展提供了解剖学基础。特别是最近20多年来，随着现代麻醉、影像学诊断以及手术中控制出血技术的不断发展和趋于完善，使肝切除手术中大出血的发生率明显减少，肝切除术取得了较大的发展。尽管如此，肝是一血运极为丰富的器官，若手术者对肝内解剖不甚熟悉，并缺乏肝切除术的经验，手术中大出血的情况仍时有发生。

1. 肝左静脉损伤大出血　行肝第Ⅱ、Ⅲ段联合切除术及左半肝切除术时，由于过度牵拉肝组织，或于第二肝门左侧过多地应用锐性分离，易损伤肝左静脉，引起大出血或空气栓塞。遇此情况时，切不可用血管钳去钳夹。因为肝静脉断裂后断端即缩入肝组织内，无法用血管钳夹住。此时应加快输血，补充血容量。与此同时，术者立即用左手食指轻轻压住血管破口，吸净外溢的血液，然后迅速用长弯针在血管破口附近做一深的"8"字缝扎，将血管破口的远、近端连同肝组织一并包括在内，即可达到止血的目的。预防肝左静脉损伤大出血的方法是，在游离肝时，避免用力牵拉，以免在分离过程中将其损伤，引起大出血。我们处理肝左静脉的方法是，在肝上下腔静脉左侧约2 cm处肝上缘做一深的缝扎，将肝左

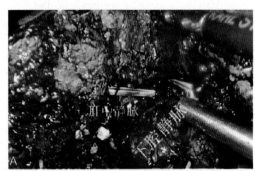

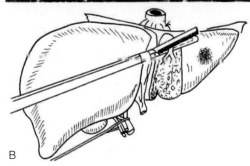

图11-48　腔镜下第二肝门的处理

A. 腔镜下第二肝门的解剖；B. 用Endo Gia断肝血管（示意图）

静脉包含在内而不做更多的解剖。其解剖学基础是，在邻近肝上下腔静脉左侧的肝膈面上可触到一凹陷处，相当于镰状韧带在肝上膈面附着点的直接延长线上，或位于其略右侧，此处即为肝中和肝左静脉的汇合点，此汇合点离肝表面0.5~1.0 cm，距肝上下腔静脉左壁约1.5 cm。根据这一解剖学基础，亦可以偏离凹陷处的左侧，切开肝包膜，分离肝实质，显露出部分肝左静脉后，用动脉瘤针或弯血管钳穿过其底部，连同肝组织一并结扎肝左静脉，于离断左肝时最后再将其切断、再结扎或缝扎一次。

2. 肝中静脉损伤大出血　肝中静脉损伤往往是发生在断离正中裂左、右两侧肝实质的过程中。肝内肝静脉支与肝门静脉支的走向相反，呈插指状排列。按一般方法行肝切除术时，分离肝实质是逆着肝静脉分叉的方向。当用钝性分离或指捏法断肝时很易顺着肝静脉的夹角撕破其主干，引起大量出血。一旦撕裂肝中静脉，术者应立即用手指压住破口，然后用"000"细针线缝合修补予以止血。预防肝中静脉撕裂的方法是，拟定切肝线时，应向患侧肝偏离正中裂，以保护肝中静脉。分离肝实质的过程中，不宜将手指沿肝内阻力较小的裂隙内向深处分离，这样可能是在正中裂内分离，有导致肝中静脉撕裂的危险。肝中静脉损伤也可能发生在处理肝左静脉的过程中。大多数情况下，肝中与肝左静脉汇合成共干汇入下腔静脉，因此在第二肝门处两者关系非常紧密。在施行肝Ⅱ、Ⅲ段联合切除或左半肝切除术时，断离肝实质的过程通常是从第一肝门向第二肝门方向进行，最后切断肝左静脉。在最后处理肝左静脉的过程中，如用力牵拉或翻转左肝，有可能将肝中静脉撕裂而引起大量出血，应予以注意。

3. 肝右静脉损伤大出血　在施行右半肝切除术时，由于游离肝脏过程中频繁翻动或牵拉力量过大，有可能会将肝右静脉撕裂。此外，在切肝之前预先处理肝右静脉的过程中，有可能发生肝右静脉损伤。由于肝右静脉主干短而粗，距下腔静脉很近，一旦发生破裂，出血量很大，使手术野很快成为一片血泊。患者血压迅速下降并可能发生失血性休克。肝右静脉损伤大出血的处理方法同处理肝左静脉。为防止肝右静脉损伤大出血，在游离肝时，应避免频繁的翻动及用力牵拉。如计划切肝前预先处理肝右静脉，最好是采用术中B型超声定位，然后予以缝扎而不作更多的解剖。也可按通常方法断离肝实质，至接近第二肝门右侧时，将肝右静脉与周围肝组织一并钳夹，切断和结扎，避免预先处理肝右静脉过程中易发生的肝右静脉损伤大出血。

4. 肝短静脉或下腔静脉损伤大出血　肝短静脉（即肝小静脉）位于肝后方第三肝门处，直接汇入肝后下腔静脉。肝短静脉的数目不定，除右后下一支短静脉（即右后下肝静脉）较粗大外，其余的肝短静脉均较细，壁较薄。因此，在施行右半肝切除、肝右三叶切除术时，特别是肿瘤较大者，在游离肝脏的过程中翻转、牵拉过度，极易将肝短静脉撕裂或拉断，有时会直接伤及下腔静脉，引起大出血。一旦发生肝短静脉或下腔静脉损伤大出血，手术者一定不要慌张，不得盲目用纱布填塞或用血管钳钳夹，应立即用手指压住血管破口，吸净血液后，用无损伤血管钳或萨氏钳夹住下腔静脉，予以缝合修补。也可在用手指压住血管破口的同时，立即用萨氏钳分别阻断肝十二指肠韧带、肝下下腔静脉和肝上下腔静脉，在无血状态下缝合修补血管。修补破裂的血管后，依次去除阻断肝上下腔静脉、肝十二指肠韧带及肝下下腔静脉的萨氏钳。此方法操作较简便，我们在为2例肝1段（即尾叶）切除时采用了此方法，阻断肝血流的时间分别为4分钟和6分钟，经过顺利。预防肝短静脉和下腔静脉损伤大出血的方法是：在游离肝的过程中避免翻转、牵拉时用力过大、过猛。在处理第三肝门处，宜从下向上分离，一一处理所遇到的每根肝短静脉，保留侧肝短静脉残端最好采用缝扎的方法处理，以防结扎线脱落发生大出血。近年来，我们已不采用逐一处理肝短静脉的方法，而是在断离肝实质接近下腔静脉处时，用左手食指靠近下腔静脉右壁作标志，然后沿下腔静脉右壁自下而上用血管钳将肝短静脉连同其周围的肝组织逐步钳夹、切断和结扎。此方法不仅简便，易于掌握，而且非常安全。

5. 肝门静脉支损伤大出血　在施行半肝或肝三叶切除术时，如采用解剖第一肝门法预先处理相应的肝门静脉、肝动脉及胆管支，有时会因操作失误而损伤肝门静脉支。在施行第一肝门部巨大肝肿瘤切除术时，可能由于肿瘤与肝门静脉支紧贴，在分离过程中会损伤肝门静脉支，引起大出血。肝门静脉损伤大出血相对而言较易于控制，只要立即将肝十二指肠韧带阻断，出血即可停止。然后用无损伤针线修补血管壁的裂口。预防肝门静脉支损伤的方法是：在解剖第一肝门的过程中，应认真仔细，解剖层次应清晰，准确无误地处理每一根管道。在施行肝门部巨大肿瘤切除术时，最好能借助于术中B型超声扫描，对肿瘤与其周围的血管支的关系进行深入的了解，并确定其方位。使术者在分离过程中做到心中有数，防止误伤肝门静脉支。如无术中B型超声装置做指引，必须在切肝的过程中小心细致，边分

离肝实质边确定切肝线的位置及方向，以免偏离拟定的切肝线过远，误伤需保留的肝门静脉支。

■ 器官移植手术中对肝脏解剖的认识要点

肝移植过程包括摘除受者肝以及整体或部分肝脏移植物植入。病肝移除后，将胆管游离，肝上下腔静脉、肝下下腔静脉、肝门静脉和肝动脉分别游离出来并用血管阻断钳钳夹。经典式肝移植手术将肝上下腔静脉、肝下下腔静脉、肝门静脉、肝动脉依次缝合。背驮式肝移植受体腔静脉完整，只需将供者肝上、下腔静脉与受者肝静脉汇合处吻合，供肝下下腔静脉缝合。移植物肝门静脉开通和回流静脉开通后再灌注，随后吻合动脉恢复动脉血流，行胆总管端端吻合或胆总管空肠吻合重建胆道，胆总管空肠吻合常见于胆道闭锁或肝硬化性胆管炎患者（图11-49）。

1. 活体肝移植供体手术　S2、S3肝切除术适合婴儿和5岁以下儿童。手术采用正中线切口，切断肝圆韧带并牵拉游离，切断左侧三角韧带，游离左肝动脉和肝门静脉左支。肝门静脉左支至S1~S4的分支结扎切断。游离左肝静脉，切除线

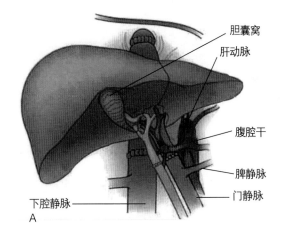
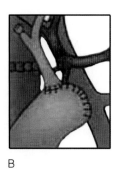

图11-49　原位肝移植
A.胆总管端端吻合；B.胆总管空肠吻合

为肝左静脉右缘，约位于镰状韧带右侧1 cm处，切开肝实质结扎其中的大的管道（血管胆管）。在镰状韧带右侧为切除平面有一根引流S2、S3的胆管，往往沿这个平面切除以方便移植。肝实质分离后，S2、S3完全从S1分离，自此为拥有左肝动脉，肝门静脉左支，左肝静脉以及S2、S3胆管的独立移植物（图11-50）。

2. 活体肝移植肝右叶切除术　肝右叶（S5~S8）常用于成人间活体肝移植，右肝占全肝的60%~80%，常规手术取肋缘下切口，若采用腹腔镜切断冠状韧带则采用正中切口，切除胆囊，游离肝右动脉和肝门静脉右支，阻断显示处缺血线并标记。此线一般沿胆囊床左缘到肝右静脉内侧。切断右侧三角韧带，缝扎右肝至肝上下腔静脉之间肝短静脉，游离右肝。分离出肝右静脉及其他回流静脉（>5 mm）。分离出右肝管，可以在分离肝实质前或后切断。

可采用不同方法分离肝实质，最常用是超声吸引刀（CUSA），能清晰显示血管和胆管，方便结扎。S5和S8静脉分支保留以便再移植时吻合，对于是否有必要防止流出道梗阻和移植无淤血有争议。肝实质分离完成和右肝管分离后，血管夹钳夹右肝动脉，肝门静脉右支和肝右静脉，切除右肝。

3. 活体肝移植肝左叶切除术　肝左叶供体为S2~S5，流入血管为肝门静脉左支和左肝动脉，流出道为肝左和肝中静脉，肝左静脉和肝中静脉往往共干。与肝右叶切除同样沿着Cantlie线分离肝实质，根据肝中静脉和肝左静脉汇入水平不同，两者分离或者共干。与肝右叶切除同法分离肝实质。

4. 肝移植物植入　劈离式肝移植和活体肝移植以背驮式肝移植技术为基础，如果劈离的部分肝有完整的腔静脉，可行经典式肝移植。

背驮式肝移植技术包括分离并结扎肝短静脉，包括副肝右静脉。移植物静脉和腔静脉切开口处行静脉吻合，常用的为受体肝静脉开口。根据移植物为左肝或右肝，选择受体肝左动脉或肝右动脉吻合。肝门静脉吻合同前。采用肝左叶移植物为了减少肝门静脉系统压力防止肝门静脉高灌注，可采用受体门静脉左支作为流入血管吻合，受体门脉右支可行门-腔分流术。根据胆管

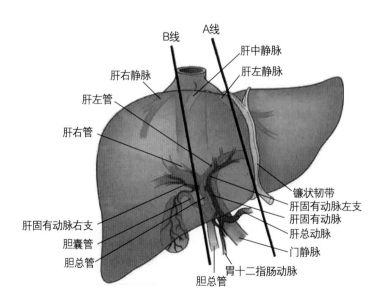

A线：肝S2，S3劈离线；B线：肝右叶劈离线

图11-50　肝移植劈离线示意图

宽度不同采用端端吻合或Roux-en-Y吻合。需注意避免吻合口张力。

■ 影像学中对肝段的认识要点

肝脏CT检查时，可在下述3个层面上明确识别3支肝静脉和肝门静脉左、右支，据此可在CT图像上明确区分各个肝段。其他扫描层面则可参照与这3个层面的关系进行定位。

（1）肝静脉水平：Ⅰ段从后方包绕腔静脉，Ⅱ段与ⅣA段由肝左静脉分开，ⅣA段与Ⅷ段由肝中静脉分开，Ⅷ段与Ⅶ段由肝右静脉分开。

（2）肝门静脉分叉水平：Ⅲ段位于分叉部的内上方，脐裂将之与ⅣB段分开，肝右静脉的终末支将Ⅴ段和Ⅵ段分开，注意在此平面看不见ⅣA段、Ⅷ段和Ⅶ段。Ⅰ段位于肝门静脉后方并包绕腔静脉。

（3）肝门静脉分叉点以下：可以看见Ⅲ段和ⅣB段下缘，肝中静脉终末支和胆囊是ⅣB段和

Ⅴ段的分界标志，Ⅴ段和Ⅵ段由肝右静脉的终末支分开，注意肝右下界低于左肝（图11-51）。

■ 介入治疗中对肝脏解剖的认识要点

1.经颈静脉途径肝内支架门-体分流术（transjugular intrahepatic portosystemic stent-shunt，TIPS） 是治疗门静脉高压、上消化道出血的介入放射学新疗法。它利用外科分流原理，通过一系列介入器具的使用，在肝实质内肝静脉与肝门静脉间建立起人工分流通道，从而降低门静脉压力、减少或消除由于门静脉高压所致的食管静脉曲张破裂出血、腹水等症状（图11-52）。

经颈静脉途径肝内支架门-体分流术是在经颈静脉门静脉造影，经皮经颈静脉肝穿技术日益成熟的基础上发展起来的。经颈静脉途径肝内支架门体分流术的突破在于金属内支架的推广应用，将金属支架用于支撑肝内分流道，在较长时间内（19~48周）保持通畅，4周后支架内表

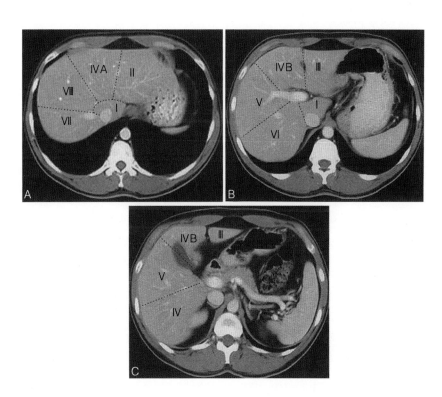

图11-51 增强CT中个不同层面显示肝的分段
A.肝静脉水平；B.肝门静脉分叉水平；C.肝门静脉分叉点以下水平

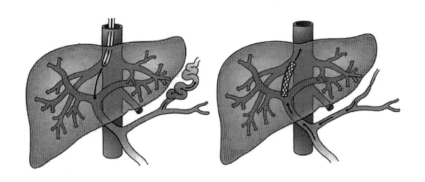

图11-52　经颈静脉途径肝内支架门-体分流术（示意图）

面有一层1~1.5 mm的菲薄内膜覆盖。具体手术操作步骤如下：颈内静脉穿刺。患者取仰卧位，头向左侧15°~20°，暴露右侧颈部，取右耳乳突至右胸锁乳突肌锁骨头连线中、上1/3处为穿刺点，穿刺针与皮肤成20°~30°角，沿胸锁乳突肌锁骨头方向，进针4 cm左右。患者可抬高一腿或做Valsava动作促使颈内静脉充盈。注意进针勿深，以免刺破胸膜，造成气胸。经导丝送入10 F长鞘至下腔静脉-肝静脉开口水平。经导丝引入5 F导管行肝静脉造影，以了解肝静脉解剖及其毗邻下腔静脉位置，确定穿刺点。大部分患者选择距下腔静脉-肝静脉开口水平（肝右或肝中静脉）右侧2~3 cm处作为穿刺点。对于门静脉血流离肝方向且肝功较差的患者，肝静脉楔形造影能清晰显示门静脉及其分支情况，协助定位穿刺，此时可将5 F导管嵌至肝静脉远端造影5/25 mL（每秒量/总量）。送入外套管保护的穿刺针至穿刺处，调节穿刺针转向，使穿刺针指向门静脉主分支方向（一般为距门静脉分叉部2 cm之肝门静脉右支），嘱患者憋气，穿刺，回抽有血后，注入造影剂观察，确认穿刺门静脉成功后，换入180 cm Amplatz导丝至脾静脉或肠系膜上静脉。导入5F侧孔造影导管（或猪尾管）至门静脉主干造影（15/45 mL），然后测门静脉压及下腔静脉压。送入直径10 mm，长60 mm球囊导管扩张肝内穿刺道，此时可见肝、肝门静脉壁凹迹，嘱患者憋气，于体外皮肤两凹迹处做铅标记，以便释放支

架时定位，反复扩张至凹迹消失，撤出球囊。

2. 肝动脉灌注化疗栓塞术（transcatheter arterial chemo embolization，TACE）　包括肝动脉插管化疗栓塞或肝动脉插管化疗灌注。将导管选择性或超选择性插入到肿瘤供血靶动脉后，以适当的速度注入适量的栓塞剂，使靶动脉闭塞，引起肿瘤组织的缺血坏死。使用抗癌药物或药物微球进行栓塞可起到化疗性栓塞的作用，目前最多用于肝癌的治疗。

肝肿瘤TACE包括以下步骤：①评估肝门静脉通畅性；②肝血管造影术评估肝动脉解剖及其可能的变异；③确定肿瘤动脉血供；④识别治疗过程中需避开的动脉，诸如胃右动脉和十二指肠上动脉；⑤确认肝门静脉开放性或有肝门静脉癌栓时经侧支循环入肝的血流。

在TACE之前，进行一次细致的血管造影术以查找定位所有的肿瘤动脉血供，其中包含任何可能存在的肝外动脉肿瘤血供。置入导管后，注射任何化疗药物前进行一次动脉造影以确定血管解剖至关重要。这种超选择性造影可能显示腹腔动脉或肠系膜上动脉造影未显现的结构，如胆囊动脉、胃右动脉、起自治疗的肝靶动脉的镰状动脉；或可显示导丝诱发的靶动脉痉挛。TACE操作目的在于完全阻断肿瘤血供分支，检查瘤体的肝外侧支动脉血供必不可少。包膜下肿瘤或外生型肿瘤的肝外侧支动脉血供更常见。随访CT扫描中如发现存活肿瘤的周边部分，应注意观察有无

此类动脉；原因是肝解剖紧邻横膈，横膈血供可以直接供应到肝，右膈下动脉是最常见的侧支循环。对出现肝动静脉短路(AV短路)的患者可实行改良式TACE，运用吸收性明胶海绵栓塞或球囊阻断肝静脉（图11-53）。

3. 肝肿瘤的射频消融治疗　由意大利的Rossi教授于1995年率先应用于临床，为当今最新的肝肿瘤微创技术之一，具有安全、微创和操作简便的特点，且术后并发症的发生率较低。射频消融治疗作为一种局部治疗方法，因其具有疗效突出、创伤小、操作简便、患者痛苦小、恢复快和安全性能高等优势，受到越来越多的关注和青睐。目前该技术已广泛用于治疗包括原发性肝癌在内的全身多种实质器官肿瘤，发挥了根治性灭活肿瘤、减少肿瘤负荷及止痛等作用。但由于局部治疗有一定的局限，按照现有的技术水平不推荐对5 cm以上的病灶单纯施行射频消融治疗。肿瘤距肝门部肝总管、左右肝管的距离应至少为5 mm。对位于肝表面、邻近心膈、胃肠管区域的肿瘤，可选择开腹或腹腔镜下治疗，也可以射频消融结合无水乙醇注射（图11-54）。射频消融有多种实施途径，主要包括经皮、经腹腔镜以及开腹，具体采用何种途径主要取决于肿瘤的部位、大小和肿瘤生长方式。

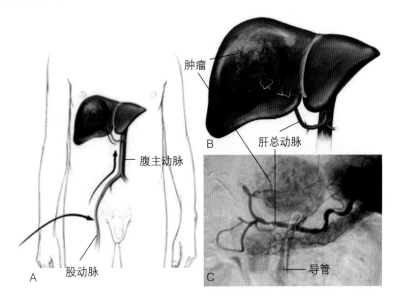

图11-53　肝动脉灌注化疗栓塞术
A.导管进入路径示意图；B.肝癌栓塞示意图；C.术中造影

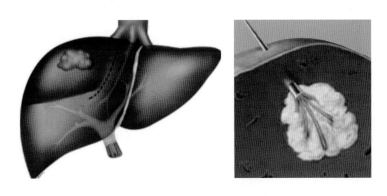

图11-54　肝肿瘤射频消融

各种途径的优、缺点如下。①经皮途径：最适合于1~3个直径≤3 cm位于肝周围的病灶，其优点是住院时间短及并发症率低；经皮射频消融最常用的影像定位方法是B超，CT多用于病灶靠近膈顶或B超探查不清的患者。②腹腔镜途径：多用于病灶位于肝脏表面或B超探查不到情况下。该途径可准确地发现并治疗肝病灶，并能发现腹腔内肝外转移灶，也可安全地治疗邻近周围脏器的肝内病灶，且手助腹腔镜下可暂时阻断肝内血管的血流，降低血流所至的热衰减效应而增加消融效果。③开腹下射频消融：开腹下射频适用于病灶较大的肿瘤（＞5 cm）、病灶较多、病灶邻近胃肠肾等周边脏器以及有腹部手术史而不能在腹腔镜下进行的患者，该途径的优点是可更加精确地达到肿瘤部位，并可阻断肝内血流而消除热衰减效应。

（唐　春　张　莹）

主要参考文献

1. Susan Standring. 格氏解剖学. 41版. 丁自海, 刘树伟, 主译. 济南: 山东科学技术出版社, 2017.
2. 刘树伟, 杨晓飞, 邓雪飞. 临床解剖学丛书——腹盆部分册. 2版. 北京: 人民卫生出版社, 2014.
3. 林擎天. 普通外科临床解剖学. 上海: 上海交通大学出版社, 2014.
4. 林擎天, 黄建平. 普通外科临床解剖学. 上海: 上海交通大学出版社, 2013.
5. 王果, 冯雄杰. 小儿腹部外科学. 北京: 人民卫生出版社, 2011.
6. 刘树伟, 邢子英. 腹部应用解剖学. 北京: 高等教育出版社, 2007.
7. 刘树伟, 柳澄, 胡三元. 腹部外科临床解剖学图谱. 济南: 山东科学技术出版社, 2006.
8. 柯重伟, 郑成竹. 腹腔镜外科手术学. 上海: 上海科学技术出版社, 2006.
9. 中国解剖学会体质调查委员会. 中国人解剖学数值. 北京: 人民卫生出版社, 2002.
10. 裘法祖, 王健本, 张祐曽. 腹部外科临床解剖学. 济南: 山东科学技术出版社, 2001.
11. 李正. 先天畸形学. 北京: 人民卫生出版社, 2000.
12. Moore K, Persaud TVN, Torchia MG. The developing human(10e). Philadelphia: Elsevier Health Sciences, 2016.
13. Richard LD, Vogl AW, Mitchell AWM, et al. Gray's atlas of anatomy (2e). Philadelphia: Churchill Livingstone, 2012.
14. 余德才, 吴星宇. 以尾状叶为中心解剖性肝切除的临床定义与意义. 中华腔镜外科杂志（电子版）, 2017, 10(3): 131-135.
15. 高峰畏, 吴泓, 雷泽华, 等. 沿肝静脉入路的解剖性肝切除技术特点及临床效果. 西部医学, 2017, 29(7): 939-943.
16. 唐诗彬, 陈小伍, 吴路杨, 等. Glisson鞘解剖性肝切除术治疗肝内胆管结石. 中华肝脏外科手术学电子杂志, 2016, 5(3): 148-152.
17. 吴宝强, 江勇, 朱峰, 等. Glisson蒂横断式肝切除在解剖性肝切术中的应用. 肝胆胰外科杂志, 2013, 25(3): 185-187.
18. 仇毓东, 周建新, 冯伟, 等. 精准肝蒂离断技术在肝细胞肝癌解剖性肝段切除患者中的应用. 中华肝脏外科手术学电子杂志, 2013, 2(4): 14-18.
19. 蔡柳新, 李振宇, 方哲平, 等. 前下入路肝后间隙解剖法处理肝短静脉在腹腔镜右半肝切除中的应用. 中华医学杂志, 2013, 93(28): 2179-2182.
20. 姚和祥, 邹忠东, 王瑜, 等. 肝全尾状叶的解剖学研究及切除体会. 中华肝胆外科杂志, 2011, 17(8): 624-626.
21. 张琳, 周庭永, 刘旸, 等. 肝中静脉属支解剖及其在活体肝移植中的意义. 解剖学杂志, 2010, 33(2): 238-240.
22. 许本柯, 刘平, 舒先涛. 左半肝段的解剖观察及临床意义. 解剖学研究, 2007, 29(4): 283-284.
23. 王海全, 邢雪, 孙国锋. 主肝静脉和肝短静脉的解剖学研究及其临床意义. 中国普通外科杂志, 2007, 16(8): 767-769.
24. 赵振美, 刘树伟. 肝段的解剖及其虚拟化研究进展. 中华肝胆外科杂志, 2006, 12(6): 430-432.
25. 李森, 李加起, 丁维宝, 等. 肝后下腔静脉间隙的解剖与临床应用. 中华肝胆外科杂志, 2006, 12(12): 835-837.
26. 吕朋华, 王杰, 施海彬, 等. 肝动脉正常解剖及变异的

DSA研究. 介入放射学杂志, 2005, 14(4): 374−377.

27. 丁家明, 李惠君. 肝左静脉的解剖学类型及其临床意义. 解剖学杂志, 2004, 27(4): 425−427.

28. Yang X, Qiu Y, Huang B, et al. Novel techniques and preliminary results of ex vivo liver resection and autotransplantation for end−stage hepatic alveolar echinococcosis: A study of 31 cases. Am J Transplant, 2018, 18(7): 1668−1679.

29. Cai L, Wei F, Yu Y, et al. Laparoscopic Right Hepatectomy by the Caudal Approach Versus Conventional Approach: A Comparative Study. J Laparoendosc Adv Surg Tech A, 2016, 26(7): 540−547.

30. Fujimoto J, Hai S, Hirano T, et al. Anatomic liver resection of right paramedian sector: ventral and dorsal resection. J Hepatobiliary Pancreat Sci, 2015, 22(7): 538−545.

31. Tian F, Wu JX, Rong WQ, et al. Three−dimensional morphometric analysis for hepatectomy of centrally located hepatocellular carcinoma: a pilot study. World J Gastroenterol, 2015, 21(15): 4607−4619.

32. Wakabayashi G, Cherqui D, Geller DA, et al. Recommendations for laparoscopic liver resection: a report from the second international consensus conference held in Morioka. Ann Surg, 2015, 261(4): 619−629.

33. Soubrane O, Schwarz L, Cauchy F, et al. A Conceptual Technique for Laparoscopic Right Hepatectomy Based on Facts and Oncologic Principles: The Caudal Approach. Ann Surg, 2015, 261(6): 1226−1231.

34. Xie KL, Zeng Y, Wu H. Hepatic trisectionectomy for hepatocellular carcinoma using the Glisson pedicle method combined with anterior approach. World J Surg, 2014, 38(9): 2358−2362.

35. Cucchetti A, Qiao GL, Cescon M, et al. Anatomic versus nonanatomic resection in cirrhotic patients with early hepatocellular carcinoma. Surgery, 2014, 155(3): 512−521.

36. Liu J, Chen DF, Chen WY, et al. Clinical anatomy related to the hepatic veins for right lobe living donor liver transplantation. Clin Anat, 2013, 26(4): 476−485.

37. Liu XJ, Zhang JF, Sui HJ, et al. A comparison of hepatic segmental anatomy as revealed by cross−sections and MPR CT imaging. Clin Anat, 2013, 26(4): 486−492.

38. Ishizawa T, Gumbs AA, Kokudo N, et al. Laparoscopic segmentectomy of the liver: from segment I to VIII. Ann Surg, 2012, 256(6): 959−964.

39. Seco M, Donato P, Costa J, et al. Vascular liver anatomy and main variants: what the radiologist must know. JBR−BTR, 2010, 93(4): 215−223.

40. Abdel−Misih SR, Bloomston M. Liver anatomy. Surg Clin North Am, 2010, 90(4): 643−653.

41. Schmidt S, Demartines N, Soler L, et al. Portal vein normal anatomy and variants: implication for liver surgery and portal vein embolization. Semin Intervent Radiol, 2008, 25(2): 86−91.

42. Matsubara K, Cho A, Okazumi S, et al. Anatomy of the middle hepatic vein: applications to living donor liver transplantation. Hepatogastroenterology. 2006, 53(72): 933−937.

43. McCuskey RS. Anatomy of efferent hepatic nerves. Anat Rec A Discov Mol Cell Evol Biol, 2004, 280(1): 821−826.

44. Skandalakis JE, Skandalakis LJ, Skandalakis PN, et al. Hepatic surgical anatomy. Surg Clin North Am, 2004, 84(2): 413−435.

45. Berthoud HR. Anatomy and function of sensory hepatic nerves. Anat Rec A Discov Mol Cell Evol Biol, 2004, 280(1): 827−835.

12

肝外胆道

系统解剖上与胆汁分泌、储存和输送的有关器官或结构包括肝、胆囊和胆管。后者又分为肝总管、胆囊管和胆总管（图12-1）。而临床应用解剖学通常将输送胆汁的结构称为胆管（道）系统。它又可分为肝内胆管和肝外胆管。肝内、外胆管不可能有确切的分界，因为胆管既在肝内，而一部分又在肝外，故文献上有肝内和肝外胆管之名。肝外胆管比之身体其他区域任何器官可能有更多变异的结构，这不仅是由于肝外胆管本身的变异，也还有血管供应的变异。

肝外胆道的形态、位置和毗邻

■ 胆囊

胆囊的位置

胆囊（gallbladder）是储存和浓缩胆汁的器官，位于肝的脏面胆囊窝内，上面借含有较多血管的疏松结缔组织与肝相连。下面和两侧面由肝脏面的腹膜延续覆盖。胆囊可随呼吸与肝一起上下移动。胆囊有的位置较深，甚至完全埋藏于肝实质内；有的完全被腹膜包被，形成系膜样胆囊，活动度较大（图12-2）。

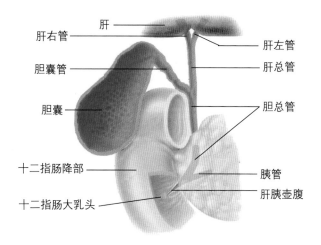

图12-1　肝外胆道的组成

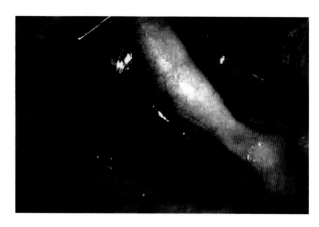

图12-2　腹腔镜下的胆囊
牵拉胆囊底部显示出胆囊壶腹部和肝门肝外胆道的组成

胆囊的形态

胆囊呈梨形，长5.30~9.73 cm，宽2.03~5.51 cm，容量40~60 mL，胆囊颈部梗阻胆囊显著扩张时容量可达正常容量之数倍。胆囊可分为底、体、漏斗部和颈4部（图12-3）：

1. 底（fundus） 圆隆。完全被腹膜包被，多数突出或平于肝右叶下（前）缘胆囊切迹处，底的顶端抵于腹前壁后面右肋弓（第9肋软骨处）与右腹直肌外缘夹角处，该处是胆囊扩张时的触诊点，也是由于炎症早期的腹膜刺激征象而有压痛的点。胆囊底及胆囊体下面紧邻十二指肠上部和降部，甚至与横结肠起始部接触，在胃十二指肠溃疡或胆囊炎结石时，若有穿孔两器官间常常形成粘连，可能形成胃十二指肠胆囊瘘或横结肠胆囊瘘，胆结石可进入十二指肠或横结肠。当胆总管梗阻（如胰头癌）发生黄疸时，可利用此解剖关系行胆囊十二指肠吻合术。

2. 体（body） 体与底部无明显界线，体向后上延续于漏斗部，体上面与肝下面胆囊窝以有许多小血管的疏松结缔组织连续，有的还有小的胆管（有人称"迷走肝管"或变异的肝管，即胆囊肝管，见后文）连于肝右叶与胆囊之间，行胆囊切除术时由肝分离胆囊应仔细进行，遇有连于肝与胆囊之间的任何条索状结构，均应结扎、切断，以防发生胆漏。该处血管一般出血轻微，也不难控制。从肝下面胆囊窝（fossa for gallbladder，有人称胆囊的肝床，hepatic bed）分离胆囊，其困难程度依腹膜把胆囊固定于肝或病变粘连的程度而定。胆囊体下面与十二指肠上部、降部和横结肠之关系及其意义已述于前。

3. 漏斗（infundibulum） 是体与颈之间的部分，通常被认为是体的一部分，是从体连到颈的圆锥形部分，有时与体之间有一缩窄明显地将二部分开。漏斗部是胆囊动脉至胆囊壁的进入处。漏斗部壁的侧面向下向后偏心膨出，似一憩室，被称为Hartmann囊，它紧密地位于胆囊管下面，并常常把胆囊管隐蔽起来。漏斗部常被从肝十二指肠韧带游离右缘延续来的相对无血管的双层腹膜襞连接于十二指肠上部的腹侧面，此皱襞即胆囊十二指肠韧带。胆管手术时，正确地验明胆管各部分的第一步应当是分离切断胆囊十二指肠带，并随着分离，活动Hartmann囊，胆囊管及其与胆总管结合部的位置即可显露。Hartmann囊可能是由于结石使漏斗部壁扩张或长期对抗胆囊的排空而形成的。该囊由于胆石症常常并发慢性或急性炎症，并常伴有胆石填塞于漏斗部。由于炎症，Hartmann囊可与胆囊管或胆总管发生粘连，看不清胆囊管而误将胆总管当作胆囊管，故切除胆囊时需仔细剥离，以防误伤胆总管。

4. 颈（neck） 胆囊体向后上延续，通过漏斗约达肝门右端处变细即为颈部，位于胆囊窝最深部（即最后部），颈在此已位于肝十二指肠韧带游离缘内。颈先是向上向前，而后急转向后向下，形成弯曲，延续于胆囊管。胆囊及胆囊窝形成肝肾隐窝上界的大部分，右结肠旁沟的上入口，故在胆道手术后，血性或脓性渗出物可沉积于肝肾隐窝，并向上可向右肝上间隙扩散，或向下经右结肠旁沟扩散于盆腔。

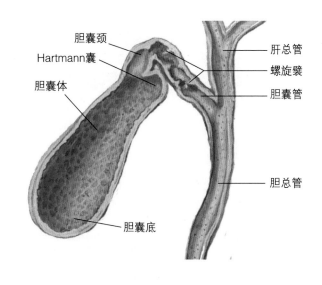

图12-3 胆囊的形态

胆囊管

胆囊管（cystic duct）也是肝外胆管的一部分。从胆囊颈起始，在肝十二指肠韧带内，向后、向下、向左，通常以锐角与肝总管汇合形成胆总管（国内报道有47%，141/300）。胆囊管短而细，长径0.62~4.23 cm，横径1.0~4.3 mm。内镜胆管造影（100例）胆囊管横径0.28（0.1~0.47）cm。胆囊管位于肝总管和门静脉之右侧。胆囊管之长度差异在于其与肝总管结合之形式和部位有关。

胆囊管与肝总管结合的变化形式见图12-4。胆囊管与胆总管结合的形式和结合位置的变化有重要的临床意义。胆道手术结扎胆囊管时为了防止损伤肝总管或胆总管等，需要极端仔细解剖两管及其结合部位，以防误扎，否则将造成严重后果（例如误扎肝右管），也必须小心不能留下一个附于胆总管上难于认出的胆囊管残余，因为其可能造成后来引发残端炎，或者引起有多种继发病的胆囊管残留综合征（cystic duct remnant syndrome）。在有大的结石阻塞胆总管时，使其上段扩张，胆囊管、肝总管也均扩张，各管间界限不清，结扎、切断胆囊管时需谨慎。此外，尚有双胆囊管（double cystic duct），即一个胆囊有2个胆囊管。一种是完全与正常胆囊管一样，与之并行，甚至不仔细就难以分辨；另一种则是另一胆囊管连于肝右管或肝总管。临床医师还应注意，有的肝右管或右前叶肝管较长，在肝外与胆囊管紧紧粘连于一起并行向下，胆囊切除时应防止误扎肝管。

胆囊管像胆囊颈一样，有一连续的5~12个半月形黏膜皱襞，亦称螺旋襞（spiral fold, spiral valve of Heister），螺旋形结构的瓣可使胆囊管不致过度膨大或缩窄，有利于胆汁的进入和排出。瓣的隆嵴也能使临床插入导管探查或胆石通过困难，甚至嵌顿。

瓣的隆嵴在胆管造影图像上使胆管外形呈弯弯曲曲的外观，这不同于肝管的影像。胆囊管黏膜有黏液腺，其分泌压高于肝分泌胆汁压。肝外胆管（例如胆总管）长期梗阻的结果，胆管内仅有由黏液构成的"白胆汁"（white bile）。

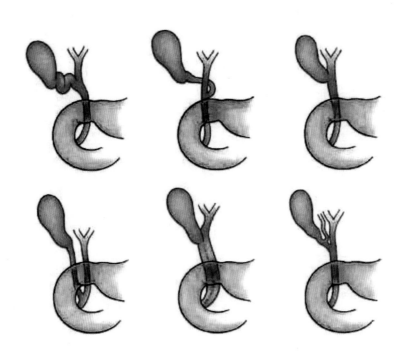

图12-4　胆囊管与肝总管汇合方式的变异

■肝管和肝总管

肝细胞分泌胆汁直接入肝细胞间的胆小管，后汇入肝小叶之间的小叶间胆管，小叶间胆管汇成肝段肝管，再汇成肝叶肝管，后者在肝门深部肝组织内汇成肝左、右管，即左、右半肝之肝管。肝左、右管多数在出肝门后合成肝总管。通常肝左、右管肝外段长0.5~1.5 cm，最长可达6 cm，二管以钝角或锐角或向下并行一段后汇合成肝总管。一般其汇合处在肝门下1 cm处。

肝左管

肝左管细而长，管径为0.33 cm，长度约为1.32 cm。肝左管以近直角汇入肝总管。肝左管由于上述特点，致使胆汁引流缓慢不畅，易造成胆色素沉积，因而临床上肝内胆管结石以左半肝者多见。

肝右管

肝右管短而粗，管径约为0.35 cm，长度约为0.88 cm。肝右管位于肝门横沟的右侧，多行于门静脉右支下方，与肝总管约成150°汇入，故胆汁引流比肝左管顺畅。

肝总管

肝总管（common hepatic duct）由肝左、右管在肝门稍下方（约1 cm，最低有达6 cm者）、肝十二指肠韧带内会合构成，国人98.6%有肝总管（353/358），肝左、右管之间夹角为100°~120°，有报道肝左、右管与肝总管之间成直角或呈"T"形（37%，100例），此种结合型，已证实管内有结石时难于排出，插导管时也困难。国人资料肝左管与肝总管的夹角为109°~140°，肝右管与肝总管的夹角为134°~136°。肝总管之合成点位于门静脉分权点之右前上方，肝总管合成后在肝十二指肠韧带内居门静脉右前方，沿肝固有动脉之右侧下行、

距离不定，与胆囊管会合成胆总管，肝总管的长度决定于该管与胆囊管汇合点之高低。成人资料（n=128）肝总管长度为1.0~7.5 cm，多见范围在2.1~4.0 cm之间；儿童（n=188）0.3~6.8 cm，常见范围在1.1~2.5 cm之间。管径约0.78 cm，国外报道8（4~15）mm。国人100例内镜逆行胆管造影肝总管近端横径0.69（0.21~1.18）cm，远端横径0.75（0.3~1.2）cm。有1.4%（5/358）无肝总管，即肝左、右管与胆囊管呈三叉形会合形成胆总管；或是肝右管与胆囊管合成胆总管，而肝左管直接向下开口于十二指肠。

副肝管

副肝管（accessory hepatic duct）是指在肝门区除肝左、右管外，从某叶或某段肝实质中独立发出，并且与肝外胆道的某一段相汇合的肝管。副肝管出现率变化较大，为11%~20%。绝大多数副肝管出现在右侧，左侧副肝管少见。副肝管长度为1.15 cm，外径为1.5 mm。按副肝管注入部位不一，可将其分为以下几型（图12-5）。

Ⅰ型：副肝管由肝方叶发出，并注入肝总管。

Ⅱ型：副肝管由肝方叶发出，注入胆囊管。

Ⅲ型：副肝管由肝右叶、方叶、或尾叶发出，注入胆总管。

Ⅳ型：副肝管由肝方叶发出后注入胆囊。

Ⅴ型：副肝管为2支型。

90%的右侧副肝管位于胆囊三角（Calot triangle）内，与胆囊管、胆囊动脉及肝右动脉关系密切。左侧副肝管不进入胆囊三角，多于左侧汇入肝总管。因此在行胆道手术时，应注意副肝管的存在，以减少误伤。

胆囊三角

胆囊三角（cystic triangle）亦称Calot三角，即胆囊肝三角（cystic hepatic triangle），其左界是肝总管，右界是胆囊管，上界是肝下面（图

12-6）。三角范围内有肝固有动脉右支、它的分支胆囊动脉，以及在它们浅面的胆囊淋巴结。三角内有时有"迷走的"肝右动脉、行程弯曲的肝右动脉（毛虫驼背样动脉）、右前叶肝管（图

12-7）。这些结构均包被于肝十二指肠韧带上部两层之间。胆囊或胆总管手术时应注意胆囊动脉、肝固有动脉右支起点和行程有无变异（见后文）、有无变异的肝管等，以防损伤。

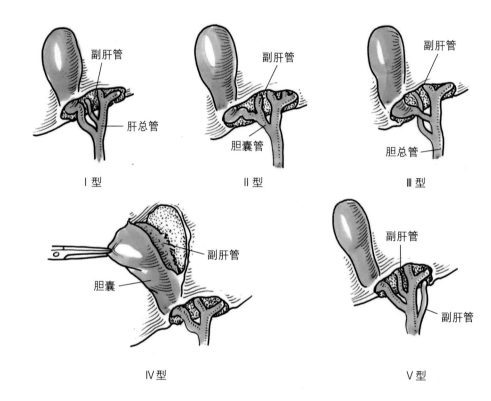

图12-5 副肝管的分型

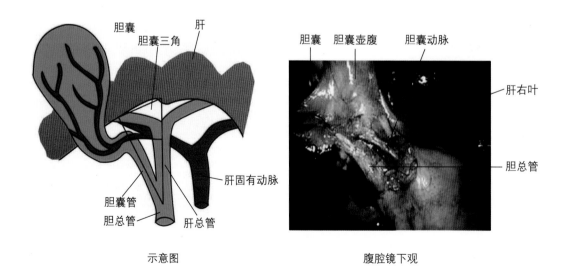

图12-6 胆囊三角

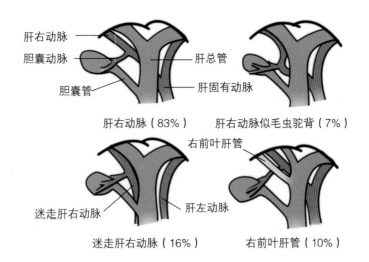

肝右动脉（83%）　　肝右动脉似毛虫驼背（7%）

迷走肝右动脉（16%）　　右前叶肝管（10%）

图12-7　胆囊三角内的结构

■ 胆总管

胆总管（common bile duct）由胆囊管与肝总管在肝十二指肠韧带内会合而成，在该韧带内向下，经十二指肠上部后方、胰头后方，向下斜穿十二指肠降部后内侧壁，与胰管汇合，穿十二指肠降部后内侧壁，在十二指肠大乳头处开口于十二指肠腔。国人胆总管长度：成人（n=128）3.0~10.4 cm，多见范围4.1~8.0 cm；儿童（n=188）1.1~6.0 cm，多见范围2.1~4.0 cm。胆总管管径成人0.25~1.00 cm（国外0.4~1.3 cm），多见范围0.3~0.6 cm。国人100例内镜逆行胆管造影，胆总管远端横径0.62（0.27~0.96）cm，胆总管近端横径0.76（0.48~1.21）cm。Leslie在200例以上胆管手术时细心地测量了铺平的胆总管（十二指肠上段）的宽度，发现正常胆总管的宽度有大的差异，而有结石或其他形式的阻塞时甚至有更大的差异，正常与不正常的管宽度值之间有重叠，宽度小于9 mm的管没有病理情况，宽度在9~17 mm之间的管有时有病理情况，而超过17 mm的管几乎都有病理情况。并发现宽度超过14 mm，胆总管不正常的比例急剧上升。

胆总管的分段

胆总管可分为4段：十二指肠上段、十二指肠后段、胰段和十二指肠壁内段（图12-8）。

1. 十二指肠上段　是胆总管最长的一段（2~5 cm），此段是通常为疾病检查、为引流和探查而切开的部位（图12-9），行于肝十二指肠韧带下半右缘内，肝固有动脉位于胆总管左侧，肝门静脉位于二者之后，三者之间以疏松结缔组织连接，并共同被包于肝十二指肠韧带内，恰位于十二指肠第一段上方、网膜孔之腹侧，在此下

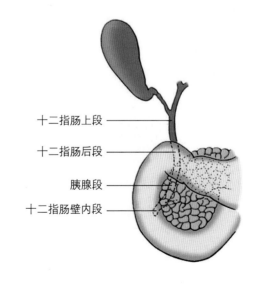

图12-8　胆总管的分段

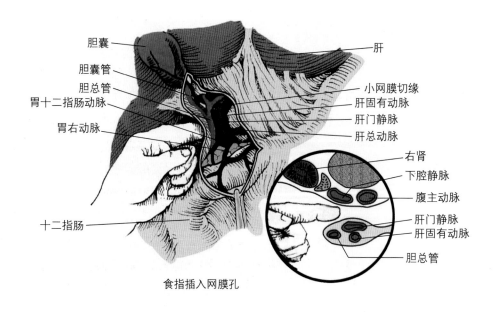

图12-9　胆总管十二指肠上段的毗邻

腔静脉正位于胆总管之背侧。在胆总管之右侧常有大的淋巴结，固定于其壁上，它是肝淋巴结的一部分，即网膜孔淋巴结，外文书有用"node of hiatus裂孔淋巴结"，其在肝十二指肠韧带内因位于网膜孔前缘，故又名网膜孔前缘淋巴结。

此段胆总管的远侧部分与十二指肠后动脉的关系，手术时应注意。十二指肠后动脉先是在胆总管前面交叉，后又到胆总管后面，不要将此动脉与十二指肠上动脉混淆，后者也可能经过胆总管之前方。胆总管探查时勿损伤十二指肠后动脉。如果胆囊管与肝总管会合很低，则胆总管十二指肠上段很短或甚至无此段。

2. 十二指肠后段　是从十二指肠上部上缘至胰头上缘之间的一段胆总管，长1.0~2.0 cm，位于十二指肠第一段（十二指肠上部）的后方。胆总管可能是游离的或部分固定于十二指肠。起于肝动脉、向下行的胃十二指肠动脉位于胆总管十二指肠后段的左侧1~2 cm处，该动脉在十二指肠上部后方，由上向下逐渐更靠近胆总管。胆总管十二指肠后段常常被十二指肠后壁溃疡病变蔓延侵及。炎症和由此而引起的瘢痕可能牵拉胆总管向左，当手术游离十二指肠上部时，胆总管可

能容易受到损伤。胰十二指肠上后动脉由胃十二指肠动脉分出后向下经胆总管和门静脉之前到右侧，再向下至胰头后面。该动脉是胆总管十二指肠后段前面最常遇到的血管。胆总管手术时注意对该血管之损伤。胆管手术最严重的危险是胆道前面大血管的出血。一个常常被忽视的关系是胆总管十二指肠后段与中结肠动脉的关系。如果中结肠动脉恰在十二指肠上部下面处（是异常的起点）发自肠系膜上动脉，在胰头前面向右下行，进入横结肠系膜，而使系膜常形成一皱囊，该皱囊疏松地连续于十二指肠上部和胃幽门的下面，皱囊的一部分也位于胆总管的前面，移动胆总管十二指肠后段时必然也可牵动该皱囊。故胆总管手术应防止中结肠动脉的损伤。

3. 胰腺段　是胆总管从胰头上缘至进入十二指肠降部后内侧壁之间的一段，长约3 cm。国人146例尸检长3.15 cm。胰腺段位于胰头之背面，向下微偏向右行，靠近十二指肠降部上部的内侧面，可紧靠降部的内侧缘（0.8 cm）或远离其2 cm。胆总管胰腺段下端约在十二指肠上部与降部结合处下方2.5 cm处，进入十二指肠降部后内侧壁而终止，此处约在横结肠系膜横过十二指肠降部前壁

处的水平高度之稍上方。胆总管胰腺段与胰腺的关系或者是完全在胰腺头背面一浅沟内，或在胰腺实质之内（图12-10）。有以下4种情况：①胆总管背面被胰腺伸出舌片样的胰组织部分或全部覆盖，但有一边缘或裂隙。将十二指肠降部和胰头向左翻起（Kocher方法），分离舌片样胰组织或分开裂隙即可显露胆总管。国人150例的调查，此类占58%。②胆总管背面仅覆盖一层结缔组织膜（Treitz筋膜），是胚胎时包被胰的腹膜（背侧系膜）与腹后壁腹膜粘连融合后形成此膜。国人此类有38%。将十二指肠和胰头向左侧翻起（Kocher法），分开Treitz筋膜（慎重，防止损伤血管，见后文），即易显露胆总管。③胆总管胰腺段背面与结缔组织膜间有散在的与胰腺相连的胰组织。国人此类约有2.7%。分开结缔组织膜可显露胆总管。④胆总管胰腺段完全由胰腺所环抱。国人150例中只有1例，约占0.7%。有人提出即使如此型，在胰头表面也似有一沟，当把胰头翻起（Kocher方法），左手食指伸于胰头背面，

拇指置于胰头前面可以扪及浅沟或胆总管，甚至可以检出或移动胆管内结石。胆总管胰腺段，特别是它的下部分与一些重要血管毗邻。胃十二指肠动脉下行中位于胆总管胰腺段最上部的左侧不到1 cm处。起于胃十二指肠动脉的胰十二指肠上后动脉起始部（多在十二指肠上部上缘处）是向下经胆总管和肝门静脉之前，但是应该特别注意，该动脉向下至胰头后面至胆总管胰腺段下端时则位于胆总管后方，从手术角度翻起胰头时看，该动脉位于胆总管之浅面。胆总管手术显露此段时，应防止损伤该动脉。较大的胰十二指肠上后静脉位于胰头后面，不与同名动脉伴行，与胆总管胰腺段关系密切，经胆总管后方，该静脉是胰十二指肠切除术最麻烦的出血来源。胆总管胰腺段上部后方有下腔静脉，下部后方对着右肾静脉。还应当特别注意的是偶尔有起点变异的肝总动脉、肝右动脉（起于肠系膜上动脉、腹主动脉等）可经肝门静脉、胰头上部之后，与胆总管胰腺段靠近，化脓性胆管炎或胆总管手术时，

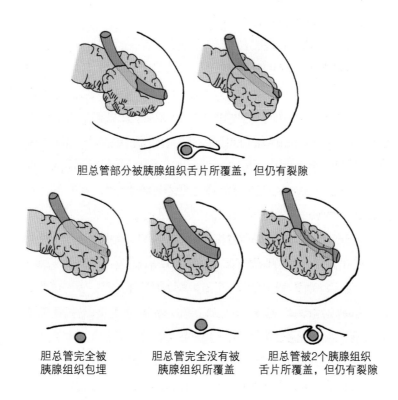

胆总管部分被胰腺组织舌片所覆盖，但仍有裂隙

胆总管完全被胰腺组织包埋　　胆总管完全没有被胰腺组织所覆盖　　胆总管被2个胰腺组织舌片所覆盖，但仍有裂隙

图12-10　胆总管胰腺段与胰腺的关系

可损伤该动脉而引起出血。胆总管管径并非始终如一，少数个体由上向下逐渐变小，然而大部分人的胆总管管径在胰腺段下端插入十二指肠壁处上方突然变狭细，结石多停留在此狭细部上方，狭细可能是均匀的或是偏心的，后者在诊断或胆管插管时易造成错误或困难，有时狭细部的十二指肠壁一侧胆总管壁扩张，形成一个似憩室样的囊，结石常可停留于此。

4. 壁内段　壁内段是胆总管4段中最短的一段，胆总管斜穿十二指肠降部后内侧壁，最后开口于十二指肠大乳头顶端，管长约1.5 cm，管径较胰腺段的管径减小。壁内段的长度有很大的变化（6~30 mm），这一变化有很重要的外科意义，因为胆总管括约肌成形术切除范围应依壁内段长度而定。Jones认为提出任何（切除的）"标准长度"可能是不适当的或者是过分的。距十二指肠大乳头口处2~3 mm，胆总管与胰管（即主胰管）会合，而使末端管腔膨大，形成肝胰壶腹（hepatopancreatic ampulla），通常称Vater壶腹。二管会合前通常并行数毫米，并且二管共同包有一层外膜。二管管腔完全会合之前，二者间的间隔最终减薄到只是一薄层黏膜。胰管位于胆总管之后内下方，胰管开口于壶腹的后内侧壁4~5点钟处，熟悉这一解剖关系，有助于外科医师避免损伤胰管（图12-11），例如经十二指肠做肝胰

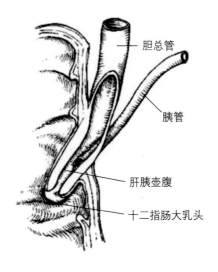

图12-11　胆总管壁内段胰管开口位置关系

标注：胆总管、胰管、肝胰壶腹、十二指肠大乳头

壶腹括约肌切开术时需在乳头上部11点钟处切开（10点钟处缝固定线），就是为防止损伤胰管开口。肝胰壶腹壁内有环行的平滑肌，形成肝胰壶腹括约肌（hepatopancreatic ampulla sphincter）。壶腹最大直径3 mm；75%的人壶腹长5 mm，或小于5 mm。壶腹开口于十二指肠大乳头顶端。

十二指肠大乳头

也称Vater乳头，虽是十二指肠的结构，但其功能、位置与胆总管有密切关系，而临床应用在胆管外科方面较之在胃肠道外科更为重要，故在此再次叙述。

1. 大乳头的位置　通常大乳头位于十二指肠降部后内侧壁十二指肠纵襞下端，约95%的个体乳头位于降部的中部或降部远侧半，约5%的个体乳头位于十二指肠水平部。极少见的变异，例如乳头可位于胃、幽门或十二指肠上部（十二指肠第1段）末端。国人乳头位于降部的有76.5%（249/255），位于水平部的有2.35%（6/255）。另一调查、乳头位于降部中1/3者有71.42%（50/70），位于下1/3的有22.82%（16/70），位于上1/3的有5.71%。内镜观察，75%~85%的人乳头位于脊柱右侧第2腰椎水平。也有尸检报道75%的人乳头位于第3腰椎水平。

2. 大乳头的形态与十二指肠纵襞　乳头形状在内镜下呈粉红色乳头状隆起（45.7%），半球形（28.7%）或扁半形（25.6%）。国人尸检见乳头有倒置的梨形（60%）、半球形（28%）和斜柱形（11%）。国人纵襞出现率96%，有4%的个体无纵襞。纵襞形态，72%的人是均匀的条形，其他有锥形、倒锥形和棱形。纵襞长度2.94（0.5~6.0）cm，纵襞距幽门7.33（3.00~14.55）cm。乳头与纵襞的关系：乳头可在纵襞上下端间任一点（36%）、纵襞上端（24%）、纵襞下端（18%），少数在纵襞左侧（16%）或右侧（2%）。乳头的孔常是圆形，但也可是卵圆形或裂隙状。上述国人资料中乳头在纵襞上，其开口都是裂隙状。

乳头除与十二指肠纵襞有关外，乳头常可能被其上方较突出的十二指肠环状襞掩盖。有时见乳头下方有一纵行黏膜襞（尸检见到无十二指肠纵襞者大多有此黏膜襞），有人以系带（frenulum）名之。十二指肠纵襞或乳头下方的系带与掩盖于乳头上方的环状要构成"T"形，是寻找乳头的标志。但在十二指肠手术时常常由于过度牵拉而使此标志弯曲变形、或乳头近旁有十二指肠憩室而不易辨认。一般而言，切开十二指肠，乳头容易被确认。如乳头不突出，或以手指在十二指肠内侧壁由上向下触摸，如达乳头处一般可感知它较其他处黏膜微隆起而质地较硬；或以手指挤压胆囊或胆总管，则见有胆汁溢出处即是大乳头。十二指肠大乳头上方的环状襞还是乳头肌切开术时的标志，即它

是切口的最高点，该点在上括约肌的下方，也未达十二指肠壁肌层，切口不超过该最高点不会切断上括约肌，也不会损伤十二指肠壁肌层而造成十二指肠壁穿孔。

胆总管与胰管会合形式

胆总管与胰管的汇合有多种形式：①胰管以距十二指肠大乳头开口不同距离会合于胆总管，会合后的管腔扩大（形成壶腹），此型85%或不扩大（不形成壶腹）。此型占5%。会合者占81.7%（250/36）。②胆总管和胰管彼此靠近，但分别开口于十二指肠大乳头，约占9%（图12-12）。不会合者有18.3%（56/306）；③二管分别开口于十二指肠的不同点。

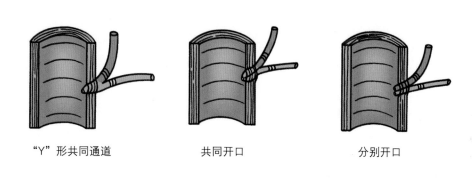

"Y"形共同通道　　　　共同开口　　　　分别开口

图12-12　胆总管和胰管的汇合

肝外胆道的结构和功能

■ 胆囊壁的构造

胆囊壁由3层构成（图12-13）。

1. 外膜　在胆囊底、胆囊的下面和两侧面（游离部）是浆膜，即脏腹膜，此浆膜与肝的浆膜相连接。胆囊其他部分外膜是一层较厚的纤维结缔组织。此外，胆囊与肝相连接部的外膜内常有一种管状结构，可能是胆管系在发出过程中的

痕迹，称为胆囊下肝管。

2. 肌层　外膜的深面是肌层，由薄层、不甚规则的纵行、环行和斜行平滑肌束组成，肌束之间的结缔组织内富有弹性纤维。

3. 黏膜　黏膜层疏松地连于纤维肌层，内有许多高而分支的、彼此重叠的黏膜皱襞，形成肉眼可见的皱襞网，可随胆囊的扩张程度而改变其高度。胆囊颈部的黏膜皱呈螺旋状，称为螺旋

瓣。黏膜被覆单层柱状上皮，无杯状细胞，上皮细胞顶部稍隆凸，有不明显的纹状缘，细胞顶端的胞质内含有中性脂滴及类脂质小泡，还有一些黏液颗粒，细胞核呈卵圆形，位于细胞基底部。上皮下有固有膜，较薄，富有小血管和淋巴管，有的可见由于上皮凹陷面形成很像腺体的小窝，称为Aschoff窦。

■ 肝外胆管管壁的构造

肝管、肝总管、胆总管以及胆囊管的管壁组织结构是连续的，管壁也大致分为3层，即黏膜层、肌层和外膜。外膜即纤维层，由疏松纤维结缔组织构成，其间混杂有少数排列成纵行、斜行和环行的平滑肌纤维，故有人认为胆管由黏膜和外膜构成。在胆总管末段和胰管会合处，环行平滑肌加厚形成肝胰壶腹括约肌（hepatopancreatic ampulla sphincter，sphincter of Oddi）。黏膜上皮为单层柱状上皮（各段柱状上皮高低有差别），胆囊管黏膜的半环行皱襞（即螺旋形皱襞）最明显。黏膜内有腺体，分泌黏液。

■ 肝胰壶腹的微细解剖

虽然有关胆总管末端狭窄或梗阻，是行括

约肌切断术、括约肌成形术或是行适度乳头漏斗部切除术尚有不同看法，但是肝胰壶腹括约肌的认识对外科医师是非常重要的。肝胰壶腹括约肌最早由Oddi（1888年）描述，故名为sphincter of Oddi。Boyden又详细研究了此括约肌，故文献又将此括约肌称为Boyden括约肌（sphincter of Boyden）。

Boyden把括约肌分为：①上括约肌，包绕即将和插入十二指肠壁的胆总管和胰管的上端，上括约肌在十二指肠壁肌层以外（从纵切面上看是在十二指肠壁肌层上方也就是外侧），上括约肌可部分位于胰腺实质内，它的收缩使胆总管和胰管管道关闭，胆汁和胰液不能排入十二指肠腔。②黏膜下括约肌，包绕二管的十二指肠壁内部分，黏膜下括约肌的下半就直接在黏膜下层内，也就是在十二指肠肌内侧。③下括约肌，包绕Vater壶腹、构成了大乳头的基础。现通常把Oddi括约肌分为胆总管括约肌、胰管括约肌和壶腹括约肌（图12-14）。

由于Bayden当时对各部分未定名，故各学者对各部分命名不同。Skandalakis（1973年）把黏膜下括约肌也称为下括约肌，而把上括约肌在胰管壁内部上端处的称为胰管括约肌。Barraya（1978年）把黏膜下括约肌称为漏斗部中括约

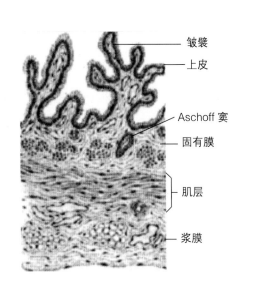

图12-13 胆囊壁的组织结构

标注：皱襞、上皮、Aschoff窦、固有膜、肌层、浆膜

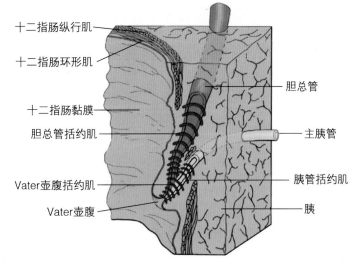

图12-14 Oddi括约肌

标注：十二指肠纵行肌、十二指肠环形肌、十二指肠黏膜、胆总管括约肌、Vater壶腹括约肌、Vater壶腹、胆总管、主胰管、胰管括约肌、胰

肌，上、下括约肌名未变。漏斗是指胆总管壁内段Vater壶腹以上部分。内腔上宽下窄，呈漏斗形，其壁内有弱的肌层即中括约肌。该肌收缩，漏斗管腔完全消失。假使上括约肌开放，漏斗亦从上向下开放，允许胆汁向下至壶腹部。漏斗部黏膜并形成许多细的膜样皱襞，突向管腔，在X线图像上可显示有灰色阴影。Barraya基于对胆总管末端解剖结构的认识，提出乳头部括约肌切断术应当使用更确切的命名"适度乳头漏斗部切除术"来代替。

适度乳头漏斗部切除术从解剖学上来说其要点是：①切去下括约肌及部分中括约肌（即部分黏膜下括约肌），保留上括约肌（包括胆总管和胰管括约肌）及邻近十二指肠壁肌层的部分黏膜下括约肌，以保存它们正常的收缩、松弛作用，维持胆汁和胰液正常排出，防出胆汁反流；而在胆管再有结石时，上括约肌仍能松弛，以利于排出结石。②如同其他括约肌切开法一样，切除的上界不能达及十二指肠壁肌层，以防十二指肠壁穿孔。适度乳头漏斗部切除，其目的不仅切去病变的有关结构，解除病痛，而且要尽可能地保存其功能的正常。

胆囊的功能

胆囊有储存胆汁、浓缩胆汁和排出胆汁3大功能。

1. 储存胆汁 肝细胞每天分泌胆汁500~1 000 mL，经胆管储存在胆囊内备用。

2. 浓缩胆汁 胆囊上皮的游离面有纹状缘，可扩大胆囊的吸收面积。胆囊中的水分和无机盐经上皮吸收到固有膜的血管中，结果使胆汁中的胆色素、胆盐、胆固醇等成分的浓度升高。胆汁进入胆囊，由胆囊10~30倍浓缩至50~100 mL后储存。

3. 排出胆汁 胆囊除了有储存和浓缩功能外，还有调节胆道压力的作用。一般Oddi括约肌的阻力为9~23 cm H$_2$O，而肝分泌胆汁的压力为30 cm H$_2$O。因而当Oddi括约肌强烈收缩时，肝脏仍可继续分泌胆汁，通过胆囊管储存于胆囊，缓解了胆管系统的压力，使肝细胞免受损害。此外，胆汁的排出与胆囊收缩有密切关系，当进食尤其是食用油脂类食物后，可使胆囊迅速收缩而排出胆汁；此时，Oddi括约肌舒张，胆汁排出进入十二指肠。胆囊的收缩和胆汁的排出与肠黏膜分泌的胆囊收缩素进入血流带到胆囊有关。

肝外胆道的血管、淋巴管和神经

肝外胆道的动脉供应

正常供应胆囊和肝外胆道（以胆总管为主）血液的动脉主要是来自腹腔干的各级分支（图12-15），但有的也有来自肠系膜上动脉的分支，而且各血管的行径及与胆道间位置关系也常有变化或变异，后一情况对临床手术更有重要关系。

胆囊的血供

肝固有动脉右支（肝右动脉）在肝十二指肠韧带上部内经肝总管后方至胆囊三角内，在此分出胆囊动脉（cystic artery），向前下达胆颈左侧缘（国人58.6%如此，少数在颈右缘或后方。还有近20%的人动脉达胆囊体处才分支）分浅、深支，浅支至胆囊下面浆膜下，深支至胆囊上面与肝胆囊窝底之间（图12-16）。二主支分出4~8对侧支，围绕胆囊并吻合成网，分布于整个胆囊壁，胆囊动脉并分支至胆囊颈且下行达胆总管。有的见胆囊动脉的二支分别沿胆囊体左、右缘在浆膜下前行。肝右动脉、胆囊动脉在胆囊三角内，常有淋巴结（胆囊淋巴结）位于其浅面，分离淋巴结即可显露该二动脉。向外侧（右方）牵开胆囊的Hartumann囊即可使胆囊动脉和胆囊管拉直，易于分离显露胆囊动脉，但过度牵拉可能拉断胆囊动脉之终末支而引起严重出血。

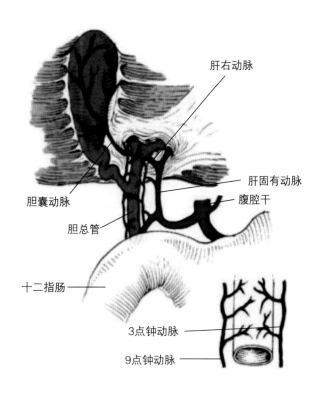

图12-15　胆囊和肝外胆管的动脉

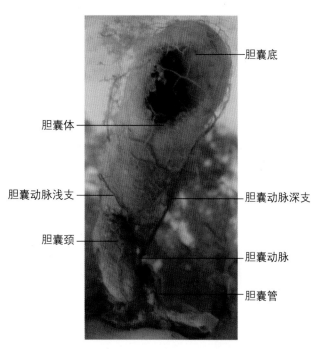

图12-16　胆囊及胆囊动脉铸型

　　胆囊动脉的支数、起源、行径、与肝总管和胆囊管的位置关系等常有变化（图12-17）。国人资料，70.2%（787/1 121）的人有1支胆囊动脉，有2支者占29.35%，3支者甚少。单支胆囊动脉多数（75.43%，304/403）是在胆囊三角内起于典型的肝右动脉，少数则起于变异的（包括起点和行程）肝右动脉、肝左动脉、肝固有动脉、胃十二指肠动脉和胰十二指肠动脉，以及由于肝右动脉异常起始于肠系膜上动脉，而使胆囊动脉行程改变，从胆总管和胆囊管的前外侧上行、不经胆囊三角而至胆囊。2支胆囊动脉的多数是在胆囊三角内起自正常的肝右动脉。胆囊动脉称起点可有异常，但其多数还是经胆囊三角达胆囊，故手术时仍可在该三角处胆囊颈旁寻找并处理胆囊动脉，但是其起点、行程变异，包括肝右动脉本身的变异，如肝右或胆囊动脉经肝总管、胆囊管之前而达胆囊三角。以国人50例胆囊动称（26例单支，24例双支）为例，经肝总管的前方至胆囊三角（多数）或不经胆囊三角而分布于胆囊的有44%；经胆总管的前方，而至胆囊的有0.5%。50

例胆囊动脉正常起始（于胆囊三角内肝右动脉）有73.07%，起于变异的肝右动脉的有15.38%，起于肝左动脉的有3.85%，起于胃十二指肠动脉和胰十二指肠后上动脉的也各有3.85%。这些变异，在胆道手术时均应仔细辨认，以防止损伤出血和误扎。肝外胆道各段前面经过的血管虽不常有，又是可变的，但也是手术时易被损伤的。

　　胆囊动脉的起始、行径、与胆管的位置关系等变异甚多（可见于至少50%的人）。Benson（1957年）把变异简化、归类为3种有外科意义的形式：①副胆囊动脉；②毛虫驼背形肝右动脉；③肝右动脉或胆囊动脉经过肝总管之前至胆囊。这些变异在开腹胆囊切除术时仔细解剖即可避免损伤动脉。但是在腹腔镜胆囊切除术时限于视野等因素解剖分离困难。Phillips等（1990年）从腹腔镜胆囊切除手术角度进一步将该区域动脉变异简化为2型：①低位或后位胆囊动脉；②弯曲的或毛虫驼背形肝右动脉。Scott-Conner（1992年）总结腹腔镜胆囊切除术时胆囊动脉的解剖。

　　1. 前位胆囊动脉（anterior cystic artery）　即

正常的胆囊动脉，70%~75%的个体如此。正常解剖有1支胆囊动脉，在胆囊三角内起自肝右动脉，达胆囊的左侧面，分为浅、深支。浅支胆囊的下面，即游离面（即腹膜遮被面）；深支至胆囊上面（即胆囊附于胆囊窝的面）。在腹腔镜下浅支是寻找胆囊动脉的标志，顺着浅支向左即可见靠近腹腔镜的是较粗的胆囊管，而胆囊动脉较细，且离腹腔镜较远（图12-18）。

2. 后位胆囊动脉（posterior cystic artery） 亦称低位胆囊动脉（low lying cystic artery），即当胆囊动脉异常起于肠系膜上动脉或胃十二指肠动脉时，胆囊动脉在胆囊管右前下方，斜向右上较早地上升达胆囊，这样在腹腔镜下，当胆囊蒂被显露时，胆囊动脉就是第一个所能看见的结构，故此在腹腔镜下有"胆囊管与胆囊动脉调换位置"这样一句最贴切的描述（图12-19）。所谓

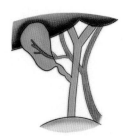
胆囊动脉起源于肝右动脉

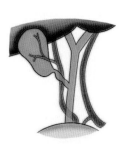
胆囊动脉来源于副肝右动脉或变异的肝右动脉

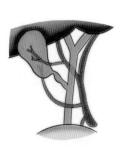
双胆囊动脉（1支起源于肝右动脉，另1支起源于肝总动脉）

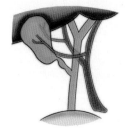
双胆囊动脉（1支起源于肝右动脉，另1支起源于肝左动脉）

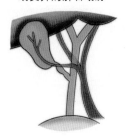
胆囊动脉起源于肝右动脉，经肝总管前方走行

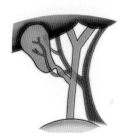
双胆囊动脉（均起源于肝右动脉）

图12-17 胆囊动脉起始和行程的变异

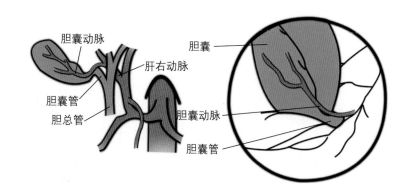

图12-18 正常（前位）胆囊动脉及腹腔镜下

"调位"即指胆囊动脉最靠近腹腔镜，它占据了正常情况（指胆囊与胆囊动脉位置关系）下胆囊管的位置。此种变异国人约有7.7%，国外报道为4%~12%。

3. 毛虫驼背形肝右动脉　弯曲的或毛虫驼背形肝右动脉（tortuous or caterpillar hump right hepatic artery）在国外报道见于6%~16%的个体。这样的肝右动脉完全靠近胆囊管和胆囊而行（图12-20），并可能发起多个小支至胆囊（不同于正常胆囊动脉）。在腹腔镜下毛虫驼背形肝右动脉位于正常胆囊动脉的位置，但是管径粗得多，这一点给腹腔镜外科医师提供了一个很重要的"暗示"，即应当注意此管是否是异常的肝右动脉。此型肝右动脉在腹腔镜胆囊切除时用激光或电刀分离时很容易被误伤，或易被误当作胆囊动脉而被结扎。

Price（1993年）报道另一极少见的胆囊动脉供应变异。因胆囊炎而行胆囊切除术时，在胆囊管内侧1 cm见一直径2~3 mm的血管从前方横过肝总管而达胆囊的内侧壁，外观似胆囊动脉，因其过大，未予结扎，而从胆囊窝顺行分离胆囊，即清楚可见该血管不是胆囊动脉而是肝右动脉，其在胆囊窝内前行7~8 cm后，做180°急转弯而反向行向肝门入肝。该例无真正的胆囊动脉，而是由肝右动脉发出5~6支小血管至胆囊。

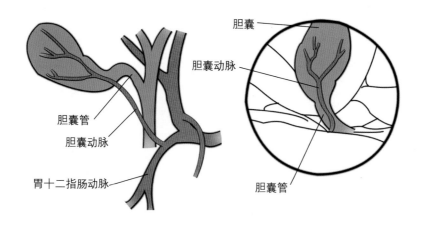

图12-19　后位胆囊动脉及腹腔镜下示意图

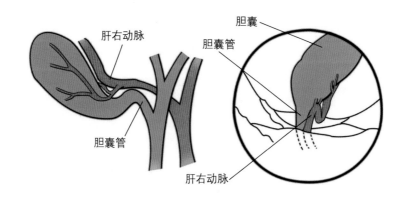

图12-20　毛虫驼背形肝右动脉及腹腔镜下示意图

肝外胆管的血供

Northover和Terblanche（1978年，1979年）总结前人的工作并结合他们对人肝外胆道血供研究的新发现，将肝外胆道分为3段，即门管（肝左、右管）、十二指肠上胆管（包括肝总管、胆总管的第1、2段）和胰后胆管（胆总管第3段）。

1.十二指肠上胆管的动脉 由邻近该段管的多条动脉（表12-1）分出的小动脉（管径约0.3 mm）供血（图12-21）。这些小动脉沿该段胆管两侧缘形成两条轴血管，Northover命名为3点钟（左），9点钟（右）动脉。对9点钟动脉，Parke，Michle（1963年）等曾名以边缘吻合动脉。此外，由十二指肠后动脉和胃十二指肠动脉发出许多小支至十二指肠上胆管。平均起来，至十二指肠上胆管的血供60%是来自从下部向上行的大血管，38%来自肝右动脉或其他向下行的动脉（表12-2），而只有2%是来自肝固有动脉（横向行的分支）的非轴血管。轴血管及其他小血管发出小支围绕胆管，形成胆管周围丛，由丛发小支伸入壁内广泛自由吻合，形成壁内动脉丛，由此丛再发小支至黏膜内形成黏膜毛细血管丛（图12-22）。

表12-1 发出分支至十二指肠上胆管的动脉

动脉名称	出现率(%)	营养面积百分比(%)
胰十二指肠上后动脉	87.5	27.6
肝门静脉后动脉	82.5	17.0
肝右动脉	77.5	24.8
胆囊动脉	67.5	13.5
胃十二指肠动脉及其主要分支(不包括胰十二指肠上后动脉)	27.5	11.2
肝固有动脉	22.5	2.1
其他动脉	20.0	3.7

表12-2 供应十二指肠上胆管的动脉来源及所占百分比

供血血管来源方向	血管的来源	所占百分比(%)
从下方来	胰十二指肠上后动脉	26.9
	肝门静脉后动脉	15.8
	胃十二指肠动脉	9.9
	其他	7.5
从上方来	肝右动脉	25.5
	胆囊动脉	7.1
	肝左动脉	3.1
	其他	1.9
从左侧来	肝固有动脉	1.9

肝门后动脉（retrohepatic artery）是Northover（1978年，1979年）新发现的，起于腹腔干（腹腔轴）或肠系膜上动脉根部，或起自以上二动脉。起始后向右行，至肝门静脉、胰头后面，达十二指肠上胆管下端。50%的人，肝门静脉后动脉在此处与十二指肠后动脉合并（Northover称Ⅰ型），从肝门静脉后动脉发出多支小支至胆总管之后面。另有约33%的人（Ⅱ型肝门静脉后动脉本干紧贴胆管背面右缘上行，至肝门下方与肝右

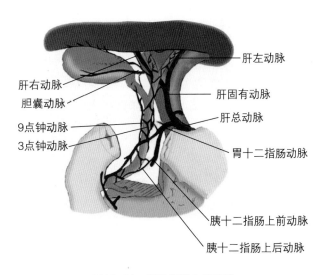

图12-21 肝外胆道血供动脉

301

动脉合并，沿途发出分支连于胆管周围丛。不像 Ⅰ 型那样只是从下方供应十二指肠上胆管，Ⅱ 型肝门静脉后动脉由于其连接于肝右动脉，故其在从上方供应十二指肠上胆管的血液方面起很大的作用。

2. 门管的动脉 肝左、右管靠近肝左、右动脉，接受此二动脉发出的许多小支，在管的表面形成丰富的血管丛，并与十二指肠上管段的丛相连。有的3、9点钟动脉亦向上延达门管部分。动脉在肝左、右管壁内分布与胆总管相同。

3. 胰后胆管的动脉 供血血管类似门管、由其邻近并平行的十二指肠后动脉的多个小血管，围绕胰后段胆总管形成血管丛。其壁内分布同十二指肠上胆管。

肝外胆管血供的临床意义

肝外胆道，特别是胆总管和肝总管动脉的临床意义如下。

1. 有多个来源供血，故出血时仅结扎某一动脉不能止血。有文献报道，将胆总管向左或向右翻开，对血管出血处的上、下部附近做较宽的确定性缝扎可能止血。但应考虑是否会影响胆总管轴向血供。

2. Ⅱ 型肝门静脉后动脉紧贴胆总管后壁向上行，化脓性胆管炎时，炎性溃疡侵及门静脉后动脉（除此外偶尔有起点变异的肝动脉、肝右动脉，前已述）而引起大出血。

3. 胆道手术损伤胆管的血供而引起缺血，术后形成胆管狭窄；肝移植取材损伤供肝胆管血供而引起缺血，进而发生吻合后胆漏等（图12-23）。

Northover等根据研究提出避免损伤胆管血供，防止发生胆管狭窄的措施有：①分离胆管周围的上、下范围（长度）应限定为保证特殊处置的绝对需要的长度，而不应过多地分离胆总管。②应特别避免在胆总管两侧缘分离，以保护3、9点钟动脉及其至胆总管血管丛的分支。③可能的

话分离胆囊管不应当达到胆总管水平，以避免损伤9点钟动脉。④分离胆囊动脉时应靠近胆囊，以保护胆囊动脉到胆总管的分支。⑤解剖胆总管与十二指肠第一段之间的沟时可危及十二指肠后动

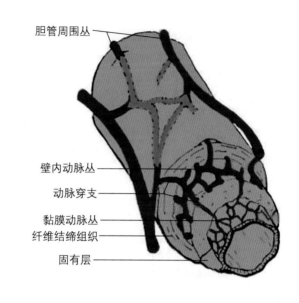

图12-22 胆总管的血液供应

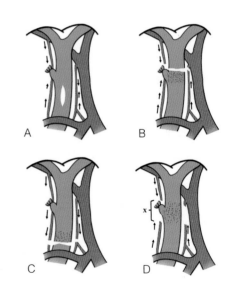

图12-23 胆总管血供和胆总管术后狭窄的关系

A. 胆总管纵向切开，靠轴动脉供血，很少影响管壁血液灌流，切口愈合没有问题；B、C. 高位、低位横切胆总管，切断轴血管，胆总管就有一长段仅靠端轴血管供血；D. 围绕胆总管粗暴分离一段（X区），切断轴血管，将导致胆总管相对缺血，可造成吻合失败或形成狭窄

脉及其在此处的丰富的分支；⑥进行Rocher方法时应保留胰头和肝门静脉背面的薄层纤维膜（即前述的Treitz筋膜）不动，以保护十二指肠后动脉。

肝外胆道的静脉供应

胆囊的静脉

胆囊肝面的静脉血由一些小静脉支引流，经胆囊窝底穿入肝内，不形成单一的"胆囊静脉"（cystic veins）。胆囊的游离面浆膜下，由胆囊底和体处形成一小静脉，注入肝门静脉右支（国人66.2%，43/60）或肝门静脉干（33.8%）。但此小静脉也可与胆囊颈和胆囊管上部，以及肝管等处的一些小静脉，与来自胆总管的上升的静脉一起进入肝内汇入了门静脉，但很少汇入肝外门静脉。

肝外胆管的静脉

胆总管的静脉血大多是由沿胆总管和肝总管上行的许多小静脉输送，这些小静脉在胆总管和肝总管周围形成胆管外静脉丛（epicholedochal venous plexus，在管的外膜内），向上进入肝内，分支形成毛细血管。胆总管下部的静脉直接汇入门静脉、Saint强调外科医师可借助胆管外静脉丛以确认胆总管和胆囊管，因为后者表面无胆管外静脉丛。Couinaud（1988年）研究胆道的静脉铸型，见胆总管的鞘（肝门板结缔组织的延续）内有静脉网，他将之称为胆管旁系统（parathyroid system），向上伸入肝门板，并偶有分支到方叶和尾叶肝门邻近部分，有46.5%标本胆管旁静脉并与胆囊静脉吻合。胆管旁静脉下部与胰十二指肠静脉吻合。胆管旁静脉与肝门Glisson鞘内静脉的联结可能是当门静脉阻塞时肝门海绵状血管瘤的起源。

肝外胆道的淋巴回流

胆囊底和体的淋巴丛由两条沿着胆囊两侧缘走行的长集合淋巴管引流，其间由一斜行的管相连，左侧的长集合淋巴管注入胆囊三角内的胆囊淋巴结。右侧的长集合淋巴管不注入胆囊淋巴结，而随胆囊管以及胆囊淋巴结的输出管一起注入位于网膜孔前缘小网膜游离缘（即肝十二指肠韧带）内的网膜孔淋巴结和沿胰十二指肠上动脉排列的胰十二指肠上淋巴结（图12-24）。

肝外胆管的淋巴也引流入网膜孔淋巴结，进而至胰十二指肠上淋巴结。后者的输出淋巴管注入主动脉前的腹腔淋巴结，或者经位于胰头后的一些小淋巴结（有人称胰十二指肠后淋巴结），而至位于肠系膜上动脉根部的肠系膜上淋巴结。

肝外胆道的神经支配

胆囊及肝外胆管由交感和副交感神经以及内脏感觉神经支配。

交感神经

交感神经节前纤维起自胸脊髓第4~10节段侧角细胞，节前纤维经相应的脊神经、胸交感神经节而形成内脏大神经至腹腔神经节，终止于节细

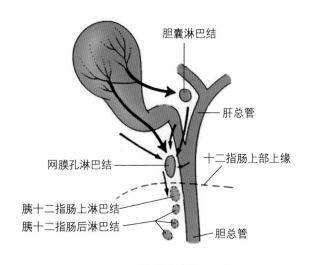

图12-24　肝外胆道的淋巴回流

胞。节后纤维由此发出，随肝动脉分支而达胆囊及肝外胆道管壁及其血管。一般认为交感神经使括约肌和血管壁平滑肌收缩。

副交感神经

副交感神经起于脑干迷走神经背核等，节前纤维参与构成迷走神经，后随迷走神经前干分支——肝支，迷走神经后干分支——腹腔支至肝动脉，参与构成肝丛，以后分支至胆囊和肝外胆道，至器官壁内神经丛，与丛内神经元突触、丛内神经元的轴突分布于各器官壁。副交感神经对胆囊及胆管壁平滑肌的作用是使其收缩，而对括约肌是使其抑制。胆囊收缩，排出胆汁，其调节是多方面的，其一是十二指肠分泌的胆囊收缩素的作用，现已知迷走神经纤维及器官的壁内神经丛的神经细胞也可

释放胆囊收缩素。迷走神经内的副交感神经参与胆汁分泌、排空，应该说是肯定的。

内脏感觉神经

内脏感觉（传入）神经纤维有3部分：①随交感神经而行的来自胸第4~10脊神经后根节细胞的纤维；②随迷走神经副交感节前纤维而行的来自迷走神经下节的纤维；③右膈神经的分支至肝、胆囊及肝外胆道，这是胆囊疾病产生右肩部牵涉痛的解剖基础。

壁内神经

壁内神经丛在胆管的壁内有浆膜下丛、肌丛和黏膜丛。各丛内均有神经节细胞，节细胞数从浆膜下丛到黏膜丛是减少的。

肝外胆道的发生、变异和畸形

■肝外胆道的发生

胚胎第4周，前肠末端腹侧壁的内胚层上皮增生，形成一向外的囊状突起，称为肝憩室（hepatic diverticulum）或肝芽(hepatic bud)，是肝和胆囊的原基。肝憩室迅速增大，很快长入心脏与卵黄蒂之间的间充质即原始横膈（septum transversum）内。肝憩室末端膨大，很快即分为头、尾两支。肝憩室头支较大，为形成肝的原基。头支生长迅速，上皮细胞增殖，形成许多分支并相互吻合成网状的细胞索，即肝索。肝索以后分化为肝板、界板及肝内各级胆管。穿行于原始横膈内的卵黄静脉和脐静脉也反复分支并相互吻合，在肝索间形成毛细血管网，即肝血窦。胚胎第6周，肝细胞间出现胆小管，第9~10周肝板与肝血窦围绕中央静脉，共同形成肝小叶。

肝憩室尾支较小，又称胆囊憩室，逐渐发育为胆囊和胆囊管（图12-25）。而肝憩室根部则

发育为胆总管。最初，胆总管开口于十二指肠的腹侧壁。在胚胎的发育过程中，因十二指肠右侧壁发育快于左侧壁及十二指肠的转位，胆总管的开口从腹侧逐渐移至十二指肠的背内侧。胚胎12周时，肝细胞已可利用血红蛋白破坏所释放出的胆红素合成胆汁，新形成的胆管和胆囊也可行使排泄和贮存胆汁的作用。胆汁排入消化道内，使胎粪呈墨绿色。

■肝外胆道的变异与畸形

胆囊的异常

1. 无胆囊 也称胆囊缺失畸形（gall bladder agenesis），出现率极低。可以是完全无胆囊，偶尔是胆囊和胆囊管闭锁；或者是无胆囊，但胆囊管扩张（图12-26）。必须排除有无异位胆囊，如肝内胆囊、左侧胆囊、肝后胆囊、小网膜内、镰状韧带内或腹膜后胆囊，然后才能确认无胆

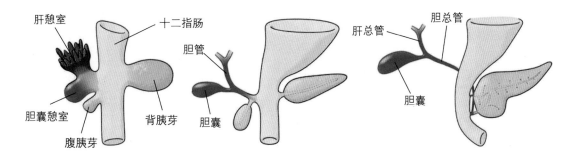

图12-25 肝外胆道的胚胎发育

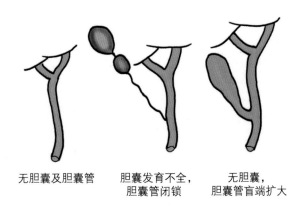

| 无胆囊及胆囊管 | 胆囊发育不全，胆囊管闭锁 | 无胆囊，胆囊管盲端扩大 |

图12-26 先天性胆囊缺如的形式

囊。无胆囊可能有家族遗传倾向。现在超声检查完全可以检查出有无胆囊。无胆囊虽少见，但外科医师应做到心中有数。Singh等总结文献，从1701—1998年近300年报道230例，而1988—1998年10年间有22例。无胆囊可分为3种类型：①先天性多发性异常（12.9%），即并发有其他器官异常；②无症状型（31.6%）；③有症状型（55.6%）。

2. 变形、多型和重复胆囊 重复胆囊在妇女常较男性多见（1.7∶1）。男、女性重复胆囊发生率可能接近相等，出现次数的不同，归因于妇女胆囊疾病发病率高。胆囊造影对重复胆囊是最好的诊断方法，但很不幸，它只是在无胆囊病时最有效。Skandalakis指出，约有60%外科证实的重复胆囊，术前胆囊造影未能揭示这一真实情况。造影见单个胆囊并不能排除有另一个胆囊存在的可能。患者以前已做过胆囊切除术，而出现胆囊疾病的症状，提示可能有第2个胆囊或者是胆囊管残端综合征。常见的多形式胆囊有以下几种。

（1）胆囊内有纵隔将腔分为2个，而外形上无痕迹；或者是从胆囊底至颈有一裂隙。

（2）2个胆囊底部分开，颈部合而为一，有一正常的胆囊管，故整体呈"V"形。

（3）2个分开的胆囊，并各有2个胆囊管，与肝总管会合之前合而为一，故胆囊整体呈"Y"形。

（4）2个胆囊，其一可认为是副胆囊，也可认为是左位胆囊，胆囊管和副胆囊管分别汇入胆总管、肝总管或肝右管和肝左管。

（5）副胆囊管进入肝内连于肝右管之支，极少见胆囊管有两个而胆囊不分开。

（6）三重胆囊少见。

（7）Phrygian帽形胆囊。在胆囊底和体间或者在胆囊体与漏斗部之间有一向内折的皱裂（在胆囊内腔似一间隔），致使整个胆囊似一个顶端向下折垂的毡便帽。它是最普通的胆囊变形，可见于任何年龄的人，胆囊功能正常。

（8）沙漏形胆囊（hourglass gallbladder）。在胆囊底、体之间或体部有一缩窄的细颈，胆囊形如沙漏。此外，胆囊的任何部位均可形成憩室。

3.胆囊位置变异

（1）左位胆囊：例如全内脏转位者。但少见的是胆囊单独转位。位于肝左叶下面。胆囊管多数连于肝右管，极少数连于肝左管。

（2）横位胆管：胆囊通常深埋于肝内并呈横位，极少见。

（3）胆囊后移位：胆囊不位于胆囊窝处，而在肝的其他部位并被肝实质围抱，或者呈悬垂状，但胆囊底向后伸至腹膜后。此型胆囊显露和切除可能困难。如果胆囊位于腹膜后，分开遮覆胆囊的腹膜即容易切除胆囊。

（4）游离胆囊：也称系膜样胆囊。见于4%的人。胆囊完全被腹膜包绕，形成系膜，系膜是腹膜从胆囊窝处返折形成。在胆囊方面，系膜可附着于胆囊全长或只附着于胆囊管处，后者则胆囊游离而悬垂于肝下面。此型最常见于60岁以上妇女。此类胆囊不仅易患正常位胆囊的病变，此外其蒂可能发生扭曲。胆囊扭转常发生于老年个体，但也有发生于儿童的报道。可出现胆囊扭转、血供阻断或突发右上腹部急剧锐痛等症状，甚至发生胆囊梗死。

（5）肝内胆囊：多见于幼儿，胆囊部分或完全埋于肝实质内。这种情况常是在做胆囊造影时显示出胆囊异常高位而引起怀疑。大部分肝内胆囊部分埋于肝实质内，做腹腔镜容易证实，且

切除也不困难。完全埋藏在肝实质内的胆囊，切除就有较多困难。最好首先确认胆囊管、肝总管，然后顺着胆囊管追溯至胆囊，剥去掩盖胆囊的肝组织，显露胆囊。

肝外胆管的异常

除前已述及的各段管之行程、汇合等的变化或变异外，尚有以下的异常。

1.先天性胆管闭锁（congenital biliary atresia）　是胆道最严重的畸形，可以是某管之一段或整个管，甚至是整个肝外胆道闭锁，也可能是多种综合形式（图12-27）。闭锁是因为管道发育过程中经历黏膜上皮增生，使管腔暂时变狭窄或闭塞，而后又再通的过程，如发育停留于某阶段即可致管道发育不全、狭窄或成为一个结缔组织纤维索状。胆道闭锁可分为3类：①能矫正的闭锁，即肝管从肝出来以后，其以下各管可有闭锁，但其有任何部分管腔是扩张的，即可矫正（用延长或移植物或与小肠祥吻合）。同济医院小儿外科（Wei等）用移植一段自体阑尾（反

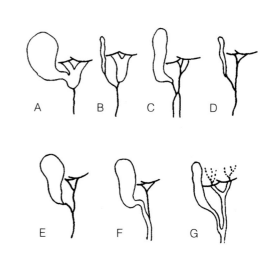

图15-27　先天性胆道闭锁
A~F. 肝外胆道闭锁；G. 肝内胆道闭锁而肝外胆道正常

转阑尾，使黏膜向外，浆膜层向内）替代闭锁的胆管。②不能矫正的闭锁，即肝管离肝门处已闭锁，且以下各段管也不扩张。则不能矫正。但如果肝内肝管并未闭锁，或可考虑做肝内胆管空肠吻合以矫正。③肝内肝管闭锁，肝外胆道有或没有闭锁，此类是不能矫正的。

2. 无胆总管　即肝总管与胆囊管不会合，不形成胆总管，二管分别开口于十二指肠。但胆囊管常有与肝管或肝总管间的"连合管"，或肝右管通于胆囊管。

3. 胆总管开口异位　胆总管开口于胃幽门部、胃底，或胆总管开口于十二指肠水平部，后者国人资料有2.35%（6/255）。

4. 双胆总管或分叉　2个胆总管各自开口于十二指肠，二口相距不远。胆总管分叉，1支开口于十二指肠，另1支开口于胃，或2支均开口于十二指肠。

5. 双腔胆总管　单个胆总管，内腔可分隔成2个管、2个口，开口于十二指肠。

除胆道闭锁外，以上这些异常只是"存在"，不产生症状，其临床重要性在于临床医师应对它们有所认识和了解，并在手术时防止损伤。

6. 先天性胆总管扩张　胆总管有球形或圆柱形的局部扩大（图12-28），也称胆总管肿囊，超声波检查易于发现。可发生于肝内、外胆管的任何部分。该病好发于东方国家，尤以日本多见，女性患者发病率较男性高3~4倍，幼儿期即可出现临床症状，约80%的病例在儿童期发病。

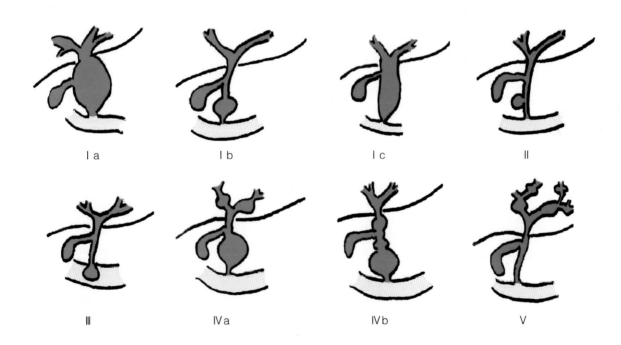

图12-28　先天性胆管扩张症的分型

肝外胆道的临床解剖学应用要点

■ 胆囊切除术有关的解剖学

　　胆道手术尤其是胆囊切除术及胆总管切开取石术是导致创伤性胆管狭窄和肝右动脉损伤的主要原因，国外资料显示创伤性胆管狭窄发生率为胆道手术的0.02%~0.7%。导致上述损伤的原因多是由于局部解剖不清，操作时粗枝大叶，在未获得充分显露前仓促分离、切割或钳夹、结扎。现将手术中造成肝外胆道及肝右动脉损伤的一些相关解剖和具体原因归纳为以下几个方面。

　　1. 胆囊动脉出血的处理　胆囊动脉、异常胆囊动脉或副胆囊动脉损伤后，发生不易控制的出血时，术者慌张用血管钳盲目钳夹止血，夹伤肝总管或胆总管。预防此种情况发生的关键在于两点。

　　（1）术者在术前要熟悉肝外胆道的正常解剖及几种常见的变异，术中认真而耐心地进行解剖。胆囊切除术时，多数情况下是首先显露和结扎胆囊动脉，典型的胆囊动脉位于胆囊三角区内（图12-29）。结扎胆囊动脉时必须注意两点：其一是判断它的行程是否达到胆囊壁，应靠近胆囊壁结扎；其二是注意胆囊动脉大小。肝右动脉管径常大于3 mm，而胆囊动脉多小于3 mm，所以，遇到大于3 mm的血管，均应仔细追踪并确认终止于胆囊壁后才结扎。值得注意的是胆囊三角区内的胆囊动脉几乎近50%是多支型，这些动脉多由Calot三角外下方及胆囊体深面起始而位置较深，有时前支易显露而后支不易显露，因此，在结扎前支后，不应过度牵拉，尤其是在胆囊管已结扎切断者，以免损伤另一支动脉而导致出血。有时误认前支为胆囊动脉主干而忽略了对后支的处理，特别是在电视腹腔镜胆囊切除（LC）时，更应注意。遇到这种情况时，胆囊动脉的前后支

均应分别用钛夹钳夹后切断。另外，大多数胆囊动脉同时供应肝组织，其分支多数在胆囊窝中部两侧进入肝，分布于胆囊窝前1/2两侧的肝组织。有些分支是胆囊动脉的末端或较粗的分支，术中剥离胆囊时应仔细结扎这些分支血管，避免盲目分离，尤其是在LC时。胆囊的肝床面应仔细电灼止血。

　　（2）若术中发生了难以控制的胆囊动脉出血时，不可慌忙从事滥行钳夹止血，而应立即用左手示、中指自肝十二指肠韧带右缘插入网膜孔、拇指置于该韧带的前面，捏紧压迫肝动脉控制出血，清除肝下积血后，手指略松，看清出血点后才能钳夹止血。

　　2. 胆囊管的分离、结扎　胆囊切除的另一重要环节是分离结扎切断胆囊管（图12-30）。外科医师缺乏胆囊管变异思想准备是导致严重并发症的重要因素之一。如果胆囊管变异，加之严重的炎性水肿及瘢痕致局部解剖关系不清时，可能导致以下几方面手术失误。

　　（1）如果胆囊管过长，可能低估了胆囊管的长度，将胆囊管留得过长，而致术后胆囊管残端综合征：过长的胆囊管与肝总管或胆总管外缘平行，在分离炎性粘连的胆囊管时，易将肝总管

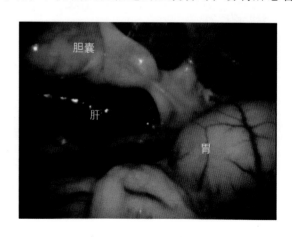

图12-29　腹腔镜下胆囊及相邻脏器

或胆总管误认为胆囊管而结扎、切断。

（2）如胆囊管过短而将胆总管或肝总管误认为胆囊管而将其结扎切断或部分结扎切除，或由于过度牵拉已经分离的胆囊或胆囊管，致使胆总管成角，钳夹、切断胆囊管时将成角的肝总管和胆总管误当胆囊管而切除一块或完全切断、结扎，尤其是在肝总管和胆总管过度游离的情况下，更易发生这种错误。

（3）胆囊管汇入右肝管或右肝管汇入胆囊管时易将右肝管误认为胆囊管而结扎、切断。

（4）当胆囊壶腹部结石嵌顿并与肝总管或胆总管粘连，切除胆囊时将肝总管或胆总管前外侧壁当作胆囊壁而被切除一块或将胆总管误认为胆囊管而结扎、切断。

预防上述情况发生的关键仍在于熟悉肝外胆道的正常解剖和各种常见变异，牢记结扎切断胆囊管时，必须确认胆囊管与胆总管及肝总管之间的关系。对于极个别局部炎症粘连显著、胆囊壁瘢痕化、局部组织坚硬、无法游离出胆囊管者，主张切开胆囊，从内部探查胆囊管的行程，将黏膜剥离，同样可达到胆囊切除的目的。胆囊壶腹与胆囊管交界部以及胆囊淋巴结（Calot 淋巴结）的解剖学位置恒定，解剖标志清楚，可作为开腹及 LC 术中辨认胆囊动脉的重要标志之一（图12-31）。

3. 迷走胆管　胆囊与肝之间的疏松结缔组织中常有细小的淋巴管和细小血管，有的有大小不一的迷走胆管，胆囊切除时应注意节扎胆囊与肝之间的血管、迷走胆管，以防手术后渗血及胆漏的发生。

4. 肝右动脉损伤　肝右动脉损伤的原因有以下几点：①胆囊周围的炎症粘连或瘢痕形成，将肝右动脉拉至胆囊管附近，分离胆囊管周围粘连或切断胆囊管时，将肝右动脉损伤。②肝右动脉和胆囊管异常，如肝右动脉在进入肝门前才分出胆囊动脉，肝右动脉在胆囊动脉的深面紧贴，平行或肝右动脉在肝总管前横过，均可将肝右动脉误认为胆囊动脉而结扎、切断。

预防肝右动脉损伤除应熟悉肝右动脉与胆管系统的解剖关系外，还应注意以下几点：①手术视野应有良好的显露和充分的照明，以便辨清血管、胆管、胆囊及它们之间的关系。②必须清楚地看到胆囊动脉的远段确实走向胆囊壁上，并在靠近胆囊壁处结扎胆囊动脉。③若因局部炎症、粘连而无法辨认胆囊动脉，则必须紧贴胆囊与胆囊管分离，以免损伤肝右动脉。

■ 腹腔镜胆囊切除术有关的解剖学

腹腔镜胆囊切除术是胆道外科中常用的手术，传统的开腹胆囊切除术针对性差、创伤大、伤口愈合慢、易出现并发症，导致患者痛苦大、术后恢复不良的问题。自从腹腔镜胆囊切除术发

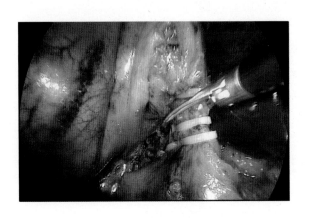

图12-30　胆囊切除术中胆囊管的处理

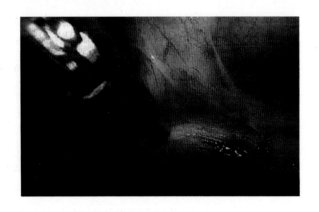

图12-31　Calot 淋巴结术中照片

展以来，此术式迅速为外科医师及患者所接受。处理胆囊三角是腹腔镜胆囊切除术中的关键：若胆囊与腹腔内脏器有粘连，则可用海绵棒钝性分离。在能够分辨胆总管、肝总管、胆囊管之后，用电凝钩于胆囊壶腹处仔细地切开浆肌层。由此向胆总管方向做钝性分离，充分显露胆总管、胆囊管、肝总管。在确认以上解剖关系之后，分离胆囊管周围的组织，此时应注意不要灼伤胆总管。距胆总管3~5 mm处用钛夹钳夹闭胆囊管，并切断之。于胆囊三角内侧钝性分离寻找胆囊动脉，显露胆囊动脉无误后，钳夹切断胆囊动脉（图12-32）。

■ 胆总管切开取石术有关的解剖学

胆总管、肝门静脉、肝固有动脉之间有疏松组织连接于肝十二指肠，胆总管位于肝十二指肠韧带的右侧缘，分为4段，十二指肠上段是胆总管探查的切开部位。在十二指肠上段，胆总管和胃十二指肠动脉及其分支的关系密切，有的胃十二指肠动脉可紧贴胆总管左壁走行；十二指肠上动脉亦可从胆总管前面经过。肝固有动脉及肝右动脉与胆总管的位置变化较大，因此，在切开胆总管时，应注意避免损伤可能出现的异常动脉。胆总管的胰腺段及胆总管的十二指肠壁内段

是胆总管切开取石时最值得注意的重要部位。胆总管的胰腺段与其后方的下腔静脉之间仅隔以少量的结缔组织，或有薄层的胰腺组织，结石嵌顿于胰腺段时，若取石不慎，可损伤其后方的下腔静脉，导致难以控制的出血。尤其是在使用胆道探条或扩张器时，若用力过猛更易发生。肝门静脉在此段胆总管左后方上行，胆总管左侧也与十二指肠动脉相毗邻，从胃十二指肠动脉不同高度发出的胰十二指肠后上动脉可从前方或后方，也可呈螺旋状环绕胆总管。由于胰十二指肠后上动脉与胆总管的这种关系，只是在显露胆总管胰腺段时，易损伤胰十二指肠后上动脉而导致大出血。胆总管的壁内段是结石易嵌顿的部位，也是取石术中结石最易遗漏的部位，用金属探子或细尿管可从结石旁滑过，因此，若术前检查（如B超）已明确该段有结石，术中必须仔细探查及取石，必要时采用术中胆道镜观察是否有结石残留。

■ 腹腔镜下胆总管切开取石术有关的解剖学

解剖注意要点同开腹胆总管切开取石，腹腔镜下胆总管切开取石术中操作技巧及注意问题如下。

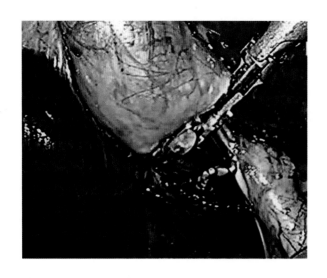

图12-32 腹腔镜胆囊切除术中胆囊三角的处理

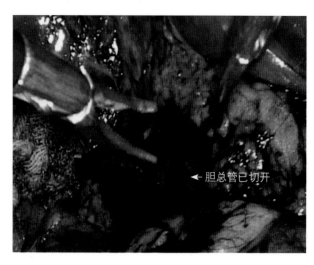

←胆总管已切开

图12-33 腹腔镜胆总管切开探查

（1）剑突下戳孔应在左、右肝交界水平或稍高一点、镰状韧带右侧，不能过低；胆总管切口切开部位应选在胆总管稍下段，相对偏低，以便于"Z"形取石钳自上而下经胆总管切口取石及缝合胆总管。

（2）胆总管切开部位应选在血管相对较少处，便于止血。先切开胆总管浆膜，再电凝胆总管前壁止血，最后切开胆总管前壁（图12-33）。电凝止血时快速、瞬时电凝其前壁血管，以尽量缩小胆总管的热传导损伤范围；切开胆总管时可先在胆总管切一小孔，然后经此孔进入胆总管并提起胆总管前壁切开，切开时功率应稍大以确保一次性切开以减少热传导损伤；若发现较大的血管跨过其前方应尽量避开，也可在血管近侧丝线结扎或施夹处理；如果切开胆总管前壁发生出血，若出血不多，可夹住出血点轻轻电凝止血或用纱布压迫止血。

（3）缝合胆总管时，最好将弧形针扳直后缝合，以便于夹持缝针，要全层缝合，一定要缝合胆总管黏膜，边距应超过热传导伤及的胆总管壁1~2 mm，以预防术后胆总管壁坏死，出现胆漏。

（4）缝合时尽量将"T"管直臂向胆总管切口上端紧靠，第1针紧贴"T"管直臂下缘将直臂缝合牢靠，再依次缝合下段切口；缝完毕后，稍活动"T"管直臂,观察"T"管周围有无间隙及发生胆漏；胆漏的发生多与胆总管缝合不严密、"T"管粗细不一致、放置不当、针线过粗、针距过大、缝线过松或过紧切割管壁、牵拉撕裂等有关。

（5）胆总管缝合完毕，"T"管从大网膜无血管区穿过并将网膜覆盖在"T"管及胆总管切口周围，有利于防止胆漏。

胆肠吻合术有关的解剖学

胆囊空肠吻合术有关的解剖学

胆总管下端恶性肿瘤不能行根治性手术时，若胆囊管通畅且肿瘤距胆囊管与胆总管交界处较远时，可行胆囊空肠吻合术。胆囊空肠吻合术可分为Roux-en-Y空肠吻合术和袢式空肠吻合术，在胆囊方面可附加或不附加胆囊胆管吻合。不管何种胆囊空肠吻合术，胆囊的最佳切开部位应是胆囊底部的少血管区，胆囊处的出血点应妥善结扎或缝扎。在提起横结肠后，在小肠系膜根部左侧找到Treitz韧带，选择空肠系膜血管弓供应良好部位，距Treitz韧带15 cm处切断空肠，远端肠缝合关闭，并检查空肠断端的血管及色泽是否正常，然后将其经横结肠的前方提至胆囊底部，将空肠断端系膜侧的对侧与胆囊底部切开处吻合。胆囊极度肿大膨胀时，位置一般较低，位于十二指肠和横结肠的前上方，因此，多适用于结肠前胆囊空肠吻合术。胆肠吻合后，应妥善地将小肠系膜与横结肠系膜缝合，关闭两者间的空隙。当横结肠系膜长而游离时，亦可经横结肠系膜的吻合途径，空肠断端的近端在距胆肠吻合40 cm处与空肠行端侧吻合，并将空肠袢与近端空肠并行缝合6~8 cm，形成"Y"形，使近端的食糜可以顺蠕动排至远段空肠内。

胆总管十二指肠吻合有关的解剖学

胆总管十二指肠吻合术是一种比较简便易行、创伤性较小的手术。但必须遵循该术式的如下规则：①吻合口须在最低位。胆总管的十二指肠后段及部分胆总管的十二指肠上段是进行胆总管十二指肠吻合的最佳部位，十二指肠的开口应在降段的开始部，不应在球部。②预防"盲端综合征"。偶见胆总管下端有梗阻而胆总管十二指肠间隔留得过长的胆总管十二指肠侧吻合术后，此时食物的残渣如菜梗、植物壳皮、瓜子等吻合口返流物存在胆总管下端，引起局部的刺激和慢性炎症。

预防盲端综合征的方法：①尽量采用低位胆总管十二指肠侧侧吻合，缩短胆总管盲端的长度或尽可能行胆总管十二指肠端侧吻合术，即在吻合口的下方缝闭胆总管末端，使末端与吻合口隔离。②避免损伤胆总管前面的胰十二指肠前上动脉。若在分离胆总管前壁与十二指肠后壁之间时损伤了该动脉，应彻底将动脉缝针止血，以免术后发生吻合口出血。

■ 肝胆管空肠吻合术的有关解剖学

胆总管空肠Roux-en-Y吻合术

胆总管空肠Roux-en-Y吻合术已成为胆道常见的手术。该术式在解剖上应注意以下几个方面。

1. 胆总管断端血液供应的保护　血管铸形研究表明，肝外胆管的动脉供应来自肝右动脉、胆囊动脉、十二指肠后动脉等，它们的分支形成纵行走向的2条轴血管，该血管位于胆总管3点钟和9点钟处、流向肝门部；除此之外走行于胆总管后方的门静脉后动脉和来自肠系膜上动脉的分支，它们的分支构成了胆总管周围血管网。再经此血管网发出分支至黏膜，构成胆管的黏膜毛细血管网。由于胆总管血液供应的特点，胆管切断吻合更易造成胆管组织缺血。再加上胆管主要由纤维弹力组织构成，胆肠吻合术后期的吻合口狭窄相当常见。因此，在胆总管切开游离过程中，切勿行过多的分离，最好不超过2 cm长，以免影响胆总管的血供而致胆总管壁缺血、坏死。

2. 预防吻合口狭窄　除保护胆管血供外，还应尽可能增大胆管断端的吻合口径，对扩张不很大的胆管，可采用剪开左、右肝管汇合处或将前壁呈"V"形剪开而形成较大的吻合口。

3. 适当长度的旷置空肠肠袢　一般以40~60 cm长为最佳，过长的空肠旷置袢液细菌数明显增加，而且以厌氧菌占优势。另外，肠道内分泌调节紊乱，胃酸分泌增加，可能与肠胃肽的减少有关。

4. 选择最好的空肠系膜血管弓　一般在距空肠Treita韧带15 cm处切断空肠，选择最好的空肠系膜血管弓，观察断端的血运和色泽。

肝门部胆管空肠吻合术

肝门部胆管空肠吻合术主要用于右肝管狭窄、左肝管狭窄，肝总管狭窄、左右肝管狭窄和肝门部胆管狭窄。该术式的首要步骤是显露肝门部胆管。大多数是暴露胆总管后，将胆总管壁上的切口向上延伸，切开肝总管和左肝管开口，显露右肝管开口，并充分切开胆管狭窄部位。显露肝门部胆管困难时，可采用以下途径：①经肝脏中裂劈开肝实质；②经右肝叶脏面相当于胆囊的肝床部位，切开肝实质显露右前下胆管支，经此查找肝门部胆管；③切断左肝内叶和外叶间桥状组织，经肝圆韧带裂显露左肝管；④切开左肝外叶时下段实质显露胆管；⑤经胆囊穿刺造影或切开探查寻找肝门部胆管；⑥肝方叶切除。为了充分显露肝门部胆管，有时需切除肝方叶（应当谨慎，除非术前已做胆管造影，因为有的有右叶前、或右后叶肝管跨过肝主裂经方叶面汇入肝左管），尤其必须切除肿大的肝方叶。一般仅切除肝方叶的后半部，切除深度2~3 cm。该术式能充分暴露左、右肝管，解除梗阻，使引流通畅，且减轻了肝不应有的损伤，术中出血甚少。供应方叶的动脉一般约与肝左管进入方叶的分支伴行，动脉居于后方。但也有变异，如动脉居肝前方，术中须注意。

右、左肝管的血供均由伴行的左、右肝动脉发细支供养，这些小血管进入肝管的部位多为肝管后上壁进入，然后沿其长轴纵行分布。所以在行胆肠吻合术时，一般沿肝管下壁长轴纵向切开，但不应过度牵拉和分离，以免损伤肝管血供，造成缺血性坏死。肝管同门静脉系的局部关系，对肝胆外科有重要意义，一般认为，肝管属支的汇流形式有很大变异。肝总管多由左、右肝管汇合形成，汇合角90°~110°，汇合点绝大部分在第一肝门或第一肝门外，处于门静脉分叉的右前上方汇合以前的左、右肝管仅5.7%全长埋没于肝实质内。肝总管排列于门静脉的前方，如位移至门静脉的左前侧，则提示门静脉右前叶支可能起自门静脉左支。肝总管由3支肝管汇合形成时，3支肝管在第一肝门外均位于门静脉的前面。左肝管贴邻门静脉左支横部前缘的下方右行，其左外侧叶肝管几乎半数（49%）由左外下段肝管经门静脉左支矢部左侧或其深面上行（常有动脉伴行），至角部深面同左外上段肝管汇合形成，37%为左外上段、外下段肝管分别向右，经肝门静脉矢部深面汇入行于门静脉右侧或深面的左内侧叶肝管，此型无左外侧叶肝管。左外下段肝管在肝圆韧带裂内位置最高。左内侧叶肝管多沿肝门静脉矢部右侧上行，有动脉伴行，于角部凹侧或深面同左外侧叶肝管或左外上段肝管合为左肝管，少数行经矢部深面，无伴行动脉，收纳左外上段肝管和左外下段肝管。右肝管行于门静脉右支下侧缘，其右前叶肝管绝大多数行径右前叶门静脉根部左侧和深面，可有伴行动脉，右后叶肝管多数越肝门静脉右支分叉处或右前叶门静脉起始部的深面，位于右后叶肝门静脉的上方，少数经右后叶肝门静脉支浅面及前下方，也可有动脉伴行，所以，可根据门静脉右支及其分支辨认右前叶肝管和右后叶肝管、

第一肝门有肝门静脉、肝动脉和肝管3种管道，它们不仅本身分支或会合形式多样，变异较多，它们之间的局部关系变化更加错综复杂，与临床肝胆系疾病的诊断、治疗，尤其是肝外科手术的顺利进行关系极大，对第一肝门主要结构的相互联属关系必须十分重视。①在第一肝门，当肝下缘已翻向上方时，肝门静脉、肝动脉，肝管系的基本关系：门静脉在Glisson鞘内居中央位，肝动脉分支多在门静脉左、右支的浅面和两侧，肝管及其属支则多位于肝门静脉左、右支方叶侧的深面和侧方。在右半肝、右肝管位置最高，其尾状叶侧紧邻门静脉右支、一部分为之遮蔽，后者的表面有肝右动脉自左下向右上方越过。右前叶肝管在右前叶门静脉的左侧，右后叶肝管位于

右前叶肝门静脉支的深面，并收纳右后上段肝管及右后下段肝管。在左半肝，左肝管位置最高，居方叶和门静脉左支横部之间，其尾状叶侧紧邻门静脉左支横部，后者的尾状叶侧为肝左动脉。方叶增大者显露左肝管较困难，往往需要切除部分方叶肝组织，左肝管起自肝门静脉左支角部的凹侧，其属支左内侧叶肝管行经肝门静脉左支矢部内侧，矢状部的外侧是左外侧叶下段肝管及其伴行动脉，矢状部的深面是左外上段肝管和左外下段肝管汇合形成的左外侧叶肝管，浅面常为1~2支左外侧叶的肝段动脉所越过。左、右肝管为肝总管的汇合点，较门静脉分叉点更居高位（更近方叶），肝固有动脉的分叉点位置最低。凡门静脉高度偏右，居胆总管右后方者，均应注意右前叶门静脉支可能自门静脉左支横部或左支末端发出。切除胆囊后，右切迹右侧呈现另一间隙时，标志着无门静脉右支，即门静脉干为三叉型分支（左支、右前叶支和右后叶支）。上述各支，都能在解剖第一肝门时见到。②在肝蒂内，肝总管的后面有肝右动脉交叉上行，肝右动脉的深面有门静脉干。肝左动脉行于门静脉的左前方。这种关系有利于显露肝总管和左、右肝管，但是，有的肝右动脉是取道肝总管或胆总管浅面向右上方行入第一肝门的。

肝内胆管空肠吻合术有关的解剖

肝内胆管空肠吻合术（Longmire术式）常用于：①由于技术上的原因不能在肝门部进行修复及胆管空肠，左、右肝仍互相沟通者；②左肝管开口部狭窄不宜行肝左叶切除；③肝胆管结石及狭窄时的联合手术；④肝门部恶性肿瘤（原发性或继发性）引起肝外胆管阻塞不宜施行根治性手术。

典型的Longmire术式需完全切除肝左外叶，或切除肝左外叶大部以找出其中的左外叶肝管。当肝左外叶的体积较大，手术创伤较大并影响肝功能时，可以缩小肝切除的范围，只切除肝左外

叶的下段，利用下段支胆管与空肠吻合。一般可以在镰状韧带的左侧距离2~3 cm处切断肝组织，如此可以保留一部分肝左外叶的肝组织。

■ 影像学中对肝外胆道的应用解剖学要点

1. 腹部平片　腹部平片评价胆道系统的价值有限。腹部平片不一定能显示出胆石，而且即便显示出胆石也很少会对治疗产生影响。因此，腹部平片的主要作用是排除其他能引起右上腹痛的诊断，如十二指肠溃疡合并腹腔游离气体、小肠梗阻及右下肺肺炎等。

2. 超声　腹部超声是黄疸或胆道疾病症状患者的首选初始检查。胆管扩张提示有胆道梗阻，原因可能为结石或肿瘤，前者常伴腹痛，而后者为无痛性黄疸（图12-34）。超声诊断胆囊结石的敏感性和特异性均很高。结石的密度可以使超声波发生明显的混响，超声检查会显示出结石后方特征性声影（图12-35）。

3. CT　能提供精确的解剖结构信息。由于大多数胆石在CT上的密度与胆汁相同，故很多结石在CT上无法显示，但CT在判断胆道梗阻的原因和部位时更有优势。在对肝或胰腺实质或可能的肿瘤进行术前评估时，CT有不可或缺的价值，而且动脉期、门静脉期和实质期的三期强化CT可以取代肝诊断性血管造影检查（图12-36）。

4. MRI　利用胆汁内水的成分，MRI可以清楚地显示出肝内外胆管和胰管系统。虽然大部分胆道疾病并不需要精细的横断面扫描，但MRI在制定胆道或胰腺肿瘤手术方案和复杂的胆道疾病的治疗方案时非常有价值。MRI水成像可以进行胆胰管造影（图12-37）。

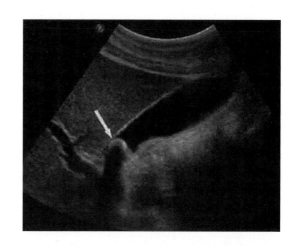

图12-35　胆囊颈部结石的超声表现

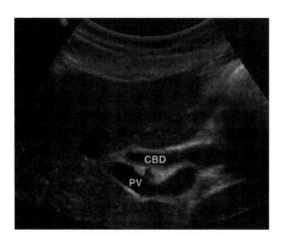

图12-34　胆管扩张的超声表现
胆总管（CBD）呈扩张表现。由于平行于门静脉（PV）走行，故CBD很容易鉴别。在切线为测量胆总管直径时可能会人为增加前后径的数值，而这种胆管和门静脉平行走行的图像有助于确保胆总管直径不被高估

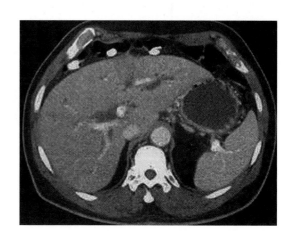

图12-36　门静脉汇合部胆管扩张的CT表现
该患者胆管扩张一直延续到胰头部

5. 内镜及介入手术对肝外胆道的应用解剖学要点　内镜逆行胰胆管造影（ERCP）是一种有创性检查，在内镜和放射线透视下通过十二指肠乳头注射造影剂进行胆道造影。在许多胆道疾病的检查和治疗方面具有很大价值。对于胆道恶性梗阻患者，ERCP可以在对胆道减压的同时留取组织活检，但并不能对肿瘤进行准确分期。许多良性疾病都可以在内镜下治疗，如胆总管结石。ERCP还可以对胆道手术后并发症进行诊断和治疗（图12-38）。内镜下括约肌切开取石可以有效治疗胆总管结石。术前成功的内镜括约肌切开取石可以避免开腹手术。内镜下治疗常见的

失败原因包括结石较大、肝内胆管结石、多发结石、胃或者十二指肠解剖位置改变、结石嵌顿及十二指肠憩室。

6. 经皮经肝胆道造影　放射介入技术可用于胆道解剖结构的检查。与ERCP类似，经皮经肝胆道造影（PTC）也是一种有创性胆道检查方法。将穿刺针经皮直接穿刺进入肝内胆管，然后插入肝内胆道导管。对于肝内胆道疾病和ERCP不易处理的胆道疾病，PTC可以进行胆道梗阻减压、支架置入，同时可以为胆道重建提供精细的解剖信息。胆道造影一定要显示出肝内胆管和左、右肝管汇合部的解剖结构（图12-39）。

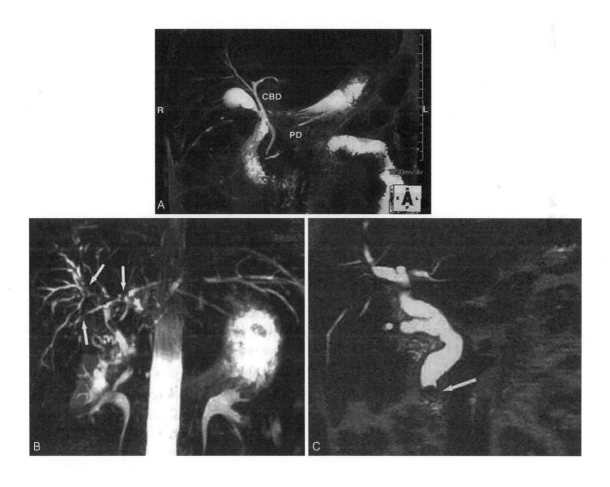

图12-37　磁共振胆胰管造影

A. 胆总管（CBD）和胰管（PD）正常；B. 扩张的胆总管突然中断，腔内凸起性充盈缺损（箭头处）提示胆总管结石；C.原发性硬化性胆管炎，箭头处显示肝内胆管多处狭窄

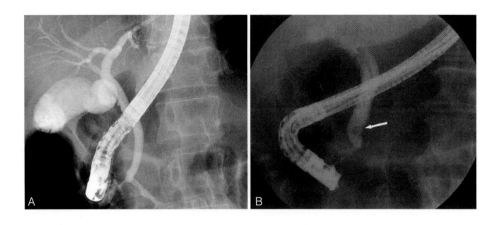

图12-38　内径逆行胰胆管造影

A. 正常影像；B. 逆行注射造影剂后，胆总管腔内充盈缺损，箭头处证实胆总管结石。ERCP下括约肌切开联合球囊或网篮可将结石取出

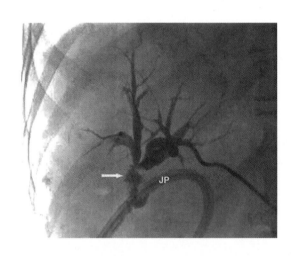

图12-39　胆管损伤的经皮经肝胆道造影表现

可见造影剂外溢（箭头处）

（唐　春　刘　延）

主要参考文献

1. Susan Standring. 格氏解剖学. 41版. 丁自海, 刘树伟, 主译. 济南: 山东科学技术出版社, 2017.

2. 刘树伟, 杨晓飞, 邓雪飞. 临床解剖学丛书——腹盆部分册. 2版. 北京: 人民卫生出版社, 2014.

3. 林擎天. 普通外科临床解剖学. 上海: 上海交通大学出版社, 2014.

4. 林擎天, 黄建平. 普通外科临床解剖学. 上海: 上海交通大学出版社, 2013.

5. 刘树伟, 邢子英. 腹部应用解剖学. 北京: 高等教育出版社, 2007.

6. 刘树伟, 柳澄, 胡三元. 腹部外科临床解剖学图谱. 济南: 山东科学技术出版社, 2006.

7. 柯重伟, 郑成竹. 腹腔镜外科手术学. 上海: 上海科学技术出版社, 2006.

8. 高英茂, 李和. 组织学与胚胎学. 2版. 北京: 人民卫生出版社, 2005.

9. 中国解剖学会体质调查委员会. 中国人解剖学数值. 北京: 人民卫生出版社, 2002.

10. 裴法祖, 王健本, 张祜曾. 腹部外科临床解剖学. 济南: 山东科学技术出版社, 2001.

11. 李正. 先天畸形学. 北京: 人民卫生出版社, 2000.

12. 黄志强. 黄志强胆道外科. 济南: 山东科学技术出版社, 1999.

13. Moore K, Persaud TVN, Torchia MG. The developing human(10e). Philadelphia: Elsevier Health Sciences, 2016.

14. Richard LD, Vogl AW, Mitchell AWM, et al. Gray's atlas of anatomy (2e). Philadelphia: Churchill Livingstone, 2012.

15. 赵沨, 王培斌, 胡秋石, 等. Rouviere沟引导定位联合"安全窗"技术在困难腹腔镜胆囊切除术中的应用. 中国普通外科杂志, 2017, 26(11): 1506-1510.

16. 戴海粟, 陈志宇. 肝门部解剖变异与腹腔镜胆囊切除术中胆管损伤. 中华普通外科杂志, 2017, 32(8): 661-664.

17. 汪雷, 侯辉, 吴春利, 等. "三线一平面"解剖标记在腹腔镜胆道结石手术中的应用. 中国普通外科杂志, 2016, 25(8): 1100-1104.

18. 周红兵, 杨兴业, 陈曦, 等. 腹腔镜下胆囊动脉入路精细解剖胆囊三角的临床价值. 中国普通外科杂志, 2015, 24(8): 1121-1124.

19. 黄三雄, 吴育连, 唐成武, 等. 胆总管窗显露联合中路纵剖法在腹腔镜下困难胆囊三角解剖中的应用. 中国微创外科杂志, 2015, 15(3): 220-223, 241.

20. 林乐. 腹腔镜胆囊切除术相关解剖的CT研究进展. 实用放射学杂志, 2014, 30(2): 335-337.

21. 方长海, 邓克学. B超、MSCT和MRCP在胆道疾病中的诊断价值. 中国医学计算机成像杂志, 2012, 18(6): 504-509.

22. 程琳, 余永强, 王成林, 等. 胰胆管汇合MRCP解剖与胰胆系疾病关系. 中国CT和MRI杂志, 2012, 10(1): 50-53.

23. 屈士斌, 孟镔, 陶伟. 肝外胆道的临床应用解剖学观测. 局解手术学杂志, 2012, 21(6): 599-600.

24. 张序昌, 贾洪顺, 全显跃. 胆囊管解剖变异的MRCP诊断及其临床意义. 广东医学, 2011, 32(13): 1690-1692.

25. 陈亚进. 胆囊的解剖学特点及胆囊癌浸润转移途径. 中国实用外科杂志, 2011, 31(3): 207-209.

26. 方驰华, 钟世镇. 肝门部胆管癌手术相关的应用解剖学特点. 外科理论与实践, 2007, 12(4): 326-329.

27. 黄志强. 胆道的解剖生理学与肝移植后胆道并发症. 中华外科杂志, 2006, 44(5): 289-291.

28. 谭善彰, 霍胜军, 范松青. 肝外胆管供血动脉在临床肝移植的应用解剖研究. 中华器官移植杂志, 2005, 26(2): 9-40.

29. 黄志强. 胆道再次手术中的肝门部胆管显露问题. 肝胆外科杂志, 2005, 13(5): 321-322.

30. 方驰华, 张伟, 钟世镇. 肝门部胆管癌手术相关结构的应用解剖学进展. 中华肝胆外科杂志, 2003, 9(11): 703-704.

31. 蒋渝, 张圣道. 肝门解剖与胆道手术. 外科理论与实践, 2001, 6(3): 133.

32. 姚伟, 金韶敏, 金韶霞. 胆动脉起点的解剖学观察. 解剖学杂志, 2000, 23(4): 388.

33. 刘正津, 陈卫军, 应大君. 肝外胆道血供来源和分布及其临床意义. 中国临床解剖学杂志, 1994, 12(4): 248-251.

34. Jimenez-Rivera C, Jolin-Dahel K S, Fortinsky K J, et al. International incidence and outcomes of biliary atresia. J Pediatr Gastroenterol Nutr, 2013, 56(4): 344-354.

35. Karki S, Joshi KS, Regmi S, et al. Role of ultrasound as compared with ERCP in patient with obstructive jaundice. Kathmandu Univ Med J (KUMJ), 2013, 11(43): 237-240.

36. Wenk H, Clausmeyer M. Cystic duct duplication as anatomic variant of extrahepatic biliary ducts. Zentralbl Chir, 2012, 137(6): 552-553.

37. Kimura W. Congenital dilatation of the common bile duct and pancreaticobiliary maljunction: clinical implications. Langenbecks Arch Surg, 2009, 394(2): 209-213.

38. Gunji H, Cho A, Tohma T, et al. The blood supply of the hilar bile duct and its relationship to the communicating arcade located between the right and left hepatic arteries. Am J Surg, 2006, 192(3): 276-280.

39. Lamah M, Karanjia N D, Dickson G H. Anatomical variations of the extrahepatic biliary tree: review of the world literature. Clin Anat, 2001, 14(3): 167-172.

40. Tsukada K, Kurosaki I, Uchida K, et al. Lymph node spread from carcinoma of the gallbladder. Cancer, 1997, 80(4): 661-667.

41. Hugh TB, Kelly MD, Mekisic A. Rouvière's sulcus: a useful landmark in laparoscopic cholecystectomy. Br J Surg, 1997, 84(9): 1253-1254.

42. Jesipowicz M, Karski J, Kurylcio L. Surgical problems connected with anatomical variations of the extrahepatic biliary tract. Pol Przegl Chir, 1975, 47(1): 7-11.

43. Keros P, Rudan P. Anatomical variations of extrahepatic bile ducts. Lijec Vjesn, 1968, 90(8): 783-787.

胰

胰（pancreas）质软，全长14~20 cm，宽3~5 cm，厚1.5~2.5 cm，重80~116 g，是仅次于肝脏的第二大消化腺，同时又是重要的内分泌器官之一，可分泌胰岛素、胰高血糖素、胰胃泌素、肠血管活性肽等。

胰的位置、分部及毗邻

■ 胰的位置

胰整体右端膨大，向左延续的大部分狭长，位于腹上区和左季肋区，横跨第1、2腰椎和腹部大血管干的前方，从右向左上方略成30°角横行于腹膜后间隙内，为网膜囊后壁腹膜所覆盖，属腹膜外位器官，活动度小。

胰位于腹膜后，是比较固定的器官，但可能有一定程度的上下活动，偶尔可见胰的肿瘤可随呼吸而上下活动。胰的固定致使它在腹部钝性撞击伤时易于受伤，可由胰横过坚硬的脊柱而折裂。

■ 胰的分部和毗邻

胰从右向左依次分为胰头、胰颈、胰体、胰尾4部分，各部分之间虽无明显界线，也无明显功能上不同，但其毗邻脏器不同。胰腺通常还存在1个副叶，即钩突，位于胰头下方（图13-1）。

胰头

胰头（head of pancreas）是胰最宽大的部分，嵌于十二指肠围成的"C"形凹内，恰在第2腰椎右侧。有5%的人胰头位于脊柱左侧。胰头扁，有前、后两面。

1. 前面　胰头前面上缘部分被十二指肠上部遮掩，右缘和下缘紧贴十二指肠降部左缘和水平部上缘，其间浅沟处或在胰头前面距十二指肠降部左缘0.5~1.0 cm处有胰十二指肠前动脉弓经行（图13-2），动脉弓也可部分或完全行于胰头前面实质内。胰头前面的中部有横结肠系膜根横向附着，横结肠系膜根上、下的胰头前面均有腹膜覆被，前面上部邻接胃幽门和横结肠起始部，下部邻空肠袢。

2. 后面　胰头后面紧邻下腔静脉，它由下向上从后面几乎完全遮住了胰头后面。此外有肾静脉的终末部，膈肌右脚，右侧睾丸（或卵巢）动、静脉也接触胰头后面。胆总管或位于胰头后面上外侧部一沟内，或穿入胰实质内；胰十二指肠后动脉弓上部位于胰头与十二指肠降部内缘之间沟内（是在胆总管的前方），但下部胰十二指肠后动脉之终末支及胰十二指肠上后静脉则在胆总管末端后方横过，胆总管手术时应特别注意这些血管关系（图13-3）。

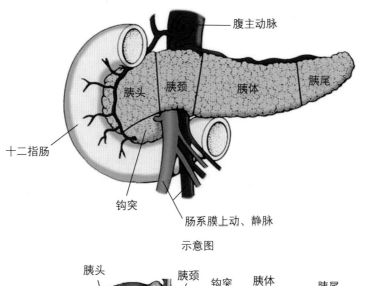

示意图

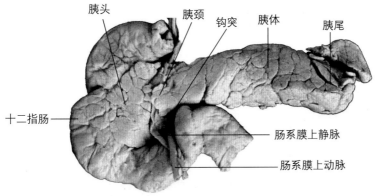

解剖图

图13-1 胰的形态与分部

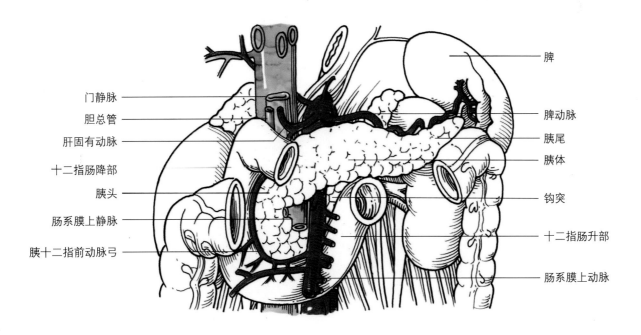

图13-2 胰腺的毗邻（前面观）

此外，胰头后面有的有异常起点的肝总动脉或肝右动脉。有的异常高位起于肠系膜上动脉的中结肠动脉经过胰头后面或穿过胰头（图13-4），从胰头前面穿出进入横结肠系膜。在翻起胰头时（如Kocher操作），对这些血管均需注意识别、保护，以防损伤出血或误扎。胰头后面与上述各结构之间有薄层的Treitz筋膜。新近Sakamoto等报道一例异常起始的胃网膜右动脉，肠系膜上动脉在胰钩突前分出一粗大胰支，在胰头前向右横行，分成一大的胃网膜右动脉和一小的胰十二指肠前动脉，前者在胰头前面向上达胃大弯。此种情况在胰手术时也应注意。

3. 钩突（uncinate process） 是胰头下部左侧份向下向左伸展到肠系膜上血管后方的部分，呈钩状。钩突的大小、形状和包绕肠系膜上血管的程度有个体差异（图13-5），临床在分离钩突与肠系膜上血管时难易度不同。钩突伸于下腔静脉和腹主动脉前方，腹主动脉发起的肠系膜上动脉恰在钩突钩内向前下行。其右侧是肠系膜上静脉向上延续为门静脉，故钩突的部分夹于腹主动脉与肠系膜上动脉之间的夹角内，钩突下方是十二指肠水平部，上方有左肾静脉经过。肠系膜上动、静脉有非常短的数个小支到钩突，胰十二指肠切除术时必须十分小心地结扎这些血管。

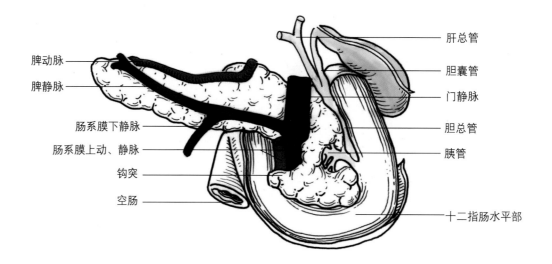

图13-3　胰腺的毗邻示意图（后面观）

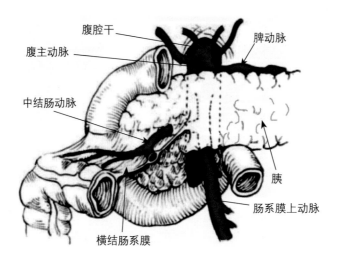

图13-4　异常起始的中结肠动脉穿过胰头

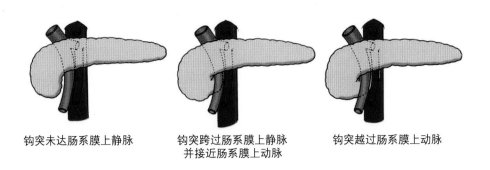

钩突未达肠系膜上静脉　　钩突跨过肠系膜上静脉　　钩突越过肠系膜上动脉
并接近肠系膜上动脉

图13-5　钩突的形式

胰颈

胰颈（neck of pancreas）是从胰头向前、向上、向左移行于胰体而比头部狭窄的部分，位于第1腰椎水平，长1.5~2.0 cm。第4版国际解剖学名词（1977年）取消了"胰颈"这一名词，而以胰切迹（notch of pancreas）代替。

胰颈前面覆盖有腹膜，与幽门贴近。此处腹膜是网膜囊后壁腹膜伸延至此，向前转折延续于胃结肠韧带后层，转折处（网膜囊右界）之右侧有胃十二指肠动脉和胰十二指肠上动脉在胰头与胰颈结合处之前面下行。胰颈之后面有肠系膜上静脉贴近向上行（图13-6），并在胰颈上部后面与脾静脉会合构成肝门静脉。在此处胃左静脉从左侧注入肝门静脉，而有一些短小的静脉（胰、十二指肠的静脉）从右侧注入肝门静脉，也有一些胰的小静脉从右侧注入肠系膜上静脉。国人有13.29%和34.68%的肠系膜下静脉分别从左侧注入肠系膜上静脉和肠系膜上静脉与脾静脉会合夹角处，但通常肝门静脉或肠系膜上静脉没有属支从前面注入，故在没有炎症变化或恶性病变浸润的情况下，通常在肝门静脉及肠系膜上静脉与胰颈之间进行分离是容易的。偶尔有少数短小静脉（包括胰颈静脉）从肝门静脉或肠系膜上静脉前壁注入，则需小心提起胰颈，仔细结扎。

胰体

胰体（body of pancreas）在肠系膜上静脉和门静脉以左，是胰的大部分，横位于第1腰椎体前方，形成明显的前凸。体呈三棱柱形，有前、后、下3个面和上、下、前3个缘。

胰体前面被覆有网膜囊后壁的腹膜，隔着网膜囊接触胃后壁，胰体前面构成胃床之一部分。胰体后面无腹膜，与腹主动脉、肠系膜上动脉起始部、膈肌左脚、左肾上腺、左肾及其血管特别是左肾静脉接触；脾静脉与胰后面密切接触（在一浅沟内）（图13-3），脾静脉从左向右行时，将上述各结构与胰后面部分隔开。左肾与胰体后面之间也是有肾的被膜隔开。

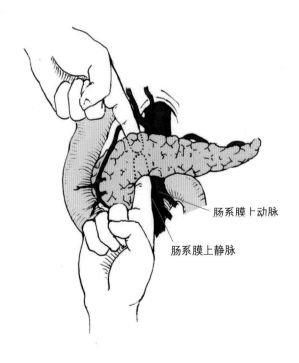

肠系膜上动脉

肠系膜上静脉

图13-6　在胰颈部分离其与后方的血管

胰体下面右部分很窄，而左部分较宽，表面覆盖胃腹膜（横结肠系膜下层从胰体前缘向后转折形成）。体下面位于十二指肠空肠曲和部分空肠袢上方，下面左端位于结肠左曲上方。体上缘右部钝平，左部窄锐直达胰尾。

上缘右端相当于第1腰椎体上缘高度形成向上的凸起，称网膜结节（omental tuberosity）。网膜结节在前方恰对着胃小弯，并在此与小网膜后面接触因此得名。结节在后方恰居于腹腔干下方，腹腔干分出的肝总动脉从此处在胰上缘向右，在网膜囊后壁腹膜后，因此使腹膜形成皱囊，称右胃胰襞，或肝胰襞；而腹腔干分出的脾动脉从此处沿胰上缘弯曲向左行进，动脉下方有脾静脉并行。在胃小弯处切开小网膜，胰网膜结节可以作为寻找肝总动脉等的解剖标志。体下缘分隔胰体后面与下面，肠系膜上血管在下缘右端穿出。体前缘分隔前面和下面，横结肠系膜附着于此缘。该系膜之上、下二层分别向上、向后下返折即成为遮覆胰体前面和下面的腹膜。

胰尾

胰尾（tail of pancreas）与胰体无明显分界，由体移行变窄，是胰四部中位置最高的，达第12胸椎高度。胰尾与脾动、静脉一起伸入脾肾韧带内，故可活动。胰尾可达脾门（33.33%）或不达脾门（64.45%），因胰尾与脾及其血管有如此紧密的关系，故当脾切除时较易损伤胰尾（图13-2）。胰的内分泌部——胰岛分散在外分泌腺之间，但在胰尾分布较多。脾大可能将胰尾包入脾门，切除脾时应当注意检查胰尾。

胰的固定及其位置毗邻关系也能够解释下面的事实：主动脉的搏动直接传于胰，其结果是，有的容易把胰肿瘤与主动脉瘤混淆，特别是因为这两种情况的疼痛通常都是在背部。因为胰头与十二指肠和胆总管的紧密关系，十二指肠和胆总管常常由于胰腺炎或肿瘤而梗阻。使人惊奇的是肠系膜血管，特别是肠系膜上静脉梗阻，不常并发于胰的疾病，这是因为这些血管几乎完全被胰组织包围（胰颈在血管前，而钩突在血管之后），新生物比较缓慢地生长，就使肠系膜上血管有了发育侧支循环的时间，故肠系膜上血管不一定发生梗阻。

■ 胰管

胰管分主胰管和副胰管。

主胰管

主胰管（main pancreatic duct）通常称为胰管（pancreatic duct），从胰尾起始向右穿胰体，约在胰体上下缘中间稍偏后胰实质内穿行（图13-7），至胰颈则向下、向后、向右，达十二指肠

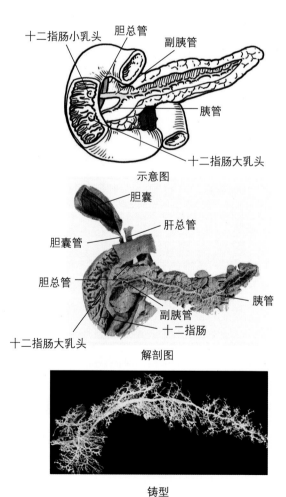

示意图

解剖图

铸型

图13-7　胰管的构成

降部后内侧壁处与胆总管并行一段，位于胆总管之左、内、下方，二管一起斜穿十二指肠壁，末端管径缩窄，而后与胆总管会合，形成管腔稍膨大的肝胰壶腹（hepatopancreatic ampulla, Vater's ampulla），胰管口在壶腹的4、5点钟处。肝胰壶腹开口于十二指肠后内侧壁的十二指肠大乳头（major duodenal papilla）顶端。胰管末端和壶腹处有括约肌。胆总管、胰管汇合的形式、壶腹的形成、开口等的变化详见肝外胆道部分。胰管在胰尾、胰体内经行中有15~20对小的胰腺管成直角汇入胰管。

胰管为白色，术中可借此以确认。胰管长15~25 cm。胰管近十二指肠处最大管径为0.30~0.45 cm，向胰尾则变细。胰管管径如果大于0.80 cm，大部分被认为是病理性增大。而管径小于此值可能是慢性胰腺炎手术时引流方法不适当所致。胰管容量，Kasugai报道内镜逆行胰胆管造影（ERCP）2~3 mL造影剂即可使患者主胰管充满，而Trapnell和Howard则发现0.5~1.0 mL即足以充满主胰管系统。

副胰管

副胰管（accessory pancreatic duct）常起自胰头下部，向上行于胰管之前方，与胰管有交通管相通（90%）。副胰管继续向上至胰头上部的前部，后脚穿十二指肠降部的后内侧壁，开口于十二指肠大乳头上方约2 cm偏前的十二指肠小乳头（minor duodenal papilla）。也有副胰管左端在胰颈处连于胰管，或不连在胰头上部偏前面右行，开口于十二指肠小乳头。

寻找副胰管和十二指肠小乳头的方法：可以胃十二指肠动脉或其分支胰十二指肠上动脉作为标志，因为副胰管在该动脉后方（从手术角度看即深面或下方）在胰头实质内由左向右穿入十二指肠降部的壁。这种紧密关系也能导致消化性溃疡手术时意外损伤副胰管。

胰管开口的分型

主胰管和副胰管的开口，二者间的关系常有变化，例如主胰管由胰尾部经胰体、胰颈直达胰头，开口于正常的十二指肠小乳头处，副胰管从胰头下部起始与胆总管会合，开口于正常的十二指肠大乳头处。这种形式如在行ERCP时就见不到主胰管显影。又如主胰管正常，副胰管起于胰头上部，反向至胰颈注入主胰管，此型副胰管不开口于十二指肠。常见的胰管和副胰管的形态见图13-8。

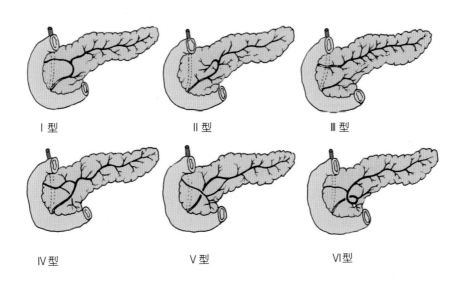

Ⅰ型 　Ⅱ型 　Ⅲ型

Ⅳ型 　Ⅴ型 　Ⅵ型

图13-8　胰管的类型

胰的结构和功能

■ 胰的结构

胰表面覆盖有薄层疏松结缔组织，这些结缔组织深入腺实质，将实质分隔成许多小叶。胰实质主要由腺泡、导管和胰岛细胞组成，此外还包含有血管、淋巴管和神经组织，这些血管、淋巴管、神经组织和较大的导管走行于小叶间的结缔组织中。

1. 腺泡（pancreatic acinus） 占胰腺的80%~85%，呈泡状或葡萄串状，是外分泌腺的功能单位。每个腺泡由40~50个腺泡细胞组成，它们都具有典型的浆液性细胞的形态特点。腺泡细胞质在HE染色切片中呈明显的嗜酸性，这主要源于其分泌产生的各种消化酶酶原颗粒，如胰蛋白酶原、胰糜蛋白酶原、胰淀粉酶、胰脂肪酶、核糖核酸酶等，它们被分泌到消化道后能消化食物中的各种营养成分。腺泡细胞核位于细胞基底部，核较大，圆形，包含1~2个核仁。腺泡腔面还可见一些较小的扁平或立方形细胞，胞质染色淡，细胞核呈圆或卵圆形，称泡心细胞（centroacinar cell）。腺泡通过泡心细胞与导管系统相连接，泡心细胞是胰腺导管的闰管深入到腺泡内的部分，衬于腺泡腔的内表面（图13-9）。

腺泡分泌的胰蛋白酶原和胰糜蛋白酶原在进入小肠后，被肠激活酶激活，成为有活性的胰蛋白酶和胰糜蛋白酶。腺泡细胞还分泌一种胰蛋白酶抑制因子，能防止这两种酶原在胰腺内被激活；若这种内在机制失调，或某些致病因素使蛋白酶原在胰腺内激活，可导致胰腺组织的自我消化，形成急性胰腺炎。腺泡细胞的分泌活动受小肠细胞分泌的胆囊收缩素、促胰酶素的调节。

2. 胰导管（pancreatic duct） 类似树状结构。与腺泡泡心细胞相连接的细而长的胰腺导管称为闰管，为单层扁平细胞。腺泡的闰管汇合后形成由单层立方上皮组成的小叶内导管。小叶内导管汇集在小叶间结缔组织形成单层立方上皮或单层柱状上皮的小叶间导管。由许多小叶间导管汇合成主导管，主导管为单层柱状上皮，上皮间有杯状细胞，并偶有散在的内分泌细胞。主导管在胰头部与胆总管汇合，开口于十二指肠乳头。导管的主要功能是分泌胰液及将腺泡分泌的酶原颗粒运输到十二指肠。成人每天分泌1 500~3 000 mL胰液。胰液为碱性液体，pH为7.8~8.4，含多种消化酶和丰富的电解质，是最重要的消化液。

3. 胰岛（pancreatic islet） 是由内分泌细胞组成的球形细胞团，散布于腺泡之间，在HE染色中，胰岛细胞着色浅淡，极易鉴别（图13-10）。成人胰腺有17万~200万个胰岛，约占胰腺总体积的1%。小鼠的胰岛占胰腺总重量的1%~2%。胰岛在胰尾部较多，呈团索状分布，细胞间有丰富的有孔毛细血管，胰岛细胞分泌的激素借此可以直接入血。

胰岛大小不等，直径通常为75~500 μm，大的有数百个细胞，小的仅由10多个细胞组成。在人胰腺的腺泡或导管上皮之间，偶尔可以见到单个胰岛细胞嵌于其中，但啮齿动物的正常胰腺中很少见这种散在的单个内分泌细胞。胰岛主要有α、β、δ和PP四种细胞，近年又发现了ε细胞。

（1）α细胞：又称A细胞，占胰岛细胞总数的15%~20%，细胞体积较大，常呈多边形，多分布于胰岛周边部，其主要功能是分泌胰高血糖素（glucagon），促进糖原分解为葡萄糖，并抑制糖原合成，使血糖升高。

（2）β细胞：又称B细胞，占胰岛细胞总数

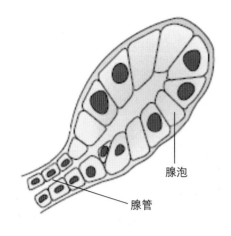

图13-9　胰腺腺泡结构

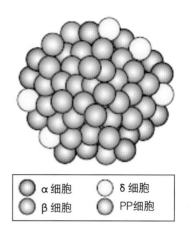

○ α 细胞　　　○ δ 细胞
○ β 细胞　　　○ PP 细胞

图13-10　胰岛结构

的60%~80%，大部分位于胰岛中央部；其主要功能是分泌胰岛素（insulin），主要促进肝细胞、脂肪细胞吸收血液内的葡萄糖，合成糖原或转化为脂肪贮存。故胰岛素的作用与胰高血糖素相反，可使血糖浓度降低。胰岛素和胰高血糖素的协同作用能保持血糖水平处于动态平衡。若B细胞功能发生障碍，胰岛素分泌不足，可致血糖升高，并从尿中排出，即为糖尿病。胰岛B细胞肿瘤或细胞功能亢进，则胰岛素分泌过多，可导致低血糖症。

（3）δ细胞：又称D细胞，占胰岛细胞总数的5%~10%，分布于胰岛周边部A和B细胞之间，其主要功能是分泌生长抑素（somatostatin），能够抑制和调节A、B或PP细胞的分泌活动。

（4）PP细胞：数量很少，主要存在于胰岛的周边部，另外，还可见于外分泌部的导管上皮内及腺泡细胞间。PP细胞质内也有分泌颗粒，为胰多肽（pancreatic polypeptide），它有抑制胃肠运动和胰液分泌以及减弱胆囊收缩等作用。

（5）E细胞：又称E细胞。2002年，Wierup等发现在胰岛中存在一种新的细胞类型，一般呈单个分布于胰岛周边，并且不与胰高血糖素、胰岛素、生长抑素、胰多肽等任何一种已知的经典胰岛内分泌激素共表达。E细胞分泌的脑肠肽（ghrelin）对胰岛B细胞功能具有抑制性调节

效应。

■胰岛素的生物化学和功能

1. 胰岛素的生物化学　1955年，英国生化学家Sanger第一个用生化方法阐明了牛胰岛素全部氨基酸的排列顺序，揭开了蛋白质一级结构测定的序幕。胰岛素是一种多肽激素，分子量约为6 000，由51个氨基酸组成，由A链（21肽）和B链（30肽）2条链组成，包括3个二硫键、1个A链内的二硫键、2个链间二硫键。胰岛素非常保守，虽然不同物种胰岛素的结构差异很大，但分子中核心部位的氨基酸残基及二硫键均得以保留，说明这些部位对胰岛素分子结构的稳定以及胰岛素的生理功能发挥着重大的作用。胰岛素为酸性蛋白，在酸、中性条件下稳定。

胰岛素的原初翻译产物称为前胰岛素原，人的前胰岛素原的基因位于第11对染色体的短臂上，全长1 355个碱基对，其编码区包括3个外显子和两个内含子。前胰岛素原在核糖体合成后，被转运到粗面内质网后切去24肽的信号肽成为前胰岛素。前胰岛素包括胰岛素和C肽，C肽可被看作前胰岛素转变为胰岛素过程中的副产品，前胰岛素转变为胰岛素和C肽是在高尔基体形成的不成熟颗粒中由前胰岛素转化酶完成。C肽无生物

活性，哺乳动物的胰岛素分子结果差别不大，生物活性相似，但C肽的种属差别较大，几乎没有免疫交叉反应。

2. 胰岛素的清除　胰岛素通过胰岛素酶清除。胰岛素酶是一种中性酶，广泛存在于全身组织，特别是肝和肾。肝、肾和周围组织清除胰岛素的比率为6：3：2。流经肝的胰岛素有40%~60%被肝提取并被代谢分解，其余的胰岛素经过肝进入体循环。周围动脉中的胰岛素的浓度为门静脉血中浓度的1/2~1/3。

3. 胰岛素的功能　胰岛素是人体内一种重要的内分泌激素，其主要作用是抑制分解、促进合成、降低血糖。对糖类、脂肪和蛋白质的营养成分均有重要的促进存储作用。

（1）胰岛素能促进葡萄糖进入细胞，促进各种组织利用葡萄糖，同时抑制糖异生作用，从而起到降低血糖，维持机体血糖处于一个稳定状态的作用。当血糖浓度升高时，胰岛素分泌明显增加，从而促进血糖降低。当血糖浓度下降至正常水平时，胰岛素分泌也迅速回到基础水平。在持续高血糖刺激下，胰岛素的分泌可分为3个阶段：血糖升高5分钟内，胰岛素的分泌可增加10倍，这主要来源于B细胞内贮存的胰岛素释放，因此持续时间不长，5~10分钟后胰岛素的分泌就会下降50%；血糖升高15分钟后，出现胰岛素分泌的第二次增多，在2~3小时可达高峰，并持续较长的时间，分泌速率也远大于第一阶段，这主要是激活了B细胞的胰岛素合成酶系，加速其合成和释放；倘若高血糖持续1周左右，胰岛素的分泌可进一步增加，这可能是由于长时间的高血糖刺激B细胞增殖而引起的。

胰岛素促进葡萄糖进入细胞是通过促进葡萄糖转运蛋白（Glut）的合成和（或）其内转移来实现的。但在肝中不含葡萄糖转移蛋白，葡萄糖进入肝细胞是由于胰岛素促进肝细胞中的葡萄糖转变为葡萄糖-6-磷酸，使肝中游离葡萄糖浓度下降，从而使葡萄糖自由扩散进入其中。

（2）胰岛素能够促进脂肪的合成，并抑制脂肪分解，从而达到降低三酰甘油、胆固醇、低密度脂蛋白及游离脂肪酸的目的。同时，胰岛素抑制脂肪酸及氨基酸向酮体转化，加速酮体的利用，降低血酮。

（3）胰岛素能促进氨基酸通过细胞膜进入细胞，并促进合成蛋白质的mRNA的生成，从而使蛋白质的生成增加，分解减少。

4. 胰岛素分泌的调节

（1）营养物质

1）葡萄糖：血液中的葡萄糖水平是调节胰岛素分泌的最重要因素，当血糖浓度升高时，胰岛素分泌明显增加，从而促进血糖降低；当血糖浓度下降至正常水平时，胰岛素分泌也迅速回到基础水平。在持续高血糖刺激下，胰岛素的分泌可分为3个阶段：血糖升高5分钟内，胰岛素的分泌可增加10倍，这主要来源于B细胞内贮存的胰岛素释放，因此持续时间不长，5~10分钟后胰岛素的分泌就会下降50%；血糖升高15分钟后，出现胰岛素分泌的第二次增多，在2~3小时可达高峰，并持续较长的时间，分泌速率也远大于第一阶段，这主要是激活了B细胞的胰岛素合成酶系，加速其合成和释放；倘若高血糖持续1周左右，胰岛素的分泌可进一步增加，这可能是由于长时间的高血糖刺激B细胞增殖而引起的。葡萄糖有效刺激阈浓度为4 mmol/L（72 mg/dL），最佳反应浓度范围在5.5~17 mmol/L（100~300 mg/dL）。

2）氨基酸：血液中氨基酸浓度升高也会引起胰岛素分泌的增加。精氨酸、赖氨酸、亮氨酸和苯丙氨酸均有较强的刺激胰岛素分泌的作用，并且氨基酸还能增强葡萄糖对胰岛素分泌的刺激。另外，蛋白餐或静脉注入各种氨基酸的试验证明，氨基酸能促进胰高血糖素的分泌。血液中氨基酸增多，一方面促进胰岛素释放，可使血糖降低；另一方面还能同时刺激胰高血糖素分泌，避免血糖降得过低，这对防止低血糖有一定的生理意义。

3）游离脂肪酸：近年来脂肪分解产生游离脂肪酸对血糖平衡的影响备受关注，它能降低机体对胰岛素的敏感性，增加肝糖输出，造成肝及周围组织对胰岛素的抵抗，使血糖水平升高，从而间接刺激胰岛素的分泌。

4）乳酸：当机体处于缺氧环境时，细胞排出乳酸增多，可刺激胰岛素和胰高血糖素的分泌同时升高，不但提高血糖水平，而且加速组织对葡萄糖的吸收利用，迅速解决由于乏氧而造成的机体能量供应不足。

（2）神经系统：自主神经系统功能状态可影响胰岛素分泌，交感神经兴奋时，胰岛素分泌受到抑制，而胰高血糖素释放增多，血糖水平升高；副交感神经（迷走神经）兴奋则能促进胰岛素的分泌。

（3）内分泌激素

1）胰岛激素：胰岛A细胞分泌的胰高血糖素可直接刺激B细胞分泌胰岛素，也能通过提高血糖水平间接促进胰岛素的分泌。从胰岛素和胰高血糖素的生理作用来看，它们是一种拮抗关系：胰岛素分泌的增加，有利于血糖含量的降低；胰高血糖素的分泌增加，有利于血糖含量的升高。从两种激素的相互调节作用来看，胰岛素抑制胰高血糖素的分泌，胰高血糖素促进胰岛素的分泌。

胰岛D细胞分泌的生长抑素可通过旁分泌作用，直接抑制胰岛素的分泌。研究显示，一种新的胰岛细胞类型——胰岛E细胞所分泌的脑肠肽也对胰岛B细胞的功能具有抑制性调节效应。

2）胃肠激素：进餐后胃肠道激素的分泌增加，如胰泌素、胆囊收缩素、胃泌素、抑胃肽等，都对胰岛素分泌有促进作用。但前三者是在药理剂量时才有促胰岛素分泌作用，而抑胃肽或称葡萄糖依赖型促胰岛素多肽（GIP）在生理剂量时即可对胰岛素的分泌起到调节作用。抑胃肽

是由十二指肠和空肠黏膜中的K细胞分泌的，在肠内吸收葡萄糖期间，抑胃肽是小肠黏膜分泌的一种主要的肠促胰岛素因子。除了葡萄糖外，小肠吸收氨基酸、脂肪酸及盐酸等也能刺激抑胃肽的释放。有人将胃肠激素与胰岛素分泌之间的关系称为"肠-胰岛轴"，这一调节作用具有重要的生理意义，使食物尚在肠道中时，胰岛素的分泌便已增多，为即将从小肠吸收的糖、氨基酸和脂肪酸的吸收利用做好准备。

3）升糖激素：此类激素都具有迅速而明显的升血糖作用，间接促进胰岛B细胞分泌胰岛素，因而长期大剂量应用这类激素，可能造成B细胞衰竭，而导致糖尿病。升糖激素包括以下几种。

①肾上腺素：能通过cAMP激活肝中糖原磷酸化酶使糖原分解，并诱导肝中磷酸烯醇式丙酮酸激酶及果糖二磷酸酶的合成，促进糖异生作用，从而使血糖上升。

②皮质醇：由肾上腺皮质分泌，对糖、氨基酸、脂类代谢都有较强作用。皮质醇可增强肝细胞对促糖异生激素（胰高糖素及肾上腺素）的敏感度，并促进脂肪分解，释放甘油及游离脂肪酸，增加肌肉中乳酸的释放，从而增加糖异生作用的底物（氨基酸、甘油及乳酸）。皮质醇通过对糖异生作用的促进而上调血糖。

③生长激素：由垂体前叶分泌。生长激素主要抑制肌肉及脂肪组织利用葡萄糖，同时促进肝中的糖异生作用及糖原分解，从而使血糖升高。

④去甲肾上腺素：交感神经末梢的分泌物，当精神紧张或寒冷刺激使交感神经处在兴奋状态时，去甲肾上腺素分泌增多，使肝糖原分解输出增多，阻碍葡萄糖进入肌肉及脂肪组织细胞，使血糖升高。

⑤促肾上腺皮质激素：由脑下垂体前叶分泌，能够减弱胰岛素的作用，阻碍肌糖原氧化，促进肝糖原合成，促进糖异生作用相关酶的合

成，阻止糖的氧化分解。

⑥甲状腺素：可促进糖异生作用及糖原分解，并能促进小肠对葡萄糖的吸收，从而使血糖水平升高。

⑦儿茶酚胺：促进脂肪、蛋白质及糖原分解，转为葡萄糖；并促进肾上腺皮质激素、胰高糖素等升糖激素的分泌，使血糖水平升高。

胰的血管、淋巴管和神经

■ 胰的血管

胰的动脉供应

胰的动脉来源于腹腔干和肠系膜上动脉，一些动脉比较恒定，但变异也是常见的。Bertelli（1995年）认为200多年来胰血供的大体解剖学研究虽多，但由于引用文献不完全和不正确，对于同一血管的"名称"有不同的解释，造成胰血管名称的混乱，以致有同一血管用不同名称（例如胰最大动脉supreme pancreatic artery，胰背动脉dor-sal pancreatic artery，胰大动脉pancreatica magna artery）；也有不同血管命以同一名称（例如十二指肠后动脉retroduodenal artery）。此问题迄今尚未完全解决。本书暂按目前大多数说法记述。另外从临床外科角度出发，还有本来不是胰的血管，但起点或行程变异而与胰产生密切关系，胰手术时易损伤或误扎，故在此也加以叙述。

1. 胰头和胰颈的动脉　主要是由胃十二指肠动脉和肠系膜上动脉分出的胰十二指肠上、下动脉构成恒定的两个（前、后）胰（十二指肠）动脉弓［pancreatic（duodenal）arcades］供血，此外还有脾动脉之支胰背动脉参与供血（图13-11，12）。

胃十二指肠动脉（gastroduodenal artery）是肝总动脉在十二指肠上部上方肝十二指肠韧带内分出，有的是在十二指肠上部分出，分出处距胰上缘约2 cm。分出后在十二指肠上部后方，胆总管的左侧下降，到胰头前面恰位于十二指肠上部的腹膜返折于胰前面处，即网膜囊右缘右侧。胃十二指肠动脉在十二指肠上部下缘胰头前面分为胃网膜右动脉和胰十二指肠上前动脉。

（1）胰十二指肠上前动脉（anterior superior pancreaticoduodenal artery）：肝总动脉分出的胃十二指肠动脉，经十二指肠上部后方下行至其下缘处，分为胃网膜右动脉和胰十二指肠上前动脉。通常右胃网膜动脉易于寻找（在胃大弯右端），故可反向追溯胃网膜右动脉而寻找胰十二指肠上前动脉之起点就较容易。胰十二指肠上前动脉分出后，就在胰头前面（距十二指肠降部内缘0.5~1.0 cm）或部分埋于胰实质内向十二指肠水平部走行，有少数比较明显的就在胰头与十二指肠降部之间前面的沟内下行，终末支与胰十二指肠下前动脉吻合成胰十二指肠前动脉弓。由动脉弓沿途分支至胰头，国人的胰十二指肠上前动脉98%（196/200）起于胃十二指肠动脉。起于其他的动脉有肝总动脉（1%）、肠系膜上动脉和胰背动脉（各0.5%）。胰十二指肠上动脉偶见有2支。胰十二指肠上前动脉可发起胰横动脉、十二指肠后动脉等。

（2）胰十二指肠上后动脉（posterior superior pancreaticoduodenal artery）：一般单独由胃十二指肠动脉在十二指肠上部上缘处分出（82%，164/200），也有与胰十二指肠上前动脉共干起始（国人18%，36/200）。起始后向下经门静脉和胆总管之前到右侧，在胰头背面或胰头背面与十二指肠之间的沟内下行，分支至该二器官。其干向下经胆总管与胰管会合部之后方，终支与胰

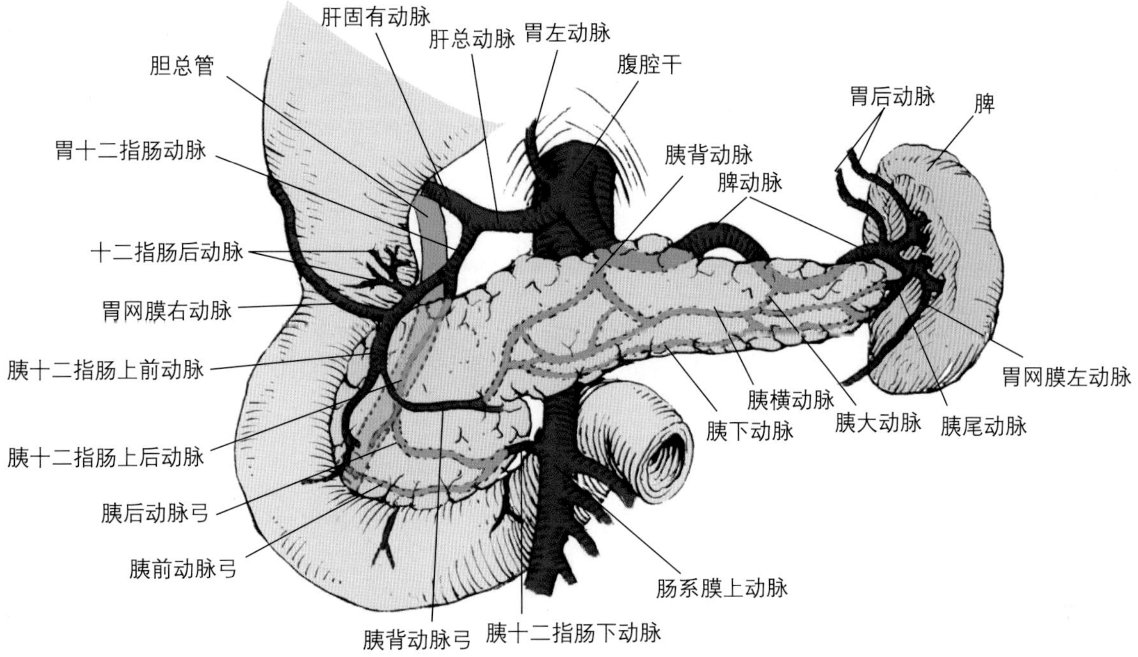

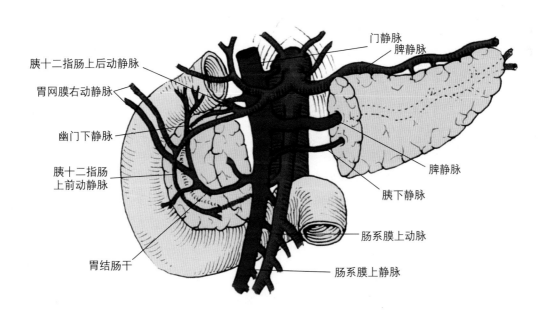

图13-11 胰的动脉

图13-12 胰的动脉和静脉（胰颈和胰体部分切除后）

十二指肠下后动脉吻合形成胰十二指肠后动脉弓。胰十二指肠上后动脉除起自胃十二指肠动脉（国人90%，180/200）外，还可起于肝总动脉（2%）、肝固有动脉及其左右支、胆囊动脉（6%）、肠系膜上动脉（1.5%）和胰背动脉（0.5%）。胰十二指肠上后动脉与胆总管位置关系的变化（上部动脉在胆总管前，下部在后），在胆总管手术时应当注意，以免误伤。

（3）胰十二指肠下动脉（inferior pancreaticoduode-nal arteries）：分为胰十二指肠下前和后动脉，两者或各自起于肠系膜上动脉本干（国内33.67%，65/193），或共干起自肠系膜上动脉（国人66.32%，128/193），通常在十二指肠水平部上缘或胰颈下缘处分出，立即分为前、后支，各支在胰头之前、后面表面或浅穿胰实质向左向上与胰十二指肠上前、后动脉末梢吻合成动脉弓，分支至胰头和十二指肠，并常有一支分布于空肠近端。胰十二指肠下动脉（或前、后动脉）还可起自肠系膜上动脉的分支第1个空肠动脉（国人40%）、胰背动脉（1%~2%），还有第2个空肠动脉、肝右动脉和胃网膜右动脉。

（4）胰背动脉（the dorsal pancreatic artery）：曾有多个名称，除外前已述的，还有胰颈动脉（artery coli pancreatis）、胰峡部动脉（isthmic pancreatic artery）等。胰背动脉多数在胰颈上缘起于脾动脉（40.8%，82/201；国外有22%~80%）起始段，是脾动脉的第1个分支或第1个胰支。Toni（1988年）等选择性腹腔干血管造影研究显示，胰背动脉可见于75%的X线图像。胰背动脉分别有37%、39%和6%起于腹腔干、肝总动脉和肝固有动脉，而只有18%起于脾动脉。有的无胰背动脉（国人4.48%，9/201）。

胰背动脉管径大，有的可达脾动脉的1/3，为1~10 mm。发起后在门静脉左侧向下达胰颈后或在其更左侧处伸入胰实质内下行1~3 cm，分为左、右支，胰背动脉左支在近胰下缘偏后向左穿胰直到（在胰管所在冠状面的后方）胰尾，称胰下动脉（inferior pancreatic artery），也称胰横动脉（transverse pancreatic artery），并分出多个分支与胰大动脉之支吻合。胰下动脉多数起自胰背动脉（76.66%，69/90），还可起自胃十二指肠动脉（14.44%）、胃网膜右动脉（4.44%）、肠系膜上动脉和脾动脉。据Toni的报道，胰横动脉只有16%起自胰背动脉，其他51%、28%、5%分别起于胃十二指肠动脉、胰十二指肠上动脉和肝总动脉，胰背动脉右支向右横行，与胰十二指肠上前动脉之支吻合，形成胰头前面的另一较恒定的第3个动脉弓，有人称之为胰前动脉弓（prepancreatic arcade），出现率为83.63%（92/110）。胰背动脉右支还常分出一支至钩突。胰背动脉还可起自肝总动脉（国人14.43%）、肠系膜上动脉（16.92%），起始后向上入胰实质，腹腔干（7.96%）、胃十二指肠动脉、结肠中动脉、胰十二指肠下动脉、右胃网膜动脉和主动脉等。

胰背动脉的临床意义在于：①胰背动脉的管径与肠系膜上动脉或腹腔干狭窄有关，其时胰背动脉管径相当大，其右支与胰十二指肠动脉形成胰前弓，该弓可以成为脾动脉与肠系膜上动脉或腹腔干间的侧支循环通路；②如果胰背动脉起于肠系膜上动脉或起点异常的肝动脉（起于肠系膜上动脉），其时胰背动脉的行径恰在Whipple手术切线上或与之交叉，是一个值得注意的血管障碍；③较多的报道提示，胰背动脉是胰的"优势"动脉，供应胰颈、体和尾，特别是对胰颈和胰尾，胰背动脉有的可能是胰的单一的动脉（1%~2%）。因此从解剖学看，大的胰手术前，均应做胰血管造影以了解胰的血供情况，特别是有无异常。

（5）其他动脉：除上述动脉外，胰头还可以接受胃十二指肠动脉的2个小分支——十二指肠上和十二指肠后动脉供血。

2. 胰体和胰尾的动脉　主要是脾动脉的分支。

（1）胰背动脉：又称胰上背动脉，较恒定，已述于前。

（2）胰下动脉：是胰体、胰尾的动脉中最恒定的一个，已述于前。

（3）胰大动脉(great pancreatic artery)：可从脾动脉行于胰上缘全程的任何一点分出，但多数发自脾动脉中段（国人54.41%，101/170）。据Toni报道胰大动脉见于82%的X线图像，分别有77%、20%、3%起到脾动脉的中、近和远段。胰大动脉也较恒定（93.5%的人有），也有人无此动脉（6.47%）。胰大动脉发起后伸入胰实质内，分支与胰管平等，向左、右行向胰尾、胰头，与胰背动脉、胰尾动脉吻合。脾动脉在胰上缘还发出数支小的胰支进入胰实质。胰大动脉也是胰支之一。这些动脉小而数目多，又易被撕破，当在胰上缘分离脾动脉时，控制这些小血管的出血非常麻烦。

（4）胰尾动脉（caudal pancreatic artery）：可以是多支或者缺如，发自脾动脉，或发自脾门处的一个脾支，或发自胃网膜左动脉，进入胰内与胰大动脉、胰下动脉之支吻合。

3. 与胰有关的变异动脉　除上述胰的供血动脉外，还有一些异常的动脉，或其行程变异而与胰关系密切，或其起始的母干动脉也是某个胰动脉的母干，故在胰手术时易误伤出血，误扎或将其他器官变异的动脉与胰动脉共同的母干结扎，均会造成严重后果。这些变异的动脉有以下几个。

（1）肝总动脉：起始变异包括起于肠系膜上动脉（有2%~4%）或其他动脉如主动脉、腹腔肠系膜动脉干等，国人有3.53%（58/1641）。肝总动脉起于肠系膜上动脉多是在胰头或胰颈后方起始向上行。偶尔可穿过胰头至其前面上行，经门静脉起始段后方，少数经门静脉前方，继续上行至肝十二指肠韧带内。在此情况下，十二指肠

几乎全部血供来自肠系膜上动脉。意外结扎肠系膜上动脉不仅会引起肝缺血或坏死，而且可危及十二指肠。在有选择的胰手术之前，选择性动脉造影有很大帮助。

（2）肝右动脉：起始变异与胰有关的包括起于肠系膜上动脉（国人3.76%，5/399）及其他动脉（胃十二指肠动脉、胰十二指肠后动脉，国人2%，8/399）。其行经胰颈和胰头后方，可经胆总管或门静脉后方向上。变异的肝右动脉可能发起胰十二指肠下动脉。

（3）肝左动脉：此处仅指起始于肠系膜上动脉或胃十二指肠动脉右侧的肝左动脉，因为它可能在胰颈或胰头后方上行，故在胰腺手术过程中可能遇见该动脉。

（4）中结肠动脉：起点变异的中结肠动脉是指其起点变高或不起于肠系膜上动脉，包括：①在肠系膜上动脉起始处发出，经十二指肠上部下缘与胰头之间穿出，至胰头前面而后进入横结肠系膜；②可能在胰后方起于肠系膜上动脉，而穿过胰头实质从其前面出来；③可能起自胰十二指肠下动脉。

4. 胰的血管与胰分段　近年来，解剖学和放射学造影已证实胰也存在分段，即右段和左段。

（1）右段：又称头颈段（cephalocervical segment），包括胰头和胰颈，主要是胃十二指肠动脉和肠系膜上动脉供血区，供血的动脉是胰十二指肠上前、上后动脉，胰十二指肠下前、下后动脉和胰背动脉右支。

（2）左段：又称体尾段（corporocaudate segment），包括胰体和胰尾，主要是脾动脉供血区，供血的动脉是脾动脉的分支；胰背动脉的左支（胰下动脉）、胰大动脉和胰尾动脉等。

左、右胰段之间的界线相当于胰颈和胰体间的一个少血管过渡带，该带位于肠系膜上动脉与主动脉的夹角处前方和左侧2 cm内，在连接胰左、右段的段间少血管区内有细的动脉吻合和胰管，并常常有胃十二指肠动脉、胰背动脉或胃网

膜动脉的一支管径为1~2 mm的动脉。

胰的静脉回流

胰的静脉血回流于肝门静脉系统。胰的静脉一般均与动脉伴行。并位于动脉浅面。胰内动脉、静脉均位于胰管的后方（图13-13）。

1. 胰头的静脉　主要是胰十二指肠上前、后静脉和胰十二指肠下前、后静脉，4支静脉在胰头与十二指肠之间的沟处或邻近形成前、后二静脉弓，引流该二器官的静脉血。

（1）胰十二指肠上前静脉（superior anterior pancreaticoduodenal vein）：在胰头前面胰十二指肠间的沟内靠近十二指肠降部的下部形成，在沟内向上、向内注入胃结肠干。有的有2支。胰十二指肠上前静脉接受胰头前上部及十二指肠的许多小而壁薄的静脉。胃结肠干（gastrocolic trunk）是行于胃大弯胃结肠韧带内的胃网膜右静脉向右行，在胰颈下方经胰头钩突前方向左注入肠系膜上静脉（有2.5%），如胃网膜右静脉在注入前先与右结肠静脉结合，即形成胃结肠干，也称Henle干。

（2）胰十二指肠上后静脉（superior posterior pancreaticoduodenal vein）：在胰头后面胆总管的胰腺部后方向上行至十二指肠上部后方，在胆总管之左侧注入门静脉后壁。通常该静脉是可以看见的（指大小），在手术中显露胆总管胰腺部（有的在胰实质内）时可能损伤胰十二指肠上后静脉，并引起麻烦的出血。该静脉接受胰头后上部及邻近的十二指肠静脉。胰十二指肠上后静脉可以被结扎而无妨。

（3）胰十二指肠下前静脉（inferior anterior pancreaticoduodenal vein）：在胰头前面与十二指肠间的沟下部形成，向下向内行于胰头实质内到达钩突的下缘，单独或与胰十二指肠下后静脉合成一干而注入肠系膜上静脉。也常经肠系膜上静脉的后方至其左缘注入肠系膜上静脉；或是先注入第一空肠静脉，后者又注入肠系膜上静脉。胰

十二指肠下前静脉引流胰头前下部及邻近的十二指肠的静脉。有的无胰十二指肠下前静脉，而由胰十二指肠上前静脉或胰十二指肠下后静脉代替。

（4）胰十二指肠下后静脉（inferior posterior pancreaticoduodenal vein）：在胰头后面与十二指肠间的沟的下部内，即在胆总管以下形成，向下向内，绕着钩突的下缘注入肠系膜上静脉本干或其属支第一空肠静脉。胰十二指肠下后静脉引流胰头后下部及邻近部分十二指肠的静脉。行胰头十二指肠切除术时注意结扎、切断胰十二指肠下后静脉。

（5）其他静脉：除上述静脉外，胰头、胰颈一些小静脉（常称胰颈或峡静脉，isthmus vein）各自独立地注入肠系膜上静脉和门静脉的右侧，外科医师应避免牵拉胰头，并小心地结扎这些小静脉。White（1975年）报道，肝门静脉或肠系膜上静脉的属支胰支不从该二静脉的前面注入，切除胰颈的出血危险较小。但也应注意，有的胰十二指肠上后静脉常常可能注入门静脉前壁，胃结肠干（Henle干）几乎常在胰颈下缘注入肠系膜上静脉的前壁。

2. 胰颈、胰体和胰尾的静脉

（1）脾静脉胰支：脾静脉在脾动脉下方胰体后面的沟内从胰尾向右行，在胰颈后方与肠系膜上静脉会合形成门静脉。脾静脉行进中收集3~13支胰支。少数例子，胰尾的胰支可注入胃网膜左静脉。

（2）胰横静脉（transverse pancreatic vein）：又称胰下静脉（inferior pancreatic vein），在胰实质内，伴同名动脉在胰体后下缘上方向右行，大多数注入肠系膜上或下静脉，但也有注入脾静脉或胃结肠干的。

（3）胰颈静脉（pancreatic cervical vein）或称峡静脉（isthmic vein）：不常有，如果有则是一短而大的静脉，离开胰颈的下缘，注入肠系膜上静脉。如果有胰颈静脉存在，则在切除胰十二

指肠分离胰颈与肠系膜上静脉时必须十分小心，防止撕裂静脉造成大出血。

Mourad等根据对胰静脉系铸型标本的研究将胰分为右胰（十二指肠胰即胰头）和左胰（颈或峡、体和尾），两部分间由肠系膜上静脉-门静脉的属支整合在一起，而且有很大的胰实质内吻合网连接，其在胰外唯一可见的是胰颈（峡）静脉。上后静脉和胰十二指肠下前、下后静脉引流。前下部的主要静脉是胰十二指肠上前静脉，它多是汇入胃结肠干而后入肠系膜上静脉，或直接注入后者。胰头后上部的主要静脉是胰十二指肠上后静脉，直接注入门静脉干。左胰（颈、体、尾）的静脉有多支，包括脾静脉的胰支、胰下静脉等。

3. 胃结肠静脉（gastrocolic vein）又称胃结肠干或Henle干，与胰关系密切并有临床意义。胃结肠静脉由胃网膜右静脉和右结肠静脉二者（也有可由3支或4支静脉）在横结肠系膜根内，

肠系膜上静脉的右侧合成，至肠系膜上静脉右侧凹缘注入该静脉、入口在门静脉合成处下方16（0~33）mm处；如果是肠系膜下静脉注入肠系膜上静脉（有学者称总肠系膜静脉common mesenteric vein），胃结肠静脉则在肠系膜下静脉入口对面汇入肠系膜上静脉（图13-14）。胃结肠静脉口径大（3~10 mm）、长度短（<25 mm）。

胃结肠静脉就在横结肠系膜根下方位于胃结肠韧带与肠系膜上静脉右侧之间的垂直线上，像肠系膜上静脉一样由淋巴结包绕，其紧邻关系是：后方是胰头和胰钩突前面；前方有右结肠动脉在胃结肠静脉靠近终止于肠系膜上静脉处的前面跨过；上方邻网膜囊右隐窝或下隐窝；内侧与肠系膜上静脉右侧连接，即构成肠系膜上静脉外科干的上界。

胃结肠静脉的外科重要性：①胰外科。胰头十二指肠切除，结扎胃结肠静脉能控制胰前面的静脉回流。②门静脉高压外科。门-腔静脉吻合

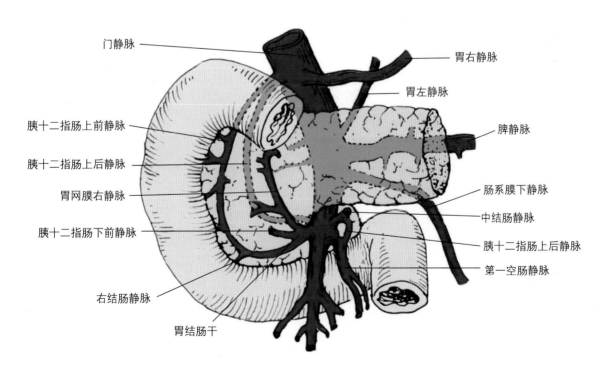

图13-13　胰的静脉回流

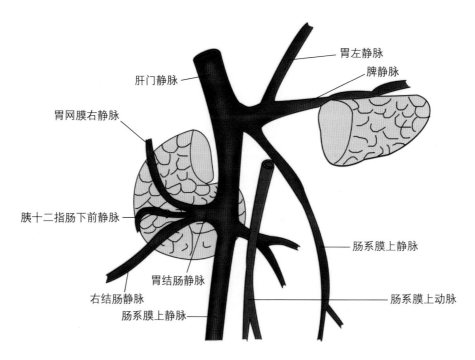

图13-14　胃结肠静脉的位置与组成

术，胃结肠静脉是肠系膜上静脉外科干的上界。③腹部创伤。胃结肠静脉损伤，Voiglo报道2例腹部钝性挫伤（高处落下），使胃结肠静脉撕裂。了解胃结肠静脉的解剖就不难理解其损伤的机制。胃结肠静脉在胰头前面至少有1支胰前面的静脉固定，而右结肠静脉和肠系膜上静脉由于横结肠和小肠系膜多少是活动的，致使胃结肠静脉易受到损伤。胃结肠静脉的外科显露：①横结肠系膜下法。牵拉横结肠系膜向上，显露横结肠系膜根，在系膜转折为腹后壁腹膜处横向切开腹膜，在肠系膜上动脉搏动的右侧向上分离肠系膜上静脉并确认胃结肠静脉的注入处。②横结肠系膜上法。横切胃结肠韧带使横结肠下降，显露网膜囊右隐窝或下隐窝，在此切开腹膜，即可找到胃结肠静脉。

胰血管的临床应用意义

除在上述各血管处提及的临床意义外，还有以下临床意义。

（1）胰的动脉均来自腹腔干和肠系膜上动脉，而静脉均经肝门静脉系回流，故带血管胰移植时，若用完整的胰移植则取供者胰时带一段十二指肠，而取动脉则从腹腔干和肠系膜上动脉起于腹主动脉前壁处带一片椭圆形的腹主动脉壁袖片一起取下（即供者腹主动脉Carrel片），而静脉则取肝门静脉、脾静脉和肠系膜上静脉（胰下缘以上）。如行胰尾段胰移植则血管取脾动脉和脾静脉。

（2）胰头与十二指肠有一共同的血液供应，假使切断血供，将影响两个器官。一方面单独切除二者之一，通常是不可能，也是危险的。另一方面，胰颈、胰体和胰尾则可被切去，而不危及其他器官的生存能力。

（3）应当估量决定从胰下缘处、肠系膜上静脉后方提起胰面全胰切除的可能性，常常由于技术的疏忽，由于牵拉撕破胃结肠干或者偶尔撕破胰颈静脉而引起出血，故有的应当在提起胰之前，结扎并切断这些静脉支。

（4）由于胰与肝门静脉、肠系膜上静脉、下腔静脉和腹主动脉之间的紧密关系，使得胰的恶性损害早期即可能浸润上述结构。

■ 胰的淋巴回流

胰叶内有丰富的毛细淋巴管丛，最后汇集成3~12条集合淋巴管。胰头上部的集合淋巴管注入胰十二指肠上前、上后淋巴结，而后汇入幽门下淋巴结及肝淋巴结。胰头下部的集合淋巴管注入胰十二指肠下前、下后淋巴结，而后汇入肠系膜上淋巴结。以上淋巴结均位于同名血管旁。胰尾4~7条集合管多注入脾门处的脾淋巴结，沿胰上缘脾血管旁的胰上淋巴结和中结肠淋巴结（同名动脉根部）。胰体前面淋巴汇入胰上淋巴结、胃左淋巴结和肝淋巴结；胰体后面淋巴汇入胰下淋巴结、中结肠淋巴结、肠系膜上淋巴结和主动脉淋巴结（图13-15，16）。

■ 胰的神经支配

胰由内脏神经支配。其内脏传出神经为交感和副交感神经，内脏传入神经与交感和副交感神经纤维伴行。

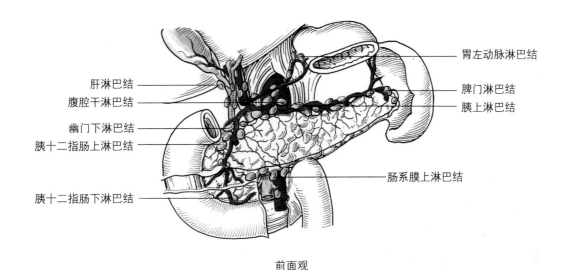

前面观

后面观

图13-15 胰周围淋巴结

交感神经

交感神经节前纤维起自胸脊髓第5~10节段侧角细胞，节前纤维经相应的脊神经，胸交感干、内脏大神经至腹腔神经节，终止于节细胞，节后纤维由此发起，经腹腔丛之各分丛，随脾动脉、胃十二指肠动脉等之分支至胰腺，分布于血管壁、胰管、胰腺泡及胰岛（图13-17）。

副交感神经

副交感神经节前纤维起于脑干迷走神经背核，经迷走神经腹腔支，穿腹腔丛后随该丛之分丛沿腹腔动脉之支脾动脉、胃十二指肠动脉等至胰腺，与胰内的副交感节后神经细胞突触，节后细胞发起的节后纤维，分布于胰实质和胰岛。

胰的传入神经

胰的传入（感觉）神经有2部分：①随交感神经而行的感觉纤维来自第5~10胸脊神经后根神经节，其纤维随交感神经纤维而行（穿经腹腔丛）达胰，一般认为是传导痛觉。胰某些疾患的剧烈疼痛，有学者在腹腔丛处注入麻醉剂，以阻断痛觉，暂时减轻患者的痛苦。②随副交感神经而行的感觉纤维来自迷走神经下节（结状节），随迷走神经分支而达到胰。

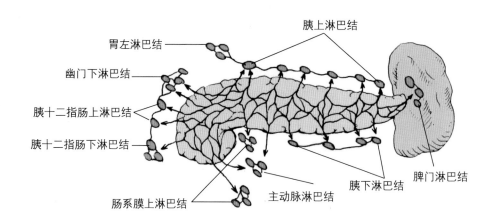

图13-16 胰的淋巴引流

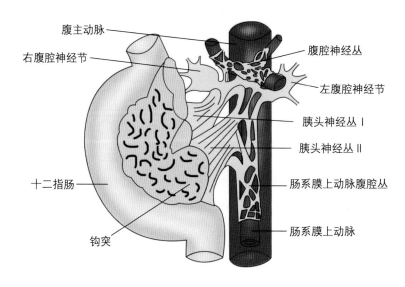

图13-17 胰周神经丛

胰的胚胎发育

▪ 胰的发生

在胚胎发育的第4周，胰腺开始发育。胰腺上皮多能干细胞转化为外分泌和内分泌细胞，以及复杂的胰腺导管系统。最初，十二指肠内胚层形成背侧和腹侧芽突，即胰腺原基。背胰芽首先出现，最终发育为胰头上部、颈、体、尾。腹胰芽作为肝憩室的一部分，发育过程中始终与胆管相通，最终发育为胰头下部和钩突。胚胎发育第4~8周，腹胰芽向后方顺时针转位，并与背胰芽融合。约第8周，背胰芽和腹胰芽融合。

胰原基形成和腹侧原基自肝胆起源分化，取决于胰十二指肠同源框蛋白1（PDX1）和胰特异转录因子1（PTF1）的表达。PTF1表达最初发现在早期内胚层细胞中，晚于PDX1。95%的胰腺泡细胞表达PTF1。Notch信号通路在导管和腺泡分化中也起到关键作用。

▪ 胰的常见先天性异常

环状胰

环状胰（annular pancreas）是一种较少见的先天性解剖异常，其出现率为1/（10 000~40 000）。环状胰的发生由胰腺胚胎期发育异常所致。腹胰芽有的分左、右2叶，当2叶分别按左、右2个不同方向旋转到十二指肠背侧，与背胰相融合时，就会形成一个环绕十二指肠的胰（图13-18）；或由于腹始基迁移或转位失败伴部分胰腺相对过度生长所致。

环状胰的症状主要与十二指肠受压的位置和程度有关。若十二指肠完全受压迫，在出生后1~2日即会出现以呕吐为主的梗阻症状；部分受压的部位常因狭窄部位水肿或乳凝块的堵塞才出现梗阻症状。少数患者因胆总管下段或Vater壶腹受压，而出现以梗阻性黄疸为主的症状。

异位胰

异位胰（heterotopic pancreas）是正常解剖部位以外的孤立胰组织，与正常胰之间无解剖关联。异位胰最常见于十二指肠、胃和空肠，也见于回肠、结肠、阑尾、大网膜等部位。异位胰常位于消化道的黏膜下层，其次是在肌层，最少位于浆膜表面。

异位胰组织呈黄色或淡黄色，多呈圆形，直径在1~4 cm，移动性较差，常有导管与开口于消化道。胃、十二指肠的异位胰可表现为溃疡病或消化道出血，Vater壶腹部位异位胰可引起阻塞性黄疸，位于肌层内的异位胰常合并憩室。

胰分离

胰分离（pancreatic divisum）为胰管系统的先天畸形。为腹胰管和背胰管的不融合，因而两套胰管系统分别汇入十二指肠，Santorini管成为胰的主要排泄通道（图13-19）。

在胚胎发育过程中，背胰和腹胰融合后，背胰管和腹胰管也相继融合。当背胰管与腹胰管融合不充分或未发生融合，则形成胰分离。在这种情况下，Santorini管引流胰头上部及胰体、尾部的胰液，而Wirsung管则只引流胰头下部和胰钩突的胰液。此时，大部分胰液经Santorini管通过十二指肠副乳头进入十二指肠。由于十二指肠副乳头开口较小，导致胰管内压力升高，因此患者出现胰腺炎症状。其主要表现为上腹部疼痛，多伴背部放射和进食后加重，可以有反复急性发作或慢性胰腺炎改变。

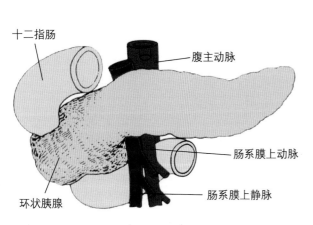

图13-18　环状胰腺的形成

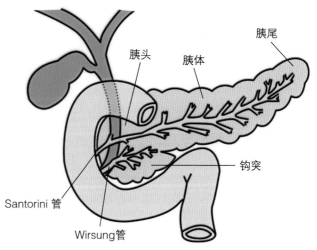

图13-19　胰腺分离

胰的临床解剖学应用要点

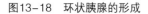

因为胰头被十二指肠所环抱，并与十二指肠壁紧密相贴，胰手术往往要涉及十二指肠。两者之间并无结缔组织被膜相隔，不能钝性分开，所以胰头与十二指肠交界处不宜作为手术或探查的进路。此外，胰头与十二指肠两者的血液供应紧密相关，前后面分别有胰十二指肠前动脉弓和胰十二指肠后动脉弓，此组动脉弓为胰头与十二指肠共有的营养动脉。因此，从十二指肠分离胰头时，若损伤或结扎了此组动脉，将影响十二指肠的血液供应。另一个重要的解剖特点是胆总管和胰管在胰头十二指肠相接处汇合，并开口于十二指肠壁。这种解剖结构将胰头十二指肠和胆总管末端紧密联系成一个外科解剖单位。因此做胰头部肿瘤切除术时，切除范围包括胰头（胰颈）、十二指肠和胆总管末端等。

■胰手术显露途径的解剖

胰位于上腹部的腹膜后，位置深在，解剖关系比较复杂，手术操作的难度大。所以手术切口要合适，术野显露要充分，临床上多选用上腹正中切口、上腹弧形横切口及偏左或偏右的直切口。根据胰的解剖特点，可选择下述途径。有的需联合应用几种进路以显露胰的大部或全部。

1. 经胃结肠韧带进路　此路径为胰手术时最常选用，因为是经胃结肠韧带的无血管区，损伤最小，其显露效果最佳。可从十二指肠向左至胰尾，达脾门附近探查全部胰的前表面。

2. 经十二指肠外侧沟进路　在经胃结肠韧带进路显露胰前表面的基础上，根据需要可补加经十二指肠外侧沟进路，因为经十二指肠降部外侧的腹后壁腹膜（临床习惯称后腹膜）及疏松结缔组织很容易直达胰头和十二指肠的后面。因为胰头和十二指肠后方是疏松结缔组织，钝性分离可显露胰头深面，用手指就可以在胰腺后、胆总管和十二指肠后做钝性分离，将十二指肠和胰头肿瘤从腹膜后游离，直到解剖到肝门静脉中点。并可进一步显露右生殖腺血管、右输尿管上段和下腔静脉。此法亦称为Kocher法。常用于胰头之初步探查，是胰头和十二指肠切除手术须显露探查的步骤，也可用于胆总管末端病变的探查。

3. 经横结肠系膜进路　切开横结肠系膜中部无血管区后，分离胰腺上缘的腹膜，可充分游离胰体尾直至脾门。但必须注意副中结肠动脉的存在，以及中结肠动脉的左支。此血管外径较粗，为横结肠左侧半和脾曲的主要营养动脉，不能切断。这种血管的存在使无血管区变小，切开横结肠系膜时务必谨慎。经横结肠系膜进路多适用于胰体尾囊肿经横结肠系膜突向腹腔结肠下区的病例，可切开横结肠系膜显露胰腺囊肿。

4. 经腹膜后进路　此进路取左或右十二肋下缘切口，依次切开背阔肌、胸腰筋膜和腹内斜肌，再切开肾筋膜后层进入肾囊后，推开肾到达胰。由于显露不佳，只用于引流胰头或尾部脓肿，可于胰体、尾后面放置引流管。为使引流充分，有的需与腹前壁切口联合使用。

5. 经十二指肠前壁进路　在经胃结肠韧带进路显露胰前表面的基础上，斜行切开十二指肠降部前壁可显露十二指肠大、小乳头和胰管开口，可用于Oddi括约肌以及胰管狭窄时切开或成形术，也可用于术中的胰管逆行性造影。

■ 胰游离、探查的解剖学

胰头后面的右上部分有胆总管下降并开口于十二指肠降部，胰头后面的中部有肠系膜上静脉与脾静脉汇合成门静脉，门静脉主干在胰头后面继续上行进入肝十二指肠韧带内。胰颈下方有肠系膜上动、静脉下行。胰头和胰颈的上缘尚毗邻胃的幽门。胰头前面的右端有横结肠系膜根的右端起始，并横向走行于胰头和胰颈前表面的下方区域，延至胰体尾。胰头和胰颈的后面与右肾动静脉、右生殖腺动静脉、下腔静脉、左肾静脉终末部、腹主动脉及膈肌右脚毗邻。肝动脉经胰颈后上方进入肝十二指肠韧带。起自肠系膜上动脉的中结肠动脉，一般经胰颈下缘，有的甚至贯穿胰进入横结肠系膜。所以解剖和施行胰手术时必须熟悉这些毗邻关系。在施行胰癌肿切除前首先要探查癌肿侵犯范围，判断是否能切除。一般可按下列步骤解剖和探查。

（1）向十二指肠第二段后壁进行分离，可

将十二指肠第二段与胰头部的外后侧一起翻起。正常时，下腔静脉与腹主动脉即位于其后。若胰头部癌肿已长出胰组织之外，侵犯后方附近组织，则不能分开；若癌肿仅局限在胰腺组织内，则很容易将手指插入胰头部后方，且能将下腔静脉、腹主动脉与胰分开（图13-20）。

（2）胰头向左行逐渐狭窄，延续为胰颈，胰颈作为胰头与胰体之间的延续部分，其两侧并无明确界线。胰颈的后方有肠系膜上静脉上行，此静脉压迫胰腺组织形成一浅沟，称为胰切迹。胰颈即相当于胰切迹前面的一段胰腺组织，通常以肠系膜上静脉右缘和门静脉右缘的连线作为胰头与胰颈的分界，以肠系膜上静脉的左缘作为胰颈与胰体的分界。胰颈形态扁薄，大部被网膜囊幽门部的腹膜覆盖。胰颈部和门静脉之间没有胰静脉属支汇入肝门静脉前壁，经胰腺上、下缘用手指很容易插到门静脉和胰颈部之间。

在胰下缘近胰头部切开腹后壁腹膜，显露肠系膜上动、静脉，用手指轻轻钝性分离后插入胰后，再左右分离，以至完全将胰腺后面与肠系膜上动、静脉分离开。若癌肿已侵犯至胰腺组织之外，则胰后壁难以分开，强行分离则能引起血管破裂，导致大出血。

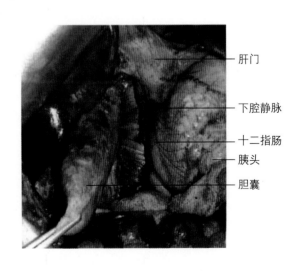

图13-20　胰头的游离

完全游离胰头后，在后方可见下腔静脉。胆囊自胆囊窝游离

肝门

下腔静脉

十二指肠

胰头

胆囊

（3）最后进行胰上缘的探查，这是因为探查上缘前，需结扎切断胃右动脉、胃十二指肠动脉，但应注意勿误扎肝动脉。至此，胰上缘仅有胆总管和肝门静脉，和下缘一样用手指沿肝门静脉在肝门静脉和胰后缘之间做钝性分离，在正常情况下可将肝门静脉和胰后壁分开，并能与从下缘插入的另一手指会师，也说明癌肿并未侵犯重要血管。解剖到此，就能估计肿瘤切除的可能性。

■ 胰头十二指肠切除术的有关解剖

行胰头十二指肠切除术时必须熟悉胰十二指肠与肠系膜上动脉、静脉和肝门静脉的解剖关系。胰头胰颈后面的另一重要结构是肠系膜上静脉上行并在胰头后面的中部与脾静脉汇合成肝门静脉，肝门静脉主干继续上行进入肝十二指肠韧带内。肠系膜上静脉由小肠静脉和右半结肠静脉汇合形成后，于胰颈的下缘进入其后面上行，行程中压缩胰颈组织形成一浅沟，称之为胰切迹。肠系膜上静脉、脾静脉和肝门静脉主干的前壁与胰头、胰颈的后表面之间仅隔以疏松结缔组织，并无小静脉汇入。在胰十二指肠切除时，需在胰

腺的下缘于肠系膜上静脉与胰颈之间向上钝性分离。同时在胰头与胰颈相交处的胰上缘于肝门静脉与胰头、胰颈组织之间向下行钝性分离，使胰头、胰颈与其后面的肝门静脉系大血管完全游离（图13-21）。通常此为最终判定胰头十二指肠切除术能否进行的重要步骤。胰钩突在肠系膜上静脉的右侧和后面包绕此血管，肠系膜上静脉甚至肠系膜上动脉也可包埋于胰腺组织内。行胰头十二指肠切除术时，需将胰头钩突从肠系膜上静脉及动脉的后面和右侧剥离下来，为手术的难点之一。若胰头癌累及钩突，在肠系膜上静脉的左侧切断胰腺之前还需判定肠系膜上静脉的后面和右侧是否已被肿瘤浸润。

常有数支来自胰头和钩突的小静脉汇入肠系膜上静脉右壁和后壁。这些静脉比较纤细，没有同名动脉伴行，在胰头十二指肠切除术中必须仔细处理这些小静脉，应先结扎后切断。钳夹容易撕破壁薄的小静脉，造成难以控制的出血。在极少数的情况下，可有来自胰头和胰颈的小静脉直接注入肝门静脉和肠系膜上静脉前壁，这种异常分布的小静脉的撕裂常是胰头十二指肠切除术中大出血的原因之一。

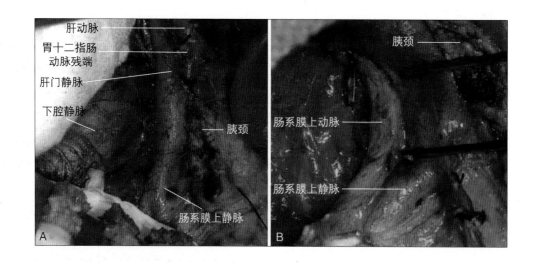

图13-21　胰头十二指肠切除术

A. 胰十二指肠切除术中解剖，可见肠系膜上静脉，肝门静脉，肝动脉和下腔静脉。完全淋巴结清扫后；B. 解剖肠系膜上动脉，显示完全清扫动脉周围淋巴结

肠系膜上动脉在腹腔干起始处稍下方起于腹主动脉，先于胰颈胰体交界处的后面下行，再与肠系膜上静脉伴行于胰颈下缘和十二指肠水平部之间穿出，向下跨越十二指肠水平部，进入小肠系膜根。一般在进入小肠系膜前向右上发出胰十二指肠下动脉。但胰十二指肠下动脉和空肠动脉共干的较多，在胰手术中，如误将共干的空肠动脉一并结扎，会影响空肠起始部分的血液供应。

肠系膜上动脉发出迷走的肝动脉的概率是相当高的，为10%~15%，欧美学者认为可高达20%，其中约1/3代替肝总动脉，1/3代替肝右动脉，1/3代替副肝右动脉及副肝左动脉等。这种迷走的肝动脉于肠系膜上动脉根部发出后，在胰颈下缘或后方向右上斜行，进入肝十二指肠韧带内，再行至肝门。其起始部与胰头钩突关系密切，在胰后的行程中位于肠系膜上静脉和肝门静脉的后方。在胰头十二指肠切除术中，在经十二指肠外侧沟进路探查胰头和十二指肠的后面时，可将这种迷走的肝动脉一并掀起，而在处理钩突时可能将其损伤而发生异常出血，或将其切断结扎，影响肝脏的动脉血供。对于下一个严重梗阻性黄疸的患者，可能是术后发生肝衰竭的原因之一。

保留十二指肠胰头切除术的解剖学基础

近年来临床开展的保留十二指肠胰头切除术（DPRHP）必须在十二指肠侧遗留1~1.5 cm厚的胰头组织以保护十二指肠的血供。若从胰十二指肠间沟做钝性分离，十二指肠壁会被损伤。此外胰十二指肠前、后血管弓恰在胰十二指肠间沟内走行者很少，多在距胰十二指肠间沟0.5~1.0 cm处通过，部分行程位于胰腺实质内，且血管比较细小，术中难以解剖清楚，所以只能在靠近十二指肠的胰实质处作为胰的切断线。在十二指肠面内

侧保留一定厚度的胰组织，则可在非直视下保护胰十二指肠前、后血管弓。准确地说，此术式应称之为胰头大部切除术。所以该术只适合良性胰腺疾病如慢性胰腺炎和胰腺良性肿瘤。

保留幽门的胰头十二指肠切除术的解剖学

1978年Travcrso和Langmire首次报道2例保留幽门的胰头十二指肠切除术。其后有数十例的临床应用报道，国内在20世纪80年代中期也开始有临床应用的报道。此术式的主要并发症是胃排空延迟，有学者认为胃窦侧保留的2~4 cm长的十二指肠残端血液供应不足有关。十二指肠上部的血液供应主要来自胃十二指肠动脉。胃十二指肠动脉在十二指肠上部上缘或略高水平发自肝总动脉，于十二指肠上部的后面紧邻幽门垂直下行，到十二指肠上部的下缘与胰头之间浅行，分为胃网膜右动脉和胰十二指肠上动脉。胃十二指肠动脉在十二指肠上部的上缘发出十二指肠上动脉，在十二指肠上部的后面及下缘发出数支幽门支和十二指肠后动脉。约有20%的胃十二指肠动脉的起源是变异的，其中约10%发自胃左动脉，另10%发自肝右动脉、肝中动脉、腹腔干甚至肠系膜上动脉。十二指肠上部前面的上2/3和后面的上1/3区域的血液供应主要来自十二指肠上动脉，有的胃右动脉的一些细小分支也参与此区域的血液供应。约60%的十二指肠上动脉起源于胃十二指肠动脉，也可起源于肝动脉、胃右动脉、胰十二指肠上动脉等。十二指肠上动脉可为1~2支，十二指肠上部后面的下2/3区域的血液供应主要来自十二指肠后动脉。有的胃网膜右动脉的一些细小分支及胰十二指肠上动脉的上行返支也参与此区域的血液供应。十二指肠上部前面下1/3区域的血液供应则主要来自胃网膜右动脉的细小分支及胰十二指肠上动脉的上行返支。由于起源于胃网膜右动脉和胰十二指肠上动脉的这些

小动脉支是在十二指肠上部下缘以下的水平发出的，向上运行分布于十二指肠上部，故也可称为十二指肠升动脉。

十二指肠上部血液供应来源比较复杂，动脉支纤细，起源变异较大，在外科手术中不易将其分别解剖清楚。在理论上，行保留幽门的胰头十二指肠切除术应尽量保护胃十二指肠动脉主干及胃网膜右动脉，最好在胰十二指肠上动脉的起点将其单独结扎切断。这样分布于十二指肠上部近侧部分的诸动脉支大多可被保留，也就可以保证在此术式中被保留2~4 cm长的十二指肠残端的血液供应。

但此术式的原始设计是在十二指肠上部的上缘切断胃十二指肠动脉，实际上若不切断胃十二指肠动脉，十二指肠上部很难被游离起来，其后的手术操作也很困难。因此，在保留幽门的胰头十二指肠切除术中是否要切断胃十二指肠动脉，如何保证被保留的1.5~2.0 cm长的十二指肠残端的血液供应是需要继续研究的课题。同时，如何保护幽门窦部神经支配的完整性是需要研究的另一个问题。

■ 胰体、尾切除术的外科解剖学

在胰体、尾的上缘走行的脾动、静脉与胰关系密切。脾动脉除供应脾外，也是胰体、尾的主要供血动脉。胰体、尾的外科手术常涉及脾动、静脉和脾的处理，因此胰体、尾和脾也常被视为一个解剖单位，通常胰体、尾切除术难以保留脾，往往连同脾一起切除。胰颈向左延续为棱锥形的胰体，其末端逐渐变窄伸入脾肾韧带的两层腹膜之间，称为胰尾，终止于脾门前方。胰体自胰颈向左横过腹主动脉，肠系膜上动脉的起始部及围绕此动脉的肠系膜上神经丛、脊柱、胸导管起始部、膈肌左脚、左肾上腺和左肾上极等。胰体上缘的后方有脾动脉走行。胰体前面下缘有横结肠系膜根附着，系膜上层向上覆盖胰，而后向

上延续于网膜囊后壁的腹膜，胃后壁的溃疡可与此面粘连，从而侵及胰实质。胰体的下面自右至左与空肠、十二指肠空肠曲和结肠左曲毗邻。胰尾居结肠左曲上方，与脾门关系密切。胰尾与脾门相距1~3 cm者占50%，另50%胰尾抵及脾门，两者之间没有间隙。胰尾各面均有腹膜覆盖，是胰唯一可移动的部分。

脾动脉是腹腔干三主支中最大的一支，成人长为10 cm，外径6~7 mm。脾动脉发出后下行至胰颈、体交界处的上缘。此段长1~3 cm，称为胰腺上段。段后于胰上缘的背侧沟内左行，称为胰段。此段动脉走行较为扭曲，有的极度扭曲，可形成血管袢。约在胰体、尾交界处，脾动脉主干转向胰尾的前面，略向下斜行至脾门，此段称为胰前段。其末端分为上终末动脉和下终末动脉，经脾门进入脾实质内。脾动脉在行经胰体、尾的上、后及前面的过程中，发出众多分支进入胰实质内，成为胰体尾的主要营养血管。

约70%的胃网膜左动脉于脾动脉分为终末动脉前的4 cm内起源于脾动脉主干，25%起源于脾动脉的上、下终末动脉，极少数可源于脾动脉主干的中段。胃网膜左动脉在紧邻胃大弯下缘的大网膜内右行，于胃大弯的左中1/3交界处与胃网膜右动脉吻合形成胃网膜动脉弓。胃网膜动脉弓形成明显者约占3/4，不明显者约占1/4。胃短动脉可为4~10支，多在靠近脾门处起源于脾动脉终末段，脾动脉的终末动脉或胃网膜左动脉。胃后动脉出现率为65%~80%，其中多起源于脾动脉的中1/3段，10%~15%起源于脾动脉的远侧1/3段。脾静脉在脾门处由1~5支脾叶静脉汇合而成（多为2支），同时收纳数支胃短静脉。脾静脉主干跨越胰尾上缘至胰体的后面，在脾动脉的后下方走行，行程中收纳5~10支的胰前静脉及胃后静脉。

脾动脉通过其终末动脉向脾提供动脉血供，通过脾门外返回的胃网膜左动脉向胃大弯的左半提供动脉血供，通过脾门处返回的胃短动脉向胃底提供动脉血供，通过可能存在的胃后动脉向胃

底胃体后壁提供动脉血供。上述各器官和区域的静脉血通过同名静脉经脾静脉主干回流入肝门静脉。此外，胃左静脉主干多不与同名动脉伴行，约1/3汇入脾静脉主干。经脾静脉回流的静脉血量可占肝门静脉总血流量的20%~40%。发生于胰体的各种疾病（如肿瘤、慢性胰腺炎及胰囊肿等）可至脾静脉血栓形成或直接侵及，压迫脾静脉使之闭塞。若脾动脉供血未受累及，脾和胃的上述区域静脉血回流不畅，静脉系统内压力升高。静脉血特别是脾静脉血经胃短静脉、胃壁静脉网及胃网膜右静脉等逆行返回肝门静脉，可导致充血致脾大、胃底静脉甚至食管下端静脉曲张。此时可并无肝脏疾患，肝功能正常，肝门静脉主干内压力也不升高，故称之为脾胃区的胰源性区域性门静脉高压症。

于胰体的后上缘，脾动脉发出胃网膜左动脉、胃短动脉和胃后动脉之前将脾动脉主干结扎、从胃区来的动脉血可经上述各动脉逆行灌注脾。此时虽然脾的动脉血供应大大减少，但依然能维持脾的新陈代谢。不致发生缺血性脾梗死。因此可认为，胃网膜左动静脉、胃短动静脉和胃后动静脉与胃网膜右动静脉、胃左动静脉和胃右动静脉在胃壁内外的交通是脾血供的一种侧支循环，其中胃网膜血管弓是最重要的组成成分。基于对脾血供侧支循环的这种新认识，近年提出保留脾的胰体、尾切除的新术式，即在发出上述各动脉之前将脾动脉主干结扎切断，通过上述侧支循环维持脾的血供，保留脾，然后切除胰体、尾。但胃后动脉多起源于脾动脉的中1/3段，在此术式中不易得以保留。

胰体、尾晚期肿瘤或严重的慢性胰腺炎压迫、侵及胰后上方的神经丛，可致顽固性腰、腹痛；压迫腹主动脉及其主要分支可出现上腹部杂音；侵蚀降结肠可引起梗阻，压迫、侵蚀胸导管可引起乳糜性腹水。偶可见恶性肿瘤侵破脾动、静脉，并使之与胰管相通，血液经胰管进入十二指肠，为罕见的上消化道大出血原因之一。

（刘　延　张　莹）

主要参考文献

1. Susan Standring. 格氏解剖学. 41版. 丁自海, 刘树伟, 主译. 济南: 山东科学技术出版社, 2017.

2. 刘树伟, 杨晓飞, 邓雪飞. 临床解剖学丛书——腹盆部分册. 2版. 北京: 人民卫生出版社, 2014.

3. 林擎天. 普通外科临床解剖学. 上海: 上海交通大学出版社, 2014.

4. 林擎天, 黄建平. 普通外科临床解剖. 上海: 上海交通大学出版社, 2013.

5. 刘树伟, 邢子英. 腹部应用解剖学. 北京: 高等教育出版社, 2007.

6. 刘树伟, 柳澄, 胡三元. 腹部外科临床解剖学图谱. 济南: 山东科学技术出版社, 2006.

7. 柯重伟, 郑成竹. 腹腔镜外科手术学. 上海: 上海科学技术出版社, 2006.

8. 中国解剖学会体质调查委员会. 中国人解剖学数值. 北京: 人民卫生出版社, 2002.

9. 裘法祖, 王健本, 张祜曾. 腹部外科临床解剖学. 济南: 山东科学技术出版社, 2001.

10. 李正. 先天畸形学. 北京: 人民卫生出版社, 2000.

11. 吴阶平, 裘法祖. 黄家驷外科学. 6版. 北京: 人民卫生出版社, 2000.

12. Moore K, Persaud TVN, Torchia MG. The developing human(10e). Philadelphia: Elsevier Health Sciences, 2016.

13. Richard LD, Vogl AW, Mitchell AWM, et al. Gray's atlas of anatomy (2c). Philadelphia: Churchill Livingstone, 2012.

14. 韩亮, 武帅, 尚佩强, 等. 胰十二指肠前动脉弓的解剖及其在微创保留十二指肠胰头切除术中的作用. 腹腔镜外科杂志, 2019, 24(9): 675-679.

15. 姜翀弋, 王巍. 腹腔镜胰十二指肠切除术的血管解剖与手术径路分析. 腹腔镜外科杂志, 2018, 23(5): 329-332.

16. 王巍. 胰腺系膜的临床解剖与腔镜下钩突系膜处理方式优化. 外科理论与实践, 2017, 22(2): 99-102.

17. 王巍, 姜翀弋, 陈寅涛, 等. 腹腔镜胰十二指肠切除术钩突部位动脉解剖研究. 中国实用外科杂志, 2016, 36(2): 206-209, 213.

18. 刘颖斌, 吴文广. 胰腺全系膜切除理念争议及评价. 中国实用外科杂志, 2016, 36(8): 836-838.

19. 孙明生, 万波, 龚毅, 等. 腹腔镜胰十二指肠切除术相关肠系膜上血管应用解剖学研究. 中国普通外科杂志, 2016, 25(3): 394-400.

20. 马晨阳, 胡明华, 王小明, 等. 腹腔镜胰十二指肠切除术中解剖技巧与手术体会(附30例报告). 中国微创外科杂志, 2016, 16(8): 720-723.

21. 刘颖斌, 吴文广. 胰头癌根治性切除的范围与争议. 中华消化外科杂志, 2015, 14(8): 615-618.

22. 周小波, 丁自海. 腹腔镜胰十二指肠切除术相关血管与筋膜的解剖学研究. 腹腔镜外科杂志, 2014, 19(5): 351-355.

23. 赵丽瑛, 张策, 李国新. 胃结肠静脉干解剖学研究的系统评价及其临床意义. 中国实用外科杂志, 2012, 32(9): 753-757.

24. 丁自海, 钟世镇. 腹腔镜胰腺外科的应用解剖. 腹腔镜外科杂志, 2010, 15(5): 321-323.

25. 张策, 余江, 王亚楠, 等. 胰腺和胰周间隙的活体解剖学特点及其对腹腔镜远端胃癌D2切除术的启示. 中华胃肠外科杂志, 2009, 12(2): 117-120.

26. 刘兴国, 冉凌, 吴涛, 等. 腹腔镜胰十二指肠切除术中肠系膜上血管的应用解剖. 中国临床解剖学杂志, 2007, 25(2): 172-175.

27. 陈昊兴, 陈光平. 异位胰腺的解剖及临床. 解剖学杂志, 2006, 29(4): 516-518.

28. 唐鹏, 秦茂林. 胰腺发育学研究进展. 局解手术学杂志, 2005, 14(5): 341-343.

29. 韩德恩, 孙庆峰, 胡占良, 等. 保留十二指肠的胰头切除术实用外科血管解剖学研究. 中华普通外科杂志, 2004, 19(3): 150-152.

30. 方驰华, 马俊勋, 钟世镇. 胰头部解剖在扩大胰十二指肠切除术中的应用. 世界华人消化杂志, 2003, 11(10): 1588-1592.

31. 孙庆峰, 韩德恩, 李玉兰, 等. 胰头十二指肠区域血管的应用解剖学研究. 哈尔滨医科大学学报, 2003, 37(5): 409-411.

32. 董占奎, 刘桂香, 王顺福, 等. 胰腺的淋巴流向. 解剖学研究, 2001, 23(2): 93-94.

33. 胡建昆, 周总光, 杨开清. 胰腺的应用解剖. 世界华人消化杂志, 2001, 9(7): 826-829.

34. 王钦尧. 胰腺临床解剖学的若干新认识. 普外临床, 1994, 9(5): 257-259.

35. Liu C, Tian X, Xie X, et al. Comparison of Uncinate Process Cancer and Non-Uncinate Process Pancreatic Head Cancer. J Cancer, 2016, 7(10): 1242-1249.

36. Liu C, Chen R, Chen Y, et al. Should a standard lymphadenectomy during pancreatoduodenectomy exclude para-aortic lymph nodes for all cases of resectable pancreatic head cancer? A consensus statement by the Chinese Study Group for Pancreatic Cancer (CSPAC). Int J Oncol, 2015, 47(4): 1512-1516.

37. Sanjay P, Takaori K, Govil S, et al. 'Artery-first' approaches to pancreatoduodenectomy. Br J Surg, 2012, 99(8): 1027-1035.

38. Okahara M, Mori H, Kiyosue H, et al. Arterial supply to the pancreas; variations and cross-sectional anatomy. Abdom Imaging, 2010, 35(2): 134-142.

39. Steger U, Range P, Mayer F, et al. Pancreatic duct anatomy in the corpus area: implications for closure and anastomotic technique in pancreas surgery. Langenbecks Arch Surg, 2010, 395(3): 201-206.

40. Collins JM, Silva AC, Hayman LA. Arterial anatomy of the pancreas. Coronal. J Comput Assist Tomogr, 2010, 34(4): 633-636.

41. O'Sullivan AW, Heaton N, Rela M. Cancer of the uncinate process of the pancreas: surgical anatomy and clinicopathological features. Hepatobiliary Pancreat Dis Int, 2009, 8(6): 569-574.

42. Bertelli E, Di Gregorio F, Mosca S, et al. The arterial blood supply of the pancreas: a review. V. The dorsal pancreatic artery. An anatomic review and a radiologic study. Surg Radiol Anat, 1998, 20(6): 445-452.

43. Gockel I, Domeyer M, Wolloscheck T, et al. Resection of the mesopancreas (RMP): a new surgical classification of a known anatomical space. World J Surg Oncol, 2007, 5: 44.

44. Kimura W, Hirai I, Yamaguchi H, et al. Surgical anatomy of arteries running transversely in the pancreas, with special reference to the superior transverse pancreatic artery. Hepatogastroenterology, 2004, 51(58): 973-979.

45. Hagai H. Configurational anatomy of the pancreas: its

surgical relevance from ontogenetic and comparative-anatomical viewpoints. J Hepatobiliary Pancreat Surg, 2003, 10(1): 48−56.

46. Ibukuro K. Vascular anatomy of the pancreas and clinical applications. Int J Gastrointest Cancer, 2001, 30(1−2): 87−104.

47. Sakamoto H, Akita K, Sato T. An anomalous right gastroepiploic artery arising from the superior mesenteric artery. Surg Radiol Anat, 1999, 21(4): 283−286.

48. Skandalakis L J, Rowe J J, Gray S W, *et al*. Surgical embryology and anatomy of the pancreas. Surg Clin North Am, 1993, 73(4): 661−697.

主胰管与副胰管的关系

1642年，Johann Georg Wirsung发现主胰管，1742年，Giovanni Domenico Santorini发现副胰管。主胰管沿胰体长轴从胰尾起始向右走行，至胰颈转向下后方，达十二指肠降部后内侧壁处与胆总管并行，一起斜穿十二指肠壁并会合，形成肝胰壶腹，开口于十二指肠后内侧壁的十二指肠大乳头。主胰管长约20 cm，直径约0.4 cm，沿途有数十支小叶间导管汇入，引流胰腺大部分胰液。胆总管与主胰管不会合者占18%。副胰管常起自胰头下部，向右上行至胰头前上部，由左向右穿十二指肠降部的后内侧壁，开口于十二指肠大乳头上方约2 cm的十二指肠小乳头，引流胰头前上部的胰液。主胰管与副胰管常有交通管相连。主、副胰管的开口常有变异，如主胰管开口于十二指肠小乳头，而副胰管与胆总管会合，开口于十二指肠大乳头。

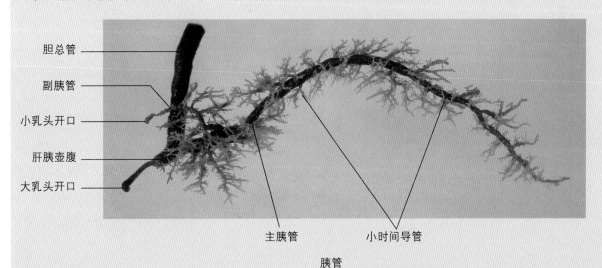

胆总管
副胰管
小乳头开口
肝胰壶腹
大乳头开口
主胰管   小时间导管

胰管

丁自海整理

14

脾

脾（spleen）是一个重要的淋巴器官，暗红色，质软而脆弱，易破裂而出血。脾的大小、重量，在一生的不同时期，不同个体、同一个体的不同情况下均有差别。通常成年人长约12 cm，宽约7 cm，厚3~4 cm，重量110~200 g。脾参与机体的免疫功能，胚胎时还可造血，出生后能产生淋巴细胞。脾有过滤血液、破坏衰老的红细胞、储存血液等功能。

脾的位置、形态和毗邻

■ 脾的位置

脾位于左季肋区深部，胃与膈之间，其位置恰对第9~11肋，脾长轴与第10肋一致，而从前方看脾则被左侧肋弓遮盖，故正常时于腹前壁不能触及（图14-1）。脾的位置可随体位、呼吸等有所改变。脾形状不定，由于质软及受毗邻器官充盈程度的影响而可能有所变化。通常解剖学教科书的描述多是死后固定状态的脾。

■ 脾的形态

脾呈微弯的楔形、椭圆形或四面体形（似三角锥形）。脾外形分为内外二面、上下二缘和前后二端（图14-2）。

脾外面即膈面（diaphragmatic surface），平滑圆隆，紧贴膈肌。内面即脏面（visceral surface），向着腹腔其他器官，微凹，中部有一纵行裂隙称脾门（hilum of spleen），有脾血管神经进出。脾门前方因邻胃后壁而名胃面（gastric surface of spleen）。脾门后方邻左肾及左肾上腺而名肾面（renal surface of spleen）。有的在脾门下方，脾前端上方有一稍平的面，因邻结肠左曲，而名结肠面（colic surface of spleen）。有无此面与脾的形状有关，如脾呈四面体形此面就明显。

脾的上缘界于胃面与膈面之间，由于其是后上向前下，过去习惯称前缘。此缘下部有2~3个深度不定的切迹，该切迹反映胎儿早期脾分叶的特征，脾大时切迹常更明显，在活体腹前壁易扪及，它是临床上鉴别左上腹部肿块是否为脾大的重要依据。下缘即后缘，较圆钝。

脾后端（上端或上极）多数钝而圆，对向脊柱。前端（下端或下极），如脾呈四面体形则实际是一缘。下端对向结肠左曲。

■ 脾的毗邻和体表投影

脾后端平第9胸椎，距后正中线4~5 cm；前端约平对第1腰椎，不超过腹中线。脾的膈面位于第9~11肋的深面，它们之间有膈、左肋膈隐窝（窦）和左肺下缘分隔。膈面的上1/3被左肺下缘遮覆，中1/3由左膈肋窦遮覆，而下1/3被胸膜下界跨过和膈肌的肋部起点遮覆。膈面紧贴膈，左胸下部或左腹上部撞击伤可致脾破裂。脾出血可能刺激膈下面腹膜，而产生左肩部牵涉痛（referred pain），膈神经有第4颈神经参与构成，左肩部有第4颈神经分布。脏面接触胃、左肾及左肾上腺和结肠左曲（图14-1）。胰尾伸入脾肾韧带内，有的可达脾门下端，或离脾约3 cm，肿大的脾可能将胰尾包入，脾切除术时应注意检查，防止误切胰尾。脾下端邻结肠左曲，有的并可抵于膈结肠韧带上面。脾下缘（后缘）接触左肾外缘和左肾上腺。脾上缘（前缘）在胃大弯之左侧。深位于左上腹部，一般认为当脾大达其正常大小之2倍时，可在左肋弓下扪及脾前缘。

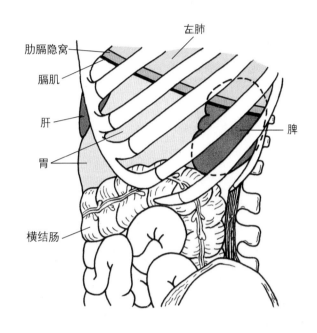

图14-1 脾的位置和毗邻

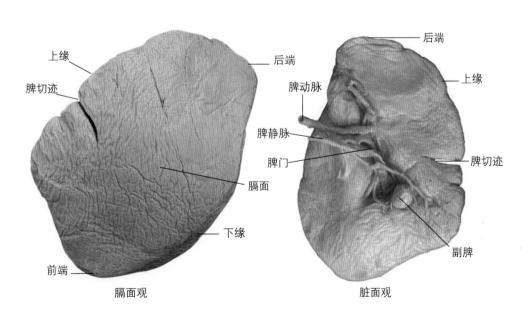

图14-2 脾的形态

脾的被膜和韧带

■ 脾的被膜

脾有两层被膜包被，外层是浆膜即腹膜，内层是纤维弹力膜，脾破裂出血有的可局限于脾被膜下，随着出血量的增加，可以胀破被膜，出血流入腹膜腔。

1. 纤维弹力膜（fibroelastic coat） 亦称脾被囊（splenic capsule），包被整个脾，并伸入脾实质内形成小梁，小梁并分支构成网状的脾支架，从脾门伸入的较大的小梁并包被脾的血管，血管分支也是行于小梁的分支之内。脾被囊是由白色的胶原纤维和黄色的弹性纤维构成，在人类，脾被囊和小梁内有少量平滑肌细胞。脾的收缩和胀大一般认为是由于血管收缩和舒张的缘故，因之使脾的血呈改变。血容量的增加胀大了脾，并拉直了脾被囊和小梁内的螺旋形的弹性纤维，脾的收缩就是由于这些纤维的弹力回缩而使脾缩小。

2. 浆膜 即脏腹膜，完全包被脾（脾门除外），故脾是腹膜内位器官。乃是由于胚胎发生脾原是由胃背侧系膜内的间充质演化而来，而背侧系膜演化为胃脾韧带和脾肾韧带等，故脾表面的浆膜与胃、肾等表面的浆膜相延续。

■ 脾的韧带

1. 胃脾韧带（gastrosplenic ligament） 覆被胃前、后壁的腹膜于胃大弯左上部分出两层贴合形成胃脾韧带，连于脾门处。该韧带之前层在脾门处转折包被整个脾（即脾之浆膜层），在脾门后（下）缘处转折为脾肾韧带的后层（外层）；胃脾韧带之后层在脾门处返折成脾肾韧带之前层。胃脾韧带内有胃短动静脉至胃底，胃网膜左动静脉至胃大弯（图6-7）。

2. 脾肾韧带（splenorenal ligament） 连于脾门与左肾前面之间，也是双层腹膜形成，前层是胃脾韧带的后层于脾门处转折向后，被覆于左肾及胰腺前面，并移行为网膜囊后壁的腹膜；后层是包被脾的腹膜在脾门后缘转折，与上述的前层贴合，即形成双层的脾肾韧带。该韧带较短，后层旋即转折包被左肾前面外侧部分，而后延续为腹后壁腹膜。脾肾韧带内有脾动、静脉，有的胰尾可伸入脾肾韧带并可达脾门（图6-7）。脾肾韧带前层向右延续于胰前面，故也称胰脾韧带。

3. 膈脾韧带（phrenicolienal ligament） 实际是脾肾韧带上端的部分，因脾肾韧带后层上部覆被于部分左肾上腺和膈下面（图6-7），因而也称为膈脾韧带。该韧带实际是一腹膜皱襞，移动脾时，宜钝性分离此韧带。

4. 脾结肠韧带（splenocolic ligament） 是胃脾韧带左下部向下延续于大网膜的部分（图6-7），由于有的人胃大弯伸延下来的大网膜的前两层与横结肠左端部分前面粘连，而将胃脾韧带下部与横结肠之间的大网膜称为脾结肠韧带，又称脾结肠皱襞（splenocolic fold）。该韧带内常有一定数目的血管，脾切除时应注意结扎、切断。

5. 膈结肠韧带（phrenicocolic ligament） 与脾本无直接联系，位于脾下端下方，在结肠左曲与膈（对向第10和第11肋处）之间，是一双层腹膜皱襞，其前缘形成一游离缘。该韧带似从下方承托着脾，对维持脾的正常位置有一定作用。脾被囊破裂有较大量出血时，血液可越过膈结肠韧带游离缘流至左结肠旁沟，并可再向下达盆腔。

6. 脾网膜皱襞 有一些对外科医师很重要的腹膜皱襞（peritoneal fold）在一般解剖学教科书

中没有描述，其中最常见的是连于脾下极内侧面与大网膜之间的"脾网膜皱襞"（splenoomental lold）。该襞常被称为"罪恶的襞"（criminal fold）。因为该襞内常有"迷走"的血管，因此它是由于意外的外科损伤而造成的大部分本来不需要脾切除的主要责任者。这样的皱襞也不太多，常发生于靠近脾上极和脾门处。在邻近器官进行某些操作时，牵拉了这些小的皱襞，意外发生脾被囊血管的损伤，而导致出血。防止的办法是，在腹腔一打开就仔细检查有无大网膜到脾的这类皱襞，并进行处理。

脾的结构和功能

■ 脾的结构

脾的被膜及间质

脾是人体内最大的淋巴器官，其被膜由致密结缔组织和少量平滑肌组成，表面有腹膜被盖。脾的一侧有凹陷，称为脾门，有血管、淋巴管和神经出入。被膜在脾门处伸入脾的实质，形成网状支架，称为脾小梁。近脾门的小梁内含有较大的小梁动脉、静脉、淋巴结和神经。在小梁之间有由网状组织形成的微细支架，其网眼内充满着脾的实质。

脾的实质

脾由淋巴组织组成，称为脾髓，又可分为白髓和红髓两部分（图14-3）。

1. 白髓（white pulp）　脾白髓在新鲜标本中呈浅灰色，为圆柱形和小结节状结构，是绕中央动脉及其分支的淋巴组织，约占脾实质的20%。根据淋巴组织的排列部位和其中淋巴细胞来源的不同，白髓分为动脉周围的淋巴鞘和淋巴小结两部分。淋巴鞘呈圆柱形，相当于淋巴结的副皮质区，主要由T细胞组成，是胸腺依赖区。淋巴小

■ 脾蒂

脾蒂（splenic pedicle）　是出入脾门的血管神经及它们间的结缔组织，为腹膜包被而形成。其腹膜就是脾肾韧带，但是在一些参考书以及临床实际应用中，脾蒂起码也应包括胃脾韧带紧接脾门的部分。脾蒂过长可造成脾扭转。

脾上述的这些韧带包括膈结韧带以及脾周围器官，共同维持脾的正常位置，并使脾尚有一定的活动性；脾蒂过长，可能使脾有更大的活动性，甚至形成游走脾。

结也叫脾小体，结构与淋巴结相同，以B细胞为主，位于动脉周围淋巴鞘的一侧，在健康人的脾内较少或发育不良；当受抗体刺激后，引起体液免疫应答时，则增大加多、发育成生发中心，明显具有暗区、明区和帽，其帽朝向红髓。

2. 红髓（red pulp）　脾红髓在新鲜标本中因含大量血细胞而呈红色，是被膜下、小梁周围和白髓之间的实质，占脾实质的2/3。脾红髓由脾索与血窦组成。血窦又称脾窦，管径粗细不等，为12~40 μm，窦壁内皮呈长杆状，顺着血窦长径平行排列。血窦呈弯曲走行互相吻合交织成网，

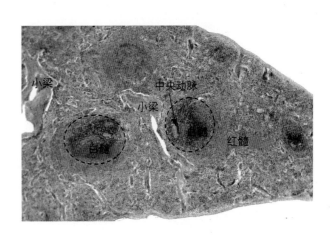

图14-3　脾的结构

网眼内含有血细胞的淋巴组织，即脾索，又称毕氏索（Billroth's cord）。脾索即由网状组织作支架，内含淋巴细胞、巨噬细胞、浆细胞和各种血细胞；此外，中央动脉的分支，如髓动脉、鞘毛细血管和末端毛细血管分布于脾索，故脾索内含有血液的所有成分。脾索与淋巴结内的髓索相似，是B细胞和浆细胞的居留区，它们大多由白髓发生，移入脾索。

3. 边缘区　位于白髓边缘和红髓交界处，宽80~100 μm。该区内网状组织呈同心圆排列，淋巴细胞较少，但T与B细胞都有（后者为主），并含有较多的巨噬细胞和浆细胞。动脉周围淋巴鞘内的中央动脉分支达到此区后，末端多呈漏斗形开口，使血液直接流入网状组织间隙内，仅少数汇入血窦。因此，边缘区是脾首先与血液内各种细胞、颗粒物质和抗原等接触的地方，是引起免疫反应的重要场所，也是血液内参与再循环的淋巴细胞进入脾髓的重要通道。

4. 脾内的血液循环　动脉由脾门入脾后，循小梁动脉，在小梁内与小梁静脉伴行，管壁内有明显的环形平滑肌。管径逐步减小，当管径仅0.2 mm时离开小梁进入脾髓，走行于动脉周围的淋巴鞘中，称为中央动脉，管径为40~200 μm。中央动脉除了有较大的分支供给脾小体外，沿途呈反射状发出许多细小分支，并形成毛细血管网营养白髓。这种毛细血管行至边缘区时便失去内皮而呈开放状态，将血液注入该处的淋巴组织内，仅有少数将血液注入血窦。

中央动脉的主干管径逐步变细，当其离开白髓时，立即形成许多直行的小动脉，伸入红髓，走行于脾索内，依其结构可分为3段：第1段长3~7 mm，称髓动脉，直径为12~40 μm；髓动脉经1~2次分支后，管径变细，仅为6~8 μm，称为鞘毛细血管，即第2段；最后一段是毛细血管，其末端多开口于脾索，少数可直接与血窦相通。血窦先汇集成髓静脉，位于小梁附近；然后穿入小梁，与小梁动脉并行，称小梁静脉。小梁静脉彼此互相汇合，最后形成脾静脉由脾门导出，汇入门静脉。

■ 脾的生理功能

脾虽然是一个淋巴器官，但它和淋巴的关系远不如与血液的关系密切。脾具有造血、滤血、储血、破血和免疫等重要功能，尽管如此，其功能可被体内其他器官所代替，故因病摘除脾后并不影响生命。

（1）造血功能：和其他造血器官一样，胚胎时期的脾可产生各种血细胞。婴儿出生后，脾内虽然仍含有少量造血干细胞，但在正常情况下只能产生淋巴细胞。这些细胞可穿过窦壁进入血液参加淋巴细胞再循环。

（2）滤血功能：脾内含有大量巨噬细胞，主要分布在边缘区和脾索内。当血中含有颗粒性物质、大分子抗原、细菌以及衰老变性的细胞时，它们首先出现在边缘区的巨噬细胞内，继而存在于红髓内的巨噬细胞中。

（3）储血功能：脾的被膜和小梁内均含有平滑肌，当其松弛时，脾的体积可以增大而容纳更多的血液；当平滑肌收缩时，可将其中所储的血液输入血液循环。这种体积的增大，仅能储血30~40 mL；同时，脾的红髓内常有大量红细胞和血小板停留，当血液循环需要时，可释放到血流中。

（4）破血与储铁功能：脾末端毛细血管多呈开放型，血液流入网状组织的间隙内，其中的液体成分很容易透过进入血窦，参与循环，而细胞成分则需在脾索内停留一定时间。在此期间，血细胞与巨噬细胞广泛接触，其中衰老、异常或已受损的红细胞和血小板，因不能及时回入血窦而被巨噬细胞所吞噬，并与其胞质内溶酶体融合而被消化。红细胞内的血红蛋白被分解游离出铁，以铁蛋白或血铁黄素形式储存于巨噬细胞内，转运到骨髓以供造血的需要。

（5）免疫功能：侵入机体的病原体进入血液流经脾时，可引起免疫反应，故脾的结构、大小可随机体的免疫状态而有不同变化，是产生抗体最活跃的器官。当抗原刺激引起细胞免疫反应时，动脉周围淋巴鞘内的T细胞大量增生，使鞘变粗。当血液中出现诱发体液免疫的抗原时，首先在边缘区出现淋巴母细胞增生，继而在红髓内动脉的周围也出现淋巴母细胞，1周后上述区域出现大量浆细胞，并可游离到血窦腔内，同时血浆内抗体增多。

脾的血管、淋巴管和神经

■ 脾的动脉供应

1. 脾动脉的走行　脾动脉(splenic artery)单一，正常起自腹腔干（国人98.98%，1 074/1 085），极个别例起自腹主动脉（0.28%）或肠系膜上动脉（0.65%）。腹腔干在膈腹主动脉裂孔下，于第12胸椎水平处起自腹主动脉，向右前行，至胰上缘即分为3支，其最大的分支为脾动脉，走行弯曲，动脉周围有来自腹腔神经丛的神经缠绕，在胰上缘后方，脾静脉的上方，向左行（图14-4）。

脾动脉沿胰体和胰尾上缘向左，从前方横过左肾上腺和左肾上部，进入脾肾韧带，到达近脾门处分为数支（2~3支多见），称脾支，又称叶支。脾支在脾门处或入脾门后又分为数支终末脾支，有人也称段支，经脾门进入脾内，分支分布于一定范围的脾组织。此外，脾动脉有的还分出上极和（或）下极动脉，多不经脾门入脾分布。

脾动脉起始段在胰上方，后至胰上缘后方，达胰尾部时可至胰尾的前方，距脾门1~2 cm处分为数支脾支（终末脾支）而后入脾门。因此，Michels把脾动脉按其行程分为4段，即胰上段（suprapancreatic segment）、胰段（pancreatic segment）、胰前段（prepancreatic duct）和脾门前段（prehilar segment）。但差异是有的，如有的脾动脉由于腹腔干就在胰上缘分为3大支，这样脾动脉就无胰上段；有的脾动脉分为终支比较早，只是1个或2个终支经胰尾前方，而脾动脉本干并不至胰的前面，如此情况就无胰前段，故并不是每一个体脾动脉均可分为4段。

2. 终末脾支和脾段　终末脾支（terminal splenic branches）在脾内的分布和脾段如下。脾动脉分为2支或3支叶动脉，进入脾后再分为数支，每1支供应呈楔形的，相对独立的一部分脾组织，称脾段（splenic segment）。脾段动脉有4~5支，有的还有上、下极动脉，故脾可有4~6个脾段（图14-5）。每1段有1个段动脉和1个段静脉，相邻段间是相对"无血管面"（应该是相对少血管面）。在相邻段间有一段间静脉（intersegmental vein）相连。当1个脾段充血时，过量的血可经过这一连接静脉而至相邻脾段，这提示，在正常情况下，到1个脾段的血流不是过多时，脾段是1个独立单位。脾血管这一解剖特点及对脾段的了解，临床外科可对脾损伤进行脾修补术或脾次全切除（或脾段切除），以保留脾的功能。Cortes等的研究认为脾动脉分为2个1级支或称

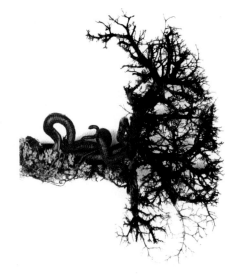

图14-4　脾动脉的走行（铸型）

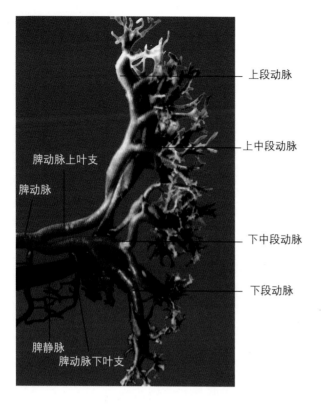

图14-5　脾段动脉（铸型）

叶支，叶支再分为2级支或称段支。脾可分为5~8段，平均6段，其中包括上、下极段，上、下极动脉多由叶支分出，也可由脾动脉干分出。叶间和段间是"少血管分裂平面"（avascular fissural planes），有的有分流管穿过该面。

3. 脾上极和下极动脉（superior & inferior polar artery）　国外报道上极动脉多见。极动脉一般多起自脾动脉干距脾门数厘米处，多不经脾门入脾，而在脾门上方或下方脾脏面穿脾被膜入脾。脾切除术结扎脾门血管，可能忽略极动脉的存在，可导致严重的出血。

4. 脾动脉的分支　除脾支外，脾动脉在行程中分支还发出胰支（包括胰尾动脉）、胃短动脉、胃后动脉和胃网膜左动脉等，已述于各相关章节。值得注意的是，胃短动脉、胃网膜左动脉和胰尾动脉有的不起于脾动脉本干，而起自于某一脾支或极动脉，脾切除时也应当注意这些动脉的妥善处理。

脾的静脉回流

脾段内静脉完全与脾段动脉分支伴行，各段静脉最终在脾内形成2~3个叶静脉（脾支），出脾门，在脾肾韧带内汇成脾静脉。汇合处一般距脾门中点3.4 cm（脾门与胰尾之间）。脾静脉较脾动脉粗大，较直而不弯曲，并行于脾动脉下方，在胰尾、胰体后面的沟内，向右行，横过后方的左肾和左肾静脉的前面（或者左肾上腺下极的前面），到胰颈后方，以直角与肠系膜上静脉会合成肝门静脉。脾静脉在行程中接受的属支有胃短静脉、胃网膜左静脉、胃后静脉、胰的静脉和肠系膜下静脉，有的胃左静脉可注入脾静脉近门静脉段。

在脾门处，脾动脉的1个分支进入1个脾段，并有1支静脉引流该段的血液。相邻的脾段有段间静脉相连，因此，1个脾段充血，过多的血液可经段间静脉流到相邻的脾段。

脾的淋巴回流

脾虽然是一个淋巴器官，但它不是淋巴滤器，所以脾没有淋巴输入管，但在脾门处可有淋巴输出管。脾的被膜及小梁的淋巴管汇入位于脾门的淋巴结，进而引流入沿脾动脉排列的脾淋巴结，脾淋巴结的输出管最后汇入腹腔干周围的腹腔淋巴结。

脾的神经支配

脾的神经支配是交感神经，来自腹腔神经丛，主要是无髓的交感神经纤维，分出的神经纤维束包绕脾动脉称脾丛，随脾动脉分支入脾内，主要是至脾动脉及其分支的血管壁，支配平滑肌收缩。在人类，由于平滑肌细胞数目甚少，因而作用不大。少数神经末梢可进入脾髓，也有少量感觉神经纤维分布在脾被膜和小梁内。

脾的发生和先天性畸形

■ 脾的发生

虽然脾是淋巴器官的重要组成部分，但是从发生学上看，它与消化系统的胚胎来源相同。在胚胎第5周，脾开始由胃背侧系膜内的间充质及该处的间皮发生，直至出生前，一直保持分叶状；出生后，小叶消失，仅在脾上缘残留少量分割小叶的沟，即脾切迹。随着胃的旋转，胃背系膜的左侧与覆盖在肾表面的腹膜相融合，从而导致原系膜内的脾动脉弯曲走行于小网膜（前）和左肾（后）之间。

■ 脾的先天性畸形

副脾

副脾（accessory spleen）由于其发生与正常脾是同源的、来自胃背侧系膜内的间充质，故副脾多位于正常脾邻近的任何位置，如脾门、脾肾韧带、胰尾处、胃脾韧带、脾结肠韧带和胃大弯大网膜等处（图14-6）。副脾并不少见，多是在尸检或手术时意外发现，出现率达15%~35%。有证据说明，年幼者副脾发生率较高，而随年龄增长，可能是由于副脾萎缩而减少。已注意到，血液病患者副脾发生率较高。副脾通常没有临床意义。但有报道，副脾被疑似肾上方的肿块或胃大弯的新生物；也有报道副脾引起扭转和自然破裂等急性外科情况，以及肠梗阻。在一些情况下副脾可能有外科重要性，例如在为特发性血小板减少性紫癜（idiopathic thrombocytopenic purpura）或先天性溶血性黄疸（congenital hemolytic icterus）而行脾切除时，未发现和未切除副脾会导致血液病复发，切除副脾能使这些病情缓解。副脾的血供可来自脾动脉本干或其分支胃网膜动脉或其他动脉。副脾出现的位置及其频率为：①脾区54%；②脾蒂25%；③沿胃大弯大网膜内12%；④胰尾周腹膜后6%；⑤脾结肠韧带2%；

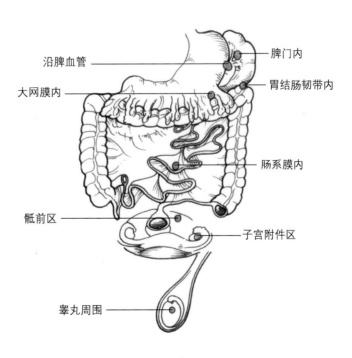

沿脾血管
大网膜内
骶前区
睾丸周围
脾门内
胃结肠韧带内
肠系膜内
子宫附件区

图14-6 附脾的位置

⑥大肠和小肠系膜5%；⑦女性左侧子宫附件、男性左侧睾丸附近。副脾可单发亦可见多发，有报告一患者多达10个。假使是多发，85%是发生于1处，而15%可发生于同一患者2个不同的部位，还未见报道同一患者副脾发生于2个以上的部位。副脾也有游走的（图14-6）。

无脾和多脾

无脾（asplenia）和多脾（polysplenia）多并发于部分内脏转位。无脾和多脾是少见的异常，是在胚胎第6周以前脾的原基未形成（无脾）或原基未融合（多脾）的结果。这些异常本身不产生临床症状，其临床重要性仅仅是由于它们并发于心脏，更常见的是肺或胃肠道的畸形而需要治疗。多脾应区别于副脾症。多脾是单个的多叶脾或是脾由2~9个独立的而又约相等大小的部分组成，而副脾是1个或多个独立于正常脾以外的脾结节。多脾还应当与由于损伤性脾破裂或脾切除时自体种植的脾相区别。

盆腔异位脾

盆腔异位脾（ectopic pelvic spleen）也称游走脾（wandering spleen）。脾原是由胃背侧系膜内间充质演化而来的，故脾有背侧系膜形成的韧带连于胃、肾等器官。异位脾被认为是发生时脾原基脱离了背侧系膜而坠入腹膜腔任何部位而形成的。也有推论认为腹壁肌松弛而导致获得型游走脾，这个概念是基于脾扭转可能继发游走脾的事实，这种情况主要见于多产且新近又怀孕或刚分娩过的妇女。游走脾在体检时可能与妇科肿瘤、肾的肿块和大肠的新生物混淆。无症状肿块是游走脾最普通的表现，但游走脾有腹部疼痛症状的例子也有报道，且疼痛常与体位改变有关。

脾生殖腺融合

脾生殖腺融合（splenogonadal fusion）是由于脾演化过程中随背侧系膜向左旋转过程中靠近生殖腺的原基尿生殖嵴，两个原基不正常的粘着而形成。脾生殖腺融合几乎完全是在男性左侧。其形式有：①连接型，主要的正常脾以一连续的脾组织索连于左睾丸或阴囊；或是以一连续的结缔组织连于左睾丸或阴囊。②不连接型，有脾组织连于生殖腺，但与正常脾之间无中间的连接索。已有报道，连接型脾生殖腺融合的连接索可引起机械性肠梗阻。任何阴囊内的肿块，特别是在左侧者，应当怀疑脾生殖腺融合。

脾的临床解剖学应用要点

■ 脾叶、段切除术的有关解剖

掌握脾的叶、段解剖知识，对于脾外伤破裂的修补缝合、脾部分切除、部分脾移植等均有重要意义。脾叶是脾叶动脉供应的脾组织。脾叶、脾段最常见的类型为二叶四段型。即脾上叶、脾下叶与脾上段、脾中上段、脾中下段、脾下段。脾静脉伴行于脾叶、段动脉的前后，在脾门处汇流成主干。由于相邻脾叶、段之间的动、静脉吻合甚少，因而形成一个少血管区的不很规则的平面。脾叶段间存在着"少血管区"，这些为脾叶、段切除术及脾栓塞术提供了解剖学基础。

脾动脉在行走中与胰腺的关系密切。其近端1/4与胰及脾静脉之间距离较远。而其远端3/4与胰及脾静脉则相近，但变异很大，可在胰上方、胰后面或胰内行走，故在结扎脾动脉时应注意其位置变化。脾与周围有侧支联系。胃短动、静脉连接脾与胃网膜左动静脉；脾与左结肠动、静脉也有联系。在切除脾时要注意这些侧支联系。

脾叶、段动脉结扎加部分脾切除术，是难度较大的一种术式，适用于Ⅱ、Ⅲ度脾损伤。首先切开脾叶、段血管。处理脾蒂或脾门相应区域血管后，脾即可显示血运障碍及血运良好的明显界线。这种分界面即为相对的少血管平面，可自该平面处离断脾突质，断面所有血管均应结扎或缝扎，然后行交锁缝合脾断面。

脾切除术时处理脾蒂的有关解剖

1. 预先结扎脾动脉 对于广泛粘连的脾，预先结扎脾动脉主干，可立即使脾体积缩小，有利于分离切除脾，减少出血。另外，脾动脉结扎后，脾静脉血回流，相当于自体输血。在胰腺近胰尾的上缘扪及脾动脉的搏动，与脾动脉平行处切开覆盖其上的后腹膜（即腹后壁腹膜），用血管钳或神经剥离子紧贴血管壁将外膜轻轻推开。然后，用直角钳从脾动脉下缘紧贴血管壁小心地从下向上进行钝性分离，绕经动脉后侧边撑开边分离，直至脾动脉上缘。因脾静脉多位于脾动脉的后下方，从上向下分离有可能误伤脾静脉，造成大出血，故应从下向上分离脾动脉，一般需游离约1 cm长的脾动脉。

2. 大块集束结扎法处理脾蒂 晚期血吸虫病巨脾患者，以及一些肝炎后肝硬化并脾大患者，脾门及胰体尾部上缘有许多淋巴结聚集，胰尾增粗并伸入脾门内，很难显露脾动、静脉；或胰的炎症、水肿，使脾门与后腹膜粘连或呈板状，很难从胰的腹侧入路找到脾血管，若强行分离常引起血管破裂大出血。此时，可采取大块集束结扎的方法来处理脾蒂，即托出脾，游离脾蒂后，用3把长弯血管钳夹住脾蒂，在靠脾的两把血管钳间切断脾蒂。该方法有可能损伤胰尾，故应以手指轻轻地从脾门处分离开胰尾，尽量减少对胰尾的损伤。

3. 逆行法处理脾蒂 当脾门与后腹膜严重粘连时，可从胰尾背侧处理脾蒂。即在脾肾韧带的壁腹膜自下而上剪开后腹膜，分离腹膜外的疏松结缔组织后将脾向前向内翻起，显露胰尾的背面及脾血管，将脾动脉、脾静脉分别结扎后再分离胰尾。

4. 以上、下两组分别结扎脾叶的次级脾蒂 剪开脾门处胰尾的浆膜，用手指剥离胰尾，显露脾上极和下极血管之间的空隙，以直角钳从脾蒂后面穿过此间菲薄的膜状结构，切断、结扎脾下极和上极血管。这种方法可减少对胰尾的损伤。在分离脾上、下极时，可能损伤其间的分支血管，造成术中出血。

脾切除术时处理脾各韧带的有关解剖

脾有关韧带有胃脾韧带、脾肾韧带、膈脾韧带和脾结肠韧带，临床习惯总称为脾悬韧带。

1. 胃脾韧带的分离 脾上极紧贴胃壁，最上1~2支胃短血管有的很短，可待脾托出切口再处理，在放置血管钳时应注意勿损伤胃壁和撕破脾包膜。门静脉高压症时，胃脾韧带和脾上极与后腹膜紧密粘连，托出脾时有困难，并可能撕裂胃短血管和腹膜后曲张的血管而造成出血，应妥善结扎或缝扎出血点。

2. 脾结肠韧带的分离 门静脉高压症或肥胖患者此韧带增厚，并与大网膜粘连。有的脾结肠韧带很短，脾下极与横结肠相贴靠。处理时注意勿损伤横结肠及结肠系膜的血管。

3. 脾肾韧带的分离 脾和壁腹膜之间若有紧密粘连，则脾被固定在腹腔，强行分离可导致大出血，故脾肾韧带又称为"脾锁"。巨脾和门静脉高压症时，脾肾韧带及后腹膜有大量侧支血管，损伤后可引起大出血或腹膜后血肿。应逐一结扎或缝扎出血点。

4. 膈脾韧带的分离 此处位置很高，可与胃脾韧带上端相连，并与肝左外侧叶粘连。可将脾向内向下牵拉，以使之方便直视下切断膈脾韧带，并处理胃脾韧带的上极（即胃膈韧带）。

■ 腹腔镜脾切除的应用解剖

腹腔镜脾切除术作为一种微创外科手段，具有创伤小、手术并发症少、美观及住院时间短的特点。长久以来，腹腔镜脾切除术主要应用于原发性和继发性脾亢、脾肿瘤、脾囊肿和脾脓肿等。巨脾被认为是相对禁忌证，许多文献推荐脾长径<20 cm可行腹腔镜脾切除术，脾长径>20 cm行开腹脾切除术。巨脾的患者操作空间有限，脾周组织粘连重，且常合并有门静脉高压，脾周血管丰富，特别在处理脾门的过程中极易损伤到大血管，手术中转风险较高，术中出血量较大，在中转的过程中可能因为大量失血而危及生命，因此，降低中转率是腹腔镜手术的必要性之一。而随着超声刀、切割闭合器等腹腔镜手术器材的发展，腹腔镜手术已广泛应用于腹部外科手术，腹腔镜脾等实质脏器切除变得安全可行，手术过程也较以前更为简化。

合适的体位及切口位置在腹腔镜脾切除术中非常重要，这是保障腹腔镜下操作顺利的前提。腹腔镜脾切除术的体位主要有卧位（前入路）、右侧斜卧位、右侧卧位。我们的体会是采取右侧斜卧位，通过使手术台头高足低、右倾实现，具体角度可根据术中情况调节。这种体位有助于显露脾周空间，特别是对于巨脾的患者，使处理脾周韧带更加操作方便。尽管腹腔镜脾切除可在单孔下完成，但我们仍然选择4个戳孔，以利于操作。戳孔的位置根据术中脾的大小调节，左锁骨中线下8~12 cm的戳孔常用于超声刀、电凝及切割闭合器的操作，左腋前线肋缘下10~15 cm的戳孔常用于吸引器，剑突下戳孔用于辅助暴露，吸引器也常用于术中暴露视野。

术中通常先处理脾下极，利用超声刀、电钩等靠近脾侧处理，如用脾下极大的血管使用生物夹夹闭后离断。在分离脾下极时，助手用无损伤钳或吸引器轻轻上抬脾下极，使脾结肠韧带等保持一定的张力，在张力状态下用超声刀分离粘连

及韧带，使用超声刀游离脾周韧带结缔组织，止血效果好，术中出血少。脾下极充分游离后再处理脾门，脾门的处理是手术成功的关键。既往在切脾前，往往会优先结扎脾动脉，特别是开腹脾切除术，脾动脉结扎后脾体积缩小变软，有助于显露脾，同时减少出血的风险。虽然腹腔镜视野有放大作用，理论上解剖脾动脉是安全可行的，但对于巨脾且合并门静脉高压症的患者，脾门周围常有粗大曲张的侧支循环血管，解剖脾门寻找脾动脉反而可能引起血管损伤，术中出血导致需中转开腹止血。因此，推荐直接闭合离断脾血管主干的方式，即一级脾门离断法。使切割闭合器能有效切割闭合脾门，并不完全解剖脾门血管，减少了出血的发生，简化手术过程，提高腹腔镜脾切除手术的成功率，使腹腔镜切脾更加安全（图14-7）。

对于使用切割闭合器离断脾门，有几点要注意：①在使用切割闭合器离断脾门前应适当游离脾门周围的组织，使脾蒂的厚度和宽度能被钉仓完全闭合，在游离脾门的时候应小心仔细操作，避免损伤血管；②游离脾门的时候我们可能会使用生物夹或钛夹等离断大的血管，因此在使用切割闭合器离断脾蒂时应注意避开生物夹或钛夹；③脾门靠近胰腺尾部，尽管切割闭合器可以用来离断胰腺，但在插入切割闭合器时应尽量避开胰

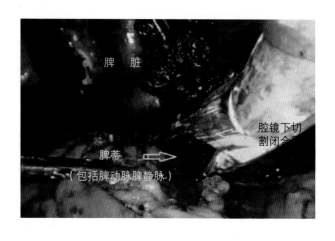

图14-7 腹腔镜下切割闭合器处理脾门

尾，避免损伤胰尾而引起胰瘘。当然使用腹腔镜操作下解剖结构更清晰，脾门与周围组织结构的关系更明确，从而降低了术中损伤胰尾的风险，术后胰漏的发生率降低。脾门离断后我们处理脾胃韧带，对于巨脾合并门静脉高压的患者，脾胃韧带内常有大的血管，因此我们同样使用切割闭合器离断脾胃韧带，有效地降低了出血的风险。离断脾胃韧带时应注意利用剑突下的戳孔充分暴露视野，避免损伤胃和膈肌。离断脾门和脾胃韧带后，脾的供养血管已基本离断，接下来处理脾周剩余的粘连及韧带组织就变得简单了。

（张 莹 刘 延）

主要参考文献

1. Susan Standring. 格氏解剖学. 41版. 丁自海, 刘树伟, 主译. 济南: 山东科学技术出版社, 2017.

2. 刘树伟, 杨晓飞, 邓雪飞. 临床解剖学丛书——腹盆部分册. 2版. 北京: 人民卫生出版社, 2014.

3. 林擎天. 普通外科临床解剖学. 上海: 上海交通大学出版社, 2014.

4. 林擎天, 黄建平. 普通外科临床解剖学. 上海: 上海交通大学出版社, 2013.

5. 刘树伟, 邢子英. 腹部应用解剖学. 北京: 高等教育出版社, 2007.

6. 刘树伟, 柳澄, 胡三元. 腹部外科临床解剖学图谱. 济南: 山东科学技术出版社, 2006.

7. 柯重伟, 郑成竹. 腹腔镜外科手术学. 上海: 上海科学技术出版社, 2006.

8. 中国解剖学会体质调查委员会. 中国人解剖学数值. 北京: 人民卫生出版社, 2002.

9. 裴法祖, 王健本, 张祜曾. 腹部外科临床解剖学. 济南: 山东科学技术出版社, 2001.

10. 李正. 先天畸形学. 北京: 人民卫生出版社, 2000.

11. 吴阶平, 裴法祖. 黄家驷外科学. 6版. 北京: 人民卫生出版社, 2000.

12. Moore K, Persaud TVN, Torchia MG. The developing human(10e). Philadelphia: Elsevier Health Sciences, 2016.

13. Richard LD, Vogl AW, Mitchell AWM, et al. Gray's atlas of anatomy (2e). Philadelphia: Churchill Livingstone, 2012.

14. 李毅. 腹腔镜下脾门血管精细解剖+超声刀钳夹法 在脾部分切除术中的应用. 腹腔镜外科杂志, 2019, 24(4): 263-266.

15. 张渡鸿, 高云, 彭雪花. 腹腔镜二级脾蒂解剖法保脾术的临床应用效果. 中国现代普通外科进展, 2016, 19(7):

551-553.

16. 夏绍友, 李荣, 李晨, 等. 脾梗死的基础解剖与临床研究. 中华肝胆外科杂志, 2013, 19(10): 738-741.

17. 徐鹏, 刘丽, 刘凤先, 等. 多层螺旋CT血管造影观察正常脾动脉解剖. 中国医学影像技术, 2011, 27(9): 1863-1866.

18. 鲍胜华, 孙卫东, 胡明华, 等. 前入路分层解剖腹腔镜原位脾切除术的临床应用. 中华肝胆外科杂志, 2011, 17(4): 289-291.

19. 刘杰, 张成武, 赵大建, 等. 左肾旁前间隙入路在保留脾动静脉腹腔镜胰体尾切除术中的应用. 肝胆胰外科杂志, 2011, 23(4): 293-295.

20. 李索林, 徐伟立, 张晓博, 等. 内结扎法腹腔镜脾切除术的应用解剖及技术要点. 中华普通外科杂志, 2009, 24(10): 842-844.

21. 王连臣, 张光永, 胡三元. 脾血管解剖学研究与腹腔镜脾脏外科. 腹腔镜外科杂志, 2008, 13(3): 266-268.

22. 许景洪, 卢榜裕, 蔡小勇, 等. 腹腔镜下脾切除脾血管的解剖基础及临床应用. 中国微创外科杂志, 2008, 8(1): 26-28.

23. 王广义, 刘亚辉, 吕国悦, 等. 二级脾蒂结扎术两步离断法在腹腔镜脾切除术中的应用. 中华外科杂志, 2008, 46(19): 1457-1459.

24. 王连臣, 胡三元, 张光永, 等. 脾叶动脉相关的腹腔镜下脾脏大体解剖的临床应用研究. 腹腔镜外科杂志, 2006, 11(5): 367-370.

25. Hua YF, Yadav DK, Bai X, et al. Laparoscopic Spleen-Preserving Distal Pancreatectomy (LSPDP) with Preservation of Splenic Vessels: An Inferior-Posterior Approach. Gastroenterol Res Pract, 2018, 2018: 1683719.

26. Yan Q, Zhu J, Zhan X, et al. Primary versus secondary

splenic pedicle dissection in laparoscopic splenectomy for splenic diseases. J Am Coll Surg, 2013, 216(2): 266−271.

Baibars M, Ohrum P, Alraiyes AH, et al. Asymptomatic spleen rupture in patient with endocarditis. QJM, 2013, 106(11): 1047−1048.

27. Wang Y, Ji Y, Zhu Y, *et al.* Laparoscopic splenectomy and azygoportal disconnection with intraoperative splenic blood salvage. Surg Endosc, 2012, 26(8): 2195−2201.

28. Kimura W, Yano M, Sugawara S, *et al.* Spleen−preserving distal pancreatectomy with conservation of the splenic artery and vein: techniques and its significance. J Hepatobiliary Pancreat Sci, 2010, 17(6): 813−823.

29. Warshaw AL. Distal pancreatectomy with preservation of the spleen. J Hepatobiliary Pancreat Sci, 2010, 17(6): 808−812.

30. Varga I, Galfiova P, Adamkov M, *et al.* Congenital anomalies of the spleen from an embryological point of view. Med Sci Monit, 2009, 15(12): RA269−276.

31. Gayer G, Hertz M, Strauss S, *et al.* Congenital anomalies of the spleen. Semin Ultrasound CT MR, 2006, 27(5): 358−369.

32. Mebius RE, Kraal G. Structure and function of the spleen. Nat Rev Immunol, 2005, 5(8): 606−616.

33. Erden A, Karaalp G, Ozcan H, *et al.* Wandering accessory spleen. Surg Radiol Anat, 1995, 17(1): 89−91.

胃大、小弯动脉弓的分布优势

胃动脉主要来自胃左、右动脉和胃网膜左、右动脉，先形成胃大、小弯动脉弓，再由动脉弓分支至胃壁。胃左动脉起于腹腔干，在网膜囊后壁后方，向左上达胃贲门处即折向前下方，在小网膜内沿胃小弯下行，分出食管支和胃支，终支与胃右动脉吻合。胃右动脉起于肝固有动脉，下行至幽门上缘，转向左上，在小网膜内沿胃小弯上行，分支至胃壁，终支与胃左动脉吻合。胃网膜右动脉起自胃十二指肠动脉，沿胃大弯的大网膜内左行，分出幽门支、胃支和网膜支，终支与胃网膜左动脉吻合。胃网膜左动脉多起于脾动脉脾下极支，沿胃大弯的大网膜内向右行，发出胃支和网膜支。胃短动脉起于脾动脉分支，有3~5支，发出后达胃大弯上部。上述各动脉分支在胃壁内吻合成密集血管网，一般来讲，胃小弯动脉弓比胃大弯动脉弓的分布范围优势明显，即胃前、后壁小弯侧2/3由胃小弯动脉弓供应。

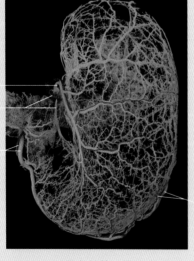

胃左血管
胃右血管

胃网膜
右血管

胃网膜
左血管

胃血供前面观

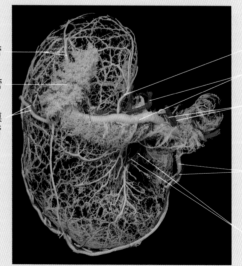

胃短血管

胰血管

胃网膜
左血管

胃左血管

脾血管

胃十二指
肠血管

胃网膜
右血管

胃右血管

胃血供后面观

丁自海整理

腹膜后筋膜和筋膜间隙

对腹膜后筋膜和筋膜间隙的研究由来已久，只是由于受当时研究条件的限制和应用目的不明确，故对其形态的描述和重要性的认识尚显肤浅和不甚确定。20世纪90年代，特别是21世纪初，腹腔镜外科快速发展，依靠过去人们对腹膜后筋膜和筋膜间隙的肤浅认识，远远不能满足腹腔镜下微创手术对解剖学的迫切要求。深入探讨过去不被重视的这个领域，为微创外科解剖学研究开辟了一片新园地。2003年，第一军医大学成立了微创外科解剖学研究所。在钟世镇院士指导下，丁自海教授和李国新教授的研究团队，以微创外科解剖学研究所为平台，以腹腔镜手术为导向，在国家自然科学研究基金和广东省科研基金支持下，对腹膜后筋膜和筋膜间隙进行了长达十几年的研究，取得了一批重要成果，初步为腹腔镜手术提供了安全到达靶区的外科平面的解剖资料。

腹膜后筋膜和筋膜间隙对于腹腔镜手术的意义

■ 研究目标和意义

腹膜后筋膜（retroperitoneal fascia）和筋膜间隙（fascia space）的研究目标和意义是：根据胚胎发生原理，阐明腹膜后筋膜的配布规律，揭示腹膜后筋膜间隙的解剖特点和分布；阐明腹膜后器官间的筋膜构架和筋膜间隙通道；提供精准的解剖学标志；探讨腹腔镜下安全、快捷地到达靶区的外科平面（surgical plane），从而提高腹腔镜手术的质量。

腹腔内任何一个器官都有适应其解剖生理功能的深筋膜和筋膜间隙。腹膜后筋膜与全身其他筋膜一样，在胚胎早期为疏松间质组织，因受器官发育、肌肉收缩等因素的影响，靠近器官的间质组织逐渐衍化成为较致密的膜状结构，即筋膜。器官或组织借筋膜分隔，又借筋膜互相联系，成为人体中不可或缺的结构之一。

腹膜后筋膜间隙（腹膜后隙）是指腹后壁壁腹膜与腹内筋膜之间的潜在间隙。其范围上至膈肌并经腰肋三角、主动脉裂孔与后纵隔相通；向下在骶岬平面与盆腔腹膜后隙相延续；两侧接续腹膜外隙（腹膜外疏松结缔组织）（图15-1）。腹膜后隙的分布复杂，范围庞大，其内的筋膜组织借附着和伸延又将其分割成大小不等、形态各异而又相互通连的亚间隙。腹膜后隙内有肾、肾上腺、输尿管、生殖腺血管、腹部大血管及其分属支、神经等重要器官。

腹腔镜下观察到的筋膜走行特点与传统解剖学观察到的结果会有一些不同，因有腹腔镜的放大作用，可以观察到比传统解剖和开放手术更多更精细的解剖层次和结构特征。腹腔镜手术中最大的挑战是外科平面的选择和解剖标志的识别。如果选择和识别错误，就会迷失方向，可能进入相邻器官系统的筋膜间隙，则极易损伤邻近器官的血管或神经，不仅拖延手术时间，严重者可能招致中转开腹。如果误切开靶器官的筋膜，筋膜间隙的破坏可能引起肿瘤的残留或播散。因此，准确认别腹腔镜下解剖标志（通常是血管），对于辨别手术入路的方向、确认器官的毗邻关系、避免血管神经的误伤具有重要意义。

■ 对筋膜认识上的分歧

腹膜后筋膜各部的层次和分布、筋膜间隙的范围和沟通，因解剖学、胃肠外科、泌尿外科、妇科和影像专业的研究方法和材料不同，或对筋膜形态结构的理解和认识不同，对其描述和命名也不统一。Congdon于20世纪40年代首次指出，肾前、后筋膜在肾外侧会合形成侧锥筋膜，此概念被临床广泛引用至今。Dodds等（1986年）从胚胎学角度指出，肾前筋膜可能是胚胎发育过程中遗留下来的胚胎肠系膜相互融合而形成的可分离的多层膜结构。Molmenti等（1996年）通过对尸体筋膜间隙灌注和断层解剖学研究，证实了这一多层膜结构的存在。Dodds和Molmenti指的多

层膜结构实际上就是肾前筋膜和融合筋膜的复合体，在腹腔镜下能清晰地予以证实。寺地敏郎则认为侧锥筋膜并不是肾前、后筋膜的延续，而是侧腹壁上一层独立的纤维膜，主要是腰方肌筋膜向外的延续，继续向前外侧移行为腹横筋膜。20世纪70年代初期，放射学者研究发现，腹膜后隙被分隔为多个间隙，即以肾筋膜为中心，分为肾旁前间隙、肾周间隙和肾旁后间隙，但无确切的描述划定范围和沟通关系。丁自海等（2009年）在通过腹腔镜下解剖进一步证实此结果的同时，又详尽描述了融合筋膜间隙，理清了融合筋膜间隙、肾旁前间隙和肾旁后间隙相互间的沟通关系，为升、降结肠或肾切除术选择正确外科平面提供了解剖学依据。

格氏解剖学（第41版）中这样描述腹膜后隙，腹膜后隙包括：①肾周间隙。肾周筋膜分为前、后层，在外侧彼此相互延续围成肾周间隙，包裹肾和肾上腺等。肾周筋膜在影像上通常被定义为肾和肾上腺周围的一层薄膜，把肾周脂肪与肾囊分开。向下，肾周间隙包绕输尿管继续向

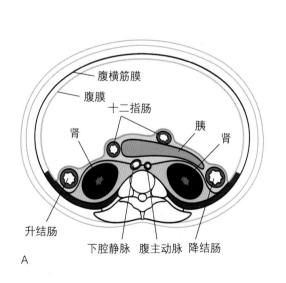

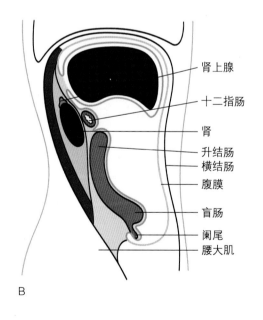

图15-1　腹膜后隙的范围
A. 水平切面；B. 右旁矢状切面

下，但逐渐变窄，可能延伸或不延伸进入盆腹膜后隙；向内侧，两个肾周间隙可在腹主动脉和下腔静脉之前相互连通。②肾旁前、后间隙。肾旁前间隙是指位于肾周筋膜的前层与壁腹膜之间的区域。在右侧，它包含十二指肠降部、升结肠及系膜；在左侧，包含十二指肠升部、降结肠及系膜。肾旁后间隙位于肾周筋膜后层与腰大肌筋膜之间，向外与腹前外侧壁的腹膜外组织相连续，向下连于覆盖髂肌和盆壁的腹膜后组织和膀胱周组织。③胰周间隙。后边界是由胚胎十二指肠系膜和腹膜后隙融合成的Treitz融合筋膜。在影像上见胰周积液可以进入肠系膜，向后到升结肠和降结肠后方，但通常不会进入肾周间隙和肾旁间隙。④结肠周间隙。升结肠和降结肠周间隙狭窄，向前受限，向前外为结肠浆膜；向下与髂窝的腹膜后间隙相连；向后受限于融合筋膜。⑤侧锥筋膜。起初定义为肾筋膜前后层结合后延伸至外侧结肠旁沟壁腹膜的一层膜，现在认为最好理解为结肠后外侧融合筋膜与壁腹膜融合后向外的延伸结构。

融合筋膜和融合筋膜间隙的胚胎发生

■ 原肠的转位过程

在原肠的发育过程中，原肠及其系膜与体壁之间、系膜与器官之间、系膜与系膜之间相贴附，发生愈着后，由腹膜上皮融合后蜕变形成的疏松结缔组织称融合筋膜（fusion fascia）。两层蜕变筋膜之间的潜在间隙称融合筋膜间隙（fusion fascial space），为充满疏松网状纤维、无重要血管神经通行、可扩展、易分离的潜在自然间隙，成为腹腔镜手术的天然外科平面。

从胚胎第6~11周，中肠袢逆时针旋转270°（图15-2~6）。随着胚胎发育，右侧的十二指肠降部及其内侧胰头部的系膜后层腹膜与肾筋膜前层的原始腹膜融合，分别形成胰十二指肠后融合筋膜和肾前融合筋膜。此后，升结肠系膜后层腹膜在内侧与胰十二指肠系膜前层腹膜融合，分别形成结肠融合筋膜和胰十二指肠前融合筋膜。升结肠系膜后层腹膜在外侧与肾筋膜前层前方的原始腹膜融合，形成右肾前融合筋膜；在上方，横结肠背侧系膜与胃脾韧带融合，形成横结肠系膜融合筋膜。在左侧，按同样的转位机制，脾、胰尾的系膜后层腹膜与肾筋膜前层的原始腹膜融合。接着，内侧的降结肠系膜后层腹膜再与胰系膜前层腹膜融合，外侧的降结肠系膜后层腹膜与肾筋膜前层的原始腹膜融合形成左肾前融合筋膜（图15-7）。未融合的原始后腹膜保留形成出生后的壁腹膜，结肠系膜前层腹膜保留形成出生后的脏腹膜。结肠系膜后层腹膜与原始腹后腹膜融合的最外缘即为Toldt线（Toldt最早描述此结构），李国新称黄白交界线，这一称谓更形象，易于识别。结肠脏腹膜和结肠融合筋膜包绕结肠形成结肠周间隙，容纳结肠及血管、淋巴管、神经等。胰十二指肠前、后融合筋膜包绕胰十二指肠，形成胰十二指肠间隙，容纳胰十二指肠、血管、神经等。

至此，升、降结肠被固定于腹后壁，成为腹膜间位器官，十二指肠大部成为腹膜外位器官，而肾和肾上腺仍为腹膜外位器官。

■ 原肠转位后形成的标志性结构

乙状结肠第一曲末端外侧缘肠壁与左侧腰大肌筋膜及其表面腹膜之间有一粘连带结构。粘连带是胚胎发育过程中左半结肠在结束转位下降过程后，最终固定于左侧壁腹膜的尾侧端所形成的条带状结构，是寻找左半结肠外侧Toldt线的尾侧标志点和实施结肠外侧解剖的腹膜切开点，以粘连带为起点向头侧，可见左半结肠系膜和侧腹壁

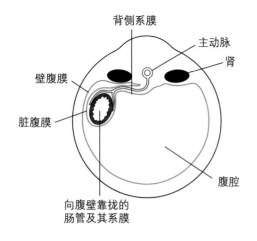

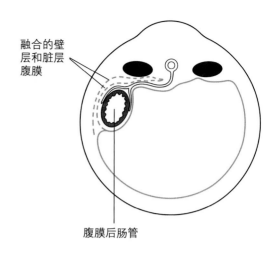

图15-2　结肠转位中

图15-3　结肠转位完成

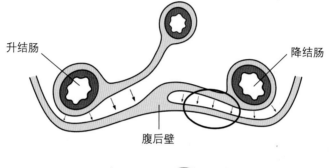

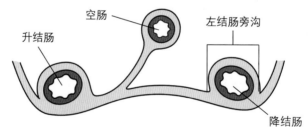

图15-4　右结肠转位过程

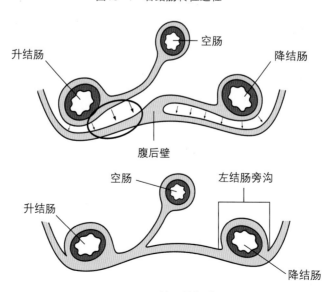

图15-5　左结肠转位过程

之间纵行的Toldt线。右侧没有明显的粘连带，但Toldt线同样存在。对于Toldt线的经典描述是：覆盖于升结肠和降结肠的脏腹膜与侧壁腹膜间的转折线或二者间的过渡线，位于肾前、后筋膜在结肠后外方愈着缘的外侧。

腹膜后隙内借多层次筋膜构成层叠状空间。肾和肾筋膜位于原始腹膜后隙，而消化管位于

原始系膜间隙，随胚胎的结肠旋转后才成为腹膜间位器官，因此，借肾前融合筋膜可将腹膜后隙划分为原生腹膜后隙（primary retroperitoneal space）和次生腹膜后隙（secondary retroperitoneal space）（邱剑光，2010年）。前者借侧锥筋膜再划分为肾旁间隙和肾周间隙，后者则包括位于前方的结肠间隙和位于后方的胰十二指肠间隙。

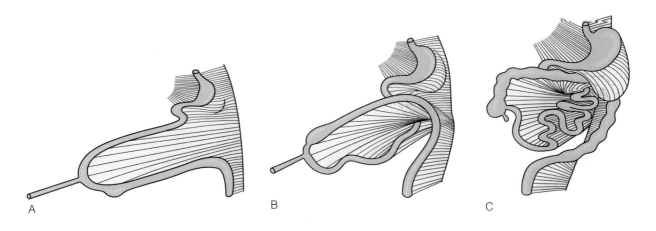

图15-6　原肠转位过程
A. 第6周；B. 第11周；C. 第5个月

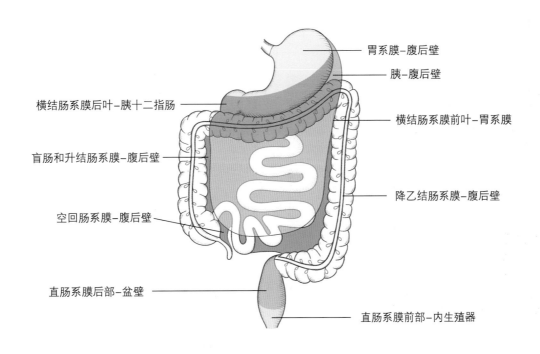

图15-7　系膜融合

融合筋膜间隙的沟通和分部

融合筋膜间隙的沟通

在升、降结肠外侧缘的脏腹膜与壁腹膜移行处的Toldt线又称黄白交界线（yellow-white borderline）（李国新，2006年）（图15-8）。黄白交界线的成因是：脏腹膜深面有较多脂肪组织，呈黄色，而壁腹膜外组织内的脂肪组织较少，呈白色，故透过腹膜可见两者移行处颜色不同。黄白交界线为进入融合筋膜间隙的黄金标志。沿黄白交界线切开腹膜、腹膜外组织，即可见到深面有一层疏松膜状结构，即融合筋膜（图15-9）。融合筋膜向内在中线区与深部结构结合较紧密；向外与侧锥筋膜（lateral conal fascia）相延续，部分融入腹膜外组织中；向上在胰十二指肠后方与膈下筋膜融合；向下覆盖肾、输尿管、生殖腺血管。切开融合筋膜，可见融合筋膜与肾前筋膜之间为一潜在疏松组织间隙，即融合筋膜间隙（图15-10），内有少量疏松结缔组织，无较大血管、神经通过。融合筋膜间隙前后径为2~5 mm，以肾长轴附近最窄，肾外缘处最宽，可因体位不同而改变；间隙向内至中线附近逐渐消失，不与对侧同名间隙明显沟通。沿融合筋膜间隙从外向内做钝性分离，能轻松地将升、降结肠及其原始结肠系膜向内翻起，完成结肠游离，显露后方的肾前筋膜（图15-11）。经黄白交界线切开腹膜和融合筋膜后，首先进入的是肾旁前筋膜间隙，向内进入融合筋膜间隙，向后可进入肾旁后筋膜间隙。左侧的融合筋膜间隙向上可达胰上缘和脾、胃后方，向下至降结肠下端；右侧的融合筋膜间隙向上达结肠肝曲平面，向下至盲肠下端。在升、降结肠占据区，该间隙扩大，形成结肠三角（间隙），三角的外边界是结肠外缘腹膜，前边界是结肠和原始系膜的腹膜，后边界是融合筋膜。三角内主要结构是升或降结肠及进出结肠的血管等结构，分离结肠时严禁进入该间隙，以免损伤间隙内血管。

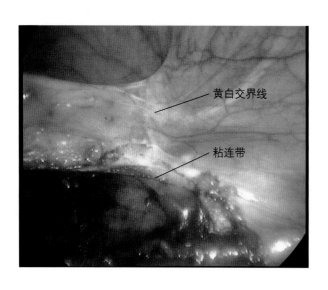

图15-8　粘连带和黄白交界线

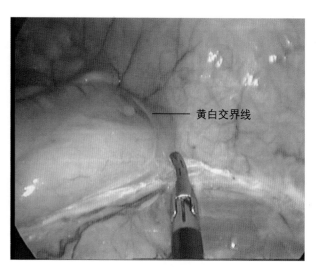

图15-9　切开粘连带

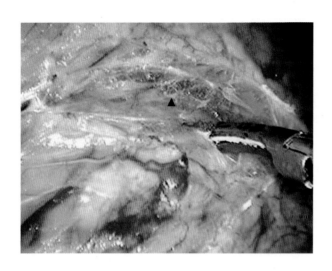

图15-10　融合筋膜间隙（▲）

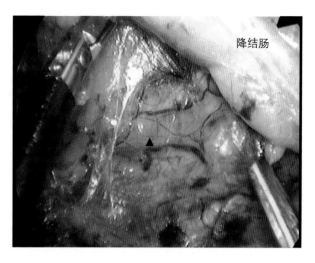

图15-11　肾前筋膜（▲）

■ 融合筋膜间隙的分部

肾前筋膜、融合筋膜外侧部与侧锥筋膜之间形成的间隙为肾旁前筋膜间隙（anterior pararenal fascia space）（图15-12），向内与融合筋膜间隙相通；肾后筋膜、侧锥筋膜与腰方肌筋膜之间形成的间隙为肾旁后筋膜间隙（posterior pararenal fascia space）。侧锥筋膜的来源有不同说法，多数学者认为由腰方肌筋膜向前外延伸而成，被覆于肾后筋膜浅面（后面），在脏、壁腹膜移行处的外侧向前延续为腹横筋膜。肾旁前、后筋膜间隙上、下界为第12胸椎至第3腰椎平面。肾旁前筋

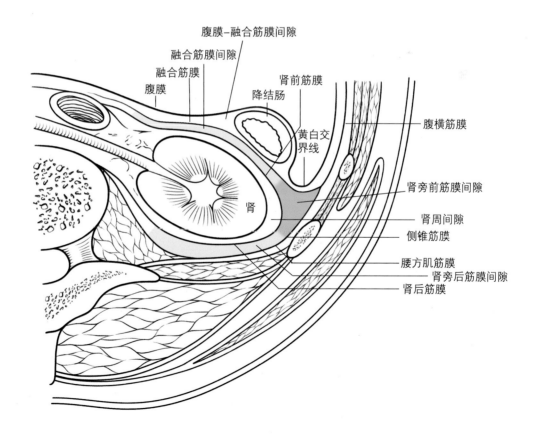

图15-12　肾周间隙

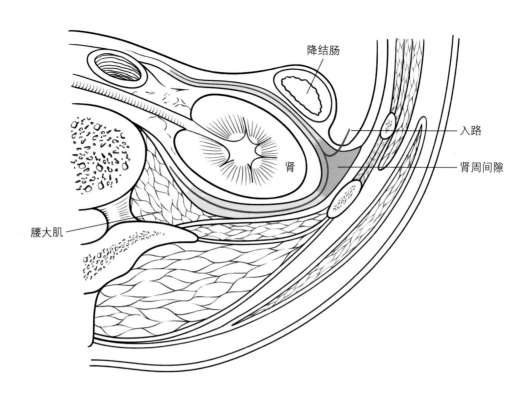

图15-13　进入肾周间隙的途径

膜间隙与融合筋膜间隙、肾旁后筋膜间隙相互沟通，通过这些筋膜间隙（外科平面），能将肾安全地游离（图15-13）。

由于肾前筋膜较致密，融合筋膜间隙狭窄，分离时应将肾前筋膜作为引领正确外科平面方向的重要标志，这样既可保护前方融合筋膜间隙内的结构（结肠及其血管），又可保证肾前筋膜的完整性，使泌尿外科医师和胃肠外科医师都能以此外科平面为基础，完成各自的后续手术操作过程。

肾周间隙和肾旁间隙是两个独立的空间，两者互不相通。肾周间隙（perirenal space）由肾前、后筋膜围成，间隙借其内的筋膜再分隔成肾上腺间隙、肾筋膜间隙和生殖腺血管间隙。肾上腺位于肾筋膜间隙前内上方的肾上腺间隙内。在肾门以下，肾筋膜与肾前融合筋膜之间形成生殖血管间隙，容纳生殖腺血管。

结直肠后部的筋膜和筋膜间隙

李国新等对结肠后部筋膜和筋膜间隙、腹腔镜手术外科平面的选择、手术应用要点和解剖标志做过精准的描述，对腹腔镜手术的开展和推广有重要的指导意义。

胃肠外科医师习惯把横结肠左半、降结肠和乙状结肠称为左半结肠，把横结肠右半、升结肠和盲肠称为右半结肠。

■ 左半结肠后部的筋膜间隙

1. 左半结肠切除术中的外科平面　包括位于降结肠、乙状结肠、结肠脾曲及其系膜与肾前筋膜之间的左结肠后筋膜间隙（图15-14）、横结肠左半与胰尾之间的横结肠后筋膜间隙、横结肠系膜与胃系膜之间的融合筋膜间隙，三者共同形成左半结肠切除术的外科平面（图15-15）。

2. 左半结肠后筋膜间隙的位置和沟通　左半结肠后筋膜间隙即左侧Toldt间隙，是游离降结肠、乙状结肠、结肠脾曲及其系膜的天然外科平面（图15-16）。其内侧界：降结肠原始系膜和乙状结肠系膜根腹膜返折；外侧界：左结肠旁沟腹膜返折；头侧界：胰体、尾下缘，经此与横结肠后筋膜间隙、胰后间隙交通；尾侧界：骶岬，并经此与直肠后间隙交通；前界：降结肠和乙状结肠、结肠脾曲系膜；后界：左侧肾前筋膜。左、右结肠后筋膜间隙通过横结肠后筋膜间隙相连通。

降结肠原始系膜和乙结肠系膜根以肠系膜下动脉为中心，沿腹主动脉左缘向尾侧跨越骶岬延续为直肠右侧腹膜返折。骶岬是腹盆腔最凸出的

骨性标志，是切开乙状结肠系膜根的最佳部位。十二指肠空肠襞是肠系膜下静脉的定位标志（图15-17）。

于骶岬处切断乙状结肠系膜根进入左侧Toldt间隙，分别向头、尾侧扩展，可见位于结肠系膜内的肠系膜下动脉。左侧肾前筋膜覆盖左侧输尿管和生殖腺血管（图15-18），与对侧的肾前筋膜相延续（图15-19），向尾侧越过骶岬与骶前筋膜相延续。

3. 横结肠后筋膜间隙　胰尾前下缘是横结肠系膜根左份的愈着部位。于此切开结肠系膜，即进入横结肠后间隙左半部。横结肠系膜左份与胰的融合范围小，轻轻分离即可将横结肠系膜从胰尾表面游离下来，向左直至结肠脾曲与侧腹壁的融合边界。

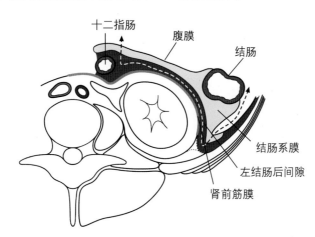

图15-14　左半结肠后间隙及毗邻结构

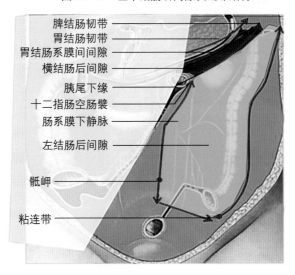

图15-15　左半结肠切除术中的外科平面

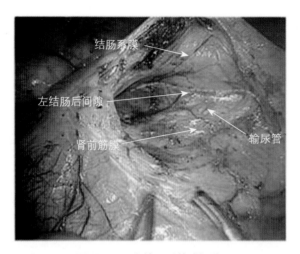

图15-16　左结肠后筋膜间隙

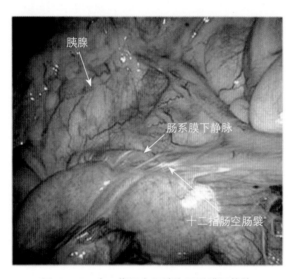

图15-17　十二指肠空肠襞和肠系膜下静脉

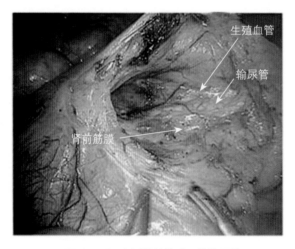

图15-18　左侧肾前筋膜覆盖输尿管

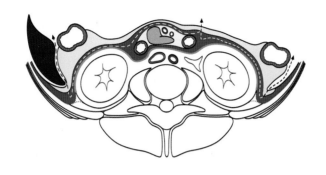

图15-19　左右侧肾前筋膜及间隙的延续和沟通

左侧Toldt线是从外侧游离降结肠的解剖标志。在乙状结肠第一曲外侧缘的粘连带处切开左侧Toldt线，向上直至切断膈结肠韧带，结肠脾曲即从侧腹壁上松解下来（图15-20），将左半结肠及其系膜向中线侧翻转，即可见到深面光滑的肾前筋膜，透过肾前筋膜可见左输尿管向尾侧走行。

在乙状结肠系膜根部的中线侧做腹膜切口，通过此切口在乙状结肠系膜后的疏松结缔组织间隙内开窗，并向上扩展至腹主动脉前面的肠系膜下动脉根部，此时，在光滑的结肠系膜脂肪后方，紧贴主动脉前面，可见一富含神经纤维（上腹下丛）的筋膜层，故将此处及以下的筋膜称为神经筋膜层（张策，2006年），这层主动脉前筋膜延续自左侧的肾前筋膜。

在主动脉前方，继续向头侧延长中线侧腹膜切口直至Treitze韧带下方，可见主动脉前筋膜消失于十二指肠水平部后。贯通左半结肠两侧的腹膜切口，使分离平面向头侧延伸至结肠脾曲，就可在结肠系膜后和小肠系膜根后清晰地观察到主动脉前筋膜层。向尾侧延长左半结肠两侧的腹膜切口，并将分离平面延伸至直肠后间隙，可见肾前筋膜和主动脉前筋膜均越过骶岬前缘进入盆腔，移行为直肠系膜后外侧的盆筋膜壁层，筋膜层内的上腹下丛也移行为盆筋膜壁层内的腹下神经。结肠系膜后的分离操作，实际上是在结肠系膜和肾前筋膜之间的融合筋膜中进行的。然而，这一融合筋膜并无明显成形的结构，并随着分离

的结束而消失。因此，其后方的肾前筋膜是指引正确外科平面的关键结构。

经典的左半结肠切除术是在结肠系膜后外侧的融合筋膜间隙（Toldt间隙）中进行的，这一解剖操作容易，几乎无出血，允许自由移动降结肠。实践表明，将左半结肠向中线侧翻转，就可观察到覆盖于左肾、输尿管、左生殖血管前面光滑的肾前筋膜，向上消失于十二指肠和胰的后方。肾前筋膜不单为肾所独自拥有，还是腹后壁器官和血管、神经的共同外衣。

综述左半结肠切除术各个阶段的分离操作，是沿着连续的肾前筋膜进行的。这一连续的筋膜层覆盖左肾、输尿管和生殖血管表面，向左于Toldt线处与侧腹壁的腹横筋膜相延续，向右覆盖腹主动脉和下腔静脉前面并与右侧肾前筋膜相延续（图15-19），向上走行于十二指肠和胰后方，向下跨越骶岬进入盆腔延续为盆筋膜壁层。在不同部位有不同的存在形式，在结肠后方它是肾前筋膜，在结肠中线侧它是主动脉前筋膜，在直肠后外侧它是盆筋膜壁层。作为腹膜后器官的外衣，肾前筋膜保护了肾、输尿管和生殖血管等重要结构。作为自主神经的载体，它承载了腹腔丛、腹主动脉丛、肠系膜上下丛、上腹下丛、腹下神经和下腹下丛等自主神经。手术中保持肾前筋膜的完整性既可避免重要脏器的损伤，又能保留自主神经的排尿功能和性功能。

左半结肠切除术选择的Toldt融合筋膜平面，

存在于结肠系膜与连续的肾前筋膜、结肠外侧的肾前筋膜、结肠中线侧的主动脉前筋膜、结肠后外侧的盆筋膜脏层之间。这一平面的关键部位是左结肠后间隙，关键血管是肠系膜下动、静脉。维持在左结肠后间隙内解剖，始终保持肾前筋膜的完整性是减少出血、避免输尿管损伤和保护神经的关键措施。

■ 右半结肠后部的筋膜间隙

1. 右半结肠切除术中的外科平面　右半结肠手术的天然外科平面是位于回盲部、盲肠、升结肠、结肠肝曲及其系膜与右肾前筋膜之间的右结肠后筋膜间隙（图15-21）、横结肠右份与十二指肠降部和胰头胰体之间的横结肠后筋膜间隙、横结肠系膜与胃系膜之间的融合筋膜间隙（常被网膜囊取代），三者共同形成右半结肠游离的外科平面（图15-22）。

2. 右结肠后筋膜间隙的位置和沟通　右结肠后筋膜间隙是右半结肠切除术中游离回盲肠、升结肠、结肠肝曲及其系膜的天然外科平面。其内侧界为肠系膜上静脉主干；外侧界为右结肠旁沟腹膜返折；头侧界为十二指肠降部和水平部下缘，经此与横结肠后间隙、胰后间隙交通；尾侧界为小肠系膜根尾端、回盲部；前界为升结肠、结肠肝曲系膜；后界为右侧肾前筋膜。

肠系膜上静脉是腹腔镜右半结肠切除术中的一条主线，是外科平面中线侧入路和右半结肠血管解剖的重要解剖标志。肠系膜上静脉是小肠和升结肠系膜的分界线，也是右侧结肠后间隙的中线侧界。术中于该静脉和回结肠血管蒂相交处，紧贴回结肠血管蒂下缘切开结肠系膜，即进入右结肠后筋膜间隙（图15-23）。

右结肠后筋膜间隙又称右侧Toldt筋膜间隙，是右结肠及其系膜和右侧肾前筋膜之间充满疏松结缔组织的融合筋膜间隙。右侧肾前筋膜覆盖右侧输尿管和生殖腺血管，向中线侧越过腹主动脉和下腔静脉之前与左肾前筋膜相延续。向头侧覆盖右侧肾、肾血管，走行于十二指肠降部和胰头体后方。术中维持正确的外科平面可保持结肠系膜和肾前筋膜的完整性。

右侧Toldt线是从外侧游离右半结肠的解剖标志，它是盲肠外侧襞至肝结肠韧带间的一条黄白交界线（图15-24）。这一交界线，从解剖结构角度看是升结肠脏腹膜与壁腹膜的分界线，肾前筋膜与肾后筋膜的外侧愈着边界；从外科角度看是盲肠、升结肠外侧的腹膜切开线，是进入右结肠后间隙的外侧入路。沿此线向头侧切开，直至切断肝结肠韧带，可将结肠肝曲松解游离。

3. 横结肠后筋膜间隙　位于横结肠系膜与胰十二指肠之间，是左、右结肠后筋膜间隙的通道。胰颈下缘、胰头和十二指肠降段前面是横结肠系膜根右份愈着的部位。于十二指肠水平段下缘切开结肠系膜，即进入横结肠后筋膜间隙，向右直至结肠肝曲与侧腹壁的融合边界。

李国新等认为，从胚胎学角度来看，Toldt线是结肠系膜在发育过程中与后外侧腹壁的愈着边界；从解剖结构角度看是富含脂肪的结肠脏腹膜与少含脂肪的侧壁腹膜的分界线和两者表面腹膜的返折部位；从外科角度看是左、右半结肠外侧分离的腹膜切开线，是寻找正确外科平面的金标志。在Toldt线处切开腹膜后，只需轻柔分离就能将左、右半结肠向中线侧翻转，进入无血管而充满疏松结缔组织的Toldt筋膜间隙，从而保留结肠及其系膜和后方肾前筋膜的完整性，既能维护肿瘤学安全，又能做到基本无血操作，符合微创外科的原则。

对肾前筋膜的认识尚有争议。泌尿外科将其作为经腹显露肾、输尿管的重要界面。胰腺外科认为它是胰体后方Treitze筋膜的延续。对于结肠外科来说，肾前筋膜是结肠游离以后存留于腹后壁的一层标志性结构，在不同手术阶段和不同解剖部位有不同的分布形式。

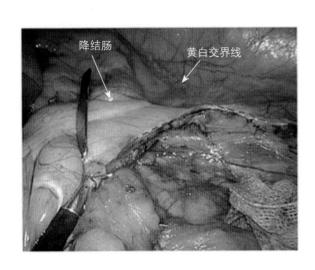

图15-20　左侧Toldt线

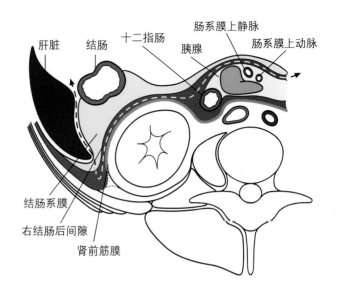

图15-21　右结肠后间隙及周围结构

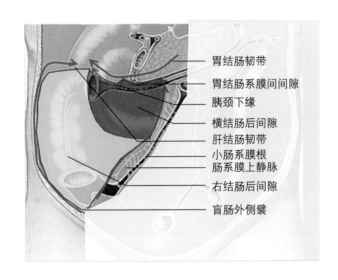

图15-22　右半结肠切除术中的外科平面

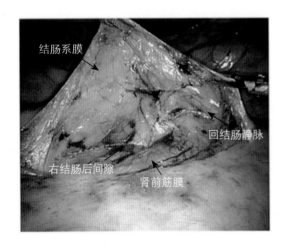

图15-23　右结肠后间隙

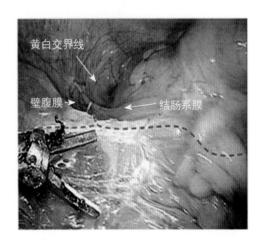

图15-24　右侧黄白交界线

■直肠后筋膜和筋膜间隙

李国新、杨晓飞等对直肠后筋膜及其间隙进行了详细的解剖学观测，并在临床实践中得到了充分验证。直肠后外侧的盆筋膜壁层，腹腔镜下可见盆筋膜壁层紧贴直肠系膜后外侧，向上延续于肾前筋膜和主动脉前筋膜，它包含腹下神经等自主神经并覆盖盆侧壁的输尿管盆段，即主动脉前方的筋膜与盆筋膜壁层相延续，肾前、后筋膜会合后沿着腰大肌前外侧缘延续至盆腔内。包含有自主神经纤维的盆筋膜壁层覆盖盆段输尿管，这是它与腹主动脉前筋膜和肾前筋膜延续的有力旁证。

术中游离乙状结肠系膜，于骶岬处可见肾前筋膜与骶前筋膜相延续。向左侧牵拉乙状结肠，可暴露富含脂肪的直肠系膜被直肠深筋膜覆盖。骶前筋膜位于直肠深筋膜之后，在第4骶椎水平以下，骶前筋膜和直肠深筋膜融合后向下延伸，称为直肠骶骨筋膜（Waldeyer筋膜）。梨状肌筋膜位于骶前筋膜之后，在骶孔前的外侧缘与骶骨骨膜融合。

在直肠壁后方和骶骨之间，从前向后依次存在直肠深筋膜、骶前筋膜和梨状肌筋膜。处在中间的骶前筋膜将直肠深筋膜和梨状肌筋膜之间的间隙分为直肠后间隙和骶前间隙，向前方牵拉直肠可清楚看到，这两个无血管间隙向前外扩展。

Denonvilliers（1836年）描述在直肠与膀胱（女性）或与膀胱、精囊腺和前列腺（男性）之间存在薄层致密组织，并将其命名为Denonvilliers（邓氏）筋膜。该筋膜由前、后层组成，后层向后外侧延伸并与直肠深筋膜相延续；前层向后外侧延伸并与骶前筋膜相延续。邓氏筋膜两层之间的间隙延伸至直肠后间隙，其前层前面的间隙延伸至骶前间隙（图15-25）。

在直肠周围有两个相连续的筋膜环，即直肠深筋膜和邓氏筋膜后层组成的覆盖直肠系膜的筋膜环；骶前筋膜和邓氏筋膜前层组成的环绕在直肠周围的第二个筋膜环，这一筋膜环将直肠周围间隙分为直肠后间隙和骶前间隙（图15-26）。

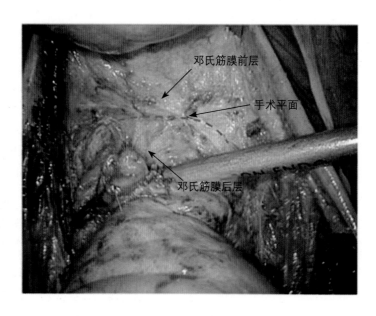

邓氏筋膜前层
手术平面
邓氏筋膜后层

图15-25　邓氏筋膜

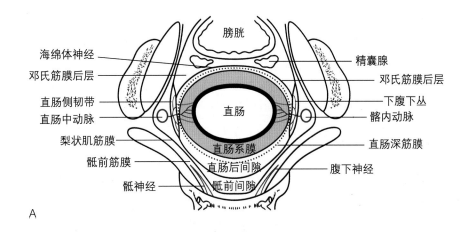

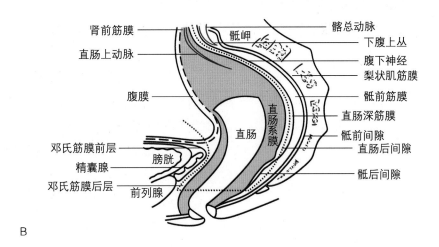

图15-26 直肠周围筋膜间隙（虚线表示直肠肿瘤根治术的正确外科平面）
A. 水平切面；B. 矢状切面

泌尿外科关注的肾周筋膜和腔隙

邱剑光等对腹膜后筋膜，特别是肾周筋膜和间隙从泌尿外科角度进行了解剖学观测，并在临床实践的基础上，总结出较为系统的与既往不同的理论。考虑到侧锥筋膜是日语词汇，意为在肾锥体（renal cone）侧方的筋膜，认为将其改称为"锥侧筋膜"可能更符合汉语习惯。关于肾周间隙的命名，考虑到这一间隙与其筋膜间隙相比为较大的三维空间，称肾周腔隙可能更易于理解。

■ 腹膜后筋膜的层次

一般认为腹膜后筋膜可分为3层。①内层：在腹膜后面包裹肠管及其血管神经。②中层：为肾筋膜，包裹肾、肾上腺、输尿管及其血管、神经。③外层：为腰肌筋膜。腹膜后筋膜形成腹膜后筋膜间隙的边界。在肾区，对于外科来说具有重要意义的筋膜为肾筋膜。

■肾筋膜的分布

肾筋膜（renal fascia）最早由Gerota描述，又称Gerota筋膜，为腹膜后筋膜的中层。肾筋膜又分为前、后层，覆盖于肾及肾周筋膜间隙内的脂肪组织（图15-27~29）。前层（Toldt筋膜）后外侧的脂肪组织较前面明显增厚，男性的脂肪组织较女性的更多，男性的主要位于前外面，女性的主要位于结肠外侧。前层覆盖肾、肾上腺表面，在腹主动脉、下腔静脉前面与对侧前层相延续。

后层（Zuckerkandl筋膜）又可分为2层，即浅层的锥侧筋膜和深层的固有肾筋膜。后层较前层明显增厚，在腰大肌、腰方肌前面与腹横筋膜相融合。后层于中线附近附着于脊柱侧面，并与前层筋膜相融合，其中混杂有环绕腹主动脉、下腔静脉、肾动脉、肾静脉及肠系膜上动脉的结缔组织。由于肾筋膜前、后层与大血管周围的结缔组织融合，因此肾周间隙的内侧实际上是封闭的。

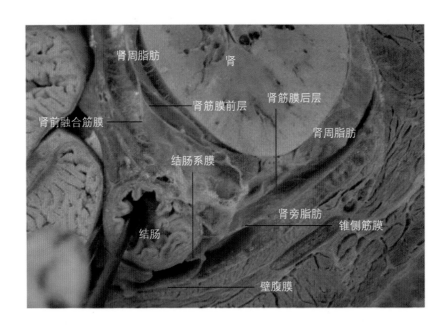

图15-27　肾筋膜

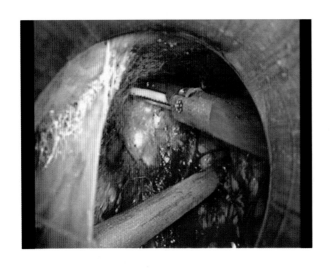

图15-28　肾周筋膜间隙整理

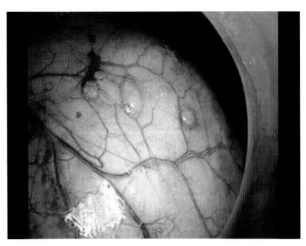

图15-29　整理后的肾周筋膜间隙

邱剑光进一步观察了肾后筋膜和肾前筋膜的多层膜结构（图15-30）。在锥侧筋膜的外侧，即锥侧筋膜和锥旁筋膜之间是锥侧脂肪。锥侧脂肪是邱剑光新近提出的概念。锥侧脂肪在CT图像（图15-31）和术中解剖（图15-32，33）都能看到。

锥侧筋膜从腰大肌筋膜外缘增厚处发出，发出后走行于肾筋膜后层的后方。锥侧筋膜的内侧部分与肾筋膜贴合较紧密，在术中难以分层。锥侧筋膜向前越过肾筋膜后层后，跨过腹膜返折愈着于腹膜外筋膜的外方。锥侧筋膜、腹膜外筋膜、肾筋膜三者形成一个三角形的筋膜间隙。

锥旁筋膜也是从增厚的腰大肌外侧缘发出的，向前走行于锥侧筋膜和锥侧脂肪外侧。在起始部及肾脏中上部，锥旁筋膜与锥侧筋膜贴合较紧密，但在肾门以下，二者之间的间隙逐渐变宽，内填充锥侧脂肪。因为以上的贴合关系，锥侧脂肪在肾中下部主要位于肾脏前外侧，但在肾下极向下逐渐变成一块宽平的脂肪（图15-34，35）。

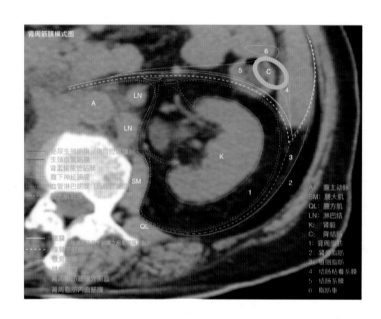

图15-30　肾周筋膜结构（CT）

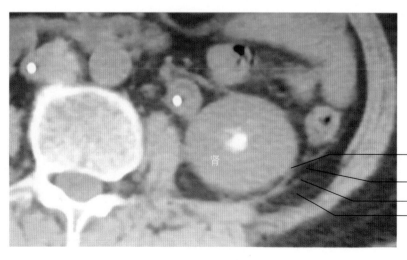

图15-31　锥侧脂肪

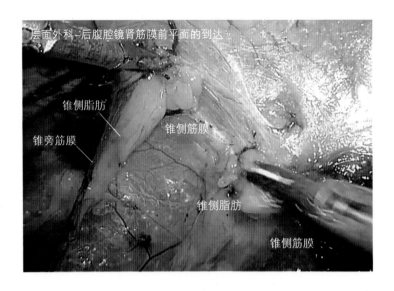

图15-32　锥侧脂肪和锥侧筋膜

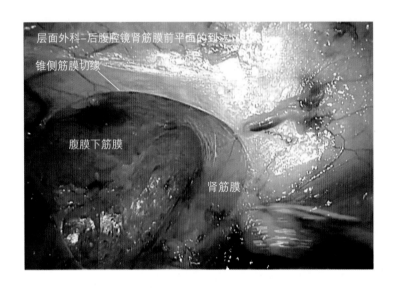

图15-33　锥侧筋膜愈着于腹膜外筋膜后方

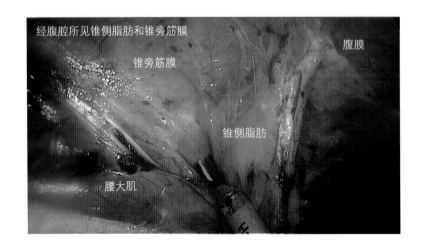

图15-34　经腹膜所见锥旁筋膜和锥侧脂肪

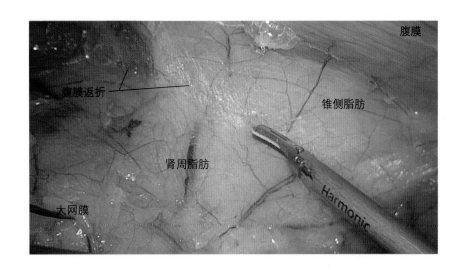

图15-35　经腹膜所见肾周脂肪、锥侧脂肪和腹膜

在腹腔镜下，邱剑光把肾前筋膜分为3层，即结肠融合筋膜、肾前融合筋膜和固有肾筋膜前层（图15-36），在肾筋膜前层的前外侧，融合筋膜的3层是分开的，以致升、降结肠的内侧能够移动。这实际上是广义的肾前筋膜。在肾门以内，结肠融合筋膜的后方，可见到位于胰十二指肠前、后方的胰十二指肠前、后融合筋膜。结肠融合筋膜和结肠脏腹膜形成结肠间隙（colon space），容纳结肠和结肠系膜内结构。结肠融合筋膜附着在肾前融合筋膜前方，肾前融合筋膜附着部的最外侧止点即为Toldt线（图15-9，37）。胰十二指肠前、后融合筋膜形成胰十二指肠筋膜间隙，容纳胰十二指肠和系膜内结构。肾前融合筋膜向外侧与壁腹膜外筋膜相延续，在腹主动脉的前外侧与同侧结肠融合筋膜内侧相延续。

在手术中可以观察到肾筋膜是一个连续包绕于肾周围的筋膜结构。肾筋膜总体上较锥侧筋膜和锥旁筋膜薄弱。肾筋膜后层在腰大肌弧最前端的切线处与腰大肌筋膜愈着，向外走行于腰大肌筋膜前方并向前转至锥侧筋膜前方（图15-38）。在锥侧筋膜的起始部分，肾筋膜后层与锥侧筋膜愈着较紧密，但在2~3 cm后逐渐分开。

在升、降结肠的外后方，肾筋膜前、后层融合成为一层。由于这一层可清楚地显示在CT影像中，因而在影像学上称为结肠旁筋膜，它是肾前、后旁间隙的分界线（图15-39）。结肠旁筋膜与腹膜后筋膜在Toldt白线处融合，形成肾前旁间隙的外侧缘。虽然结肠旁筋膜与腹横筋膜不相融合，但是向前外层环绕腹后壁扩展，由于脂肪组织的扩展，形成放射学上的侧面条纹。

腰肌筋膜覆盖于腰方肌和腰大肌前方，在肾门水平，腰方肌外缘分成两层：后层走行于腹横肌深面，与腹横筋膜相延续；前层走行于肾筋膜后层浅面，参与构成锥侧筋膜，有人认为此层即为锥侧筋膜的起始处。关于锥侧筋膜的来历和去向，各家描述尚有争议。在肾门水平，锥侧筋膜向前与壁腹膜外侧贴附，到达腋前线后脱离壁腹膜形成筋膜桥（fascia bridge）。筋膜桥向前内侧走行，与腹横肌深面的腹横筋膜相融合。筋膜桥将腹膜外间隙分隔成腹膜外脂肪间隙和肾旁间隙，分别容纳腹膜外脂肪和肾旁脂肪。在肾门以下，腰肌筋膜在腰大肌的外侧即开始分成腹横筋膜（覆盖于腰方肌和腹横肌深面）和锥侧筋膜（覆盖于肾筋膜后层浅面）。横断面上，锥侧筋膜的起始部逐渐由肾门水平的腰方肌外缘移行到腰大肌外缘，终末部即筋膜桥的起始部逐渐由肾门水平的腋前线移行为肾下方的腋中线，因此，肾旁间隙亦由前往后扭转。

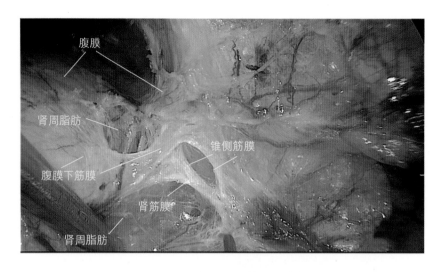

图15-36　肾门水平腹膜返折诸筋膜

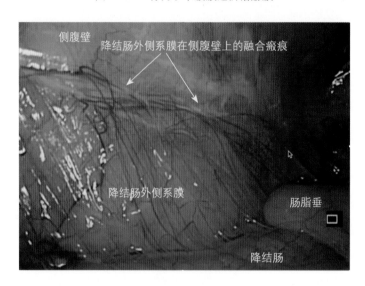

图15-37　系膜侧腹膜与结肠后腹膜融合

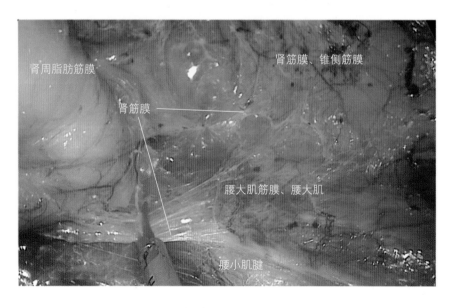

图15-38　肾筋膜、腰大肌筋膜和肾周脂肪筋膜

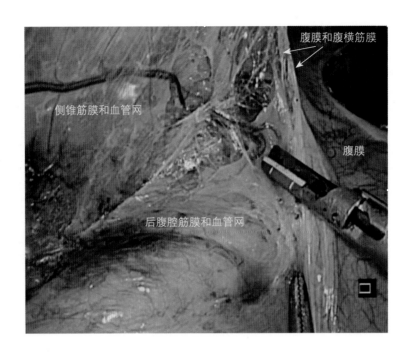

图15-39　肾周筋膜和筋膜间隙

肾筋膜前、后层围成肾周间隙，其内容纳肾、肾周脂肪、肾盂和输尿管等。肾筋膜前、后层在肾外侧会合的模式有两种：一是舌状会合，位于肾门及以上水平。即在肾的前外侧，肾筋膜前层随锥侧筋膜向前内走行，在邻近后层时与后层相靠拢并粘贴，形成向前内的一个舌状突起。舌状突起随锥侧筋膜一起附着于壁腹膜的后方。二是平滑会合，位于肾门以下水平。即在肾的前外侧，肾筋膜前、后层平滑过渡会合，并不与腹膜后面及肾前融合筋膜相附着。

肾盂和输尿管有独立的肾盂输尿管鞘（pelvicoureteral sheath），该鞘从肾窦前、后唇发出，包绕肾盂、输尿管及其周围脂肪。肾盂输尿管周围脂肪是肾窦脂肪的延续。在肾下极水平以下，肾盂输尿管鞘的后壁与腰大肌筋膜愈着，输尿管走行于腰大肌前方，不随呼吸移动。在腹膜后筋膜外方，有独立的腹下神经筋膜鞘。肾门处肾动脉和肾静脉则分别有延续于腹主动脉鞘和下腔静脉鞘的血管筋膜鞘包裹。

■ 肾筋膜间的外科平面

肾前、后筋膜这一多层膜结构的间隙为肾筋膜间平面（renal interfascial plane）或筋膜间间隙（interfascial space）。该平面又分为肾前筋膜间的系膜后平面（retromesenteric plane）、肾后筋膜间的肾后平面（retrorenal plane）和锥侧筋膜平面（lateral conal plane）。这些潜在平面在肾前、后筋膜及锥侧筋膜交界处互相沟通，腹膜后间隙积液可沿肾筋膜间隙平面进入盆腹膜外隙，向上可达膈肌下，并经主动脉裂孔进入后纵隔。

肾周间隙形似倒置的锥体，其内容纳有肾、肾上腺、输尿管和出入肾门的血管及肾周脂肪（图15-40）。肾筋膜前、后层在肾上腺上方与膈筋膜融合，封闭肾旁间隙的头端。但这并不是完全性封闭，肾旁气体可由此进入纵隔。在盆腔，肾筋膜后层与腹横筋膜融合，而肾筋膜前层包绕输尿管鞘，并延续至膀胱。肾筋膜前、后层的内、外两侧相互融合，向下则两层分离，并延续至盆腔。因而肾筋膜被描述成一向下开口的囊袋。在肾外伤时，积液可流向尾侧方向。

肾筋膜外侧延伸和附着方式有3种类型：Ⅰ型为肾前、后筋膜在肾外侧融合成单一的锥侧筋膜，切开最外层的锥侧筋膜后显示肾前筋膜及其前方的肾旁前间隙，白色网状纤维束为此层面标志；Ⅱ型为肾后筋膜的外侧份分为前、后层，前层于肾外侧续于肾前筋膜，后层向外侧续为锥侧筋膜，肾前筋膜和锥侧筋膜亦相延续，切开肾后筋膜后层，显示肾前筋膜与锥侧筋膜相延续的膜状结构；Ⅲ型为肾前、后筋膜分别经肾前、后面行向外侧，观察不到锥侧筋膜结构，切开肾后筋膜，显示肾周脂肪及其前方的无脂肪分离平面。Ⅱ型出现率较高。分型研究有利于正确定位肾旁前间隙。

腹横筋膜为腹内筋膜的一部分，与融合筋膜不同，为一层较坚韧的结缔组织膜，位于腹横肌的深面，与髂筋膜、盆膈筋膜、股鞘、股管、精索内筋膜相延续，并与腰大肌筋膜相融合。

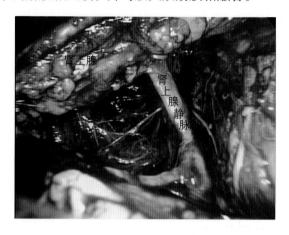

图15-40　肾周间隙内的肾上腺（张旭教授惠赠）

胰腺筋膜和筋膜间隙

胰腺发生于原始胃系膜，是供应前肠的腹腔干及其分支的必经之路。尽管在胚胎发育过程中，胰腺与体壁之间形成了复杂的融合关系，但这并未改变胰腺作为胃十二指肠血管枢纽的地位。这一枢纽集中了往来于体壁与胃、十二指肠、胃系膜衍生物（脾脏、胰腺、肝脏和胆管）之间的所有血管。胰腺及其筋膜和筋膜间隙的解剖不仅对胰十二指肠手术有重要意义，它也是腹腔镜下胃手术的解剖操作中心，具有同样的重要意义。

李国新、吴涛、刘兴国、张策等对胰腺筋膜及筋膜间隙进行了系统观测，为腹腔镜胰十二指肠切除术和胃癌切除术中，外科平面的建立和相关解剖标志的确认提供了解剖基础。

■ 横结肠系膜、胰前后筋膜及胰后融合筋膜

胃背系膜后层的后叶与腹后壁腹膜融合形成胰后筋膜，向下包绕胰腺后方并继续下行与胰前筋膜相融合，组成横结肠系膜前叶。分离横结肠系膜前叶时可见胰前、后筋膜在横结肠系膜前叶发生融合的位置不固定，并且没有明显的融合线或融合面，胰后筋膜在横结肠系膜的中下部逐渐消失，与胰前筋膜融合或形成边界不明显的游离缘，有2~3支来自脾动脉的分支贴在胰腺后筋膜前方下走行。愈接近胰腺下缘，胰后筋膜愈发明显，横结肠系膜前、后叶之间的间隙出现边界不确定的分层。此时容易出现游离方向错误，在游离方向靠近横结肠系膜后叶时，分离层面极易进入胰后筋膜与肾前筋膜之间的胰后Toldt间隙。胰后Toldt间隙内充满疏松结缔组织，为易于分离的无血管平面，向上可游离至胰体和胰尾后方。胰后Toldt间隙后边界为肾前筋膜，胰后筋膜受牵拉时与肾前筋膜间具有一定的滑动性，在腹腔镜下可直视确认。

胰头十二指肠前、后方的筋膜间隙

打开胃结肠韧带可见胰前筋膜。采用Kocher切口打开十二指肠侧腹膜后，将胰头十二指肠向左侧翻起，可见整个胰头十二指肠被筋膜包裹，其血管弓及胆总管等都被包裹在此筋膜囊内。沿着脾的外侧打开左侧腹膜，将脾和胰体尾向右侧翻起，可见胰体、尾被包裹在胰的筋膜囊内。前面是胰十二指肠前筋膜，后面是胰十二指肠后筋膜，两者在右侧与十二指肠外侧筋膜延续，在左侧与左侧筋膜延续。胰十二指肠前筋膜向上覆盖肝总动脉、胃左动脉和脾动脉，并继续向上延伸，与胰十二指肠后筋膜融合。胰十二指肠后筋膜在胰下缘分为2层：前层与前筋膜融合，肠系膜血管在胰下缘从此融合处穿出向前下行走，向下与横结肠系膜前层融合；后层与肾前筋膜融合形成融合筋膜，两层筋膜可完整剥离开。

由于包绕胰和十二指肠的胃十二指肠背系膜后层的后面与腹后腹膜相融合，便形成了胰后融合筋膜。位于腹主动脉右侧的称为胰后Toldt筋膜，向下与升结肠后侧的融合筋膜相延续（图15-41）。位于腹主动脉左侧的为胰后Treitz筋膜，分布于胰体尾部和脾动、静脉的后方，左肾筋膜前层的前方，向下与降结肠后的融合筋膜相延续。

在右侧术区，胰前筋膜向胰头十二指肠前方延续，与升结肠系膜融合并从前方包绕胰头和十二指肠降部，形成胰十二指肠筋膜。该筋膜与胰腺深筋膜之间的解剖间隙有大量疏松结缔组织，筋膜在受牵拉时筋膜之间发生相对移位，在腹腔镜下能明确识别。从胰腺前方沿着胰前筋膜与胰腺深筋膜间的间隙向右下方分离至胰头，操作平面始终位于此间隙内。位于左肾前筋膜与胰十二指肠后筋膜之间的融合筋膜间隙称为Treiz筋膜间隙。

胰腺筋膜间的间隙和网膜囊后间隙

胰前、后筋膜与网膜囊后壁的上份与胃脾韧带相互延续，将胰腺、脾、腹腔干及其分支均包绕在内，筋膜间内存在相互贯通的潜在解剖间隙。此间隙的后方为相互贯通的Treiz筋膜间隙和Toldt筋膜间隙，与肾和肾上腺前方的肾前筋膜边界明显，易于分离。

自胰腺上缘的胰后间隙继续向头侧解剖，进入网膜囊后间隙，此间隙是完整切除胃网膜的重要平面。脾动、静脉被网膜囊后壁后方的结缔组织形成的血管鞘包裹，并嵌入胰实质内。脾动脉

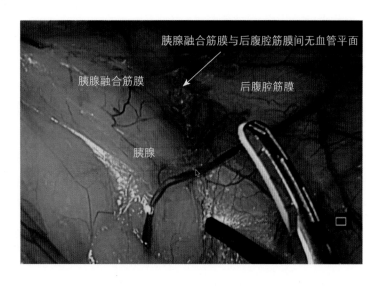

图15-41 胰腺融合筋膜与腹膜后筋膜间的无血管平面

通过胰支"骑跨"于脾静脉之上。胰体、尾借胰背动脉、胰大动脉、胰尾动脉和胰静脉"悬挂"于脾动、静脉之下。

解剖研究证实，找到左侧生殖血管即意味着进入了左肾旁前间隙，沿该血管由下向上分离可直达胰后间隙。腹膜是肾旁前间隙的腹侧标志，脾动脉是胰上缘的标志，左肾静脉为胰下缘的标志，左膈结肠韧带为到达胰尾的标志，肠系膜上静脉左缘与胰下缘交点为到达胰颈的标志。腹腔镜下胰体、尾手术经左肾旁前间隙入路能获得足够的操作空间。

Toldt间隙位于胰后筋膜与肾前筋膜之间，其内有疏松结缔组织，向右与右侧Treiz筋膜相连。如要清除胰后淋巴结或需要联合切除胰尾和脾，从脾外侧缘进入，沿胰后筋膜与肾前筋膜间的Toldt间隙向右分离，将胰体尾、脾和脾动脉向右侧掀起，可从后方对脾血管进行处理。位于胰头十二指肠后方、右肾前筋膜前方的Treiz筋膜与腹主动脉左侧的Toldt筋膜相互延续，从十二指肠降部右侧行Kocher切口，进入Treiz筋膜间隙并沿此平面向内侧分离，可将胰头和十二指肠整个向内侧掀起，以清扫胰头后淋巴结。

■ 胃手术的外科平面和血管标志

李国新、余江、张策等系统总结了腹腔镜下胃手术的外科平面和血管标志，这对于手术安全有重要指导意义。

1. 离断胃结肠韧带进入胰前间隙　切开胃结肠韧带的横结肠附着缘，可进入大网膜与横结肠系膜之间的间隙。这一间隙从胃结肠韧带横结肠附着缘直至胰腺下缘，包含疏松的结缔组织。自胰腺下缘向头侧，可进入胰腺被膜与实质之间的胰前间隙。

2. 在胰前间隙中解剖胃网膜左血管　离断胃结肠韧带的横结肠附着缘，向左侧至脾胃韧带移行处，在胰尾上缘的胰前间隙，可见到发自脾动脉的胃网膜左动脉。

3. 在胰后间隙中解剖肠系膜上静脉　在胰颈下缘的胰后间隙可找到肠系膜上静脉，也可根据横结肠系膜中的中结肠血管追溯。于胃窦下方游离胃网膜和横结肠系膜，在胃窦下方的网膜内，可定位胃网膜右血管。在胰钩突前表面，找到汇入肠系膜上静脉的Henle干，再向胃窦方向追溯，也可定位胃网膜右血管。

4. 在胰前、后间隙中解剖肝总动脉及其分支　解剖胃窦下后面与胰头之间的间隙，定位胃十二指肠动脉。沿胃十二指肠动脉向近心端解剖，可追溯腹腔干及其主要分支。于胰体上缘和肝脏面之间，紧贴胰体上缘切开肝胰襞，进入胰体上后方的胰后间隙，定位肝总动脉。在胰腺上缘，胰前、后间隙与网膜囊后间隙相通。将胃向头侧翻转时，可见胃右动脉位于肝十二指肠韧带内的肝固有动脉的前方。

5. 在胰后间隙中解剖腹腔干及其分支　在胰体上缘的隆起处解剖胰腺被膜，进入胰上缘的胰后间隙，定位腹腔干及其肝总动脉和脾动脉。翻转胃体，在胰体和胃小弯之间的胃胰襞内解剖，定位胃左血管。以上步骤可将胃及其相关结构整体切除。

■ 小结

腹膜后筋膜和筋膜间隙真可谓"横看成岭侧成峰，远近高低各不同"，形态若隐若现，分布错综复杂，且至今有的结构及其毗邻尚未完全阐明，对有的结构认识尚有分歧。随着在腹腔镜下对筋膜更深层次的精细解剖研究，腹膜后筋膜和筋膜间隙的解剖知识也会历久常新。研究过程证明，建立腹腔镜下发育解剖学概念，有利于正确认识器官的毗邻关系，有利于外科平面的选择和构建，有利于手术方案设计和操作安全，也能为新术式的设计提供解剖学依据。

腹腔镜下手术，与传统开腹手术主要依靠手

的触觉所不同的是，器官或组织的确认主要依靠视觉，只要尚有一层不透明的膜状组织覆盖靶器官，就难以获得准确的器官或结构确认，弥补这一劣势最好的方法无疑是更加详尽和针对性的局部解剖学知识。

腹腔镜下外科平面为潜在的筋膜间隙，是胚胎时期不同胚层或结构相邻的界面，其间为疏松结缔组织，无重要血管和神经通过，容易分离，故只有进入自然的外科平面（解剖层面），正确

识别解剖标志，才能安全地到达靶区。建立腹腔镜下腹膜后筋膜间隙外科平面的解剖学概念，不仅有助于腹腔镜下靶器官切除的顺利进行，还可为手术规范的建立奠定理论基础。

在腹腔镜手术中，只有把既往的外科解剖学理念转变为解剖外科学理念（from surgical anatomy to anatomical surgery），才能真正提高腹腔镜手术的质量。

（丁自海　邱剑光　陈　韬）

主要参考文献

1. 钟世镇, 丁自海. 发展微创外科解剖学基础研究. 中国微创外科杂志, 2004, 4(3):181.

2. 丁自海, 钟世镇. 微创外科解剖学研究中存在的问题及对策. 中国临床解剖学杂志, 2005, 23(2):115-117.

3. 邱剑光, 高新, 湛海伦, 等. 后腹腔建立扩大与整理技术的临床解剖学研究. 中国临床解剖学杂志, 2005, 23(6):627-630.

4. 邱剑光, 高新, 朱建国, 等. 肾周腹膜后隙腔镜下解剖特征及其临床应用. 中华泌尿外科杂志, 2005, 26(2):91-93.

5. 李国新, 丁自海, 张策, 等. 腹腔镜下左半结肠切除术相关筋膜平面的解剖学观察. 中国临床解剖学杂志, 2006, 24(3):298-301.

6. 李国新, 丁自海, 张策, 等. 腹腔镜下肠系膜下血管的临床解剖学. 解剖学杂志, 2006, 29(6):624-626.

7. 张策, 李国新, 余江, 等. 腹腔镜全直肠系膜切除术中输尿管保护的临床解剖. 解剖学杂志, 2006, 29(3):360-361.

8. 张策, 丁自海, 李国新, 等. 全直肠系膜切除相关盆自主神经的解剖学观察. 中国临床解剖学杂志, 2006:24(1):60-64.

9. 张策, 李国新, 丁自海, 等. 直肠癌外科与自主神经保留: 肠系膜下动脉结扎的神经解剖因素. 南方医科大学学报, 2006, 26(1):49-52.

10. 吴涛, 李国新, 丁自海, 等. 腹腔镜下远端胃癌根治术中胃背系膜及系膜间隙的解剖学特点. 中国临床解剖学杂志, 2007, 25(3):251-254.

11. 李国新, 张策, 余江. 腹腔镜辅助远端胃癌D2根治术:基于解剖的艺术. 外科理论与实践, 2007, 12(6):533-538.

12. 邱剑光. 肾周腹膜后隙微创临床应用解剖学研究. 中山大学博士论文, 2007.

13. 张策, 余江, 王亚楠, 等. 胰腺和胰周间隙的活体解剖学

特点及其对腹腔镜远端胃癌D2切除术的启示. 中华胃肠外科杂志, 2009, 12(2):117-120.

14. 丁自海, 吴涛, 张策, 等. 腹腔镜下腹膜后筋膜间隙外科平面的解剖观察. 解剖学报, 2009, 40(2): 328-331.

15. 马鑫, 李宏召, 王超, 等. 后腹腔镜下肾筋膜应用解剖分型. 临床泌尿外科杂志, 2009, 24(5): 330-334.

16. 邱剑光, 陈锡慧, 袁晓旭, 等. 腹膜后间隙筋膜分层及筋膜间隙的临床解剖学研究. 中国临床解剖学杂志, 2009, 27(3):251-255.

17. 吕荣林, 钱伟峰, 李恒建, 等. 胰筋膜及其间隙的解剖学研究. 苏州大学学报（医学版）, 2010, 30 (4):757-758.

18. 杨晓飞, 李国新, 钟世镇, 等. 肠系膜下动脉根部自主神经保护的解剖学基础. 中国临床解剖学杂志, 2013, 31(5):497-500.

19. 池畔, 李国新, 杜晓辉. 腹腔镜结直肠肿瘤手术学. 北京: 人民卫生出版社, 2013.

20. Susan Standring. 格氏解剖学. 41版. 丁自海, 刘树伟, 主译. 济南:山东科学技术出版社, 2017.

21. 寺地敏郎. 腹腔鏡でわかる後腹膜の解剖. Urology View, 2003, 1:8-13.

22. Congdon ED. The cone of renal fascia in the adult white male. Anat Rec, 1941, 80: 289-293.

23. Dodds WJ, Darweesh RM, Lawson TL, *et al.* The retroperitoneal spaces revisited. AJR Am J Roentgenol, 1986, 147:1155-1161.

24. Korobkin M, Silverman PM, Quint LE, *et al.* CT of the extraperitoneal space:normal anatomy and fluid collections. AJR Am J Roentgenol, 1992, 159:933-942.

25. Molmenti EP, Balfe DM, Kanterman RY, *et al.* Anatomy

of the retroperitoneum: observations of the distribution of pathologic fluid collections. Radiology JT−Radiology, 1996, 200: 95−103.

26. Raptopoulos V, Touliopoulos P, Lei QF, *et al.* Medial border of the perirenal space:CT and anatomic correlation. Radiology JT−Radiology, 1997, 205:777−784.

27. Gore RM, Balfe DM, Aizenstein RI, *et al.* The great escape: interfascial decompression planes of the retroperitonemn. AJR Am J Roentgenol, 2000, 175(3):363−370.

28. Yamaguchi, S, H. Kuroyanagi. Venous anatomy of the right colon:precise structure of the major veins and gastrocolic trunk in 58 cadavers. Dis Colon Rectum, 2002, 45(10): 1337 −1340.

29. Terachi T. Anatomy of the retropetitoneum on laparoscopic. Urology View, 2003, 1(1):8 −13.

30. OkazBki T, Ikgawa S, Urushihara N, *et al.* Toldt's fascia flap: a new technique for repairing large diaphragnmtie hernias. Pediatr Surg Int, 2005, 21(1):64−67.

31. Niculescu, M. C, V. Niculescu. Correlations between the colic branches of the mesenteric arteries and the vascular territories of the colon. Rom J Morphol Embryol, 2005, 46 (3):193−197.

32. Moor KL. The Developing Human:Clinically Oriented Embryology. Philadelphia: Saunders Company, 2008.

33. Zhang C, Ding ZH, Li GX, *et al.* Perirectal fascia and spaces:annular distribution pattern around the mesorectum. Dis Colon Rectum, 2010, 53(9):1315−1322.

34. Yang XF, Luo GH, Ding ZH, *et al.* The urogenital−hypogastric sheath:an anatomical observation on the relationship between the inferomedial extension of renal fascia and the hypogastric nerves. International Journal of Colorectal Disease, 2014, 29: 1417−1426.

35. Yang XF, Li GX, Luo GH, *et al.* New insights into autonomic nerve preservation in high ligation of the inferior mesenteric artery in laparoscopic surgery for colorectal cancer. Asian Pac J Cancer Prev, 2014, 15:2533−2539.

关于"膜"的概念

近几年对"膜"概念的讨论，见仁见智，莫衷一是。从解剖学上讲可分两类，一是仅由结缔组织构成，如器官间筋膜（疏松结缔组织），二是由上皮组织和结缔组织复合而成，如腹膜（间皮和疏松结缔组织）。有的膜是先天形成的，如腹膜；有的是随着胚胎发育逐渐形成的，如融合筋膜；有的是出生后器官周围疏松结缔组织被压缩而成，如肌外膜。

龚建平对胃肠道相关的膜做了深入的阐述。膜是指广义的系膜与系膜床，两者由筋膜和（或）浆膜构成，信封样包绕着器官及其血管，悬挂于腹后壁。在胃肠道，肿瘤的"第五转移"潜行其内；系膜打破，可导致第五转移从系膜内泄露至手术野。胃肠系膜在发育中先后转位倒卧于后腹壁或其他器官或系膜上，两两相贴的浆膜融合,其间的浆膜退化形成次生筋膜。系膜转位导致一些器官成为继发性腹膜外位器官或间位器官。

胃肠外科的膜解剖难以解释泌尿外科肾周的层面解剖。邱剑光对肾周筋膜做了深入的阐述。腹膜后筋膜可分为3层。①内层：在腹膜后面包裹肠管及其血管神经。②中层：为肾前、后筋膜，包裹肾、肾上腺和输尿管等。③外层：为腰肌筋膜。肾前、后筋膜均为多层膜结构。

陈孝平在阐述层次解剖（层面解剖）时也涉及膜。随着显微外科的发展，结构放大后的手术解剖要求外科医师在器官与器官之间、器官各层次之间寻找肉眼不易分辨的膜结构和间隙，因此，对层次解剖提出了更高的要求。从层次结构上切除病变，不仅减少出血，还可达到完整切除的目的，也避免殃及其他无关的组织结构。

丁自海整理

16

甲状腺

甲状腺（thyroid gland）虽然位于颈部，但是普通外科的重要组成部分。甲状腺常罹患多种疾病，如甲状腺功能亢进症、甲状腺腺瘤或甲状腺癌等，常须手术处理。掌握甲状腺的形态、血供和毗邻关系等，具有重要的临床意义。

甲状腺的形态和被膜

■ 甲状腺的形态与分叶

甲状腺近乎"H"形，由两侧叶及其间的峡组成（图16-1）。其体积在幼儿相对略大，老年人的相对略小；一般男性的大于女性的，女性的在妊娠和哺乳期可显著增大。Veres等（2010年）采用CT技术观测188例体外放射治疗患者发现，甲状腺体积在幼年时期与年龄呈正相关，2岁时为3 cm³，20岁时为16 cm³，在成人为23.5 cm³（男）或17.5 cm³（女），并发现此值与体表面积呈线性关系。

1. 侧叶　甲状腺侧叶呈三面锥体形，上端尖细，基底钝圆，大多可分为前面、后外侧面和内侧面3个面（92.5%），面与面的分界处为外侧缘、后缘和前上缘3个缘；少数甲状腺侧叶十分发达，常在侧叶中部多出1个不规则的后面（7.5%）。据国人资料，甲状腺左侧叶高49.5 mm、宽18.6 mm、厚18.7 mm，右侧叶高52.5 mm、宽21.5 mm、厚20.6 mm。

2. 峡部　甲状腺峡部连接两侧叶的下部，长短、粗细变异较大，并有5.7%缺如。国人峡部高16.5 mm、宽22.0 mm、厚4.7 mm。

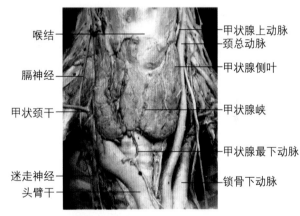

喉结　　　　甲状腺上动脉
　　　　　　颈总动脉
膈神经　　　甲状腺侧叶
甲状颈干　　甲状腺峡
　　　　　　甲状腺最下动脉
迷走神经　　锁骨下动脉
头臂干

原位观察

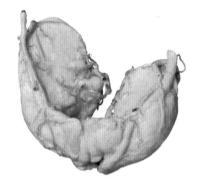

离体观察

图16-1　甲状腺

385

3. 锥状叶（pyramidal lobe） 亦称Lalouette锥体，由法国解剖学家Pierre Lalouette（1743年）发现并命名，其与副甲状腺（accessory thyroid）均为胚胎期甲状舌骨管衍化的甲状腺组织，与甲状腺主体相连，便形成锥状叶，出现率为61.5%；若未相连，而是孤立存在，则形成副甲状腺，出现率为17%。

4. Zuckerkandl结节 在甲状腺侧叶最后面部分，邻近Berry悬韧带的区域延伸而形成一结节状突起，称为Zuckerkandl结节，由Zuckerkandl（1902年）首先命名。Pelizzo等（1998年）根据对104名甲状腺患者的研究，将其分为4度。0度：肉眼不易识别，占23.1%。Ⅰ度：仅为甲状腺侧叶增厚而形成，<5 mm，占8.7%。Ⅱ度：5~10 mm，占53.8%。Ⅲ度：>10 mm，占14.4%。其他学者的研究亦认为2、3度者占大多数。Yalcin（2007年）指出，当此结节位于甲状腺侧叶后面的上1/3时，其在喉返神经入喉处的上方，故不可作为神经穿环咽肌的标志，占3.8%；位于中1/3时，其完整越过或指向喉返神经的本干或其分支，占88.5%；位于下1/3时，其越过喉返神经前支，占7.7%。故Zuckerkandl结节可作为甲状腺手术中识别喉返神经及其分支的重要标志之一，此外还可作为识别和保护上甲状旁腺的重要标志。

甲状腺的分型

中国成人的甲状腺大体可分为5型。Ⅰ型：由两侧叶和峡部组成，占36.3%。Ⅱ型：除两侧叶和峡部以外，还具有锥状叶，占55.7%，其中锥状叶可连于左侧叶（22.5%）、右侧叶（13.5%）或峡部（18.7%），甚或同时连于两侧叶（1.0%）。Ⅲ型：仅有两侧叶组成，其间无峡部相连，占2.17%。Ⅳ型：由两侧叶和锥状叶组成，占5.68%。Ⅴ型：仅见右侧叶，占0.1%（图16-2）。0.5~9岁组儿童仅见前3型，分别占50.00%、47.1%和2.9%；1~12岁组儿童则见前4型，分别占

54.5%、42.2%、1.10%和2.2%。

而Ozgur等（2011年）则将甲状腺分为12型，其外形多呈马蹄形，以伴有锥状叶连于左侧叶并伸至右侧最为多见（22.5%），其次为伴有锥状叶缺如（17.5%）；峡部缺如率达22.5%；锥状叶的出现率为60%，其中单侧者占50%，双侧者占10%。值得注意的是，甲状腺下动脉少数穿过腺体而将其分开（5%）。

甲状腺的被膜和固定装置

1. 甲状腺的被膜 包括外层的甲状腺鞘和内层的甲状腺纤维囊（图16-3）。①甲状腺鞘：由气管前筋膜包绕甲状腺形成，又称甲状腺假被膜。②甲状腺纤维囊（fibrous capsule of thyroid）：为甲状腺自身的外膜，又称甲状腺真被膜（true capsule of thyroid）。其直接附着于腺体实质表面，并发出许多小隔伸入实质内，将腺体分为若干的小叶，故纤维囊不能与腺实质分离；且在纤维囊的深面，有着丰富的血管丛，管壁较薄，因而手术时，须注意辨认并保护纤维囊，一旦损伤将引起广泛性出血。在甲状腺鞘与纤维囊之间存有疏松结缔组织、血管、神经和甲状旁腺，称为囊鞘间隙或甲状腺外科间隙，甲状腺手术时经此处钝性分离，可减少手术出血，故腺鞘又称为外科囊。

2. 甲状腺的固定装置 甲状腺鞘在甲状腺两侧叶内侧面和峡部后面增厚，并与甲状软骨、环状软骨以及气管软骨的被膜愈着，形成甲状腺悬韧带（suspensory ligament of thyroid gland）。此韧带主要分为3部。

（1）前部：自甲状腺侧叶的上内侧连于甲状软骨和环状软骨，从而将甲状腺侧叶上端悬吊于喉上部。在手术中处理甲状腺上血管时，为防止损伤喉上神经外支，应紧贴腺体表面分离、打开悬韧带，进入内上间隙，此处甚少粘连；而靠近胸骨甲状肌在甲状软骨板斜线的附着处，悬韧

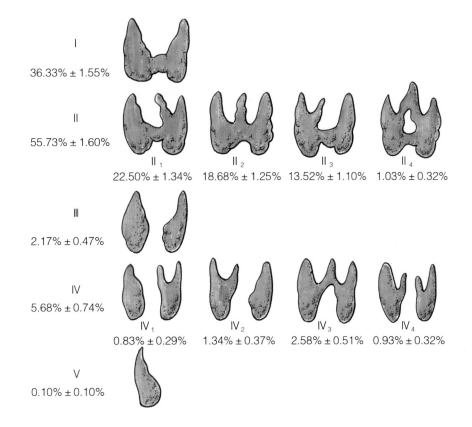

I
36.33% ± 1.55%

II
55.73% ± 1.60%

II₁
22.50% ± 1.34%

II₂
18.68% ± 1.25%

II₃
13.52% ± 1.10%

II₄
1.03% ± 0.32%

III
2.17% ± 0.47%

IV
5.68% ± 0.74%

IV₁
0.83% ± 0.29%

IV₂
1.34% ± 0.37%

IV₃
2.58% ± 0.51%

IV₄
0.93% ± 0.32%

V
0.10% ± 0.10%

图16-2　甲状腺的分型

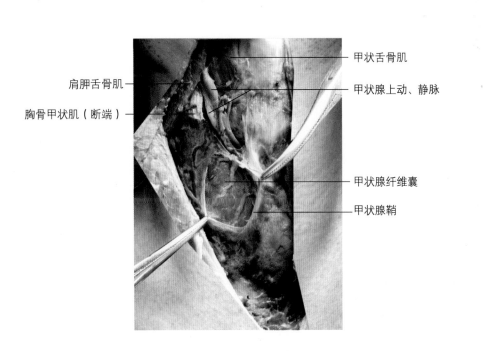

肩胛舌骨肌

胸骨甲状肌（断端）

甲状舌骨肌

甲状腺上动、静脉

甲状腺纤维囊

甲状腺鞘

图16-3　甲状腺的被膜

带愈着牢固，操作时要细心。

（2）后部：自侧叶的后内侧面连于环状软骨和第1、2气管软骨的侧方，亦称为Berry悬韧带或Gruber韧带。其呈不规则圆形，附着范围为6~10 mm。喉返神经与侧叶关系密切，虽不会穿过甲状腺实质，但常穿过甲状腺悬韧带或行经其后方，Lekacos等（1992年）对172例甲状腺切除术患者观察，喉返神经与Berry悬韧带的距离大多数在3 mm以内。故手术剥离甲状腺或翻转甲状腺侧叶时，牵拉腺体可能连带引起喉返神经移位、损伤。了解此处的解剖学关系，可防止喉返神经的损伤。此外，此部韧带还包含甲状腺下动脉终支，并在血管周围有时有少量甲状腺组织的残存。

（3）峡部固定带：自甲状腺峡部连于气管上端，其纤维致密，但较Berry悬韧带稍薄弱。

甲状腺悬韧带将甲状腺固定于喉和气管壁上，故甲状腺可随吞咽而上下移动，可作为体格检查时判断甲状腺有无增大或肿块的依据之一。肿大的甲状腺长期压迫可造成气管软骨软化，而甲状腺的固定装置可牵拉气管不致塌陷；当肿块被切除后，反而可能因解除了牵拉，使气管萎陷而致通气不畅甚至引起窒息，此点应在甲状腺手术前准备和手术中加以注意。故甲状腺肿块切除后，应仔细检查气管壁，若有塌陷，则应采用气管悬吊术或其他措施加以处理。

甲状腺的位置与毗邻

■ 甲状腺的位置

甲状腺两侧叶在喉下部和气管上部的前外侧，其上极绝大多数平甲状软骨（96.3%），少数平舌骨或环状软骨；下极多平第4~6气管软骨（85.4%），以第5气管软骨最多见（37.1%）。若以颈椎体为参照，左侧叶上极平第2、3颈椎间盘至第5颈椎之间，以第3颈椎最多见（56.3%），下极平第4~6颈椎，以第6颈椎最多见（53.1%）；右侧叶上极平第2~4颈椎，以第3颈椎最多见（62.5%），下极平第4~6颈椎，以第6颈椎最多见（59.4%）。峡部上缘平对环甲膜至第2气管软骨平面之间，以环状软骨气管韧带最多见（63.3%）；下缘平对第2~6气管软骨，以第3气管软骨最多见（50.0%）。偶尔侧叶下极可伸至胸骨柄后方，称为胸骨后甲状腺（retrosternal thyroid）。而在儿童，侧叶上极仅平对甲状软骨，以中部最多见（70.6%），下极多平对第3~5气管软骨（94.4%），以第3气管软骨最多见（41.3%）；峡部上缘平对环状软骨弓至第2气管软骨之间，以环状软骨弓最多见（75.8%），下缘平对第1~7气管软骨，以第3气管软骨最多见（60.6%）。锥状叶上端平舌骨下缘至甲状软骨下1/3之间，以舌骨下缘最多见（84.2%），而在新生儿则平舌骨下缘至环状软骨之间，以舌骨下缘最多见（40.1%）；下端位置多偏向左侧（45.7%），其余则偏右（28.4%）或居中（25.9%）。

■ 甲状腺的毗邻

甲状腺前方的毗邻和层次关系

甲状腺的前面由浅入深依次为皮肤、浅筋膜、颈筋膜浅层、舌骨下肌群（胸骨舌骨肌、肩胛舌骨肌上腹和胸骨甲状肌）和气管前筋膜，其中峡部正中部宽0.5~1.0 cm处前面无肌覆盖，直接与筋膜、皮肤相邻。在气管切开术时，常需分离峡部并向上牵开，方可显露气管。若峡部过宽或牵开有困难，则分离后，可结扎其两端，继而自中线处切断，但因甲状腺血运丰富，切口断端应行贯穿结扎缝合。

1. 颈部浅筋膜 颈部浅筋膜即皮下组织或皮下脂肪，是全身浅筋膜的一部分，脂肪含量因人而异，肥胖女性和小儿的颈部脂肪量较多，因此女性和小儿的颈部看起来极为圆润。浅筋膜在颈前外侧部薄而疏松，在颈后部则稍厚而坚实。颈部浅筋膜与身体其他部位的浅筋膜相比，具有明显特点：①含有皮肌，即颈阔肌；②浅静脉多而粗大；③感觉神经分支繁多。

（1）颈阔肌（platysma）：是全身最大的皮肌，薄而宽阔（图16-4）。该肌起自锁骨下方胸前部的皮下组织，肌纤维向上越过锁骨，覆盖颈前外侧部。前部纤维止于下颌体下缘前部和口角，并有部分纤维与对侧的纤维交叉；后部纤维越过下颌骨，附着于面下部的皮肤，覆盖咬肌的大部分，部分肌纤维参与笑肌和降下唇肌的组成。外伤或手术累及颈阔肌，肌纤维挛缩致皮肤皱起，易形成较大皮肤瘢痕，因此该肌受损后应作适当处理。

（2）颈前静脉（anterior jugular vein）：在舌骨上区由颏和下颌等处的数支小静脉汇合而成，多与下颌后静脉或面静脉和颈内静脉间存有吻合（图16-4）。在下颌舌骨肌浅面下行于颈部前正中线与胸锁乳突肌前缘之间，至胸骨柄上方约2.5 cm处穿入胸骨上间隙，转向外侧至胸锁乳突肌下端的深面，注入锁骨下静脉（54%）或颈外静脉末端（46%）。两侧颈前静脉在胸骨上间隙内多有横行的交通支相连，称颈静脉弓（jugular venous arch）或颈前弓，低位气管切开术应注意此弓的存在。有时两侧颈前静脉合为一支，沿颈前正中线附近下行，则称为颈前正中静脉（anterior median jugular vein）。颈前静脉的大小差异甚大，常与颈外静脉成反比；其腔内无瓣膜，收集颈前部的静脉血，偶尔可接受喉和甲状腺的小静脉，如甲状腺下静脉的部分小支可注入颈静脉弓。在颈部做横切口时，慎勿伤及颈前静脉。

（3）颈外静脉（external jugular vein）：是颈部最粗大、最明显的浅静脉，在正常情况下常清晰可见，在愤怒或争吵时更为明显。其变异颇多，在下颌角附近多由下颌后静脉后支与耳后静脉汇合而成（55.0%），通常沿胸锁乳突肌表面向下斜行，至锁骨中点上缘上方约2.5 cm处穿深筋膜注入锁骨下静脉46.2%、静脉角33.1%、颈内静脉14.9%或其他静脉5.8%。颈外静脉末段管腔内有1对瓣膜，但多因发育不良而功能不全，难以阻止血液逆流，故上腔静脉回流受阻或右心衰时，静脉高度充血而显示颈静脉怒张；作肝颈静脉回流试验，就是通过颈外静脉高度充血显示出来。颈外静脉在颈外侧区穿深筋膜时，与深筋膜附着紧密，若不慎切断或损伤此静脉，因筋膜

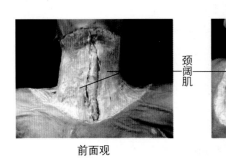

前面观　　　　　　　　　　侧面观

颈阔肌

图16-4　颈阔肌

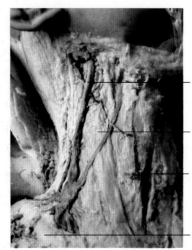

颈外静脉

胸锁乳突肌

颈前静脉

锁骨

图16-5　颈前静脉和颈外静脉

的牵拉，管壁不闭合，故出血甚多并有空气栓塞的危险。

（4）皮神经：颈部浅筋膜内的皮神经较多，均来自颈丛。各皮神经在胸锁乳突肌后缘中点处穿出深筋膜，此处亦称神经点，是实施颈丛皮支阻滞麻醉的部位。各皮神经离开神经点后，向前呈扇形散开分布（图16-6）。

1）枕小神经：多来自第3颈神经前支（51.0%），少数来自第2~3颈神经前支（38.3%）或第2颈神经前支（10.6%）。自颈筋膜浅出后，勾绕副神经，沿胸锁乳突肌后缘上行，分布于枕部、耳郭后内侧面等处皮肤。

2）耳大神经：为颈丛最大的皮支，来自第2、3颈神经前支。全长约6 cm，其中深段长1.4 cm，宽2.1 mm，厚0.9 mm；浅段长4.6 cm，宽2.8 mm，厚0.8 mm；无损伤分离段长0.9 cm。绕过胸锁乳突肌后缘，在胸锁乳突肌浅面垂直上行，分布于耳根附近皮肤。

3）颈横神经（transverse neve of neck）：亦称颈皮神经，来自第2、3颈神经前支，向前横行，经颈外静脉与胸锁乳突肌之间，并为颈筋膜浅层发出的致密纤维组织所包裹。其分支点变异

较大，在喉结水平或其上、下方，分支后呈扇形分布于颈前部皮肤。

4）锁骨上神经（supraclavicular nerve）：多来自第3、4颈神经前支（39.7%），也可单独来自第3颈神经前支（23.5%）或第4颈神经前支（36.8%）；常分为内侧、中间、外侧3组分支，越过锁骨前面，分布到颈前外侧部、胸前壁上部（第2肋以上）及肩峰处的皮肤。锁骨上内侧、中间神经是女性乳房上部的重要感觉神经，颈部手术误伤该神经，将导致乳房上部的感觉缺失。

2. 颈筋膜（cervical fascia） 亦称颈深筋膜，即颈部的深筋膜，位于浅筋膜和颈阔肌的深面（图16-7）。颈部器官众多，其间的筋膜也较复杂。充填于颈部各器官之间或包绕器官的结缔组织均属深筋膜。颈筋膜包绕器官形成筋膜鞘或囊，在器官之间形成筋膜间隙。颈部诸器官、血管、神经、淋巴管和淋巴结等均由筋膜包裹或沿筋膜间隙走行，故掌握颈筋膜的配布，有助于外科手术时寻找和辨认血管、神经、器官以及选择合理的手术路径。

既往对于颈筋膜的记述不尽相同，Tillaux（1882年）首次提出将颈筋膜分为浅、中、深

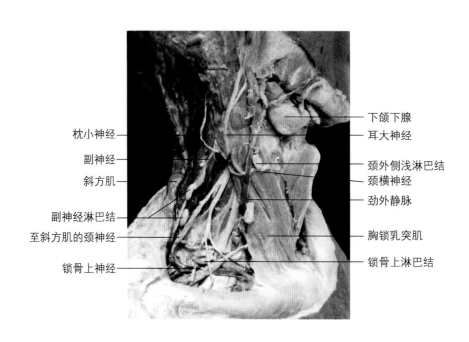

枕小神经——
副神经——
斜方肌——
副神经淋巴结——
至斜方肌的颈神经——
锁骨上神经——

——下颌下腺
——耳大神经
——颈外侧浅淋巴结
——颈横神经
——劲外静脉
——胸锁乳突肌
——锁骨上淋巴结

图16-6 颈部浅层结构

层，因其与临床关系十分密切，故至今仍被普遍采纳；但亦有其他学者提出可分为4层、5层甚或多层，其中4层的观点影响较大。此处仍按照颈筋膜分浅、中、深层介绍（图16-8）。

（1）颈筋膜浅层：又称封套筋膜（investing fascia）或包被筋膜，环绕颈部一周。其上方附着于枕外隆凸、上项线、乳突、颧弓和下颌体下缘；下方与背部筋膜相延续，并附着于肩峰、锁骨和胸骨柄。在项部后正中线，封套筋膜附着于项韧带和第7颈椎棘突，筋膜自后向前延伸至斜方肌后缘处分为2层，分别自肌的浅面和深面包裹此肌形成斜方肌鞘；在斜方肌前缘处，筋膜2层融

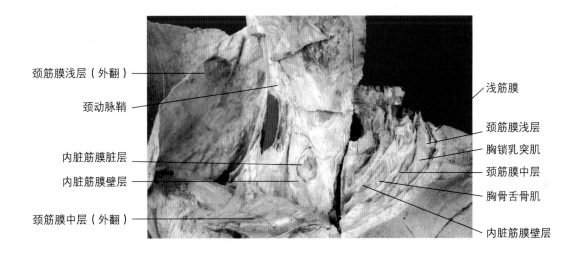

图16-7　颈部筋膜的层次

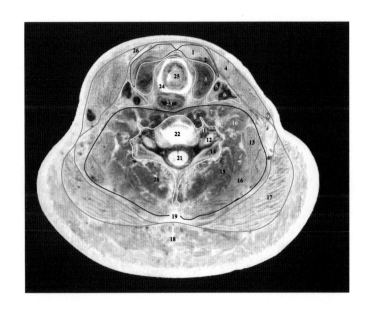

绿线示颈筋膜浅层，红线示颈筋膜中层，黄线示内脏筋膜壁层，浅绿线示甲状腺真被膜，浅黄线示颈动脉鞘，蓝线示椎前筋膜，白线示第5颈椎。1. 胸骨舌骨肌；2. 胸骨甲状肌；3. 甲状腺；4. 胸锁乳突肌；5. 颈内动脉；6. 颈内静脉；7. 头长肌；8. 颈长肌；9. 颈外静脉；10. 后斜角肌；11. 椎动脉；12. 第6颈神经；13. 肩胛提肌；14. 第5颈椎；15. 颈半棘肌；16. 头夹肌；17. 斜方肌；18. 脂肪组织；19. 项韧带；20. 多裂肌；21. 脊髓；22. 第5颈椎间盘；23. 食管；24. 环状软骨；25. 喉腔；26. 颈阔肌。

图16-8　颈筋膜（经第5颈椎椎间盘横断层）

合成1层，向前覆于颈外侧区，至胸锁乳突肌后缘处再次分为2层，包裹该肌形成胸锁乳突肌鞘；继而在胸锁乳突肌前缘处，筋膜又融合成1层；再向前，以浅、深两层包绕舌骨下肌群，至前正中线处，两侧筋膜交织、延续形成颈白线。

因颈动脉内膜切除术而行阻滞麻醉时，不论采用颈浅、深丛阻滞均有相等的麻醉效果。Pandit（2003年）在标本上模拟颈丛神经阻滞，皮下注射亚甲蓝时，染料并未超越皮下组织范围；注射入封套筋膜深面时，染料扩散至深部间隙内，包裹斜角肌、膈神经和颈神经根甚或臂丛，并向下延至腋鞘；注射入椎前筋膜深面时，染料局限于深部间隙内，并未向浅部间隙扩散。此结果提示颈筋膜深层可能是多孔而允许局部麻醉药扩散或者颈筋膜诸层间相互贴近。但亦有学者报道，麻醉药不论注射至封套筋膜的浅、深面，均有相等的麻醉效果，这与传统上认为封套筋膜为一层不可穿透的屏障的看法相左。Nash（2005年）采用薄层生物塑化结合激光共聚焦技术研究发现，在上颈部，前正中线处带状肌筋膜和两侧下颌下腺筋膜形成哑铃状筋膜鞘，其外侧缘游离，与胸锁乳突肌筋膜不相续；在下颈部，两侧胸锁乳突肌之间亦无结缔组织层。故颈前区颈阔肌深面的筋膜结构由带状肌筋膜组成，此处并无封套筋膜，提示颈前区深部潜在性间隙直接与皮下组织相交通。而据张铭（2002年）记载，在胸锁乳突肌和斜方肌之间被脂肪组织所占据，与皮下组织无法区分，并未见纤维结缔组织，故认为此处封套筋膜并不存在，颈动脉鞘直接与皮下组织相贴近。Nash（2005年）还报道，在寰枕后隙内并无项韧带，连接硬脊膜与头后小直肌的结缔组织实为该肌的筋膜、腱纤维和血管周围鞘。

（2）颈筋膜中层（middle layer of cervical fascia）：又称内脏筋膜或颈内筋膜，包绕喉、气管颈部、咽、食管颈部、甲状腺和甲状旁腺等器官。此层筋膜在气管和甲状腺的前方形成气管前筋膜和甲状腺假被膜，在颈的两侧部包绕颈总

动脉、颈内动脉、颈内静脉和迷走神经形成颈动脉鞘，后上部则形成颊咽筋膜。据姜恒（2011年）记载，喉返神经和甲状腺下动脉穿出椎前筋膜后，前者在气管食管旁沟内上行，后者向内侧达甲状腺下极，行程中两结构始终不与颈筋膜中层接触，故认为在靠近颈动脉鞘处切开颈筋膜中层，不会伤及此两结构。

（3）颈筋膜深层：又称椎前筋膜（prevertebral fascia），覆于椎骨和椎前肌的前面，上方附于颅底，下方在第3胸椎处与前纵韧带融合；两侧覆盖前、中斜角肌和肩胛提肌等，构成颈外侧区的底；向后续于颈后部肌的筋膜，并附着于项韧带。其深面有颈交感干、膈神经、臂丛和锁骨下动脉等结构，其中臂丛的神经干和锁骨下动脉自斜角肌间隙穿出时，携此层筋膜向下外侧延至腋窝，形成腋鞘，或称颈腋管。在鞘内填充有疏松结缔组织，无纤维隔。

3. 舌骨下肌群（infrahyoid muscle）：在舌骨下方，位于甲状腺、喉和气管的前方，分浅、深两层排列，其中浅层者自内侧向外侧为胸骨舌骨肌和肩胛舌骨肌，深层者自上而下为甲状舌骨肌和胸骨舌骨肌（图16-9）。这些肌扁薄而细长，故亦曾被称为带状肌；而胸骨舌骨肌、肩胛舌骨

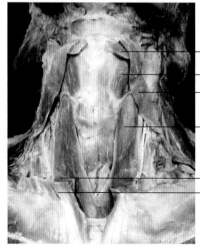

胸骨舌骨肌（断端）
甲状舌骨肌
肩胛舌骨肌

胸骨甲状肌

胸骨舌骨肌（断端）
胸锁乳突肌（断端）

图16-9　舌骨下肌群

肌上腹和胸骨甲状肌均紧贴于甲状腺的前面，故又合称为甲状腺前肌。

（1）胸骨舌骨肌（sternohyoid）：为较小的带状扁肌，位于颈前正中线两侧。下端起自胸骨柄、胸锁关节囊和锁骨胸骨端的后面，直行向上止于舌骨体内侧部下缘。颈部器官的手术从两侧胸骨舌骨肌之间的前正中线入路，出血较少。

（2）肩胛舌骨肌（omohyoid）：由上、下两腹借中间腱连接而成。下腹起自肩胛骨上缘和肩胛上横韧带，肌纤维行向前上方，连于中间腱，后者紧贴于颈内静脉前壁，并借颈筋膜中层向下连于锁骨；继而转向上方，续为上腹，经胸骨舌骨肌外侧，向上止于舌骨体外侧部的下缘。

（3）胸骨甲状肌（sternothyroid）：起自胸骨柄后面和第1肋软骨，向上止于甲状软骨板斜线。其紧贴于甲状腺的浅面，是甲状腺手术时辨认结构层次的重要标志；但甲状腺过度肿大时，腺体前部压迫而使此肌变薄、不易辨认，此时不必花太多时间去寻找、分离。

（4）甲状舌骨肌（thyrohyoid）：为胸骨甲状肌向上的延续，起自甲状软骨板斜线，向上止于舌骨体外侧部和舌骨大角。

舌骨下肌群在发生上来自上位3个肌节的腹侧，由第1~3颈神经的前支支配，收缩时可下降舌骨和喉，此外在吞咽时，甲状舌骨肌可提喉使之靠近舌骨，故此肌群通过运动舌骨和甲状软骨参与吞咽、咀嚼和发音。第1~3颈神经的前支在环状软骨水平合成颈襻，再发出分支支配舌骨下肌群。在甲状腺手术中，若腺体过大或上极过高致显露不佳、操作困难时，常将甲状腺前肌完全切断以利暴露，但手术中若损伤其支配的神经，手术后可出现肌肉萎缩以致气管前凸。因此，切断甲状腺前肌应在甲状腺峡高度，即平第1、2气管软骨，由正中线向外侧夹住并切断，此时一般不会损伤肌的神经。此外，还应特别注意避免损伤颈襻降支，后者常位于胸骨甲状肌外侧缘与颈内静脉之间。

4. 甲状腺提肌　甲状腺与舌骨之间有的借一肌性或纤维结缔组织束相连，若为肌性，则称为甲状腺提肌（levator glandulae thyroideae），出现率约为16%。根据其位置和支配神经的不同，甲状腺提肌可分为3种。①前提肌：接近环甲肌，由喉上神经外支支配。②外提肌：接近甲状舌骨肌，由颈襻上根的分支支配。③后提肌：接近咽缩肌，由迷走神经支配。黄敏纯等（2018年）报道1例成年男性标本中，甲状舌骨肌起于舌骨体中偏左侧，于甲状软骨左板斜向右下方走行，肌腹逐渐增宽，走行至环甲肌浅层时，该肌处于两侧环甲肌的正中位置的浅面，最后以较宽扁肌止于甲状腺右叶上缘近峡部（图16-10）。该肌所在

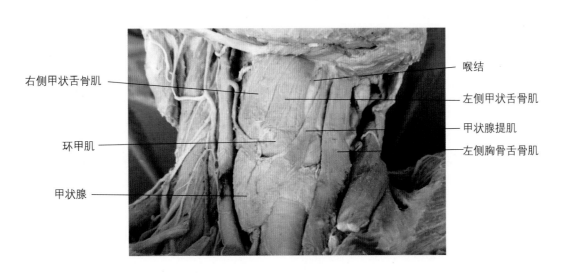

右侧甲状舌骨肌

环甲肌

甲状腺

喉结

左侧甲状舌骨肌

甲状腺提肌

左侧胸骨舌骨肌

图16-10　甲状腺提肌

位置容易与甲状腺锥状叶相混淆，注意区分。

甲状腺侧面和后面毗邻的结构

侧叶前上缘贴于甲状软骨板斜线下方和环甲肌外侧；内侧面毗邻喉和气管、咽和食管、喉返神经以及甲状腺下动脉的2个腺体支等，在近上端处还有喉上神经外支经过；后缘处存有甲状旁腺；后外侧面毗邻颈动脉鞘及其内的颈总动脉、颈内静脉和迷走神经以及在椎前筋膜深面的颈交感干等。当甲状腺肿大时，向后可压迫气管和食管，引起呼吸和吞咽困难，压迫喉返神经可致声音嘶哑；向后外侧压迫颈交感干，可出现患侧瞳孔缩小、上睑下垂、眼窝内陷等，即Horner征。Rusu和Boscu（2010年）曾报道1例头臂干变异，其在气管左侧起自主动脉弓，向上达甲状腺左侧叶，再呈直角经气管前方转向右侧，至右侧叶下方处分为右锁骨下动脉和右颈总动脉，故在手术处理甲状腺及毗邻结构时应注意此类少见变异。

甲状腺的结构及功能

■ 甲状腺的结构

甲状腺被一层菲薄的结缔组织被膜所包绕，即甲状腺真被膜。这些结缔组织还伸入甲状腺内将实质分隔成形状大小不规则的小团块（小叶），每个小叶内含有许多甲状腺滤泡，滤泡之间有疏松结缔组织，内含丰富的毛细血管；甲状腺实质内还有滤泡旁细胞（图16-11）。是胺前体吸收和脱羧（AFUD）系统中的一员，产生肽类甲状腺降钙素。

1. 滤泡细胞　滤泡是甲状腺结构的基本单位，大致呈球形，直径0.02~0.9 mm。滤泡由单层立方上皮细胞围成，每个滤泡中央含有胶体，为甲状腺球蛋白（一种糖蛋白），是滤泡上皮细胞的分泌物。滤泡上皮细胞的形态随着功能状态不同而有所改变，这种变化受促甲状腺素（TSH）的调控。血液循环中的甲状腺素水平降低时，可促使TSH分泌增多，进而刺激滤泡功能活跃，滤泡上皮细胞增高呈砥柱状，腔内的胶体减少；当TSH缺乏时，滤泡功能处于"静止"状态，细胞变矮呈扁平状，腔内充满胶体，说明碘化甲状腺球蛋白贮藏多。

2. 滤泡旁细胞　又称C细胞，为卵圆形或多边形的细胞，数量很少，在滤泡上皮中呈单个或小群出现。靠近滤泡的外缘但在滤泡基之内。滤泡旁细胞内含有许多小颗粒，分泌降钙素，后者是一种多肽激素，能促进成骨细胞的活动，使钙盐沉着于骨质内，同时可抑制破骨细胞的骨吸收作用、抑制肠毛细血管道和肾小管吸收钙，从而使血钙浓度下降。

■ 甲状腺的功能

甲状腺可摄取和浓集无机碘化物，并有合成、贮藏和分泌的功能。甲状腺滤泡腔内胶体的主要成分是甲状腺球蛋白。在蛋白水解酶的作用

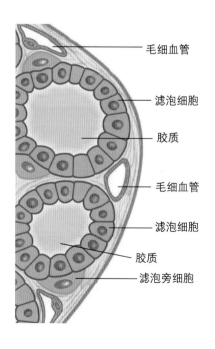

图16-11　甲状腺滤泡和滤泡旁细胞

毛细血管

滤泡细胞

胶质

毛细血管

滤泡细胞

胶质

滤泡旁细胞

下，甲状腺球蛋白分解出的有机结合碘即为甲状腺素，进入血液中。90%的甲状腺素为四碘酪氨酸（T_4），10%为三碘酪氨酸（T_3），其中T_3与蛋白的结合较松易于分解，生物活性较强而迅速，其生理功能比T_4高5倍左右。

甲状腺素是维持正常生命活动的必需品，其主要生理功能如下。

（1）促进生长发育：甲状腺素是胎儿和新生儿脑发育的关键因素。在胚胎期，甲状腺素能促进神经元增殖、分化和突触形成，促进胶质细胞生长和髓鞘形成，促进神经元骨架的发育。幼儿时期该激素的缺乏会导致呆小症的发生。

（2）增强能量代谢：甲状腺素能加快全身细胞利用氧的效能，加快蛋白质、糖类和脂肪的分解，全面增加人体的代谢，增加热量的产生；还可通过刺激原生质膜Na^+-K^+-ATP酶活性，增加三磷酸腺苷的利用和氧的耗量，在细胞呼吸和热能的产生过程中起作用。

（3）调节糖代谢：甲状腺素能加速肠黏膜吸收葡萄糖，增加外周组织利用糖以及糖原的合成和分解，提高糖代谢速率。因此，甲状腺功能亢进患者餐后血糖升高，甚至出现糖尿，但随后血糖又很快降低。

（4）调节脂类代谢：甲状腺素能刺激脂肪的合成与分解，加速脂肪代谢速率。在甲状腺功能减退患者，脂肪合成与分解均降低，体脂比例

升高；甲状腺功能亢进患者脂肪代谢增强，总体脂减少。

（5）调节蛋白质代谢：在生理情况下，甲状腺素能促使蛋白质的合成，从而有利于机体的生长发育和各种功能活动。高浓度的甲状腺素反而抑制蛋白质合成，骨骼肌为主的外周组织蛋白质分解加速，肌肉收缩无力，血钙升高，骨质疏松。

■ 甲状腺功能的调节

甲状腺的功能活动，与人体各系统及器官的活动和外部环境有相互联系和相互影响，并受大脑皮质-下丘脑-腺垂体-甲状腺轴这一系统调节。腺垂体分泌的促甲状腺素，可以加速甲状腺素的合成和分泌。当人体在活动或外部环境发生变化时，如寒冷、妊娠期妇女、生长发育期青少年，甲状腺素的需要量激增，又或者甲状腺素合成发生障碍时（如给予抗甲状腺药物），血液中的激素浓度下降，可刺激腺垂体、引起促甲状腺素分泌增加，加快甲状腺素合成和分泌的速度。当血液中甲状腺素的浓度达到一定程度后，又可反过来抑制促甲状腺素的分泌（负反馈作用），从而减慢甲状腺素合成和分泌的速度。

控制甲状腺降钙素释放的主要因子是血清钙的浓度，其浓度增高时可刺激甲状腺降钙素的分泌，而低钙血症时可抑制其分泌。

甲状腺的血管、淋巴管和神经

■ 甲状腺的动脉

甲状腺为人体最大的内分泌腺，新陈代谢旺盛，故血供非常丰富，并在腺体内形成发达的吻合（图16-12）。

1. 甲状腺上动脉（superior thyroid artery） 是甲状腺上部的主要血供来源。多为颈外动脉的第1个分支（49.7%），也可发自颈总动

脉（21.4%）或其分叉处（28.9%）；绝大多数以单干起始（97.9%），起点居甲状软骨上缘与舌骨大角之间。此动脉外径为2.2 mm，伴喉上神经外支行向前下方，至甲状腺侧叶上极附近分支入腺体。

甲状腺上动脉的主要分支包括：①喉上动脉（superior laryngeal artery），多发自甲状腺上动脉起始部的前上壁，少数直接起自颈外动脉或舌

动脉；行向前上方，多数穿甲状舌骨膜（91.1%）入喉，少数穿甲状软骨板（6.2%）、环甲膜（2.2%）或分2支分别穿膜和板（0.5%）入喉，其中穿膜者与喉上神经内支伴行。虽喉上动脉入喉部位常有异常，但并不影响喉上神经内支入喉的部位。②胸锁乳突肌支，发自甲状腺上动脉的后下壁，行向后下方，分支入胸锁乳突肌。约3%的胸锁乳突肌支可发出粗大的腺支，向前至甲状腺侧叶中部的外侧，并与分布于甲状腺的邻近动脉分支相吻合，在甲状腺切除术时应注意结扎。

此腺支亦可与喉返神经交叉，行于神经的前方，结扎动脉时须注意勿损伤深面的神经。③环甲支，常与腺支共干发自甲状腺上动脉，沿甲状软骨下缘横行向内侧，入舌骨下肌群深面，营养舌骨下肌群上份和喉前壁。18.6%的环甲支较粗大，其实为甲状腺上动脉的延续，向前下方直行或横过甲状软骨中部至正中线、再垂直下行，沿途发出肌支支配环甲肌，喉支穿环甲膜入喉，腺支营养甲状腺峡部及侧叶的前面。这种粗大的环甲支是喉头切开术造成严重出血的重要原因之一，须

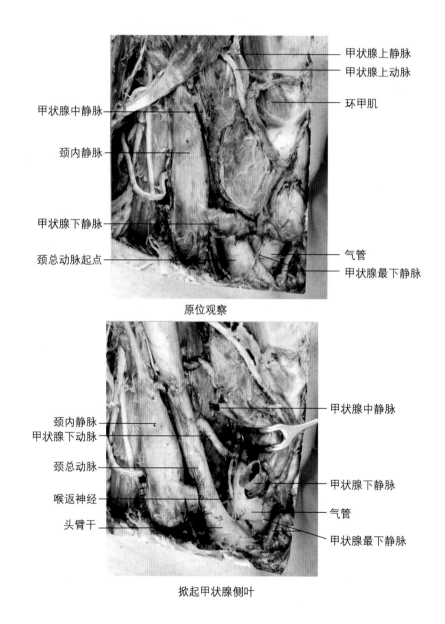

原位观察

掀起甲状腺侧叶

图16-12　甲状腺的血管

特别注意。④腺支,1~4支,其中1支者占9.7%,2支者占65.4%,3支者占22.6%,4支者占2.3%。为2支时,其中前腺支分布于侧叶前面并与对侧支吻合,后腺支与甲状腺下动脉分支吻合。甲状腺上动脉的起点是临床上常用的标志之一,在此处可行颈外动脉逆行插管,其与舌动脉起点之间常作为颈外动脉结扎的部位。

甲状腺上动脉与喉上神经关系密切(图16-13)。临床甲状腺手术资料显示,喉上神经损伤者占0.4%~1.0%,这与对相关解剖学知识了解不足有关。以舌骨大角至环状软骨中点的连线为标识,来说明甲状腺上动脉与喉上神经的位置关系:①连线上段,甲状腺上动脉除少数因起始部较低而未与神经伴行(10.8%)以外,其余均与喉上神经外支紧密伴行,神经位于动脉的内侧(80.4%)或后方(8.8%);②连线中段,动脉与神经全部紧密伴行,神经位于动脉的内侧(85.3%)、后方(13.7%)或在动脉两分支之间(1.0%);③连线下段,神经与动脉很快分离,神经向前下内侧斜行入环甲肌,动脉则向下外侧至甲状腺上极。当喉上神经外支在环甲肌的入肌点位于甲状腺上极上方时,神经与动脉的距离约为7 mm;入肌点低于上极时,两者间距约为11 mm。因此,结扎甲状腺上动脉时,以贴近腺体为宜,结扎部位过高则可能牵涉喉上神经外支。甲状腺肿大时,腺体可能将血管推向上内侧,使其靠近神经,这种情况更须注意紧贴腺体表面结扎血管。若极度肿大的甲状腺上极超过舌骨大角平面,有可能与喉上神经内支相贴,此时应仔细分离以免伤及神经。

2. 甲状腺下动脉(inferior thyroid artery) 是甲状腺下部的主要血供来源。主要起自甲状颈干(91.3%),少数直接起自锁骨下动脉(4.4%)或椎动脉(0.5%)、胸廓内动脉(0.1%);有时一侧甲状腺下动脉缺如(3.7%),此时其分布区域由同侧甲状腺上动脉或对侧甲状腺下动脉代偿。此动脉发出后沿前斜角肌内侧缘上行,经颈

交感干的浅面(35.4%)或深面(61.8%),少数动脉夹持颈交感干(0.4%)或穿过颈交感干分支间(2.1%);至环状软骨或第1、2气管软骨高度,经椎动脉与颈动脉鞘之间弯向下内侧,从而形成明显的上凸弓状;在近甲状腺侧叶下极处再弯向上内侧,在侧叶后面多分为上、下两支(76.4%),分布于甲状腺、甲状旁腺、咽和食管、喉和气管等。少数甲状腺下动脉穿入腺体实质前未分支(6.1%)或分为3支(14.7%)、4支(2.8%)。甲状腺下动脉行程中有伴行静脉者仅占1.5%,这些静脉汇入椎静脉或锁骨下静脉。行程中,此动脉形成的凸向上方的弓状弯曲系因甲状腺发育过程中,位置逐渐相对下降,牵拉动脉向下所致。

甲状腺下动脉与喉返神经关系密切(图16-14),甲状腺次全切除术需结扎此动脉,因其位置较深、操作难度大,故为了防止手术中损伤喉返神经,掌握动脉与神经的局部关系尤为重要。从临床应用角度出发,可分为"安全型"和"危险型"两大类。"安全型"指的是甲状腺下动脉与喉返神经的位置关系相对简单,两者容易区分,手术误伤的概率小,又可分为Ⅰ~Ⅲ亚型。"危险型"则指的是动脉与神经之间的关系明显复杂,主要特征是动脉分支夹持神经或神经分支

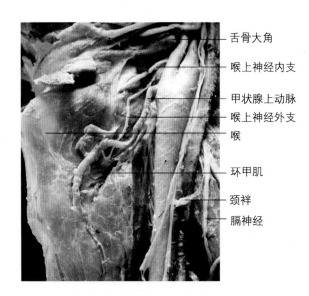

图16-13 甲状腺上动脉与喉上神经

舌骨大角
喉上神经内支
甲状腺上动脉
喉上神经外支
喉
环甲肌
颈袢
膈神经

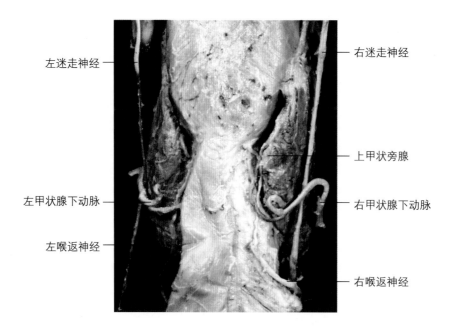

左迷走神经

右迷走神经

上甲状旁腺

左甲状腺下动脉

右甲状腺下动脉

左喉返神经

右喉返神经

图16-14　甲状腺下动脉与喉返神经

夹持动脉，但手术时多留心，亦非绝对危险，也可分为Ⅳ~Ⅵ个亚型（图16-15）。

Ⅰ型：动脉向内侧横行，喉返神经在动脉前方垂直上行，占7.6%（左侧）或28.8%（右侧）。此时结扎动脉的操作虽涉及由动脉浅面跨过的神经，但这种关系仍较简单，稍加注意便不会伤及神经。

Ⅱ型：动脉向内侧横行，喉返神经在动脉后方垂直上行，占47.0%（左侧）或16.7%（右侧），此时分离结扎动脉较易。

Ⅲ型：甲状腺下动脉缺如，有的仅为遗迹性的纤弱的小支，其营养区由粗大的甲状腺上动脉代偿，喉返神经位于甲状腺上动脉外侧，神经的外侧偶见不规则的动脉细支，占11.5%（左侧）或0.9%（右侧），此时因神经与动脉间无交叉毗邻关系，结扎动脉小支时多不伤及神经。

Ⅳ型：最为常见，甲状腺下动脉在喉返神经外侧分为2支并行向内侧，从前后两面夹持喉返神经，亦有甲状腺下动脉2支不夹持神经，而是各自再分2支，从上、下两个部位夹持喉返神经，占30.6%（左侧）或47.3%（右侧）。

Ⅴ型：喉返神经分为两支，夹持甲状腺下动脉的1支或2支分支，占3.3%（左侧）或4.8%（右侧）。在Ⅳ型和Ⅴ型，当向前牵拉甲状腺侧叶时，神经随之向前移位，这常是喉返神经受损的重要原因。

Ⅵ型，实为右侧锁骨下动脉异常起自降主动脉，导致高位喉下（返）神经，后者常不与甲状腺下动脉交叉或仅勾绕细小的动脉分支，占1.5%。

在临床上甲状腺次全切除术中，对于是否暴露喉返神经曾有争议。但无论暴露与否，关键是应熟悉甲状腺下动脉与喉返神经的解剖关系及其变异。特别是采用不暴露喉返神经的操作步骤时，对喉返神经可能存在的部位应心中有数，置钳和缝扎时均不宜过深。根据临床上喉返神经损伤的统计，右侧喉返神经损伤较左侧者为多，这与前述的解剖学类型密切相关。在左侧喉返神经与甲状腺下动脉的关系中，"安全型"（66.1%）多于"危险型"（33.9%）；而右侧恰好相反，"危险型"（53.6%）多于"安全型"（46.4%）。左侧喉返神经行于甲状腺下动脉后

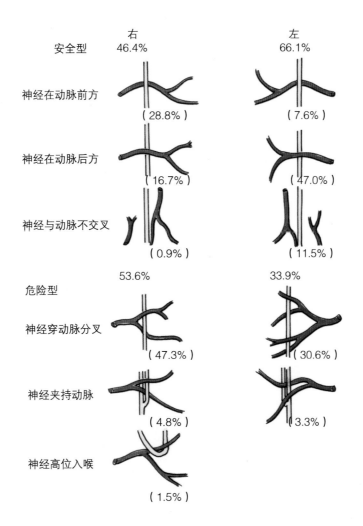

右　　　　　　　　左

安全型　46.4%　　　　66.1%

神经在动脉前方

（28.8%）　　　　（7.6%）

神经在动脉后方

（16.7%）　　　　（47.0%）

神经与动脉不交叉

（0.9%）　　　　（11.5%）

危险型　53.6%　　　　33.9%

神经穿动脉分叉

（47.3%）　　　　（30.6%）

神经夹持动脉

（4.8%）　　　　（3.3%）

神经高位入喉

（1.5%）

图16-15　甲状腺下动脉与喉返神经关系的分型

方的比例多，典型甲状腺下动脉缺如者也多见于左侧；右侧喉返神经起始段略偏外侧，穿过动脉分支间的比例多，故左侧比右侧相对安全。甲状腺手术需要结扎甲状腺下动脉时，可在胸锁乳突肌内侧或外侧进行，后者相对更易接近；结扎部位应在血管主干而非其分支处，以免损伤喉返神经；同时该动脉略为固定于椎前筋膜，结扎时必须先行剥离以便显露。

3. 甲状腺最下动脉（lowest thyroid artery）　在胚胎期分布于甲状腺前下部，后多退化消失；在成人若仍保留，则为变异。其出现率为10.3%，以1支多见；多发自头臂干（78.1%），少数发自主动脉弓、右颈总动脉或胸廓内动脉等。外径为2.6 mm，行程表浅，发出后在气管前面上行至甲状腺峡，并与甲状腺上、下动脉在甲状腺内、外吻合（图

16-16）。因为此动脉来源多变，起点高低不一，行程也不尽相同，故既往文献曾称其为甲状腺奇动脉、甲状腺中动脉、甲状腺下浅动脉、甲状腺第5动脉、甲状腺附加动脉、迷走甲状腺下动脉和副甲状腺动脉等。行甲状腺手术或低位气管切开及颈根部手术时应多加注意，以免意外大出血。

4. 甲状腺中动脉（middle thyroid artery）　是甲状腺动脉中的一种罕见变异，邱治民等（1980年）曾报道1例，此动脉发自右侧颈总动脉，分布于甲状腺右侧叶的中部，而两侧甲状腺上、下动脉和甲状腺最下动脉均存在。Won等（2011年）亦曾报道1例左侧颈总动脉前壁发出甲状腺中动脉，向前下方行至甲状腺左侧叶下外侧部，而两侧甲状腺上动脉也都起自颈总动脉（图16-17）。

Banneheka等（2010年）曾在1例71岁男性标本中发现，自右侧颈总动脉前壁发出1支异常动脉，称为胸腺甲状腺中动脉，其向前内侧下行8 mm，即分为甲状腺最下动脉、胸锁关节支和胸腺支，分别至同名区域、胸骨舌骨肌、胸骨甲状肌、右侧下甲状旁腺以及部分颈深淋巴结。

5. 甲状腺内的动脉吻合　上述各动脉营养甲状腺，并在甲状腺实质内吻合成丰富的动脉网。此外，在气管和食管紧贴的部位，尚有来自食管、喉、气管等的诸多细支进入甲状腺的后部，亦参与动脉网的组成。这些吻合支小且无定名，但吻合丰富，具有重要的临床意义。当血管钳夹

住真被膜和腺组织时，可在比较无血的情况下行甲状腺部分切除术；两侧甲状腺上、下动脉全部被结扎，手术后甲状腺后部残留腺组织仍可通过前述吻合支获得充足的血供，而不致引起甲状腺残留部分以及甲状旁腺缺血性坏死。

■ 甲状腺的静脉

甲状腺的静脉在甲状腺实质内相互吻合成网，再汇集成静脉干。其中上部的静脉干多与甲状腺上动脉干伴行，行程较恒定；而中下部的静脉干多数不与动脉干伴行，其出现率和行程变异较多（图16-12）。

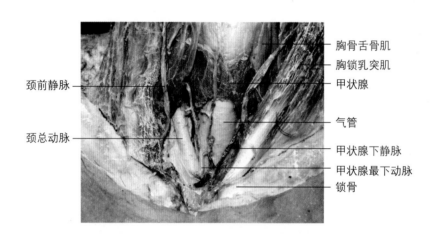

图16-16　甲状腺最下动脉

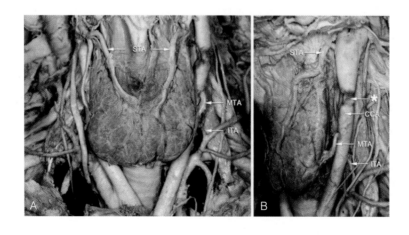

图16-17　甲状腺中动脉

A. 前面观；B. 侧面观。甲状腺中动脉（MTA）起源于颈动脉（CCA）进入左下叶。左、右甲状腺上动脉（STA）均起源于颈总动脉，左、右甲状腺下动脉（ITA）均起源于锁骨下动脉，星号为左颈总动脉结扎灌注的部位

1. 甲状腺上静脉（superior thyroid vein） 在甲状腺侧叶上端汇合而成，缺如率1%左右。该静脉经甲状腺上动脉外侧伴行向上，多经面总静脉间接汇入颈内静脉（40%），亦可先与咽、喉的静脉汇合（26%）或与颈上段深部静脉交通（14%）后再汇入颈内静脉，而直接汇入颈内静脉者占19%。

2. 甲状腺中静脉（middle thyroid vein） 在甲状腺侧叶外侧缘中点或稍下方汇合而成，双侧均存在者占24%，左侧存在者占16%，右侧存在者占18%，双侧均缺如者占42%。该静脉为一粗短静脉干，长约1 cm，外径为2~4 mm；不与动脉伴行，向外侧注入颈内静脉。甲状腺中静脉存在较为少见，手术中牵拉甲状腺时，若不注意，则可能将其拉断甚至撕裂颈内静脉，造成严重出血，故在大幅度牵引甲状腺侧叶之前，应先明确有无该静脉存在，若存在，则先行显露、结扎、切断。

3. 甲状腺下静脉（inferior thyroid vein） 在甲状腺侧叶下端或峡部下方汇合而成，向下沿气管前面进入胸腔，汇入头臂静脉。甲状腺下静脉不与动脉伴行，其主干的数目、粗细等变异较多，多为双干（55%），少数为单干（17%）、三干（18%）或多干（10%）。其为单干时，亦称为甲状腺奇静脉；而具有2支或2支以上静脉干时，其间常借数目不等的交通支相连而成网状或丛状交错，称为甲状腺奇静脉丛。甲状腺下静脉除少数注入两侧头臂静脉汇合处（16.8%）或右侧头臂静脉（4.7%）外，多数注入左侧头臂静脉（78.5%），注入点多在两侧头臂静脉汇合处上方约2.4 cm处。因甲状腺下静脉恒定地位于气管的前方，管径粗大，且多有静脉丛存在，故气管紧急切开时，应注意勿伤及此静脉。

■ 甲状腺的淋巴管

有很多淋巴小管包绕着甲状腺滤泡，继而在甲状腺内形成丰富的网状淋巴管，逐渐向甲状腺包膜下集中形成集合管，然后伴行或不伴周边静脉引流出甲状腺以外（图16-18）。其中甲状腺两侧的上极、前上部和峡部的淋巴汇入喉前淋巴结，该组淋巴结不仅收纳甲状腺的淋巴，还接受喉部的淋巴，并与颈部的淋巴管相交通。故本处在描述甲状腺淋巴回流的同时，还总结了整个颈部的淋巴回流情况（图16-19, 20）。

1. 颈上部的淋巴结 位置表浅，位于头、颈部交界处，自枕部经乳突、下颌体下缘至颏下，形成后高前低的环行排列。依淋巴结所在的具体位置，可分为以下数群。

（1）枕淋巴结：在枕部位于枕外隆凸的两侧，可分为浅、深2组。枕浅淋巴结为1~3个，直径为0.5~1.0 cm，位于枕部皮下、斜方肌起始处与胸锁乳突肌止点之间；收纳枕部皮肤的淋巴管，其输出管注入枕深淋巴结或直接注入颈外侧浅淋巴结及颈外侧深淋巴结的副神经淋巴结。枕深淋巴结有1~2个，直径约为0.5 cm，位于头夹肌的深面、头半棘肌与头上斜肌之间，沿枕动脉排列；收纳枕浅淋巴结的输出管及枕部深层肌和骨膜的淋巴管，其输出管向下注入颈外侧深淋巴结的副神经淋巴结。

（2）乳突淋巴结：又称耳后淋巴结，一般为1个，直径约0.5 cm，位于胸锁乳突肌止点表面；收纳颅顶后部和颞区的头皮、鼓膜、外耳道后壁及耳郭后面的淋巴管，其输出管多注入颈外

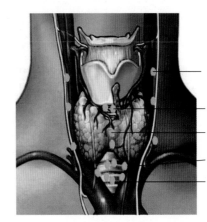

图16-18 甲状腺的淋巴结示意图

颈外侧深淋巴结
喉前淋巴结
甲状腺淋巴结
气管旁淋巴结
气管前淋巴结

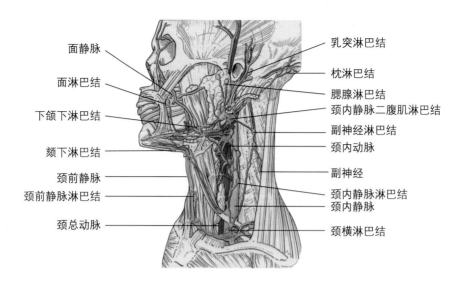

面静脉
面淋巴结
下颌下淋巴结
颏下淋巴结
颈前静脉
颈前静脉淋巴结
颈总动脉

乳突淋巴结
枕淋巴结
腮腺淋巴结
颈内静脉二腹肌淋巴结
副神经淋巴结
颈内动脉
副神经
颈内静脉淋巴结
颈内静脉
颈横淋巴结

图16-19　头颈部淋巴结示意图

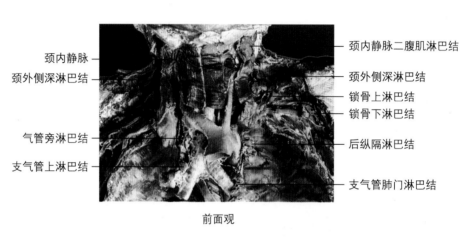

颈内静脉
颈外侧深淋巴结
气管旁淋巴结
支气管上淋巴结

颈内静脉二腹肌淋巴结
颈外侧深淋巴结
锁骨上淋巴结
锁骨下淋巴结
后纵隔淋巴结
支气管肺门淋巴结

前面观

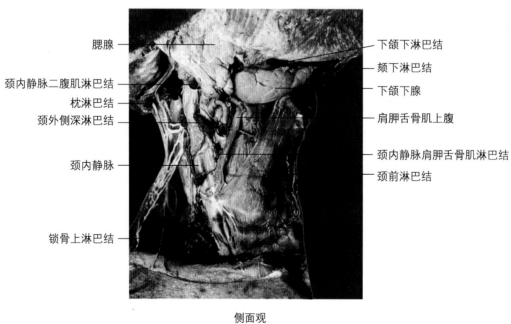

腮腺
颈内静脉二腹肌淋巴结
枕淋巴结
颈外侧深淋巴结
颈内静脉
锁骨上淋巴结

下颌下淋巴结
颏下淋巴结
下颌下腺
肩胛舌骨肌上腹
颈内静脉肩胛舌骨肌淋巴结
颈前淋巴结

侧面观

图16-20　头颈部浅、深淋巴结

侧深淋巴结颈内静脉淋巴结和副神经淋巴结,另一部分注入颈外侧浅淋巴结。

(3)耳下淋巴结:1~4个,较小,为腮腺浅淋巴结中位置最低者,位于腮腺下端的表面,沿下颌后静脉排列;收纳耳郭前下部、外耳道、鼓膜及颊部的淋巴管,其输出管注入腮腺深淋巴结、颈外侧浅淋巴结和颈内静脉淋巴结。

(4)腮腺深淋巴结:数目较多,1~10个,位于腮腺实质内;收集腮腺、睑外侧部、外耳道和中耳等的淋巴管,其输出管注入下颌下淋巴结和颈内静脉淋巴结。

(5)下颌下淋巴结:2~8个,在下颌下三角内、位于下颌下腺与下颌体之间,或埋藏于下颌下腺实质内;收纳面部和口腔的淋巴管,其输出管多注入颈外侧深淋巴结的颈内静脉淋巴结和颈静脉肩胛舌骨肌淋巴结,另有一部分注入颈外侧浅淋巴结。

(6)颏下淋巴结:多为2个,最多可达8个,直径为0.2~0.6 cm,位于两侧二腹肌前腹与舌骨体围成的颏下三角内、下颌舌骨肌的表面。其一般可分为前、后2群。前群靠近颏部,出现率约50%;后群位于舌骨体前方,出现率约66%。此淋巴结收纳下唇中部、颏部、下颌前部、舌前部的淋巴管;其输出管沿颏下静脉走行,注入下颌下淋巴结,或越过舌骨及舌骨下肌群注入颈内静脉淋巴结。

2. 颈前区的淋巴结 又称为颈前淋巴结,位于颈前正中部,在舌骨下方和两侧胸锁乳突肌、颈动脉鞘之间,呈纵行排列,分为浅、深2群。

(1)颈前浅淋巴结:较小且不恒定,沿颈前静脉(或颈前正中静脉)排列;收纳颈前区浅层结构的淋巴管,其输出管伴颈前静脉下行,继而向外侧经胸锁乳突肌深面,注入颈内静脉淋巴结或颈横淋巴结。

(2)颈前深淋巴结:较小,纵列于颈部器官的前方和两侧,自上而下包括喉前淋巴结、甲状腺淋巴结、气管前淋巴结和气管旁淋巴结等。

1)喉前淋巴结:位于喉的前方,其中位置

较高者可称为舌骨下淋巴结(或甲舌淋巴结,收纳喉上部及会厌的淋巴管,输出管注入颈外侧上深淋巴结;位置较低者可称为环甲淋巴结或Delphian淋巴结,收纳喉下部和甲状腺的淋巴管,输出管可经气管前淋巴结至纵隔淋巴结和锁骨上淋巴结,也可经气管旁淋巴结注入颈外侧下深淋巴结。喉癌和甲状腺癌常累及此淋巴结,临床上常将其肿大作为喉癌和甲状腺癌的重要指证之一。据报道,此淋巴结群有时含有甲状腺小叶,检查时注意不要误认为是转移性病变。

2)甲状腺淋巴结:不甚恒定,位于甲状腺峡的前面,收纳甲状腺靠中线附近的淋巴管,其输出管向下注入气管前淋巴结、气管旁淋巴结或颈内静脉淋巴结,再注入颈外侧上深淋巴结,也可直接注入颈外侧上深淋巴结。

3)气管前淋巴结:1~6个,位于气管颈部前外侧,在甲状腺峡与胸骨颈静脉切迹之间,被气管前筋膜包裹,向下与上纵隔的气管前淋巴结相续;收纳气管、甲状腺峡及下部的淋巴管以及喉前、甲状腺淋巴结的输出管,其输出管多注入气管旁淋巴结,另一部分注入颈内静脉淋巴结或上纵隔淋巴结。

4)气管旁淋巴结:1~7个,位于气管颈部后外侧,沿喉返神经排列。因两侧喉返神经的位置并不相同,故两侧气管旁淋巴结与喉返神经间的位置关系亦有所不同。在甲状腺下缘水平,左侧者多在神经之前,而右侧者则多在神经之后。食管或气管等肿瘤、感染引起气管旁淋巴结肿大时,有可能压迫喉返神经,出现发音障碍。此淋巴结收纳甲状腺中下部、甲状旁腺、喉下部、气管颈部、食管颈部等部位的淋巴管,其输出管注入颈内静脉淋巴结下群或直接注入颈干。

3. 颈外侧区的淋巴结 又称为颈外侧淋巴结,沿颈部两侧的大血管纵行排列,可分为浅、深2组。

(1)颈外侧浅淋巴结:较小,多为1~2个,沿颈外静脉排列,上部者位于胸锁乳突肌前缘与腮腺后缘之间，与腮腺浅淋巴结群的耳下淋巴结相续，有时二者难以区分；下部者位于胸锁乳突肌的浅面。此组淋巴结收纳枕、乳突和耳下淋巴结的输出管，其输出管注入颈外侧深淋巴结。

（2）颈外侧深淋巴结：又称颈深淋巴结，数目较多，常为15~30个，主要沿颈动脉鞘和颈内静脉纵行排列，上自颅底，下达颈根部。颈外侧深淋巴结的分群方法不一，通常以肩胛舌骨肌下腹为界，分为上、下2群。

1）颈外侧上深淋巴结：位于胸锁乳突肌深面、颈内静脉上段的周围，收纳颈外侧浅、下颌下、枕、乳突、腮腺、颏下和肩胛上淋巴结的输出管，还收纳咽、食管、喉、气管、甲状腺和舌根等处的淋巴，其输出管注入颈外侧下深淋巴结或直接注入颈干。

2）颈外侧下深淋巴结：位于颈内静脉下段、锁骨下血管和臂丛的周围，收纳颈外侧上深淋巴结或直接收纳颈上部各淋巴结引流的淋巴，此外还收纳甲状腺、耳、鼻、口腔、咽、喉等器官的淋巴；其输出管合成颈干，经淋巴导管回流入静脉。

■ 甲状腺的神经

支配甲状腺的神经主要为来自迷走神经的喉上神经和喉返神经，此外还有交感神经（图16-21）。

1. 喉上神经（superior laryngeal nerve） 是迷走神经在结状神经节（下神经节）中部发出的分支，斜向下内侧，经颈内动脉后方至动脉内侧，下行约2 cm至舌骨大角处分为内、外2支。在其分歧部的近侧以细支与交感干及咽丛连接

（1）内支：主要为感觉神经，由喉上动脉营养。自喉上神经分出后，斜向前下与喉上动脉伴行，约在甲状软骨上角前方及甲状软骨板上缘各1 cm处穿甲状舌骨膜入喉。然后行经梨状隐窝的前壁和底部，并在黏膜下诱起一斜向下内侧的皱襞，称喉神经襞，故临床上常在梨状隐窝内涂抹表面麻醉剂以麻醉喉上神经内支。内支在行径中发出分支分布于声门裂以上、会厌、舌根、喉咽部前壁等处的黏膜，亦有运动神经纤维支配杓肌。

（2）外支：主要为运动神经，由环甲动脉营养。其较内支细小，与甲状腺上动脉伴行，并被胸骨甲状肌覆盖。沿甲状软骨板后缘下行，止于环甲肌，途中发出小分支至咽缩肌和甲状腺，亦有感觉支穿过环甲膜分布至声带及声门下区前部的黏膜。

喉上神经受损时，可出现喉黏膜感觉丧失，环甲肌瘫痪而致声带松弛、声门偏斜、音调降低。

2. 喉返神经（recurrent laryngeal nerve） 是迷走神经下行进入胸腔后分出的分支，两侧径路不同。左侧径路较长，在主动脉弓前方发自左侧迷走神经，绕过主动脉弓的前方、下方和后方，位于主动脉弓与肺动脉之间，继而斜过左颈总动脉的后方。右侧喉返神经在右锁骨下动脉之前发自右迷走神经，绕经该动脉的前方、下方和后方，继而向上内侧行经颈总动脉的后方。多数情况下，喉返神经沿气管食管旁沟走行，并在Berry悬韧带深面通过，喉返神经亦可穿行于Berry韧带或在Berry韧带与甲状腺实质之间。发生变异时，喉返神经可在气管食管旁沟前方或后方上行。继

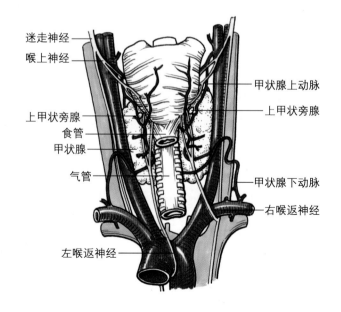

迷走神经
喉上神经
上甲状旁腺
食管
甲状腺
气管
甲状腺上动脉
上甲状旁腺
甲状腺下动脉
右喉返神经
左喉返神经

图16-21 甲状腺的神经

而行至环甲关节后方，易名为喉下神经（inferior laryngeal nerve），进入喉内。

两侧喉返神经相比较，左侧位置较深（多在甲状腺下动脉后方），右侧位置较浅（多在甲状腺下动脉前方），故在甲状腺次全切除术中损伤右侧喉返神经的机会较左侧多。在手术分离或结扎甲状腺下动脉时，应特别注意避免损伤喉返神经。寻找喉返神经的方法有上极法和下极法两种。前者是在结扎甲状腺上极分支血管后，切断上极腺体，然后在甲状软骨下角下方0.5 cm处找到喉返神经；后者是在结扎甲状腺下极分支血管后，显露峡部下段，找到其深部的气管颈部，然后在气管食管之间、甲状腺下极部位寻找喉返神经，分离时应斜行方向，与气管正中成15°~30°角度寻找。

喉返神经的分支变异甚多，一般为2支，亦可为3~4支甚至更多分支（报道最多者为6支）。分叉的位置多在环甲关节后面或内面，亦可在环状软骨以下。喉返神经分支真正入喉者均为两支，前支在环甲关节后面上行进入环杓侧肌，支配除环甲肌、环杓后肌和杓肌以外的喉内各肌；后支进入环杓后肌，支配环杓后肌和杓肌，并与喉上神经内支的分支相吻合。总之，喉返神经（包括前、后支）支配除环甲肌以外的喉内各肌。喉返神经后支的部分纤维与喉上神经内支吻合，形成Galen襻，司管声门裂以下喉黏膜的感觉。有人认为，喉返神经也有运动神经纤维支配环甲肌。临床上，塑料气管套管或气管插管的气囊可压迫喉返神经在其经过环甲关节处，导致暂时性或永久性损伤，故建议气囊的位置应距声门以下1.5 cm、气管隆嵴上5 cm之间。

喉返神经主要为运动神经，但也有感觉支分布于声门下区、气管、食管及一部分喉咽的黏膜，其由甲状腺下动脉分支营养。喉返神经单侧损伤后，出现短期声音嘶哑；若为双侧损伤，则使声带外展受限，常有严重的呼吸困难，要及早行气管切开术，以改善患者的呼吸状况。对病程

在半年以上、神经功能无恢复可能性者可行以下治疗：单侧喉返神经麻痹者，可行声带黏膜下脂肪组织充填术、甲状软骨成形术，使声带向内移位，改善发音功能；双侧喉返神经麻痹者，可行一侧杓状软骨切除术或声带外展移位固定术，使声门后部开大，改善呼吸功能。

喉返神经的行程较恒定，即在迷走神经的前内侧，约占迷走神经横截面积的27.9%。在迷走神经的表面有一纵行的小静脉，活在喉返神经纤维束与迷走神经余部纤维束分界处的表面，可视为喉返神经束的表面分界的标志。若甲状腺手术误伤喉返神经，应寻找神经两断端进行缝接。有时因找不到近侧端或缺损过长，以致无法进行喉返神经断端的吻合，此时可根据上述迷走神经内的局部定位以及神经外膜的小静脉，自颈段迷走神经上将喉返神经束分离出来，就近与喉返神经的远侧断端缝合，或直接植入喉肌内，用以治疗声带麻痹。由于喉返神经的血供是自内侧进入神经外膜，然后分为上行支和下行支。这一特点提示缝接喉返神经时，外膜上的血管位置在对位上有重要的参考意义；牵拉喉返神经时，勿过分牵拉，以免损伤神经的营养血管。

偶有非返性喉返神经，通常在颈部手术或解剖中被发现，是源于胚胎期弓动脉发育异常所导致的罕见畸形。国内外累计报道约100例，以右侧多见。国外学者将其分为3型：Ⅰ型，直接起源于喉与气管连接处上方的迷走神经，与甲状腺上极血管伴行，下行入喉；ⅡA型，起源于相当于甲状腺峡部平面的迷走神经，横行入喉；ⅡB型，起源于迷走神经后，先曲行而下，后勾绕甲状腺下动脉主干或分支上行入喉。临床上以ⅡA型最为常见。由于右侧非返性喉返神经常伴有右锁骨下动脉的解剖变异，通过颈部影像学检查可在术前预测非返性喉返神经的存在。手术中若利用神经监护仪监测，或可防止损伤。

3. 交感神经　来自颈交感神经干的颈上节和颈中节，随甲状腺上动脉进入甲状腺腺体。

甲状腺的胚胎发育及畸形

■ 甲状腺的胚胎发育

甲状腺起源于内胚层，是胚胎内分泌中出现最早的腺体，在胚胎第4周初，原始咽底正中处，相当第1咽囊平面的奇结节尾侧，内胚层细胞增生形成甲状腺原基。原基向尾侧生长，在第1、2咽囊平面处分为两个芽突。约在第4周末，芽突继续向颈下方生长，根部成为细长的甲状舌管，与原始咽底壁相连，到胚胎第6周开始萎缩、退化，在舌根部留下一痕迹，称为盲孔（图16-22）。随着原基的进一步分化发育，左、右两侧芽突的末端细胞增生，形成左、右2个细胞团，以后演变成为甲状腺的2个侧叶；中间部成为峡部。胚胎第7周时甲状腺已抵达其最后的位置。

左、右两侧甲状腺原基的芽突由盘曲的细胞索构成。在胚胎第10周后，细胞索相继断裂，形成若干细胞团，随后细胞之间出现间隙，这些细胞间隙逐渐融合成一个大的空腔，细胞团就变成了小滤泡。到胚胎第12周后滤泡中开始有少量胶体物质。胚胎第13、14周时滤泡明显增大，腔内充满嗜酸性胶体物质，滤泡上皮细胞呈立方形，开始有集碘能力。大约在胚胎第100天，甲状腺滤泡细胞已能合成甲状腺素，所需要的碘均需由母体供应。后期随着滤泡数的增加，甲状腺也随之增大。胎儿甲状腺已有合成和分泌甲状腺激素的能力，并对胎儿的发育起着重要作用，主要是促进胎儿骨骼和中枢神经系统的发育。

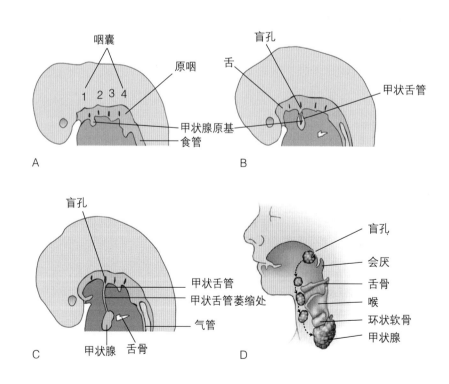

图16-22 甲状腺的发生

A、 B和C分部为胚胎第4、5和6周头部矢状面示意图，显示甲状腺发育的连续阶段；

D. 成人头颈矢状面，显示胚胎发育时甲状腺的下降过程

甲状腺的发育畸形

在胚胎发育过程中若先天性无甲状腺，则胎儿骨化时间推迟，出现眼距宽、鼻梁塌、鼻孔朝前、头颅增大；若胎儿甲状腺分泌不足，则神经系统发育不良，智力低下。若第Ⅷ对脑神经及内耳发育不良，则引起耳聋和言语障碍，脑皮质运动区发育迟缓，导致运动障碍，这些都是克汀病的症状。病因主要是胎儿严重缺碘、影响甲状腺素的合成。

胚胎发生过程中的甲状舌管多在第5~6周即消失，在正常情况下，此管上端的遗迹成为舌盲孔，下端演化为锥状叶。当发育异常时，甲状舌管下行沿线的任何地方皆可残留而形成甲状舌管囊肿，故囊肿可出现于舌根处盲孔至颈静脉切迹间的任何一点上。囊肿一般在颈部正中线上，若较大，则可偏向一侧。囊内液体常为上皮细胞脱落、液化或炎性产物，并非由囊壁分泌。囊肿因反复炎症而逐渐增大，有时在颈部可出现窦道开口，常为甲状舌管瘘或甲状舌管窦。

异位甲状腺组织同样也是甲状舌管沿线上残留的组织，多见于舌的基部、紧邻盲孔的后方，其亦可罹患与甲状腺本身相同的疾病。

甲状腺的临床解剖学要点

颈淋巴清扫术

颈部淋巴结是淋巴瘤最早、最常累及的部位之一，也是头颈部肿瘤的重要转移部位。头颈部肿瘤颈淋巴转移灶治疗首选颈淋巴清扫术，即将与头颈部淋巴引流相关的颈部一定范围内的全部淋巴组织（包括淋巴结和淋巴管）一并切除，但常需将区域内邻近的肌、脂肪、结缔组织以及不甚影响正常功能的血管、神经等整块切除。

1. 颈部淋巴结的分区标准　解剖学上常将颈部淋巴结分为10组（详述于甲状腺的淋巴），后来又将上纵隔淋巴结归入其内，共计11组。美国耳鼻咽喉头颈外科基金学院在1991年将颈部淋巴结分为6区，以后美国癌症联合委员会在2002年又补充了第7个分区（图16-23）。

（1）Ⅰ区（平面Ⅰ）：包括颏下淋巴结（ⅠA区）和下颌下淋巴结（ⅠB区）。

（2）Ⅱ区（平面Ⅱ）：即颈外侧深淋巴结上群，以副神经为界，分为前下方的ⅡA区和后上方的ⅡB区。

（3）Ⅲ区（平面Ⅲ）：即颈外侧深淋巴结中群。

（4）Ⅳ区（平面Ⅳ）：即颈外侧深淋巴结下群，包括胸锁乳突肌锁骨头后面的ⅣA区和胸骨头后面的ⅣB区。

（5）Ⅴ区（平面Ⅴ）：即颈后三角淋巴结群，以肩胛舌骨肌为界，分为后上方的副神经淋巴结（ⅤA区）和前下方的颈横或锁骨上淋巴结（ⅤB区）。

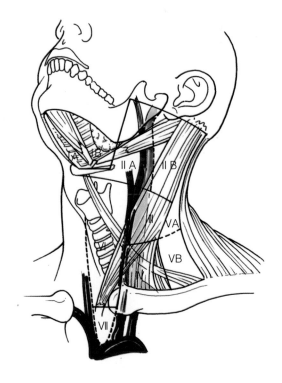

图16-23　颈部淋巴结分区

（6）Ⅵ区（平面Ⅵ）：即颈前淋巴结群，包括喉、气管和食管周围淋巴结。

（7）Ⅶ区（平面Ⅶ）：即上纵隔淋巴结。

2.颈淋巴清扫术的分类标准及适应证

（1）根治性颈淋巴清扫术（radical neck dissection，RND）：清扫范围为下颌体下缘、颈前正中线、锁骨和斜方肌前缘之间，清扫Ⅰ~Ⅴ区淋巴组织以及相应的脂肪、结缔组织，同时切除胸锁乳突肌、颈内静脉和副神经。此术适于所有头颈部肿瘤已发生颈部淋巴结转移并包膜外浸润、同时累及胸锁乳突肌、颈内静脉和副神经。

（2）改良根治性颈淋巴清扫术（modified radical neck dissection，MRND）：清扫范围同RND，即清扫Ⅰ~Ⅴ区淋巴组织，但完全或部分保留胸锁乳突肌、颈内静脉和副神经，故可分为3种亚型，即MRND Ⅰ型（保留副神经）、MRND Ⅱ型（保留副神经和颈内静脉）和MRND Ⅲ型（保留副神经、颈内静脉和胸锁乳突肌）。此术适于所有头颈部肿瘤cN_2、cN_3期患者，颈部淋巴结发生包膜外浸润、但未同时累及胸锁乳突肌、颈内静脉和副神经。

（3）选择性颈淋巴清扫术（selective neck dissect ion，SND）：最初通用于头颈部肿瘤cN_0期患者，但随着放疗等辅助治疗手段的发展，现已扩大至cN_1乃至部分cN_2期患者，而在cN^+期患者是否会影响根治性目前仍有争议。

1）肩胛舌骨上颈淋巴清扫术：清扫范围在下颌体下缘、肩胛舌骨肌上腹和胸锁乳突肌后缘之间，清扫Ⅰ~Ⅲ区淋巴组织以及相应的脂肪、结缔组织，主要适于口腔癌cN_0期患者。

2）颈外侧淋巴清扫术：清扫范围在颅底、胸骨舌骨肌外侧缘、锁骨和胸锁乳突肌后缘之间，清扫Ⅱ~Ⅳ区淋巴组织以及相应的脂肪、结缔组织，主要适于喉癌、口咽癌和下咽部癌cN_0期患者。

3）颈后外侧淋巴清扫术：清扫Ⅱ~Ⅴ淋巴组织以及相应的脂肪、结缔组织，常同时切除耳后和枕淋巴结，适于原发灶在耳后、枕区和后颈部

的恶性肿瘤cN_0期患者。

4）前间隙颈淋巴清扫术：清扫范围在舌骨、胸骨颈静脉切迹和两侧的颈总动脉之间，清扫Ⅵ区淋巴组织以及相应的脂肪、结缔组织，适于甲状腺癌和声门下癌cN_0期患者。

（4）扩大根治性颈淋巴清扫术（extended radical neck dissection，ERND）：在RND的基础上，同时还切除之外的1个或多个淋巴结群和（或）非淋巴结构，如因治疗需要切除咽后、枕淋巴结等淋巴结构和（或）颈总动脉、舌下神经、迷走神经等非淋巴结构。此术用于所有头颈部肿瘤已颈部转移的晚期患者为获得切缘阴性而需要扩大切除范围。

■ 甲状腺开放手术入路

甲状腺手术常采用颈部沿皮纹切口，切口位置的高低及长短可因肿瘤的大小及位置的高低而有所变化。

1.手术步骤　①体位和切口：取仰卧位，肩部垫高，充分暴露颈部，取胸骨上大窝上方2横指做横切口；②切开皮肤、皮下组织及颈阔肌，在颈阔肌深面游离皮瓣上至甲状软骨上切迹水平，下至胸骨上大窝；③暴露甲状腺，正中切开颈白线向深面达甲状腺峡的表面，向两侧牵开胸骨舌骨肌，在该肌深面钝性分离暴露甲状腺，若暴露困难则可横断胸骨舌骨肌和胸骨甲状肌；④结扎甲状腺上动脉及中静脉，从外侧向内侧翻起甲状腺，发现甲状腺下动脉时注意喉返神经，当喉返神经入喉处暴露后即可锐性分离将甲状腺峡和气管分离，切除腺叶；⑤放置引流管，逐层缝合切口（图16-24）。

2.手术注意事项　掀皮瓣时注意沿颈阔肌深面与颈前静脉之间的解剖层次，注意保护颈前静脉；甲状腺上动脉容易引起大出血，要确切结扎；注意喉返神经与甲状腺下动脉之间的关系，保护喉返神经；注意甲状旁腺的保护。

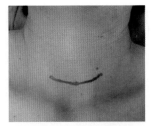

胸骨上大窝上方2横指处横切口

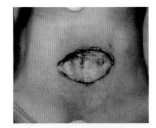

切开皮肤、皮下组织及颈阔肌、见颈前静脉

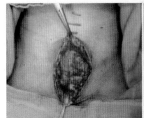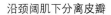

沿颈阔肌下分离皮瓣

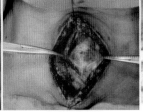

暴露甲状腺峡

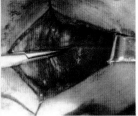

保护喉返神经

图16-24　甲状腺开放手术入路

■腔镜甲状腺手术的入路选择和应用解剖要点

传统的甲状腺手术虽然切除了病变，但会在颈部留下明显的手术瘢痕，给患者带来了难以抹去的心理阴影。1997年Hüscher等完成了首例腔镜甲状腺手术，弥补了这一缺陷，以无明显瘢痕、住院时间短和并发症少的优势赢得了广大外科医师和患者的青睐。腔镜甲状腺手术分为完全腔镜甲状腺手术（TEA）和腔镜辅助甲状腺手术（VAEA）。前者通过CO_2气腔制造操作空间，后者通过悬吊或拉钩法建立操作空间。TEA包括乳晕、胸前壁、腋窝、胸骨切迹上及锁骨上、口腔、耳后枕部和颏下（报道较少）等径路；VAEA包括锁骨下和Miccoli手术，后者是在颈部前方做一小切口，在腔镜器械的辅助下，在取得与传统开放切口甲状腺手术相同治疗效果的同时，追求更大限度地缩小或隐蔽手术瘢痕达到美容的目的。不管是哪种腔镜手术，重点都是术中的解剖技巧，其核心是：①显露甲状腺肿瘤；②术中止血；③避免损伤喉返神经、喉上神经外支和甲状旁腺。

1.乳晕径路

（1）手术入路：在前胸预造空间区域皮下注射膨胀液，于乳沟中间做10 mm切口至深筋膜层，置入钝性分离棒向胸锁乳突肌方向分离，建立操作空间；穿刺10 mm Trocar，气腹压力维持6 mmHg，置入30°腔镜；然后于左、右乳晕内上缘各做10 mm、5 mm的切口，经皮下疏松结缔组织向甲状腺方向分别穿刺Trocar，插入无损伤抓钳及超声刀；直视下用电凝钩分离皮下疏松结缔组织，尽量靠近胸筋膜，但不要损伤胸大肌，以免出血；沿颈阔肌深面继续分离至甲状软骨平面，两侧至胸锁乳突肌前缘；用电凝钩纵行切开颈白线，分开双侧颈前肌群，打开甲状腺外科被膜，即可见到甲状腺。

（2）甲状腺的切除：如为甲状腺单个良性结节，配合体外触摸，镜下找到甲状腺结节后，用超声刀直接切除。若行甲状腺大部切除术，需先横断甲状腺前方的舌骨下肌群，或用缝线牵开肌肉组织，以便显露腺体结构；然后辨认、游离甲状腺下、动静脉，紧贴甲状腺被膜用超声刀凝固、切断；用无损伤抓钳向前、向内提拉甲状腺，从下外侧向上游离甲状腺，超声刀切断甲状腺中静脉，不可过分提拉甲状腺，以免将喉返神经及甲状旁腺提起；将甲状腺向上、向内侧翻转，充分显示并分离上极与环甲肌之间的无血管区，从后面暴露甲状腺上动脉、喉上神经外支；游离上极血管，用超声刀凝固切断，注意勿损伤喉上神经外支；随后离断甲状腺悬韧带，超声刀切断甲状腺峡部，切除甲状腺前侧的大部分腺体，保留背侧的部分腺体组织。双侧甲状腺大部切除术方法基本相同，可先切除一侧后将标本取出，用小纱布填塞创面，再行对侧甲状腺切除。

（3）操作要点：在整个操作过程中，有以下4点需要特别注意。

1）分离层次：皮下分离层次由深筋膜表面延伸至颈阔肌与颈前肌群及胸锁乳突肌筋膜间，分离的深浅需掌握恰当，分离过浅易发生皮下气肿和术后皮肤麻木，分离过深易损伤肌层导致严重出血。观察孔穿刺Trocar一般并无困难，左、右操作孔位于乳腺组织上方，如不慎，极易刺入乳腺组织内，致分离层面出现偏差。

2）结构保护：在使用超声刀时，为避免损伤喉返神经、喉上神经外支及甲状旁腺供血动脉，功能刀头应朝上，夹取组织避免过多、过深，刀头和喉返神经、喉上神经外支和甲状旁腺的安全距离至少在5 mm以上。

3）避免出血：正确使用超声刀，使用无损伤抓钳钳夹腺体，在不能确定结节为囊性的情况下避免盲目减压，以免引起出血；术中一旦发生出血，可用纱布压迫，明确出血点后用超声刀止血或暂时上钛夹止血，切忌在血泊盲目凝血，以免损伤神经。

4）喉返神经的辨认和保护：喉返神经多位于气管食管沟内，并与甲状腺下动脉交叉，故常将甲状腺下动脉作为喉返神经的定位标记。但喉返神经位置常发生变异，与甲状腺下动脉的关系并不恒定。所有的喉返神经均从环甲关节下方入喉，故甲状软骨后下角也是喉返神经的重要定位标记。有以上两种定位方法，再结合腔镜的放大

作用，辨认喉返神经并不困难。辨认喉返神经仅在肿瘤位于或靠近甲状腺背侧时才有必要；当肿瘤位于或偏向甲状腺前方时，仅需在分离甲状腺下极时，避免过度提拉甲状腺组织、背面尽量保留少许甲状腺，即可避免损伤喉返神经。

2. 胸前壁径路　基本操作与乳晕径路相关，不同之处在于穿刺点不同。第一穿刺点位于胸正中线与双侧乳头连线交点偏左或偏右1 cm处，其余两穿刺点位于左、右锁骨中线略高于第一切口处。穿刺左、右两个Trocar时，同样需注意分离层次，勿插入乳腺组织内。具体分离过程与手术技巧同乳晕入路。

3. 腋窝径路

（1）手术入路：患侧上肢屈曲、悬吊，颈部预剥离区域皮下注射膨胀液。于距患侧腋窝顶4.0 cm腋前线做15 mm的切口，深至胸大肌浅面，用钝性分离棒经此切口向患侧甲状腺潜行游离，形成剥离空间，上至甲状软骨水平，下至胸骨切迹，前达正中线。切口荷包缝合，穿刺12 mm Trocar后收紧荷包线，置入10 mm 30° 腔镜。注入CO_2，压力维持6 mmHg。距切口上、下3 cm处向甲状腺方向穿刺5 mm Trocar，置入无损伤抓钳及5 mm超声刀。在胸大肌浅面及颈阔肌深面，用超声刀分离皮下疏松结缔组织，至患侧胸锁乳突肌前缘，建立操作空间。打开颈白线，横断患侧舌骨下肌群，即可显露甲状腺及肿块。

（2）甲状腺的切除：首先从侧方将甲状腺向前上方提起，用超声刀切断甲状腺中静脉；然后将甲状腺向对侧适度翻转，紧贴甲状腺真被膜分离，显露气管侧壁；向尾侧牵拉甲状腺，找到喉上神经外支，妥善保护神经后用超声刀处理甲状腺上极；进一步处理甲状腺下极，切断甲状腺下静脉，辨认喉返神经。仔细分离甲状腺周围的筋膜，避免损伤喉返神经及甲状旁腺。在保持距离喉返神经及甲状旁腺5 mm的情况下用超声刀切断甲状腺下动脉，游离甲状腺下极；最后打开Berry韧带，切开腺体及峡部，保留甲状腺后方少

量腺体，完成包括肿块在内的甲状腺大部切除术。

（3）手术优势：在此径路中，首先显露甲状腺侧面，与开放性手术类似，各支血管、喉上神经外支、喉返神经和甲状旁腺也易于辨认和保护。同时，切口靠近甲状腺，颈阔肌下分离范围较小，术后颈部皮肤感觉迟钝或感觉异常发生率明显降低。更突出的优点是其美容效果，当上臂处于自然状态时，腋窝的小切口被完全覆盖。

（4）手术劣势：此入路也有很大的缺点，由于是侧入路，无法越过颈正中线处理对侧病变。另外，由于腋窝操作孔之间距离太近，器械之间易相互干扰，手术难度较大。

4.胸骨上径路

（1）手术入路：于胸骨切迹上缘做 15 mm 切口，深至气管前筋膜，自此切口置入剥离棒后向头侧分离，游离范围上至甲状软骨水平，两侧达胸锁乳突肌外缘之后；穿刺 10 mm Trocar，缝合切口处皮肤，以防漏气；自此Trocar置入 30° 腔镜，注入CO_2，压力维持6 mmHg；在腔镜指引下，分别于左、右胸锁乳突肌前缘中点下沿皮纹做 5 mm 及2 mm切口，穿刺5 mm及2 mm Trocar，分别置入超声刀及抓钳；两种器械相互配合，游离甲状腺前腔隙，建立操作空间，暴露甲状腺。

（2）甲状腺的切除：首先处理甲状腺下极，用5 mm超声刀由下而上切断供应甲状腺下极的血管，以甲状腺下动脉或甲状软骨后下角为标记，辨认喉返神经；妥善保护神经及甲状旁腺后切断甲状腺下动脉，游离甲状腺下极；用抓钳将甲状腺侧面提起，超声刀分离甲状腺周围筋膜，注意用力适度，防止提起喉返神经及误伤；进一步处理上极血管，打开Berry韧带，游离甲状腺上极及峡部，行甲状腺次全或大部切除术。

（3）操作要点：术中需注意以下两点。

1）分离层次：胸骨切迹上切口经过皮肤、皮下组织及颈筋膜前层，直达气管前筋膜，分离深度应合适，避免损伤气管。

2）训练要求：操作空间小，器械径路短，常规器械体外与体内部分的平衡不易把握，且各器械之间易相互干扰，术前须经过一定的训练，才能实施于临床。

（4）手术优势：该入路的切口距离靶腺最近，皮下分离面积最小，术后颈部皮肤感觉迟钝发生率最低。

（5）手术劣势：胸骨切迹上切口接近开放手术中的低位切口，低领或 "V" 形领口不能完全覆盖瘢痕，美容优势并不明显。

5.锁骨下径路

（1）手术入路：沿肿块同侧的锁骨下皮纹做弧形切口（若肿物为双侧，则取肿物较大侧做切口），距锁骨下约3横指处做3~5 cm切口，深达深筋膜浅面，切口边缘距胸骨中线 4~5 cm。用钝性剥离棒向甲状腺方向分离，到达位置与上述径路相同。自切口置入腔镜，显露术野，无须充气。于颈阔肌下穿过 2根直径1.2 mm的Kirschner钢丝，将钢丝悬吊固定于支架上，或用扁桃体拉钩牵开皮瓣，建立手术空间。于深筋膜浅面及颈阔肌层面下用电刀和吸引器配合游离皮瓣，直至颈白线。分离过程中，同样需要清晰辨认层次，尽可能做到创面无血，以免影响手术的正常进行。以胸锁乳突肌内侧缘作为标识，显露颈前舌骨下肌群，超声刀纵行切断，显露甲状腺及肿瘤。

（2）甲状腺的切除：此手术径路的角度介于乳晕径路和腋窝径路之间，但倾向于前者，故分离甲状腺时仍宜遵从下极—侧面—上极的顺序，具体操作注意事项和操作技巧可参考乳晕径路。

（3）手术优势：该入路具有腋窝径路的优点，且皮下分离面积较少；切口位于锁骨下，一般女性所穿的 "V" 形领或圆形领均可遮盖切口，达到美容要求。

6.口腔径路腔镜手术　又称自然通道腔镜手术（natural orifice transluminal endoscopic surgery, NOTES），NOTES术式将手术切口置于口腔这一自然腔道，以求达到患者术后的美观。2008年Witzel、Wilhelm等开创了甲状腺NOTES手术的先河。国内进行了相关动物实验和尸体实验，所采用的NOTES术式分为口腔前庭径路和口腔气管径路；经过国内外专家的探索，NOTES发展出口腔前庭入路、经口腔前庭单孔免充气入路以及经口底入路3种术式。

（1）手术入路：3种入路患者均取仰卧张口位。口腔前庭入路于唇后牙前黏膜处做12 mm平行切口，置10 mm Trocar，于双侧第2前磨牙前黏膜处各置一5 mm Trocar，切开颈白线，牵拉双侧颈前肌群，将甲状腺暴露。经口腔前庭单孔免充气径路将切口置于前庭中部，长2.5 cm，3个孔合并在此切口。经口底入路则在口底经过下颌腺管乳头连线的中点取长10 mm纵向切口，向颈部依次分离各层肌肉，于此口置入腔镜，于双侧口腔前庭各取小切口作操作孔。

（2）甲状腺的切除：显露甲状腺组织后，用超声刀沿峡部横断甲状腺，此时超声刀功能刀头面朝上，气管表面分离，显露气管，良性疾病行患侧甲状腺次全切除术时可以提起甲状腺上极，在肿瘤下方腺体内超声刀切开甲状腺，由上向下行甲状腺次全切除。若行患侧腺叶切除，则需要在切断峡部后先分离环甲间隙，紧贴甲状腺上极离断甲状腺上动、静脉，掀起甲状腺上极，在充分保护上甲状旁腺及喉返神经的基础上离断结节及Berry韧带。向下显露游离甲状腺下动、静脉，尽量远离喉返神经区域，用超声刀凝固切断，用无损伤抓钳将甲状腺向上向内侧翻转，从后面暴露甲状腺上血管，用超声刀凝固切断。

（3）手术优势：在此径路中，NOTES的优点为美容效果最好，由自然通道建立腔镜径路，能做到真正意义上的体表无瘢痕，而且安全性高，适应证广，手术视野也较好，尤其在甲状腺癌淋巴结清扫时，因其自上而下的视野，能更好地清扫舌骨、胸骨颈静脉切迹和两侧的颈总动脉之间，清扫Ⅵ区淋巴组织。

（4）手术劣势：张口困难或有颈椎病的患者不能采用NOTES。此外，经口径路将甲状腺手术由Ⅰ类切口转变为Ⅱ类切口，应注意潜在感染的发生。3种术式均可产生颏神经感觉异常及术后下颌肿胀。对患者术后的口腔感觉、吞咽咀嚼及言语等方面是否存在影响尚待进一步观察与研究。

（魏 猛 庞 刚）

主要参考文献

1. 田兴松，刘奇. 实用甲状腺外科学. 2版. 北京：科学出版社，2019.

2. Susan Standring. 格氏解剖学. 41版. 丁自海，刘树伟，主译. 济南：山东科学技术出版社，2017.

3. 韩卉，牛朝诗. 临床解剖学丛书——头颈部分册. 2版. 北京：人民卫生出版社，2014.

4. 林擎天. 普通外科临床解剖学. 上海：上海交通大学出版社，2014.

5. 庞刚，张为龙. 人体血管和血管吻合临床解剖学. 北京：人民卫生出版社，2010.

6. 金征宇. 医学影像学. 北京：人民卫生出版社，2005.

7. 毛驰. 头颈外科解剖学. 北京：中国医药科技出版社，2006.

8. 张朝佑. 人体解剖学. 3版. 北京：人民卫生出版社，2009.

9. 中国解剖学会体质调查委员会. 中国人解剖学数值. 北京：人民卫生出版社，2002.

10. Moore K, Persaud TVN, Torchia MG. The developing human(10e). Philadelphia: Elsevier Health Sciences, 2016.

11. Richard LD, Vogl AW, Mitchell AWM, et al. Gray's atlas of anatomy (2e). Philadelphia: Churchill Livingstone, 2012.

12. Gemsenjaeger E. Atlas of Thyroid Surgery: Principles, Practice, and Clinical Cases. New York: Thieme, 2009.

13. Som PM, Brandwein MS. Lymph Nodes in Head and Neck Imaging. 4th ed. St. Louis, MO: Mosby, 2003.

14. 黄敏纯，詹朝宁，符引玉，等. 甲状腺提肌1例. 中国临床解剖学杂志, 2018, 36(5): 485.

15. 胡超华, 丁佑铭. 精确被膜解剖法在腔镜甲状腺全切术中的应用. 中国现代普通外科进展, 2016, 19(7): 561-563.

16. 丁国楠, 高金友, 刘洋, 等. 腔镜甲状腺手术中Berry韧带精细解剖对喉返神经的保护意义. 中国地方病防治杂志, 2016, 31(1): 30-31.

17. 梅锋, 干雯, 王淳, 等. 喉返神经分段解剖在经乳晕入路腔镜甲状腺切除中的研究. 中华普通外科学文献（电子版）, 2015, 8(3): 223-226.

18. 胡长军, 张明敏, 郭永忠, 等. 腔镜甲状腺手术中喉返神经的解剖特点. 中国微创外科杂志, 2015, 15(5): 438-439, 443.

19. 王波, 赵文新, 颜守义, 等. 腔镜甲状腺手术中Berry韧带区解剖标志的研究. 中国实用外科杂志, 2014, 34(1): 99-101.

20. 赵蕾, 王存川. 腔镜甲状腺手术的研究进展. 腹腔镜外科杂志, 2014, 19(4): 241-244.

21. 梅锋, 王淳, 邱凌, 等. 喉返神经分段解剖在腔镜甲状腺切除中的应用. 中华腔镜外科杂志（电子版）, 2014, 7(4): 309-312.

22. 王清宇, 张生来, 全志伟, 等. 经口腔径路腔镜甲状腺手术. 中国实用外科杂志, 2011, 31(5): 459-461.

23. 郭培义, 汤治平, 丁自海, 等. 完全经口内镜下甲状腺切除术的解剖学研究. 中华外科杂志, 2011, 49(10): 934-937.

24. 梁青山, 季洪亮, 李波, 等. Zuckerkandl结节的研究进展. 国际外科学杂志, 2011, 38(1): 53-56.

25. 亓玉忠, 刘斌. 腔镜甲状腺手术的入路选择及应用解剖. 腹腔镜外科杂志, 2010, 15(4): 249-251.

26. 胡明华, 孙卫东, 王小明, 等. 腔镜下甲状腺切除术的解剖标志和手术径路. 中国现代手术学杂志, 2010, 14(4): 263-265.

27. 李锋, 张福维, 张兴, 等. 喉返神经解剖在迷你腹腔镜甲状腺手术中的应用. 广西医科大学学报, 2007, 24(1): 112-113.

28. Nakajo A, Arima H, Hirata M, et al. A new transoral technique of endoscopic thyroidectomy with gasless pre-mandible approach. Sury Endosc, 2013, 27(4): 1105-1110.

29. Mohebati A, Shaha AR. Anatomy of thyroid and parathyroid glands and neurovascular relations. Clin Anat, 2012, 25(1): 19-31.

30. Policeni BA, Smoker WR, Reede DL. Anatomy and embryology of the thyroid and parathyroid glands. Semin Ultrasound CT MR, 2012, 33(2): 1041-1054.

31. Wilhelm T, Metzig A. Endoscopic minimally invasive thyroidectomy (eMIT): a prospective proof of concept study in humans. World J Sury, 2011, 35(3): 543-551.

32. Al-Rafiah A, EL-Haggagy AA, Aal IH, et al. Anatomical study of the carotid bifurcation and origin variations of the ascending pharyngeal and superior thyroid arteries. Folia Morphol (Warsz), 2011, 70(1): 47-55.

33. Won HS, Han SH, Oh CS, et al. Superior and middle thyroid arteries arising from the common carotid artery. Surg Radiol Anat, 2011, 33(7): 645-647.

34. Ozgur Z, Celik S, Govsa F, et al. Anatomical and surgical aspects of the lobes of the thyroid glands. Eur Arch Otorhinolaryngol, 2011, 268(9): 1357-1363.

35. Banneheka S, Chiba S, Fukazawa M, et al. Middle thymothyroid artery arising from the common carotid artery: case report of a rare variation. Anat Sci Int, 2010, 85(4): 241-244.

36. Fancy T, Gallagher D, et al. Surgical anatomy of the thyroid and parathyroid glands. Otolaryngol Clin North Am, 2010, 43(2): 221-227.

37. Joshi SD, Joshi SS, Daimi SR, et al. The thyroid gland and its variations: a cadaveric study. Folia Morphol (Warsz), 2010, 69(1): 47-50.

38. Rodríguez-Vázquez JF, Mérida-Velasco JR, Verdugo-López S, et al. Embryonic anastomosis between hypoglossal nerves. Anat Sci Int, 2009, 84(4): 293-297.

39. Bademci G, Ya argil MG. Microsurgical anatomy of the hypoglossal nerve. J Clin Neurosci, 2006, 13(8): 841-847.

40. Friedman M, LoSavio P, Ibrahim H. Superior laryngeal nerve identification and preservation in thyroidectomy. Arch Otolaryngol Head Neck Surg, 2002, 128(3): 296-303.

41. Miller FR. Surgical anatomy of the thyroid and parathyroid glands. Otolaryngol Clin North Am, 2003, 36(1): 1-7.

17

甲状旁腺

甲状旁腺（parathyroid gland）因与甲状腺的位置关系密切而得名，但在起源、形态和功能上并无直接关系。甲状腺手术时，如不慎将甲状旁腺摘除或损伤，可引起血钙降低，出现暂时性或持久性手足搐搦症状，甚者可危及生命。

甲状旁腺的形态和数目

■ 甲状旁腺的形态

甲状旁腺亦称上皮小体，是紧贴在甲状腺后壁上的椭圆形、表面光滑而质地柔软的小腺体，但数目、位置常不恒定。甲状旁腺在腺体外面覆盖着一层菲薄的结缔组织被膜，由被膜发出的结缔组织伸入腺体，使其内形成若干小叶。

幼儿期的甲状旁腺呈粉红色而透明，大小为3.0 mm×2.4 mm×1.4 mm；随着年龄的增长，甲状旁腺的颜色逐渐加深；成年人的甲状旁腺的色泽随其内脂肪含量的多少、血液循环的丰富程度以及嗜酸细胞的数量等不同情况可呈现出黄色或棕黄色，体积可增加1倍，为（6~8）mm×（3~4）mm×（1~2）mm。

成人甲状旁腺，单个重约50 mg，总重量120~150 mg。

■ 甲状旁腺的数目

从发生学角度，甲状旁腺的数目应为上、下各1对，但大体解剖多不能全部找到，说明肉眼观察存在一定的局限性。据中国人资料，甲状旁腺为3.2个，其中上甲状旁腺的出现率为87%（左侧）或84%（右侧），下甲状旁腺的出现率为72%（左侧）或76%（右侧）。而胎儿和新生儿标本连续切片观察，显示甲状旁腺的数目均不少于4个，个别者有5个。

甲状旁腺的位置和毗邻

■ 甲状旁腺的位置

绝大多数甲状旁腺在甲状腺真、假被膜之间，位于甲状腺侧叶后缘，有的或多或少地嵌入甲状腺后缘的浅沟中，且多靠近血管，并由薄层结缔组织膜包裹（图17-1）。

1. 上甲状旁腺　与甲状腺共同来自第4咽囊，位置下降变动的幅度较小，但有的包入甲状腺实质内。其95%以上在甲状腺侧叶后缘上份，即环状软骨平面，位置隐蔽，一般不易受损。少数位于甲状腺侧叶后缘的上端，甲状腺次全切除术时，容易被误切或损伤。极少数（少于1%）位

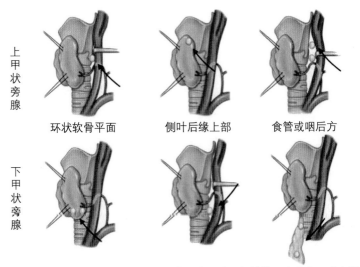

上甲状旁腺

环状软骨平面　　　侧叶后缘上部　　　食管或咽后方

下甲状旁腺

甲状腺侧叶后缘中下部　甲状腺侧叶下端、气管前　胸膜表面或上纵隔

图17-1　甲状旁腺的位置

于食管或咽后方。

2. 下甲状旁腺　与胸腺共同来自第3咽囊，发育过程中随胸腺下降，位置变化更大，甚至可降入胸部前纵隔内。其60%以上位于甲状腺侧叶后缘中、下1/3交界处至侧叶下端的范围，位置亦较隐蔽，不易受损。约8%位于甲状腺侧叶下端，甚至埋于气管前方的结缔组织内，甲状腺次全切除术时，不易伤及此处甲状旁腺。有23%的人的甲状旁腺下端较为浅表，手术中容易误切或误伤。极少数人（6%~7%）的甲状旁腺位于甲状腺下缘的前、外侧方，还可能位于胸骨后或胸膜组织表面，甚至包裹在胸组织内，这些变异的甲状旁腺在手术中容易被摘除或受到损伤，应加以注意。

■ 甲状旁腺的毗邻

1. 上甲状旁腺与Zuckerkandl结节的关系　上甲状旁腺位于Zuckerkandl结节头侧喉返神经和甲状腺下动脉后方，而下甲状旁腺在Zuckerkandl结节尾侧喉返神经和下动脉前方。将Zuckerkandl结节向中线方向牵拉后可见甲状旁腺与其相邻，分离并结扎两者间组织和血管，可完整保留甲状旁腺血供。以气管食管沟为轴，上甲状旁腺位于Zuckerkandl结节的上方，左侧上甲状旁腺

13.4%位于1点钟位置、82.7%位于2点钟位置、3.0%位于3点钟位置、0.9%位于后方；右侧上甲状旁腺0.8%位于8点钟位置、2.8%位于9点钟位置、81.6%位于10点钟位置、13.6%位于11点钟位置、0.8%位于后方表面位置、0.4%位于前方表面位置。Zuckerkandl结节与上甲状旁腺之间的距离，左侧上甲状旁腺紧紧黏附在结节者占89.2%，距离<5 mm者占8.2%，≥5 mm者占2.6%；右侧上甲状旁腺黏附在结节者占87.6%，距离<5 mm者占10.4%，≥5 mm者占2.0%。在Zuckerkandl结节头侧喉返神经和下动脉后方位置需注意保护上甲状旁腺，而在Zuckerkandl结节尾侧喉返神经和下动脉前方需注意保护下甲状旁腺。

2. 上甲状旁腺与喉返神经的关系　在约89%的甲状腺腺叶切除术中，喉返神经在距离上甲状旁腺5 mm内被识别，左、右两侧基本一致。喉返神经距离上甲状旁腺1 mm内者占62.6%，6~10 mm者占8.1%，>11 mm者占3.0%。

3. 甲状旁腺周围特异性附着脂肪　大部分甲状旁腺周围具有特异性附着脂肪结构，由于甲状旁腺微血管结构隐藏在特异性附着脂肪内，故其与甲状旁腺局部微血管结构关系密切，可对甲状旁腺具有一定的支持保护作用。王飞亮等采用纳米

炭淋巴示踪技术共发现 62 枚甲状旁腺中有 48 枚（77.4%）具有特异性附着脂肪结构，通过术中高清图像分析、术后病理检查记录甲状旁腺微血管结构的分布来源和特异性附着脂肪的特点，发现附着脂肪与甲状旁腺的结构关系类似荷包蛋中的蛋清与蛋黄，容易辨认。在甲状腺全切除术中保护特异性附着脂肪技术意义重大，可以通过保护甲状旁腺的正常微血管结构，对甲状旁腺原位保护，维持甲状旁腺功能，从而降低永久性甲状旁腺功能减退的风险。

甲状旁腺的结构及功能

■ 甲状旁腺的结构

每个甲状旁腺均有薄层的结缔组织被膜，并伸入膜内形成小叶，其中有两种细胞（图17-2）。

1. 主细胞　是构成旁腺实质的主体。幼年时期的甲状旁腺主要由主细胞构成，呈圆形或多边形细胞，数量较多，体积较小，直径7~10 μm，核位于细胞中央。主细胞有合成和分泌甲状旁腺素的功能。

2. 嗜酸性细胞　在10岁后、青春期之前，甲状旁腺才开始出现嗜酸性细胞，其数量较少、体积较大，并随着年龄的增长而有所增加。细胞呈单个或成群分布于主细胞之间，其功能意义还不明确。

■ 甲状旁腺的功能

甲状旁腺分泌甲状旁腺素，有调控钙和磷代谢的作用。甲状旁腺素是肽类激素，作用于骨细胞、成骨细胞和破骨细胞，使骨盐溶解，并能促进肾小管对钙的重吸收、抑制肾小管对磷的吸收以及促使维生素D的羟化作用，从而使血钙浓度升高。在甲状旁腺素和降钙素的共同调节下，维持人体血钙浓度的稳定。

如手术摘除或损伤甲状旁腺可使血钙浓度降低，引起肌肉抽搐性痉挛（手足抽搐症）。若为甲状旁腺肿瘤，可导致甲状旁腺素分泌过剩，引起钙离子从骨骼中移出，使骨质疏松导致骨折；血钙浓度过高，由尿中排出，可发生尿路结石，亦可因肾小管内钙化出现致命性肾病。

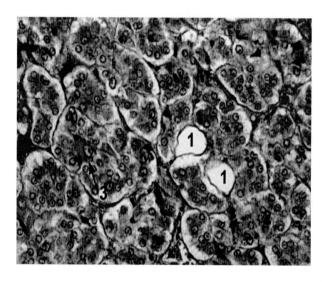

1. 毛细血管；2. 主细胞；3. 嗜酸性细胞。

图17-2　甲状旁腺的结构

甲状旁腺的血管、淋巴管和神经

■ 甲状旁腺的动脉

约80%以上的甲状旁腺血供来自甲状腺下动脉的分支，仅有少数的上位甲状旁腺的血供来自甲状腺上动脉或甲状腺上、下动脉的吻合支。下甲状旁腺发生腺瘤并下降至纵隔内时，在甲状腺后方不能找到下甲状旁腺，此时沿甲状腺下动脉分支追踪，常可找到下甲状旁腺。若在胚胎期即下降至纵隔者，则由胸廓内动脉或主动脉分支供血。此外，甲状旁腺的血供还可来自食管、气管以及甲状腺后包膜丰富的侧支吻合血管。

尽管甲状旁腺有丰富的血液供应，但是也有可能由于阻断了其供血来源引起甲状旁腺功能减退，故在甲状腺手术中，都强调在紧靠甲状腺下极的边缘分次结扎甲状腺下动脉分支，而不要结扎甲状腺下动脉主干，以免甲状旁腺缺血。

■ 甲状旁腺的静脉

从甲状旁腺毛细血管回流出来的血液，上甲状腺旁腺引流至上甲状腺静脉，后回流至颈内静脉；下甲状旁腺引流至下甲状腺旁静脉，之后回流至头臂静脉。

■ 甲状旁腺的淋巴管

甲状旁腺的淋巴管很丰富，自腺体引流出来后与甲状腺的淋巴管和胸腺的淋巴管相互联系和吻合，淋巴汇入甲状腺淋巴结或胸腺淋巴结。

■ 甲状旁腺的神经

支配甲状旁腺的神经为交感神经，直接受颈交感神经干的颈上节和颈中节支配，或者间接通过位于甲状腺侧叶后面筋膜内的神经丛获得支配。

甲状旁腺的胚胎发育

甲状旁腺在胚胎第5周，出现内、外两对甲状旁腺原基（图17-3）。外甲状腺原基为第3对咽囊的背侧壁细胞增生形成的细胞团，最初与胸腺原基相连，于第7周脱离咽壁，随其腹侧胸腺下移，降至甲状腺下端背面，成为下甲状旁腺。与此同时，第4对咽囊背壁的细胞增生为内甲状腺原基，并随甲状腺下移，附着在甲状腺上端的背面，成为上甲状旁腺，其移动距离较下甲状腺短。这两对原基起始部位原来的上、下关系，在迁移时发生了顺倒，但其发育分化过程基本相同。胚胎前3个月甲状旁腺发育比较缓慢，而3个月以后则迅速发展。

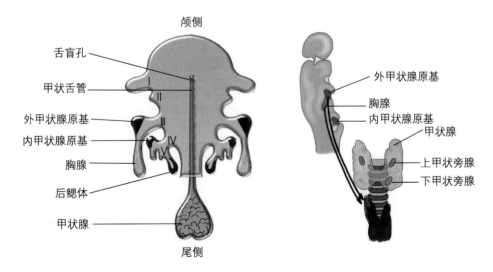

图17-3 甲状旁腺的发生

甲状旁腺的临床解剖学要点

■ 术中甲状旁腺的辨认和保护

在甲状腺外科手术中，甲状旁腺损伤会导致甲状旁腺功能减退，应注意避免。可以通过下述方法准确辨认甲状旁腺并加以保护。

1. 肉眼辨识色泽、质地等　甲状旁腺血供受损会导致其颜色变暗，而脂肪组织和淋巴结一般不会变色；与淋巴结相比，甲状旁腺质地更软。如果通过以上方法仍无法辨识，可切除少许可疑组织行冷冻病理检查以明确是否为甲状旁腺。也有研究者术中应用组织穿刺液快速测定甲状旁腺激素水平来帮助判定是否是甲状旁腺。

2. 清晰了解解剖位置

（1）甲状旁腺正常位置：术中对甲状旁腺在正常可能出现的部位要格外小心，避免意外切除。由于双侧甲状旁腺大多位于颈部的对称位置，因此当明确一侧甲状旁腺位置后，可在其对称区域找寻对侧甲状旁腺并进行保护。

（2）异位甲状旁腺：手术医师要充分了解异位甲状旁腺，如对于可能异位于胸腺的下甲状旁腺，在行中央区淋巴结清扫时，只要肿瘤未累及胸腺，应尽可能保留胸腺，可避免误切异位于胸腺内的甲状旁腺，并保留其血供；由于甲状旁腺有可能异位于甲状腺内，因此，在常规切除标本中仔细寻找有无被误切的甲状旁腺。

（3）至少保留2个甲状旁腺：在甲状腺切除术中，应识别和保留至少2个甲状旁腺，以避免永久性甲状旁腺功能减退。

3. 根据Zuckerkandl结节的指引　在Zuckerkandl结节头侧喉返神经和动脉后方位置注意保护上甲状旁腺，而在Zuckerkandl结节尾侧喉返神经和下动脉前方注意保护下甲状旁腺。

4. 正确使用能量器械　对位于甲状腺上的甲状旁腺，其供应血管常在甲状腺包膜层，使用双极电凝进行精细化被膜解剖有助于原位保留甲状旁腺及其血供，避免对甲状腺后被膜过多游离而损伤甲状旁腺。当在甲状旁腺附近使用超声刀时，可应用低位档，或将超声刀功能刀头侧尽可能地远离甲状旁腺及其血管，缩短激发时长，用吸引器及时清理超声刀周围的高温水雾，用生理盐水纱布隔离保护，从而降低其对甲状旁腺热损伤的概率。

5. 对甲状腺癌中央区淋巴结清扫的处理　由于下甲状旁腺位置变异较大，常与中央区淋巴结清扫范围内淋巴结、脂肪组织分辨困难，且其供血血管细小而脆弱易受损伤而致甲状旁腺缺血甚至坏死。因此，在甲状腺癌中央区淋巴结清扫时重点在于术中辨识并保护甲状旁腺，尤其是保护下甲状旁腺，常规精细解剖下甲状旁腺相连的血管显得尤为重要。

6. 其他技术　在甲状腺手术中通过纳米炭甲状旁腺负显影技术可有效辨认甲状旁腺。利用手术放大镜技术也可有效帮助识别并保留甲状旁腺的血管从而降低术后甲状旁腺功能减退发生率。还可通过吲哚氰绿血管造影对保留甲状旁腺血供及功能进行评估。

■ 甲状旁腺原位保留或自体移植

据临床资料统计，因手术误切或误伤甲状旁腺的概率为0.5%~1.0%。手术中应仔细检查切下的甲状腺组织，看是否带有甲状旁腺。若确实无法避免或无意误切了甲状旁腺，在切下的甲状腺组织中发现了甲状旁腺，不管是肉眼可确认还是疑似甲状旁腺，均应行原位保留或自体移植。

1. 甲状旁腺的血供保护　甲状旁腺的血供主要来源于甲状腺下动脉，较少来源于甲状腺上动脉或两者之间的吻合支，因此，甲状腺术中尤其是中央区淋巴结清扫时，应仔细解剖并保留甲状腺下动脉主干及其重要分支，以保证甲状旁腺的血供。另外，甲状旁腺的血供常为相互联系的血管吻合网，故不应轻易过度解剖分离气管食管沟，避免损伤为甲状旁腺供血的喉、气管、咽及食管分支；除此之外，甲状旁腺的血供还可来源于其与甲状腺腺叶之间的血管，尤其是小静脉，供应血管常常较短，多为单一血管供血，因此，保留血供非常困难，需避免不必要的甲状腺全切除手术，对于颈淋巴结转移率较低的滤泡型甲状腺癌可不做预防性中央区淋巴结清扫，对甲状旁腺不进行任何解剖和探查显露，避免破坏甲状旁腺解剖区域血供。

2. 甲状旁腺原位保留　对于周围附着特异性脂肪的甲状旁腺，注意保护其周围微血管结构，避免将其自周围脂肪中游离，原位保留。当甲状旁腺原位保留后，需注意观察其颜色变化从而判断其血供情况。当其自甲状腺分离后，若无明显颜色变化，考虑其功能良好；若颜色变为苍白的棕色，考虑甲状旁腺缺血较严重，需行甲状旁腺自体移植；若颜色变黑，考虑静脉严重损伤淤血，需要在甲状旁腺被膜上用 1 mL 注射器针头穿刺，判断甲状旁腺血供情况，同时进行减压，避免因被膜张力过大而坏死。此外，还可利用吲哚菁绿血管造影术对保留的甲状旁腺功能进行直观、实时的评估。

3. 行甲状旁腺自体移植　当术中发现不能原位保留甲状旁腺，或切除组织怀疑含有甲状旁腺经切取少量行快速冷冻病理检查证实为甲状旁腺组织，或保留的甲状旁腺有严重血供障碍且减压后甲状旁腺缺血无明显改善时，可行甲状旁腺自体移植。自体移植方法包括颗粒包埋法、置入切开的胸锁乳突肌或带状肌内，或匀浆注射法移植于前臂肌肉内等，自体移植可降低永久性甲状旁腺功能减退的发生率。

显微外科技术的迅速发展，推动了小血管吻合技术的日臻完善，进而使通过吻合血管移植异体甲状旁腺成为可能。但由于甲状旁腺的营养动脉细小，技术操作难度仍很大。因此，以甲状腺连同甲状旁腺共同移植，则是有效方法。在供体的选择上，从5个月胎儿到10岁小儿的甲状旁腺均有移植成功的案例。研究表明，5个月以后的胎儿甲状旁腺已发育良好并功能活跃，血清钙浓度可达11~13 mg%；也有研究认为，甲状旁腺主细胞在10岁左右开始活跃，是甲状旁腺移植的理想供体年龄。而对供体血管的选择，解剖学研究认为选用胎儿的头臂血管或颈血管为血管蒂较佳，7~9个月胎儿颈总动脉的外径为3.4 mm，颈内静脉外径为4.0 mm，血管吻合操作相对容易。受区一般选在腹股沟区，此处隐蔽，皮下组织较丰富、疏松，容易容纳供体，且受区的旋股内、外侧血管和大隐静脉的主干或属支均可选用。然而从发生学角度考虑，腹股沟区与甲状旁腺所在颈部的组织环境不同，是否利于移植甲状旁腺的长期成活和生长，是值得研究的组织相融问题。

（陈智勇　魏　猛）

主要参考文献

1. 田兴松, 刘奇. 实用甲状腺外科学. 2版. 北京: 科学出版社, 2019.
2. Susan Standring. 格氏解剖学. 41版. 丁自海, 刘树伟, 主译. 济南: 山东科学技术出版社, 2017.
3. 韩卉, 牛朝诗. 临床解剖学丛书——头颈部分册. 2版. 北京: 人民卫生出版社, 2014.
4. 林擎天. 普通外科临床解剖学. 上海: 上海交通大学出版社, 2014.
5. 庞刚, 张为龙. 人体血管和血管吻合临床解剖学. 北京: 人民卫生出版社, 2010.
6. 金征宇. 医学影像学. 北京: 人民卫生出版社, 2005.
7. 毛驰. 头颈外科解剖学. 北京: 中国医药科技出版社, 2006.
8. 张朝佑. 人体解剖学. 3版. 北京: 人民卫生出版社, 2009.
9. 中国解剖学会体质调查委员会. 中国人解剖学数值. 北京: 人民卫生出版社, 2002.
10. Moore K, Persaud TVN, Torchia MG. The developing human(10th ed). Philadelphia: Elsevier Health Sciences, 2016.
11. Richard LD, Vogl AW, Mitchell AWM, et al. Gray's atlas of

anatomy (2th ed). Philadelphia: Churchill Livingstone, 2012.

12. Gemsenjaeger E. Atlas of Thyroid Surgery: Principles, Practice, and Clinical Cases. New York: Thieme, 2009.

13. Som PM, Brandwein MS. Lymph Nodes in Head and Neck Imaging. 4th ed. St. Louis, MO: Mosby, 2003.

14. 斯岩, 蔡晶昇, 张浩, 等. 下位甲状旁腺原位保留新探索—胸甲韧带精细解剖法. 中华内分泌外科杂志, 2019, 13(4): 278−282.

15. 周博, 李凌, 崔振英, 等. 甲状腺微小乳头状癌手术中应用纳米炭结合精细被膜解剖法对保护甲状旁腺的效果. 实用癌症杂志, 2018, 33(6): 908−910.

16. 苏安平, 朱精强. 甲状旁腺解剖分型的意义. 外科理论与实践, 2018, 23(2): 99−102.

17. 潘丽洁, 赵菁, 康骅. 甲状旁腺解剖的再认识及其在临床应用中价值研究进展. 中国普外基础与临床杂志, 2018, 25(11): 1389−1397.

18. 王飞亮, 缪刚, 韦军民, 等. 甲状腺全切除术中对甲状旁腺特异性附着脂肪进行保护的临床和解剖研究. 中华外科杂志, 2016, 54(11): 859−863.

19. 徐德全, 代文杰. 甲状旁腺解剖及手术探查要点. 临床外科杂志, 2014, 22(7): 536−537.

20. 洪浩波, 黄英凯, 林仁渠, 等. 甲状腺肿瘤手术中暴露并保护甲状旁腺的解剖与手术操作要点. 中国临床解剖学杂志, 2011, 29(4): 461−463, 466.

21. 李志辉, 朱精强, 魏涛, 等. 甲状旁腺在人体中的分布特点及临床意义（附50例解剖研究报告）. 中国普外基础与临床杂志, 2008, 15(5): 311−313, 317.

22. 王效军, 李应义. 52例国人甲状旁腺的解剖学观察. 宁夏医学院学报, 2003, 25(3): 183−185.

23. 纪荣明, 章建全, 姜宗来, 等. 超声引导甲状旁腺穿刺的应用解剖. 中国临床解剖学杂志, 2002, 20(1): 28−29.

24. Iorio O, Petrozza V, De Gori A, et al. Parathyroid Autotransplantation During thyroid Surgery. Where we are? A Systematic Review on Indications and Results. J Invest Surg, 2019, 32(7): 594−601.

25. Gschwandtner E, Seemann R, Bures C, et al. How many parathyroid glands can be identified during thyroidectomy?: Evidence−based data for medical experts. Eur Surg, 2018, 50(1): 14−21.

26. Park I, Rhu J, Woo JW, et al. Preserving Parathyroid Gland Vasculature to Reduce Post−thyroidectomy Hypocalcemia. World J Surg, 2016, 40(6): 1382−1389.

27. Hyun H, Park MH, Owens EA, et al. Structure−inherent targeting of near−infrared fluorophores for parathyroid and thyroid gland imaging. Nat Med, 2015, 21(2): 192−197.

28. Persky M, Fang Y, Myssiorek D. Relationship of the recurrent laryngeal nerve to the superior parathyroid gland during thyroidectomy. J Laryngol Otol, 2014:1−4.

29. Yun JS, Lee YS, Jung JJ, et al. The Zuckerkandl's tubercle: a useful anatomical landmark for detecting both the recurrent laryngeal nerve and the superior parathyroid during thyroid surgery[J]. Endocr J, 2008, 55(5): 925−930.

甲状腺的血管构筑

甲状腺血供丰富，代谢旺盛。甲状腺上动脉起于颈外动脉，主要分支有：①喉上动脉，发出后行向前上方，穿甲状舌骨膜入喉；②环甲支，营养舌骨下肌群和喉；③腺支，多为前、后支，分别分布于侧叶前、后部。甲状腺下动脉起于甲状颈干，发出后经颈动脉鞘和交感干深面至第1、2气管软骨高度，在近甲状腺侧叶下极后面分为上、下支，分布于甲状腺、甲状旁腺等。在甲状腺实质内，同侧与同侧的、同侧与对侧的、上部与下部的分支相互吻合成稠密的血管网。在侧叶紧贴气管和食管处，来自食管、气管的诸多小动脉参与甲状腺动脉网的组成，因此，即使两侧甲状腺上、下动脉被结扎，甲状腺切除术后的残留部分及甲状旁腺，通过上述动脉网仍能获得血供，不会出现缺血性坏死。

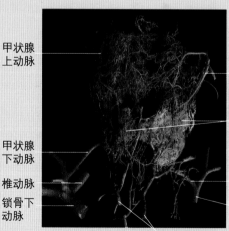

甲状腺血管前面观

丁自海整理

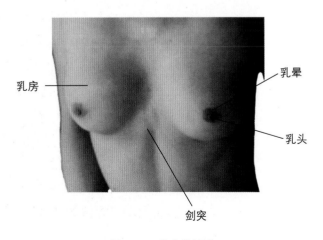

18

乳 腺

乳房（breast）为皮肤的特殊分化器官，女性乳房为哺乳器官，又是女性的第二性征。乳腺（mammary gland）是乳房最主要的组成部分，此外，还包括结缔组织、脂肪组织、血管、神经和淋巴等附属结构。由于乳房的疾病最常见是乳腺的问题，因此通常表述为乳腺癌、乳腺炎等；整形科从审美的角度，通常描述为乳房。实际应用中，两个名词并无严格的区分。

乳腺的位置和形态

■ 乳腺的形态

乳腺表面的皮肤薄而细嫩，中央矮柱状突起为乳头（nipple）。乳头表面有许多裂陷状凹陷，凹内有15~20个输乳管的开口，称输乳孔。乳头周围色泽较深的环形区，称乳晕（mammary areola），乳晕的颜色随人的肤色和乳房的生理状态而异（图18-1）。少女呈蔷薇色，妊娠第2个月后变为深褐色。乳晕表面有许多散在的小突起，为乳晕腺的开口，分泌脂样物质，有保护乳晕皮肤的作用，使之不易皲裂。乳晕的皮下组织中除含有丰富的皮脂腺和汗腺外，还含有平滑肌纤维，收缩时可使乳头挺直，利于婴儿吸吮。

乳房的整体形态受到种族、遗传、年龄和哺乳等方面的影响。常根据乳房向前隆起到胸前壁的距离与乳房圆形基底比例的不同，将乳房分为以下几型（图18-2）。

（1）圆盘型：或称扁平型，比例明显小于1，乳房隆起不明显，站立与平卧时的形态无明显变化。

（2）半球型：比例近似于1，形似半球、浑圆丰满，平卧时还能看出明显的曲线。

（3）圆锥型：比例明显大于1，乳房下缘与胸壁形成<90°，乳房明显向前高耸隆起，站立时坚挺。

（4）下垂型：乳房隆起的程度更大，但是乳腺组织松弛、局部脂肪菲薄，站立时形态下垂成袋状，平卧时乳房则向外侧垂展。

乳房的体积大小因乳腺的发育程度、年龄大小、生理周期、妊娠哺乳以及所含脂肪组织的多少不同。未孕女性腺体组织饱满，乳房坚挺，两

乳房

乳晕

乳头

剑突

图18-1　乳房的外形

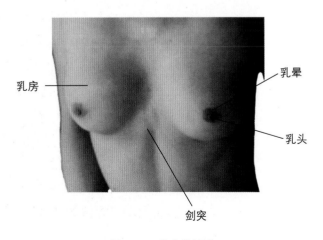

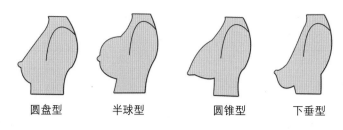

圆盘型　　半球型　　圆锥型　　下垂型

图18-2　成人乳房的常见类型

侧乳房的大小、形态对称。经产妇的乳房往往两侧大小不等，通常左侧小于右侧，原因在于右侧乳房在哺乳期吮吸刺激的机会较多，以致右侧乳房增生肥大明显，即使断乳后，乳房萎缩退化，右侧仍比左侧乳房较大，医生在检查时应加以注意，不应误认为是病变。

乳腺的位置

乳腺的位置因其形态、发育等而异。

成年女性，发育完全成熟的一对乳房，位于第2~6肋软骨、胸骨线与腋中线之间。整个乳房约2/3位于胸大肌表面，其余1/3位于前锯肌表面，内下部则位于腹外斜肌腱膜表面。乳房的实际范围常超出上述界线，有些个体的乳房体积较大，外侧可达背阔肌前缘，内侧可达胸骨中线，上方可达锁骨下缘，下方则可达腹直肌前鞘。此外，95%的人体乳腺组织还在不同程度上延伸到腋顶，这部分突起称腋尾（即腋突），它是乳腺外侧份向上延伸形成（图18-3）。腋突有的很大，致使腋窝处形成一明显的隆凸，需与腋窝脂肪瘤或腋淋巴结肿大相鉴别，手术时也应该一并切除，以达到根治的目的。

乳头正对第4肋间或第5肋骨。临床为方便检查，常通过乳头做垂直线和水平线，并围绕乳晕外做环形线，据此将乳房分为内上象限、内下象限、外上象限、外下象限及乳晕区（图18-3）。检查乳房时，即按上述顺序进行。正常乳房的上半部腺体组织较下半部多，外侧半较内侧半多，外上象限的腺体最多。由于乳腺腋尾部位于外上

象限，体检时不要忽略。

乳腺有关的筋膜

乳腺是皮肤的衍化物，因此成体乳腺整个包裹在浅筋膜的浅、深层之间。

1. 浅筋膜浅层　浅筋膜的浅层包裹于乳腺组织浅面，位于皮肤深面的脂肪组织中。在锁骨下区浅层筋膜与胸大肌筋膜紧密相连，向下、向外分部与腹壁和胸壁的皮下结缔组织相延续，向内侧与对侧的浅筋膜浅层相连接。此层筋膜虽较薄弱，但却恒定存在，手术时易于辨认，是乳癌根治术剥离皮瓣时的重要标志。

2. 浅筋膜深层　整个乳房后部为浅筋膜深层所包裹，它与深筋膜之间有一明显的潜在性间隙，称为乳房后间隙，内含疏松结缔组织，使整个乳房在胸壁上有一定移动性。偶见少量乳腺组织穿过浅筋膜深层到达胸大肌筋膜，因此在乳腺癌实施全乳腺切除术时，需要连同胸大肌筋膜一并切除。当晚期乳腺癌侵及深筋膜和胸大肌时，

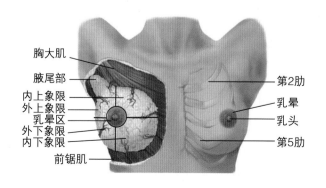

图18-3　乳腺的位置和腋尾部

乳房的移动性将大为降低，甚至固定在胸大肌上，手术时须将胸大肌及其筋膜一并切除。

3. 乳房悬韧带　浅筋膜浅层不仅包裹乳腺，还伸入乳腺组织内形成许多小叶间隔。它们一端连于皮肤，另一端连在胸肌筋膜，对乳房起固定和悬吊作用，并使乳房在胸前有一定的活动性，于直立时乳房不致明显下垂，称乳房悬韧带，又名Cooper韧带（图18-4）。其临床意义在于：凡乳腺癌或其他伴有纤维化乳腺病变侵及此韧带时，因韧带挛缩可引起皮肤凹陷。

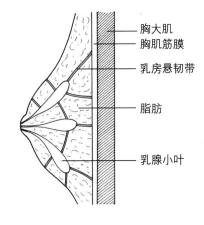

图18-4　乳房悬韧带

乳腺的结构与生理变化

■ 乳腺的结构

一般认为乳腺是大汗腺衍生而来的复管泡状腺体，包括乳管和腺泡两部分，乳管系统之外的组织为间质，后者由纤维结缔组织和数量不等的脂肪组成，并容纳血管、神经和淋巴管等结构。

1. 乳腺小叶和乳管　每一乳管分支及其所属腺泡先组成乳腺小叶，再由若干乳腺小叶组成乳腺叶。整个乳房有15~20个乳腺叶。乳腺叶呈轮辐样放射状排列。每一乳腺叶各有1条导管引流至乳头，称输乳管。总计有15~20条输乳管，以乳头为中心呈放射状排列。输乳管在近乳头基部（乳晕深面）呈梭形膨大，称输乳窦（lactiferous sinus），有暂时储存乳汁的作用，是导管内乳头状瘤好发的部位。窦以外的末段输乳管口径又缩小，最后开口于乳头（图18-5）。

每个乳房所含乳腺叶的数目是固定不变的，而腺小叶的数目和大小却可以有很大变化。一般来说，青年女性的腺小叶数多且体积大。绝经期后小叶明显萎缩。

从乳管系统的组织结构来看，不同部位的被覆上皮与管周围的组织结构各不相同。输乳管口为复层鳞状上皮，狭窄部为移行上皮，自壶腹至收集小管为单层柱状上皮，而腺泡则为立方

上皮。在小叶范围内，上皮的外层还有胶原质鞘（基底膜）或为单层平滑肌纤维，再外层为上皮下结缔组织包围在小乳管和腺泡周围，管内型腺纤维瘤的主要病理变化即为上皮下结缔组织增生。更外层为管周结缔组织和腺泡周围结缔组织，这层组织异常增生即形成管周型的腺纤维瘤，乳腺肉瘤也发生于此层组织内，乳腺增生性病变均可见此层组织增生。乳腺最外层结缔组织为一般结缔组织，通常不构成病变的基础。

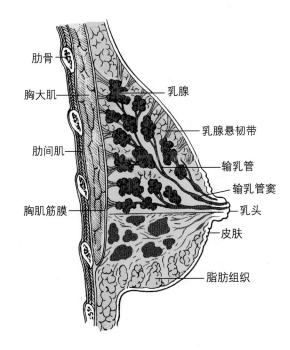

图18-5　乳腺小叶和乳管

男性的乳腺退化，仅留有若干缺乏腺泡的小管，以纤维组织和脂肪为支架。其虽无泌乳功能，但若受雌激素刺激亦会增生肿大，仍可发生女性乳腺所罹患的疾病，应引起注意。

2. 乳腺腺泡　腺泡细胞因乳腺生理状况不同而有很大差异。静止期的腺泡细胞为立方形，不发达，脂肪组织和结缔组织丰富，排卵后，腺泡和导管略有增生。妊娠期在雌激素和孕激素的作用下，乳腺的小导管和腺泡迅速增生，腺泡增大，上皮为单层柱状或立方细胞，结缔组织和脂肪组织相应减少；妊娠后期，在催乳素的影响下，腺泡开始分泌，分泌物中含有脂滴、乳蛋白、抗体等，称为初乳，初乳内还有吞噬脂肪的巨噬细胞，称初乳小体。哺乳期乳腺结构与妊娠期乳腺相似，但腺体发育更好，腺泡腔增大，腺泡处于不同的分泌时期，有的腺泡呈分泌前期，腺细胞呈高柱状；有的腺泡处于分泌后期，细胞呈立方形或扁平形，腺腔充满乳汁。

■ 女性乳腺的生理变化

乳腺是多种激素的靶器官，其发生、发育和泌乳功能直接接受内分泌系统的调节和控制，也受大脑皮质的间接调节。

1. 生长发育过程中的乳腺生理变化　有一半以上的男、女新生儿，在出生后乳腺存在一定程度的生理功能，原因主要是母体的雌激素和催乳素在分娩前进入了婴儿血液循环。表现为婴儿出生后第3天或第4天出现分泌物或乳头下扪及1~3 cm 的硬结，称为生理性乳腺肥大。1~3周后，婴儿血液循环中母体的激素逐渐耗尽，乳腺复原进入静止状态。在10岁左右，女性乳腺受雌激素和垂体前叶激素的影响而开始发育。到了青春发育期，卵巢的卵泡成熟，开始分泌大量雌激素，使得乳腺小管广泛增生、脂肪大量沉积，乳房明显增大。到月经来潮时，乳腺基本发育成熟。到性成熟，尤其是妊娠期在黄体素和雌激素的联合作用下，

乳腺小叶得以充分发育。

闭经前数年，乳腺就开始全面萎缩，腺体变小，乳房开始松弛下垂。绝经后的老年乳腺已无或仅残留少许小叶，小乳管与血管均消失，间质硬化呈玻璃样变，偶可见钙化。

2. 月经周期中的乳腺生理变化　性成熟后，卵巢经历卵泡发育、排卵、黄体形成、退化的周期性变化，在卵泡的发育过程中，分泌雌激素，因而使得乳腺如同子宫内膜一样出现增生性变化；卵泡发育成熟时，卵细胞排出，黄体逐渐形成，乳腺又同子宫一样由增生进入分泌期；在行经前4~6天，黄体发达到高峰期，若卵细胞未被受精，黄体就开始退化形成白体，月经来潮，在子宫内膜脱落的同时，乳腺也开始萎缩。

3. 泌乳过程的乳腺生理变化　乳腺细胞膜上有催乳素受体，在细胞质和细胞核内存在雌激素和黄体素的受体。妊娠前期，在雌激素和黄体素的作用下，乳腺小叶得到充分发育。妊娠中期，黄体相对增多，乳腺进一步发育，导管末梢形成腺泡。妊娠末期，胎盘形成并分泌雌激素和黄体素，使乳腺腺泡逐渐膨大直至完全发育，准备泌乳。妊娠胎盘分泌的激素作用于丘脑下部，分泌生乳抑制因子，抑制生乳素和催产素的过多分泌，使乳腺不排出乳汁。到产后胎盘排出后，雌激素和黄体素的血浆水平骤然减少，而腺垂体分泌的催乳素大量增加，在下丘脑分泌的催产素联合作用下，乳腺开始泌乳。在哺乳时，吮吸的刺激通过脊髓通路，到达下丘脑，经垂体门脉系统的神经体液作用，传达到垂体前叶和后叶，促使相关激素的进一步释放，使乳汁不断分泌。

■ 男性乳腺的生理变化

男性乳腺发育较晚，70%男孩在青春期乳房稍突出，乳头下可触及纽扣大小的腺体，较硬，多有轻微触痛；乳头甚为敏感，一侧或双侧出

现，多在几个月或1年后消失。如无消退或渐进增大，将来可发展成男性乳房肥大症，此症也可发生在成年、中年和老年人。其主要组织学变化与初生儿相似。乳管中度延展，管腔加宽，较大乳管内可见少量分泌物。16~17岁后开始萎缩，管腔缩小或闭塞，管周围结缔组织呈胶原性改变。男性乳腺的变化较微，但永不形成小叶，没有真正的分泌乳汁的腺泡，这也是男性乳房永不能分泌出含蛋白的乳汁的原因。

乳腺的血管、淋巴管和神经

■ 乳腺的血管

乳腺的动脉

乳腺的动脉供应主要有胸廓内动脉穿支、腋动脉的分支和上位肋间动脉的前穿支（图18-6）。

1. 胸廓内动脉穿支　主要是上4个肋间穿支，它们各自在相应的肋间隙近胸骨缘处穿肋间肌出胸腔，沿途发支至肋间肌和胸大肌。终支穿胸大肌胸肋部肌束浅出至皮下组织，分布到乳房内侧

份。这些穿支中以第2肋间穿支最为粗大，出现率占58%，其次是第1穿支，占34%。两者常紧贴第2肋软骨上、下缘分别由第2和第1肋间隙穿出。手术时一般可在胸骨侧缘附近，第2肋软骨上、下缘处找到这两条较大的血管。其他肋间穿支位置常不甚恒定。胸廓内动脉穿支分布到乳房时，常先行于浅层脂肪组织内，最终进入深层。其走行方向趋向乳头，沿途发出分支与邻近血管吻合。

2. 腋动脉的分支　①胸肩峰动脉：多数起自腋动脉第2段，干粗短，穿锁胸筋膜后，在胸大肌

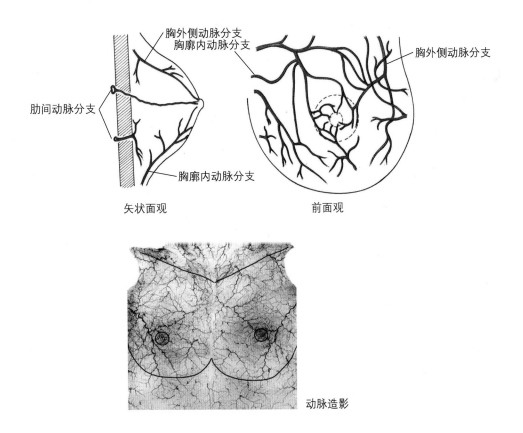

矢状面观　　　前面观

动脉造影

图18-6　乳腺的血供

深面立即分为2~4肌支。其供应乳房的胸肌支经胸大肌三角肌间隙或在锁骨下方穿胸大肌锁骨部肌束浅出后垂直下行，分布于乳房外上份，并趋向乳头会聚。②胸外侧动脉：起自腋动脉第2段，分支供应胸侧壁肌、皮肤和乳房的外侧份。③直接乳房支：供应乳房的动脉也可直接起自腋动脉或肱动脉。一般沿腋中线或腋前线行向下内，分布于乳房的外侧份。

3. 肋间动脉前穿支　主要来自第2~4肋间前动脉。这是一系列较细小的穿支，位置在胸廓内动脉穿支的外侧2~3 cm。除上述肋间前动脉穿支外，肋间后动脉外侧皮支也发出乳房支，分布于乳房的深面。

乳腺的静脉回流

乳腺的静脉回流分为浅、深2组。浅静脉位于浅筋膜浅层的深面，形成丰富的皮下静脉网，在乳晕部围绕乳头组成乳晕静脉环。浅静脉多呈横向引流至胸廓内静脉，部分与对侧者吻合，偶见横向和纵向走行，向内上引流至颈前静脉。由于浅静脉位置表浅，接近皮肤，因此，妊娠时可见浅静脉显著扩张。

深静脉大致与动脉伴行，分为3条途径回流。①胸廓内静脉穿支：是乳房最大的静脉。最上位2个肋间静脉较其他肋间静脉粗大。胸廓内静脉汇入同侧头臂静脉，然后通过右半心直接进入肺毛细血管，此途径是乳腺癌转移到肺的主要途径。②腋静脉属支：乳房的静脉向上汇入腋静脉。③肋间静脉：主要引流乳房深部的静脉，这些静脉向后与椎静脉系相交通，最后汇入奇静脉。

此外，乳腺癌还可以通过椎内、外静脉丛向颅骨、脑、肩胛骨、骨盆、股骨等部位转移。

■ 乳腺的淋巴引流

1. 淋巴管　乳腺的淋巴管由皮肤和乳腺小叶

间的毛细淋巴网和淋巴丛组成。

（1）乳房皮肤的淋巴管：乳房的皮肤与身体其他部位的皮肤一样，真皮内无淋巴管。真皮下有浅、深层淋巴管网，浅层淋巴管网注入深层淋巴管网。

浅淋巴管网主要位于乳头和乳晕处真皮的乳头下层，网较密集，管内无瓣膜。输乳管口以及汗腺、皮脂腺和乳晕腺口周围都有毛细淋巴管网。浅网与周围皮肤的浅层淋巴管交通广泛，当癌肿浸润乳腺实质并阻塞乳腺实质内淋巴管和乳房皮肤内淋巴管的交通时，可发生淋巴液反流，癌细胞随着乳房皮肤淋巴管反流转移到对侧乳腺和腋窝淋巴结。

深淋巴管网位于真皮与皮下组织之间，网眼大而稀疏，管内有瓣膜。由深网发出的淋巴管在皮下组织浅层吻合成丛，向乳头方向集中，在乳晕下形成乳晕下淋巴管丛（Sappey淋巴丛），在乳晕周围形成乳晕周围淋巴管丛。由乳晕下和乳晕周围淋巴丛发出的集合淋巴管，注入局部淋巴结。

（2）乳腺实质的淋巴管：起自乳腺小叶周围结缔组织内的毛细淋巴管网，网眼较小而密集。由网发出的淋巴管在小叶间结缔组织内血管和输乳管的周围吻合成丛，并沿输乳管向乳头聚集，汇入Sappey淋巴丛。

此外，乳腺浅筋膜浅层（乳腺前）的毛细淋巴管较细，网眼小而密集，发出的淋巴管汇入乳晕下淋巴管丛或直接注入局部淋巴结。乳腺浅筋膜深层（乳腺后）的毛细淋巴管较粗，网眼大而稀疏，其淋巴管汇入胸肌筋膜的淋巴管丛或向前注入乳晕下淋巴管丛。

2. 淋巴流向　乳腺的淋巴主要引流至腋淋巴结，一部分引流至胸骨旁淋巴结，少数引流至锁骨上淋巴结、膈下淋巴结等局部淋巴结（图18-7）。途径如下。

（1）引流至腋淋巴结：乳房中央部和外侧部的淋巴管通常汇集为数条集合淋巴管，行向外

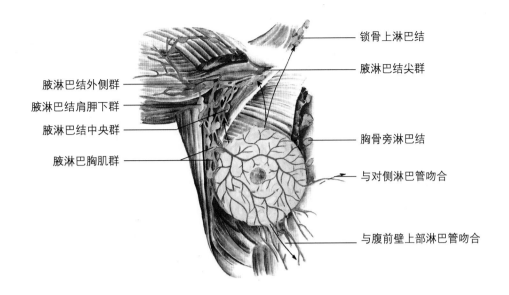

腋淋巴结外侧群 ——
腋淋巴结肩胛下群 ——
腋淋巴结中央群 ——
腋淋巴胸肌群 ——

—— 锁骨上淋巴结
—— 腋淋巴结尖群

—— 胸骨旁淋巴结

—— 与对侧淋巴管吻合

—— 与腹前壁上部淋巴管吻合

图18-7　乳腺的淋巴管

上方，绕过胸大肌外缘，然后沿胸外侧动、静脉向上，注入腋淋巴结前群，有的穿腋筋膜孔及腋窝脂肪组织，直接注入腋淋巴结中央群。这是乳房淋巴引流的主要途径。

乳房的腋淋巴结引流有2个侧副途径：①乳房底部起自乳房后淋巴丛的集合淋巴管，可穿过胸大肌，经过胸肌间淋巴结（Rotter结：位于胸大、小肌之间）或直接走向胸小肌上缘，伴随胸肩峰血管，穿锁胸筋膜，注入腋淋巴结尖群。乳腺癌经此途径转移时Rotter淋巴结常受累，因此，乳腺癌根治时需将胸大、小肌一并切除。②乳房上方和内侧的集合淋巴管，约有1/3先向外绕过胸大肌外缘，再向上、向内，在胸大、小肌之间或胸小肌后方至腋窝尖，注入锁骨下淋巴结。这是更为直接的引流途径，是乳房上内侧部癌肿预后不良的原因。

（2）引流至胸骨旁淋巴结：乳房内侧和中部的集合淋巴管，伴随肋间动静脉穿支向内行，穿过胸大肌和第1~5肋间隙，注入胸骨旁淋巴结，两侧的淋巴结总数有7~10个。

（3）引流至对侧乳房淋巴管：乳房内侧部一部分浅淋巴管可由皮下组织越过中线与对侧乳房的淋巴管吻合。胸大肌后面的一部分深淋巴管也可越过中线到达对侧乳房。

（4）引流至膈下淋巴结：乳房内、下部的淋巴管，经深筋膜淋巴管可与腹直肌鞘淋巴管丛、腹膜下淋巴管丛及膈下淋巴管丛相交通。

（5）引流至肋间后淋巴结：正常情况下，肋间后淋巴结收集肋间肌、胸膜、脊柱和椎旁肌的淋巴，不收纳乳房的淋巴，不参与乳腺癌早期扩散过程。但乳腺癌一旦侵及肋间肌，癌细胞即可通过肋间隙收集淋巴管，引流至肋间后淋巴结，造成胸膜和脊柱转移。

■ 乳腺的神经支配

乳腺接受交感神经和脊神经支配。交感神经低级中枢位于第2~6脊髓胸节侧角内，节前纤维通过白交通支进入相对应的交感干神经节。交换神经元后，节后纤维通过第2~6肋间神经外侧皮支（乳房外侧支），分布到乳房，司腺体分泌和平滑肌收缩。

乳房上部的皮肤由第3、4颈神经支配。通过颈丛的锁骨上神经分布到胸上份（包括乳房上份）皮肤。乳房外侧份皮肤由上位第3~6胸神经的

外侧皮支支配（图18-8）。这些皮支在腋前线附近穿前锯肌肌齿间浅出至皮下组织。乳房内侧部皮肤则由胸神经前皮支支配。

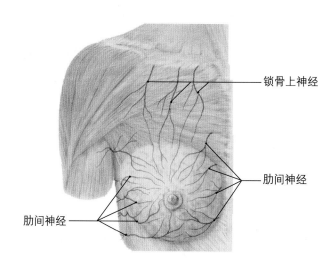

图18-8　乳腺的神经支配

乳腺的发育和异常

乳腺的发育

乳腺的腺体来源于外胚层，发生始于胚胎第6周，最早出现一条从腋窝到腹股沟的"乳线"（图18-9），由外胚层上皮细胞增厚形成。这条胚胎时期的乳线在成人其位置相当于由腋窝起始，通过乳头，到腹股沟内侧端的一条假设线。乳线出现后，在此线上形成6~8个乳头状突起，即原始乳房。到胚胎第9周时，除位于锁骨中线第5肋间处的一对乳腺始基继续得到发展外，其余的乳腺始基均退化。

胚胎期乳腺的发育可分为4个阶段。

第一阶段：胚胎第6周11.5 mm时，原始表皮呈现局部增殖，形成4~5层上皮细胞的"乳腺始基"，再继续发育到胚胎21 mm时为止。在乳腺始基下面的中胚层细胞也在增殖。

第二阶段：胚胎第9周26 mm时，除胸前区的乳腺始基继续发育外，在"乳线"上的其他乳腺始基逐渐消退。胸前区的乳腺始基的外胚层细胞增殖成团呈乳头芽状。当胚胎长到32~36 mm时，乳头芽表面的上皮细胞逐渐分化呈鳞状细胞样，芽周围的胚胎细胞继续增殖，并将四周的上皮向外推移，形成乳头凹。

第三阶段：胚胎3个月54~78 mm时，乳头芽继续增大；当胚胎长达78~98 mm时，乳头芽基底部的基底细胞向下增长形成乳腺芽，以后逐步演变成永久性的乳腺管。这种变化一直持续到胚胎长到270 mm，乳腺芽继续向下，侵入结缔组织形成管腔，即为以后的乳腺管，呈小洞状开口于乳头。

第四阶段：胚胎6个月约335 mm时，乳腺管继续增殖并形成15~20个实性上皮索状分支；胚

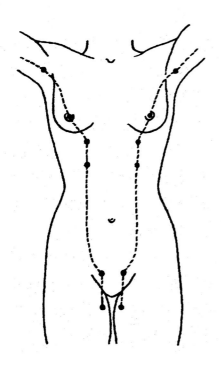

图18-9 乳腺的发生线
虚线表示乳线路径及副乳腺的好发部位，黑点表示副乳腺

胎9个月时，上皮索状分支亦形成管腔。每个乳腺支管的末端均有一个基底细胞团，即以后乳腺小叶的前身。在青春期逐步形成末端乳腺管和腺泡。

乳房的先天性发育异常

乳房的先天性发育异常有两种表现：一种是数目减少，如乳房发育不全、无乳房或无乳头等；另一种是数目增加，如副乳房、副乳头等。前者比较罕见，常与胸壁畸形合并发生。后者比较常见。这两种情况，都可给乳房的正常功能带来一定影响。

如前所述，原始乳房除胸部的一对保留外，其余的都在出生前退化消失。如果不退化消失，即为多乳头或多乳房症。凡乳房数目多于两个都属于多乳房，正常以外的乳房又称副乳房，其大小不定，含有乳腺组织。部分副乳房有乳头。无乳头的乳房又称迷走乳房组织，有恶变的可能。副乳房最常见于乳线的上端，即正常乳房的外上方近腋窝处，位置偏内，或在正常乳房和脐之间的乳线上，位置偏外。一般外侧副乳房较内侧者大，腺组织发育也较好，有分泌功能，常在月经期、妊娠期或哺乳期出现胀痛性包块。哺乳期甚至可出现乳汁从乳头流出。

乳头凹陷或回缩

先天性乳头回缩是指乳房发生过程中，外胚层细胞向间充质下陷形成凹状结构，表皮层的基底细胞也随之增生，同时下降形成乳芽，至胚胎第3个月才发育成乳管。但乳头原始凹陷状结构直到出生前不久，才向上凸起形成外凸的乳头。在此过程中，皮肤外凸可能始终不发生而终身保持凹陷状态。

后天形成的乳头回缩或凹陷必须引起注意，乳腺癌或乳管扩张症等疾病均可有此表现，或因受牵拉而出现乳头偏位。①炎性乳头回缩：授乳期妇女，输乳管的任何阻塞，将阻碍分泌物的正常排出，导致输乳管壶腹淤积和感染，形成脓肿。这种脓肿可能从乳晕边缘处的皮肤溃破形成瘘。如瘘管炎症持续或反复发作，引起输乳管周围组织纤维性变，常致乳头回缩或朝向改变。②与乳腺癌相关的乳头回缩：由于癌变侵及Cooper韧带引起该韧带挛缩，表面覆盖皮肤因粘连固定而受到牵拉出现凹陷。癌肿如位于乳头下方，侵及输乳管和导管周围的结缔组织，则引起组织粘连固定，向内牵拉乳头，造成乳头内陷。如癌肿位置偏于一侧，会导致乳头偏向癌肿侧。

乳腺的临床解剖学要点

■ 开放腋淋巴结清扫术的解剖要点

乳腺癌的手术范围经历了由小到大、再由大到小的过程，尽管手术范围缩小了，但是无论是经典的根治术，还是改良根治或者保留乳房的手术，除体检及影像学检查腋窝阴性、前哨淋巴结活检阴性的患者外，都需要清扫腋淋巴结。缩小手术范围旨在减少术后并发症，提高生存质量，但这绝不意味着手术越来越简单，而是越来越精细。作为乳腺外科医师必须熟悉腋窝的解剖，不仅保留肌肉的营养血管与运动神经，还要保留上臂的感觉神经与淋巴管，提高患者的生存质量。

手术过程中需要注意的结构解剖如下所述。

1. 血管 乳腺癌腋淋巴结切除术中涉及的血管，除腋静脉外主要有胸外侧血管，胸背血管，胸肩峰血管。在经典根治术中，仅需要保留胸背血管；而在保留胸大肌、胸小肌的Auchincloss术式中，还应保留胸外侧动脉、胸肩峰血管，以避免术后胸大肌、胸小肌萎缩。胸外侧静脉一般有1~2支，可全部切断。在保留胸大肌的 Patey术式中，是否保留胸肩峰血管仍存在争议。一般来说，切除胸肩峰血管后，绝大多数患者的胸大肌功能在1年内可以逐渐恢复正常。

2. 神经 乳腺癌手术需要保护的神经有胸长神经、胸背神经、肋间臂神经和胸肌神经。经典根治术切除胸大肌、胸小肌，胸肌神经自然也不能保存，肋间臂神经也多不保留，故此术式对术后患者的上肢功能影响较大，而且患侧上肢内侧、胸侧壁和背部皮肤的感觉较差。

在改良根治术时，应加强对腋窝神经的保护。现在的要求是既要保留胸肌神经，又要保留肋间臂神经，更要保护胸长神经和胸背神经。这样既可保护胸大肌、胸小肌的功能，又可保留上臂内侧、侧胸壁和背部皮肤的感觉功能。

Auchincloss改良根治术切除Ⅰ级和Ⅱ级淋巴结不存在困难，但切除锁骨下淋巴结（Ⅲ级）时应注意保护胸肌神经。手术过程中，在胸大肌外侧缘上、中1/3水平开始仔细解剖，可见绕胸小肌外缘或穿过胸小肌进入胸大肌外上之胸外侧神经，并有血管与之伴行。在锁骨下方3 cm沿胸肌纤维走行切开胸大肌，对清扫胸肌间甚至锁骨下淋巴结均可提供良好的手术视野，并可在胸小肌内上缘找到胸内侧神经及伴行的胸肩峰血管。由于支配胸肌的神经均有明显的血管伴行，因此在相应区域稍加注意，避免神经损伤应无困难。

先常认为保留肋间臂神经不利于腋窝脂肪、淋巴组织彻底清扫，有增加乳腺癌局部转移或复发的危险。国外资料显示，各种术式的乳腺癌根治术后，半数或半数以上的患者可有感觉异常，主要表现为上臂内侧、腋下、肩胛等部位皮肤麻木、酸胀、疼痛或烧灼感、沉重感、蚁行感等，多认为这些感觉异常与术中损伤或切除肋间臂神经有关。这种难以用药物及其他方法控制，成为患者长时期不能摆脱恶性肿瘤阴影的主要因素之一。已有长期随访结果表明，保留肋间臂神经不增加局部复发率，不影响生存，而且可提高术后生活质量。在分离清扫腋窝脂肪、淋巴组织时，显露、保护肋间臂神经的方法与其他神经手法基本一致。手术中先切除腋静脉旁脂肪、淋巴组织，由上向下至第2肋间前、侧胸壁交界处肋间臂神经穿出部位，再由内向外沿肋间臂神经行径解剖分离至腋窝与上臂交界处。沿此神经自内向外剪开其浅面的软组织，游离至上臂后内侧，将应切除的组织自神经深面切除。若发现腋淋巴结肿大与之有粘连时，应放弃保留。保留肋间臂神经手术后部分患者仍可出现患侧上肢感觉障碍，可能与手术中此神经受到牵拉或钳夹损伤有关，多于2~3周恢复。

3. 淋巴管 腋淋巴结切除术后早期常有上肢不同程度的肿胀，在数月甚至十多年后仍可出现淋巴水肿，发生率为12.5%。一般认为与腋窝解剖操作有关，腋淋巴结切除术切断上臂的淋巴回流径路，减少淋巴引流的容量，其结果是不能清除间质液中的蛋白质，导致蛋白浓度增高，胶体渗透压差减小，离开毛细血管的液体量增加，最终出现水肿。在腋淋巴结切除术中，显露腋静脉时仔细寻找，可于腋静脉靠上臂处见到一与腋静脉平行并汇入腋静脉的细小淋巴管，该淋巴管引流上臂的淋巴，术中予以保留，可减少术后的淋巴水肿。腋窝外侧廓清时应尽量结扎，以免淋巴管漏。清扫至肩胛下血管外1 cm即可，过度清扫亦可导致上肢水肿。

■乳腔镜腋淋巴结清扫术的解剖要点

常规手术腋淋巴结清扫后淋巴水肿、肩部和上肢感觉或运动障碍等并发症的发生率很高，因此，对于乳房肿块较小的患者，可以选择创伤性较小的乳腔镜淋巴结清扫术。借助乳腔镜的放大作用，手术过程中的解剖结构更加清楚，更容易保持神经和血管结构的完整性，同时具有良好的美容效果。

乳腔镜腋淋巴结清扫术的关键步骤及其解剖要点如下。

1. 腋窝脂肪抽吸

（1）腋窝多点分层次注入0.9%氯化钠注射液、蒸馏水、1%利多卡因和肾上腺素的混合液，该溶液可在20分钟左右使得腋窝的脂肪溶解。

（2）注射完毕十余分钟后，从腋中线乳头水平上方戳孔。

（3）伸入腹腔镜抽吸头和Karman导管，

负压抽吸腋窝脂肪，避免抽吸过程中损伤到腋静脉。

（4）将Karman导管在皮下组织中前后推进，将胸锁筋膜从腋窝脂肪中分离；然后继续向深层分离，前后动作应十分轻柔，抽吸胸大肌和胸小肌之间的脂肪；抽吸完成后，将导管转换角度，抽吸背阔肌和前锯肌之间的脂肪。

抽出的脂肪液体加以过滤，分离出淋巴结送病理检查。脂肪抽吸减少了腋窝腔内的脂肪含量，使得手术视野比较清晰，手术难度减轻。

2. 腋淋巴结清扫

（1）略扩大脂肪抽吸切口，插入10 mm套管，注入CO_2。

（2）乳腔镜探查腋窝腔，可见相互交错的纤维组织、淋巴管、血管和神经。

（3）于腋静脉和10 mm套管之间，腋前线置第2根5 mm套管。短分离剪分开纤维组织，清晰显示腋窝的其他结构、腋静脉、背阔肌侧缘、胸壁神经及淋巴结等。

（4）根据套管放置的三角形原则，置入另一根5 mm套管。一手用抓钳牵引淋巴结周围组织，另一只手持弯剪剪开，使之游离。插入分离钳分离，间断蜘蛛网样的纤维间隔，剔除附着在血管神经间隔上的脂肪和淋巴结。

（5）分离过程中，需小心避免损伤动脉、静脉和神经。稍粗的血管神经类索带应尽量予以保留。尽可能减少电凝，以减轻淋巴管损伤，防止术后淋巴水肿。

（6）分离顺序原则为从气腔中央向腋顶分离，直至见到腋静脉，剔下前下方的脂肪淋巴组织后，转向外侧，向下分离，完成腋窝Ⅰ组和Ⅱ组淋巴结的清扫。

（7）取出淋巴结，处理创面，放置引流管，加压包扎。

3. 术后特殊神经或血管的注意事项

（1）腋静脉：有时在脂肪抽吸后，乳腔镜下仍不能直接看到腋静脉，这并非由于腋静脉周围的脂肪抽吸不充分，而是腋血管鞘仍包绕腋动静脉。稍加留意，隐约可见腋静脉上方搏动的腋动脉，最上方为发白的臂丛，打开薄层腋血管鞘即可清晰显示。

（2）肋间臂神经：在分离蜘蛛网样纤维间隔的过程中，随时可见横跨于腋窝腔的1~3条较粗的肋间臂神经条索，应注意保留。该神经在前、侧胸壁交界处穿过肋间肌和前锯肌，向外侧走行于腋静脉下方的脂肪组织中，横过腋窝，于背阔肌前方穿臂深筋膜进入上臂内侧，常与肿瘤的淋巴结伴行。保留该神经能大幅度降低患者的臂内侧感觉障碍。

（3）胸外侧血管：胸外侧血管发自腋动脉，沿上胸壁、胸小肌下缘下行至前锯肌，血管的起始部是手术中最易出血的区域，解剖最困难。此区常有细小血管，分离时需特别小心。一旦出血，量虽少，却严重影响操作视野。

（4）胸内侧神经：该神经起自臂丛内侧束，穿行于腋动、静脉间，再穿过胸小肌，分布于胸小肌和胸大肌。解剖胸大、小肌之间 Rotter 淋巴结时，镜下应特别注意胸内侧神经的走行，以免损伤而导致胸大肌瘫痪，进而使胸部变形、患侧上肢功能减退。

（5）胸上腹静脉：某些患者通过腔镜可见自胸小肌外侧、腋静脉下方、向前胸壁发出一较粗大的静脉支即为胸上腹静脉。手术中如果损伤该静脉，则有可能引起 Mondor 病，表现为该静脉沿途条索状红肿、发硬、疼痛。

■ 乳房美容和整形的解剖学基础

乳房是构成女性曲线美的主要器官之一。目前我国大多数乳房整形手术是因病理因素，如乳房先天畸形、先天性乳头内陷、巨乳症和各种原因所致的乳房肥大、下垂等。手术以矫治其病理状态为主，同时要兼顾通过手术恢复乳房的美学

形态特征。实施乳房美容和整形时应符合解剖学和美学要求。

（1）手术塑造的乳房应该是半球形，曲线自然流畅，两侧对称，大小适宜，比例得当，乳头突出，指向前外下方，乳间沟明显，紧张而富有弹性，能充分体现女性体形的健美和性征特点。手术时两侧乳房应同时显露以便术中能经常对照，达到整形后两个乳房的对称、一致。

（2）乳房的皮肤在周边部分较厚，向中心逐渐变薄。乳房的皮纹方向与肋骨平行，内侧为水平方向，外侧稍向外上方倾斜。乳房皮肤的张力对保持乳房的正常形态非常重要。紧张而有弹性的皮肤对乳房可起悬托作用，皮肤松弛将导致乳房下垂。因此，整形手术常需切除多余、松弛的皮肤以恢复乳房的正确解剖位置、弹性和张力。皮肤切口应尽可能与皮纹方向保持一致，以减少术后瘢痕和因瘢痕收缩方向与皮纹力线方向不一致而使乳房变形。

（3）乳房皮下浅筋膜具有特殊性，不但完整包绕乳房，并有乳房悬韧带，从而使得整个乳房从皮肤到深筋膜成为一个整体。浅筋膜中衬以脂肪组织，脂肪组织的多少是决定乳房丰满程度的重要因素。施行乳房整形术时应将各个层次的组织通盘考虑，不可偏废，以免影响整形术的整体效果。

（4）手术应注意尽量保留、保护乳房的哺乳功能，尤其是未生育的女性。手术切除一个甚至数个乳腺导管腺泡系统，或切除部分周边乳腺腺体，并不明显影响以后的哺乳功能。因此，必要时术者应通过选择性乳腺导管造影技术，明确拟手术切除部位乳腺导管腺泡的分布及其特点，进行1个或数个乳腺导管腺泡系统完整的放射状切除。因巨乳症或乳房肥大行乳房缩小术时，腺体切除应以周边腺体为主；在乳孔、乳晕下方手术时，应注意避免切断乳腺大导管而影响以后的哺乳。

■乳头美容和整形的解剖学要点

乳头是哺乳的重要器官，是婴儿吮吸乳汁的部位。乳头发育不良或畸形，如乳头内陷、不突出或过小等均影响正常哺乳，甚至影响乳汁排出，诱发乳腺炎。乳头的正确解剖位置在女性乳房的美学上更有重要意义，乳头畸形或缺如将影响乳房的整体美感。因此，在施行乳房整形术时要同时兼顾乳头和乳晕的正确位置、形态、分泌功能和皮肤的感觉等。

（1）乳头的定位：在乳房整形手术时常需要将乳头移位，因此事先标定乳头的正确位置至关重要。乳头常用的解剖学体表标志包括：乳头位于第4~5肋间隙中线外1 cm；颈静脉切迹至乳头的距离为18~24 cm，平卧时升高2~3 cm；乳头间的距离为20~24 cm；两乳头连线与乳头至颈静脉切迹连线构成等边三角形；直立位上臂自然下垂时乳头位于上臂中点下1 cm平面。由于乳头的位置受身高和乳房体积的影响，因人而异，在术前标定乳头位置时应综合考虑上述解剖学标志。

（2）乳头、乳晕区的切口选择：手术切口设计须做到尽量隐蔽、美观。通过乳晕线切口一般都可完成手术；须在乳晕上切口时，切口不宜靠近乳头基底部，以免术后因瘢痕收缩导致乳头偏斜。各层组织应分别仔细对齐缝合，皮肤用可吸收线做皮内缝合。

（3）注意保护乳头、乳晕区的血供：乳房的血液丰富，在乳房内构成真皮下血管网、腺体前血管网和腺体后血管网。即使复杂的乳房整形手术亦不致引起术后乳房缺血。但是，乳头乳晕区的血供相对较少，虽有真皮下血管网、乳腺导管周围和乳头下毛细血管网，但主要由真皮下血管网供血。因此，需要行乳头乳晕移位时，应注意保护乳头乳晕的血供，若沿着乳晕线环行切断真皮下血管网，则可能导致乳头坏死保留。保留与乳头、乳晕相关并有一定宽度的三角形真皮血管网完好的皮瓣，是防止术后乳头乳晕坏死的有效方法。

（4）保护乳头、乳晕区功能：支配乳头、乳晕区的感觉神经发自第4~5肋间神经，由外侧向前，部分分支走行于浅筋膜或穿过乳腺到达乳头乳晕区皮肤。手术时应注意保留乳房外侧区的完整。乳头勃起和乳晕收缩由皮下组织的平滑肌完成，应避免多处切断乳晕下平滑肌，确需切断者应仔细对拢缝合皮肤。施行乳晕缩小术和部分乳头成形术时，如仅切除部分乳晕皮肤皮层，术后不但形态美观，而且因皮下平滑肌和感觉神经末梢均未破坏，还可完全保留乳头、乳晕的感觉和收缩功能，且不影响哺乳。

（徐晓军　陈智勇）

主要参考文献

1. 田兴松, 刘奇. 实用甲状腺外科学. 2版. 北京：科学出版社, 2019.
2. Susan Standring. 格氏解剖学. 41版. 丁自海, 刘树伟, 主译. 济南：山东科学技术出版社, 2017.
3. 丁自海, 张希. 临床解剖学丛书——胸部分册. 2版. 北京：人民卫生出版社, 2014.
4. 姜宗来, 于伟勇, 张炎. 胸心外科临床解剖学. 2版. 济南：山东科学技术出版社, 2010.
5. 丁自海, 原林. 局部临床解剖学. 西安：世界图书出版公司, 2009.
6. 张朝佑. 人体解剖学. 3版. 北京：人民卫生出版社, 2009.
7. 陈道瑾, 周建大, 李小荣. 乳腺外科手术学. 长沙：中南大学出版社, 2009.
8. 中国解剖学会体质调查委员会. 中国人解剖学数值. 北京：人民卫生出版社, 2002.
9. Moore K, Persaud TVN, Torchia MG. The developing human(10e). Philadelphia：Elsevier Health Sciences, 2016.
10. Richard LD, Vogl AW, Mitchell AWM, et al. Gray's atlas of anatomy (2e). Philadelphia：Churchill Livingstone, 2012.

11. 曹旭晨. 乳腺相关筋膜及其在外科临床中的意义. 外科理论与实践, 2019, 24(5)：378-383.

12. 钱军, 张明亮, 陈士文, 等. 上臂淋巴回流与腋窝淋巴结的应用解剖关系及意义. 蚌埠医学院学报, 2019, 44(3)：281-283.

13. 龙琴, 郑鸿, 卢潇, 等. Langer's 腋弓解剖结构及其临床意义. 中华乳腺病杂志（电子版）, 2018, 12(5)：312-314.

14. 李志扬, 孟玮玮, 蔡道全, 等. 精细解剖保留肋间臂神经在乳腺癌改良根治术中的价值. 山东医药, 2016, 56(13)：73-75.

15. 郑桓, 唐照鹏, 陈源水, 等. 探讨乳腺癌腋窝淋巴结清扫术后感觉异常的解剖学机制. 重庆医学, 2015, 44(18)：2451-2453.

16. 农文伟, 蓝碧洋, 林国鸿, 等. 乳腺癌改良根治术中解剖肋间臂神经的临床价值. 广西医学, 2014, 36(10)：1454-1455.

17. 张钢龄, 张培礼, 朱敬军, 等. 背阔肌解剖变异在乳腺癌腋窝淋巴结清扫术中的临床意义. 中国肿瘤临床, 2012, 39(24)：2101-2103.

18. 刘宁, 王可人, 姚树仁, 等. 女性乳腺导管的铸型解剖学初步研究. 中华乳腺病杂志（电子版）, 2011, 5(5)：586-592.

19. 杨余朋, 郑刚, 郑美珠, 等. 乳腺癌前哨淋巴结解剖定位及其临床意义的研究. 中华肿瘤防治杂志, 2010, 17(14)：1100-1103.

20. 武志兵, 刘学敏, 李德明, 等. 女性乳房的应用解剖. 解剖学研究, 2010, 32(5)：341-343.

21. 赵琳, 贾鲲鹏, 刘伯锋, 等. 女性肋间臂神经的临床应用解剖. 山西医科大学学报, 2008, 39(2)：174-175.

22. 郝静, 詹华, 施勇, 等. 肋间臂神经的解剖与其在乳腺癌手术中的临床意义(附61例报告). 河北医科大学学报, 2008, 29(6)：878-879.

23. 郑刚, 王磊, 左文述, 等. 乳腺癌前哨淋巴结解剖学定位的临床研究. 中国现代普通外科进展, 2007, 10(6)：475-478.

24. 骆成玉. 乳腔镜腋窝淋巴结清扫术的应用解剖. 首都医科大学学报, 2007, 28(1)：39-41.

25. 王向义, 钟纯, 聂云飞, 等. 乳房固定结构的解剖. 郑州大学学报（医学版）, 2005, 40(4)：637-639.

26. Steen K, Isaac KV, Murphy BD, et al. Three-Dimensional Imaging and Breast Measurements：How Predictable Are We? Aesthet Surg J, 2018, 38(6)：616-622.

27. Rehnke RD, Groening RM, Van Buskirk ER, et al. Anatomy of the Superficial Fascia System of the Breast：A Comprehensive Theory of Breast Fascial Anatomy. Plast Reconstr Surg, 2018, 142(5)：1135-1144.

28. Martaindale SR. Breast MR Imaging：Atlas of Anatomy, Physiology, Pathophysiology, and Breast Imaging Reporting and Data Systems Lexicon. Magn Reson Imaging Clin N Am, 2018, 26(2)：179-190.

29. Wamalwa AO, Stasch T, Nangole FW, et al. Surgical anatomy of reduction mammaplasty：a historical perspective and current concepts. S Afr J Surg, 2017, 55(1)：22-28.

30. Vidya R, Iqbal FM. Breast anatomy：Time to classify the subpectoral and prepectoral spaces. Clin Anat, 2017, 30(4)：434-435.

31. Musumeci G, Castrogiovanni P, Szychlinska MA, et al. Mammary gland：From embryogenesis to adult life. Acta Histochem, 2015, 117(4-5)：379-385.

32. Jesinger RA. Breast anatomy for the interventionalist. Tech Vasc Interv Radiol, 2014, 17(1)：3-9.

33. Lemaine V, Simmons PS. The adolescent female：Breast and reproductive embryology and anatomy. Clin Anat, 2013, 26(1)：22-28.

34. Veltmaat JM, Ramsdell AF, Sterneck E. Positional variations in mammary gland development and cancer. J Mammary Gland Biol Neoplasia, 2013, 18(2)：179-188.

35. Hassiotou F, Geddes D. Anatomy of the human mammary gland：Current status of knowledge. Clin Anat, 2013, 26(1)：29-48.

36. Pandya S, Moore RG. Breast development and anatomy. Clin Obstet Gynecol, 2011, 54(1)：91-95.

37. Andres AC, Djonov V. The mammary gland vasculature revisited. J Mammary Gland Biol Neoplasia, 2010, 15(3)：319-328.w

38. Love SM, Barsky SH. Anatomy of the nipple and breast ducts revisited. Cancer, 2004, 101(9)：1947-1957.

39. Ellis H, Colborn GL, Skandalakis JE. Surgical embryology and anatomy of the breast and its related anatomic structures. Surg Clin North Am, 1993, 73(4)：611-632.

附：

现代腹部外科奠基人——西奥多·比尔罗特

西奥多·比尔罗特（Christian Albert Theodor Billroth，1829—1894）是维也纳外科医师。1853年任柏林大学外科诊所助理医生，在这里他不仅学习了手术，还学到了一个优秀外科医生不可或缺的两大基本素质：忠诚和自觉。1860年任瑞士苏黎世大学外科教授，任教期间，他出版了其著作中最有价值的《普通外科病理学与治疗学五十讲》一书。1867年首创多种有效的器官切除术。1872年最早完成食管切除术。1881年完成的胃癌切除术，在医学界引起了极大的轰动，病理标本至今仍陈列在维也纳医科大学约瑟芬收藏博物馆中。这一手术

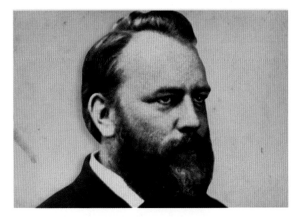

西奥多·比尔罗特

标志着在攻克了消毒、麻醉、止血等一系列难题后，手术刀成功实现了从体表深入人体内部的转变，因此比尔罗特医师获得"现代腹部外科奠基人"的美誉。他创造的胃大部切除的比氏Ⅰ式、Ⅱ式应用至今。直到20世纪80年代腹腔镜手术出现，这种"大开腹"始终是腹部外科的主要术式。

腹腔镜手术之父——库尔特·席姆

库尔特·席姆，德国基尔医院的妇产科主任，1980年的一个周六下午完成了一台秘密手术——医学史上"腹腔镜阑尾切除术"。这台改变了整个腹腔外科手术始于席姆的异想天开。20世纪80年代之前，"大开腹"手术是解决腹部疾病的唯一方法，即使发现患者腹腔内只有黄豆大小的肿物，也必须打开腹腔才能将其切除。为此席姆想到了工作中常用的腹腔镜，通过在患者的腹部打一小洞，利用腹腔镜前端的光源和镜子，可清晰地看到患者腹腔的病灶，以明确诊断。席姆敏锐地意识到，如果能够改造腹腔镜，让它承担手术功能，患者在手术中受到的创伤将会大大减轻。席姆发明了相关的

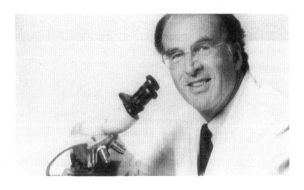

库尔特·席姆

器械，使细长的腹腔镜具有剪切、抓取、灼烧等功能。但止血又成了问题。一次打猎让席姆突发灵感。他设计了一种工具，用细长的手术器械将事先打好圈的套绳送入腹腔中，只要套着血管并束紧，就能顺利的结扎血管。席姆开创了腹腔镜手术先河，获得"腹腔镜手术之父"的美誉。至今，这种微创手术使千千万万患者从中受益。从20世纪90年代开始，这种技术在全世界迅速扩展到其他学科，几乎在整个外科界开花结果。